D1735011

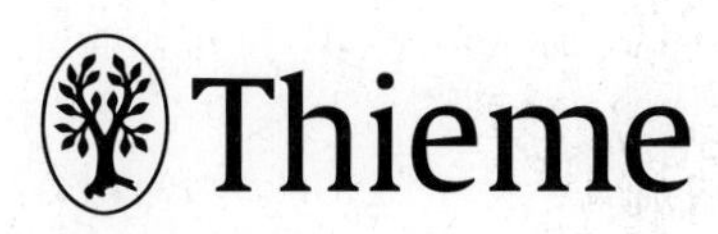
Thieme

2. ÄP

Prüfungsfragen
mit Kommentar

Schwerpunkt Hals-Nasen-Ohrenheilkunde, Ophthalmologie

2. Auflage

Georg Thieme Verlag
Stuttgart · New York

Herausgeber:
Georg Thieme Verlag KG
Rüdigerstr. 14
D-70469 Stuttgart

1. Auflage 2006

Bibliografische Information der deutschen Bibliothek

Die Deutsche Bibliothek verzeichnet diese Publikation in der Deutschen Nationalbibliografie; detaillierte bibliografische Daten sind im Internet über http://dnb.ddb.de abrufbar.

Unsere Homepage:
http://www.thieme.de

Umschlaggestaltung:
Thieme Verlagsgruppe

Umschlagfoto:
Studio Nordbahnhof, Stuttgart
Satz:
Hagedorn Kommunikation, Viernheim
Druck:
Grafisches Centrum Cuno GmbH & Co. KG, Calbe

Printed in Germany

ISBN 978-3-13-140962-1

Autoren und Verlag haben sich bei der Zusammenstellung der Fragen, bei der Zuordnung der Lösungen und bei der Kommentierung von Fragen und Lösungen um größtmögliche sachliche Richtigkeit bemüht. Dennoch wird eine Gewähr für die in diesem Band enthaltenen Angaben nicht übernommen.

Autorenverzeichnis

Autorenverzeichnis

Dr. med. Norbert Augustin
Pienzenauerstr. 25
81679 München

Dr. med. Sylva Bartel-Friedrich
HNO-Klinik
Magdeburger Str. 12
06097 Halle

Prof. Dr. med. Reiner Benecke
Klinik für Neurologie und Poliklinik
Zentrum für Nervenheilkunde
Gehlsheimer Str. 20
18147 Rostock

Prof. Dr. med. Alexander Berghaus
LMU München
Klinikum Großhadern
Marchionistr. 15
81377 München

Dr. med. Roland Braun
Trützschler Str. 13
68199 Mannheim

Dr. med. Ingo Engel
Merowingerstr. 6
76829 Landau

Dr. med. Gunild Frey
Schlesierstr. 16
69221 Dossenheim

Dr. med. Sybille-Brigitte Hettinger
Rathausstr. 10
61348 Bad Homburg

Dr. med. Dr. med. dent. Andreas Hoffmann
Tiepolostr. 2
80638 München

Dr. med. Anke Lasserre
Am Collinger Berg 43
66424 Homburg/Saar

Dr. med. Matthias Lohr
Zähringer Platz 10
78464 Konstanz

Dr. med., MPH, Christina J. Niederstadt
Wollweg 2
30519 Hannover

Prof. Dr. med. Sieglinde Schwarze
Rüthener Str. 34
59558 Lippstadt

Prof. Dr. med. Ernst-Peter Strecker
Vierordt-Str. 7a
76228 Karlsruhe

Dr. med. Sylvia Vetter
Alpenblickstr. 41
79761 Waldshut-Tiengen

Vorwort

Der vorliegende Band enthält Prüfungsfragen zur Vorbereitung auf den Zweiten Abschnitt der Ärztlichen Prüfung.
Die neue Approbationsordnung (2002) fordert eine fall- und problemorientierte sowie fachübergreifende Fragestellung für die wichtigsten Krankheitsbilder. Ein Examen besteht aus 320 Fragen. Die Hälfte der Fragen wird als Einzelfragen ohne Bezug zu einem Fallbeispiel gestellt, die andere Hälfte ist in 12 komplexen Fallstudien zusammengestellt.
Dieser Band enthält **Multiple-Choice-Einzelfragen** und **Fallstudien** aus den Themenbereichen der **Hals-Nasen-Ohrenheilkunde** und **Ophthalmologie**.
In der Neuauflage der 2. ÄP sind neben Einzelfragen aus den Examina zum Ersten und Zweiten Abschnitt der Ärztlichen Prüfung nach alter Approbationsordnung auch die **Original-Prüfungsfragen und Fallstudien des IMPP aus den Examina Herbst 06, Frühjahr 07, Herbst 07 und Frühjahr 08** nach neuer Approbationsordnung integriert. Um alle Themenbereiche abdecken zu können, wurden darüber hinaus Fallbeispiele mit modifizierten Altfragen kombiniert und zu Fallgeschichten zusammengestellt. Die Fragen zu diesen Fallbeispielen stammen aus den Examina zum Ersten und Zweiten Abschnitt der Ärztlichen Prüfung nach alter Approbationsordnung (teilweise an Fallstudie angepasst). Entsprechend der geforderten interdisziplinären Herangehensweise, sind in den Fallstudien auch Fragen aus anderen Fachbereichen integriert.
Da der frühere und der neue Gegenstandskatalog (2005) inhaltlich große Gemeinsamkeiten aufweisen, ist eine Prüfungsvorbereitung auch mit älteren Prüfungsfragen sinnvoll. Auch das IMPP wird für seine neuen Fragen sicherlich weiterhin auf den Bestand an Altfragen zurückgreifen. Darüber hinaus können zum „Kreuzen" von Einzelfragen auch die Fachbände der Reihe GK2 und GK3 verwendet werden.

Zur Vorbereitung auf den Zweiten Abschnitt der Ärztlichen Prüfung gibt es insgesamt 12 Bände:
Schwerpunkt Innere Medizin, Band 1
Schwerpunkt Innere Medizin, Band 2
Schwerpunkt Chirurgie, Orthopädie, Band 1
Schwerpunkt Chirurgie, Orthopädie, Band 2
Schwerpunkt Gynäkologie und Geburtshilfe
Schwerpunkt Pädiatrie
Schwerpunkt Neurologie
Schwerpunkt Psychiatrie
Schwerpunkt Urologie, Dermatologie
Schwerpunkt Hals-Nasen-Ohrenheilkunde, Ophthalmologie
Schwerpunkt Anästhesie und Intensivmedizin, Notfallmedizin, Schmerztherapie, Hygiene
Schwerpunkt Arbeitsmedizin, Rechtsmedizin, Sozialmedizin

Die Bände dieser Reihe ermöglichen Ihnen eine gute Prüfungsvorbereitung und ein optimales Training der problemorientierten Herangehensweise an klinische Problemstellungen.
Wir wünschen viel Erfolg!

Stuttgart, im August 2008
Georg Thieme Verlag KG

Inhalt

Die fett gedruckten Seitenzahlen beziehen sich auf den Kommentarteil.

Lerntextverzeichnis

Bearbeitungshinweise

Zur Vorbereitung auf die Zweite Ärztliche Prüfung wurden in diesem Band thematisch sortierte Einzelfragen, Original-Fallstudien des IMPP und weitere konzipierte Fallbeispiele zusammengestellt.

Die Fälle sind thematisch sortiert um ein systematisches Lernen zu ermöglichen.

Die Prüfungsaufgaben sind Antwortwahlaufgaben. Sie grenzen die Zahl der Antwortmöglichkeiten auf einen zuvor bestimmten Entscheidungszusammenhang ein. Für alle Aufgabentypen gilt daher: Antworten die im Antwortangebot nicht enthalten sind, können nicht die richtige Lösung sein.

Eine Aufgabe gilt als richtig gelöst, wenn die beste Antwort aus dem Antwortangebot A–E markiert wurde. Die beste Antwort ist diejenige, die im Vergleich der fünf Antwortmöglichkeiten die Aufgabe **am umfassendsten beantwortet.**

Aufgabentypen:

→ Aufgabentyp A: Einfachauswahl

Bei diesem Aufgabentyp sind alle angebotenen Antworten von A bis E gegeneinander abzuwägen. Als **richtige Lösung** wird die **Bestantwort** anerkannt. **Bestantwort** ist entweder die **am meisten zutreffende** oder die **allein zutreffende Antwort** bzw. die **am wenigsten zutreffende** oder die **allein unzutreffende Antwort.**

→ Aufgabentyp B: Zuordnung (Aufgaben mit gemeinsamem Antwortangebot)

Bei diesem Aufgabentyp sind in Liste 1 Begriffe oder Sachverhalte aufgeführt, Liste 2 enthält die möglichen Antworten von A bis E. Als **richtige Lösung** wird die **allein** oder **am besten zutreffende Zuordnung** anerkannt. Dabei kann auch für mehrere Aufgaben der Liste 1 die gleiche Antwort aus Liste 2 die richtige Lösung sein.

Fälle & Fragen

Fälle & Fragen

Schwerpunkt

HNO

1 Ohr

1.1 Anatomische und physiologische Grundlagen

1.1 Die Öffnung der Ohrtrompete wird reguliert durch den

(1) M. tensor tympani
(2) M. tensor veli palatini
(3) M. levator veli palatini
(4) M. constrictor pharyngis

(A) nur 2 ist richtig
(B) nur 3 ist richtig
(C) nur 1 und 2 sind richtig
(D) nur 2 und 3 sind richtig
(E) nur 3 und 4 sind richtig

1.2 Welche Aussage zur Anatomie des Ohres trifft nicht zu?

(A) Den Abschluß des Ductus cochlearis zur Paukenhöhle bildet das runde Fenster.
(B) Die menschliche Schnecke besteht aus etwa 22 Windungen.
(C) Die Stapesfußplatte sitzt im ovalen Fenster.
(D) Der Schall gelangt durch das ovale Fenster in die Scala vestibuli.
(E) Am Helicotrema stehen beide Scalen untereinander in Verbindung.

F95
1.3 Der Saccus endolymphaticus

(1) ist ein Anteil des Endolymphraumes des Innenohres
(2) ist ein entwicklungsgeschichtliches Relikt ohne funktionelle Bedeutung
(3) ist mitverantwortlich für die Resorption der Endolymphe
(4) ist verantwortlich für den perilymphatischen Druckausgleich bei Stapesauslenkungen
(5) enthält die Sinneszellen des Gleichgewichtsapparates

(A) nur 2 ist richtig
(B) nur 1 und 2 sind richtig
(C) nur 1 und 3 sind richtig
(D) nur 1 und 5 sind richtig
(E) nur 4 und 5 sind richtig

H87
1.4 Welche Struktur ist nicht der Cochlea zuzuordnen?

(A) Stria vascularis
(B) Eminentia arcuata
(C) Ligamentum spirale
(D) Membrana tectoria
(E) Corti-Organ

F96
**1.5 Die Schalldruckwelle (Wanderwelle) für eine bestimmte Frequenz hat ein Maximum an dem Ort der Basilarmembran, an dem die für diese Frequenz zuständigen Haarzellen lokalisiert sind.
Hierbei wird die Auslenkung der Basilarmembran verstärkt:**

(A) durch die äußeren Haarzellen
(B) durch die Stützzellen
(C) durch die inneren Haarzellen
(D) durch die Elastizität der Membran des runden Fensters
(E) Keine der Aussagen (A)–(D) trifft zu.

H90
1.6 Wenn die obere Wand im hinteren Abschnitt des knöchernen äußeren Gehörgangs durchstoßen wird, gelangt man

(A) in das Antrum mastoideum
(B) zum Sinus sigmoideus
(C) zum Sinus cavernosus
(D) in den Canalis nervi facialis
(E) in die Kapsel des horizontalen Bogengangs

H91
1.7 Der Ductus cochlearis

(A) enthält kaliumarme Perilymphe
(B) geht am Helicotrema in die Scala vestibuli über
(C) wird durch das runde Fenster vom Mittelohr getrennt
(D) hat ein gegenüber der Scala tympani negatives Potential (endocochleares Potential)
(E) verbreitert sich zur Schneckenspitze hin

1.1 (D) 1.2 (A) 1.3 (C) 1.4 (B) 1.5 (A) 1.6 (A) 1.7 (E)

H00

→ **1.8 Die Macula utriculi des Statolithenapparats**

(A) ist gegenüber der Macula sacculi um 180° verdreht

(B) spricht vor allem auf in der Haarzellachse einwirkende Kräfte an

(C) wird nach Ausfall der Schwerkraft (z.B. im Weltraum) funktionslos

(D) kann als Messfühler für konstante lineare Geschwindigkeiten angesehen werden

(E) induziert in den ableitenden Nervenfasern auch ohne Aktivierung zahlreiche Aktionspotenziale (Ruheaktivität)

1.2 Untersuchungsmethoden

H07

→ **1.9 Ein 54-jähriger Mann beklagt eine in den letzten drei Monaten zunehmende linksseitige Schwerhörigkeit. Bei der Otoskopie zeigen sich reizlose intakte Trommelfelle.**
In der Tonschwellenaudiometrie findet sich – bei annähernder Normakusis rechts – links eine sensorineurale Hörminderung vom Typ des Hochtonschrägabfalls ab 2000 Hz bis 89 dB. Der SISI-Test ist links negativ.
Welche der genannten Maßnahmen ist am sinnvollsten?

(A) rheologische Infusionstherapie

(B) Tympanoskopie

(C) Ableitung der otoakustischen Emissionen

(D) zunächst probatorische Verordnung eines Hörgeräts

(E) weitere Abklärung mittels Hirnstammaudiometrie und MRT

H06

→ **1.10 Ein 35-jähriger Patient berichtet Ihnen im HNO-ärztlichen Notdienst über eine vor drei Stunden plötzlich eingetretene, schmerzlose, linksseitige Hörminderung. Außerdem wäre mit der Hörminderung ein Gefühl „wie Watte im Ohr" entstanden. Auf Nachfrage erfahren Sie, dass kein Schwindel besteht. Die Otoskopie beidseits ergibt keinen pathologischen Befund. Sie vermuten einen Hörsturz.**
Welche der diagnostischen Maßnahmen sollte nun am ehesten ergriffen werden, um die Verdachtsdiagnose zu untermauern?

(A) Stapediusreflexmessung

(B) SISI-Test

(C) Sprachaudiometrie

(D) Reintonschwellenaudiometrie

(E) Tympanometrie

H05

→ **1.11 Objektive Hörprüfmethoden verzichten auf die aktive Mitarbeit des Patienten.**
Zu den objektiven Hörprüfungen wird charakteristischerweise gerechnet:

(A) SISI-Test (Short Increment Sensitivity Index)

(B) Fowler-Test

(C) Stapediusreflexprüfung

(D) Carhart-Schwellenschwundtest (Tone-decay)

(E) automatische Audiometrie nach v. Békésy

F06

→ **1.12 Eine 25-jährige Mutter einer sechs Monate alten Tochter klagt über eine seit Mitte der Schwangerschaft bemerkte, im Verlauf progrediente Hörminderung rechts. Seit zwei Wochen besteht zudem ein inkonstanter Tinnitus rechts. Die HNO-Eigenanamnese ist bis auf eine Adenotomie und Paukendrainageneinlage im Alter von 3 Jahren leer. Bei der Otoskopie sind beide Trommelfelle reizlos und intakt. In der Tonschwellenaudiometrie ergibt sich folgender Befund:**

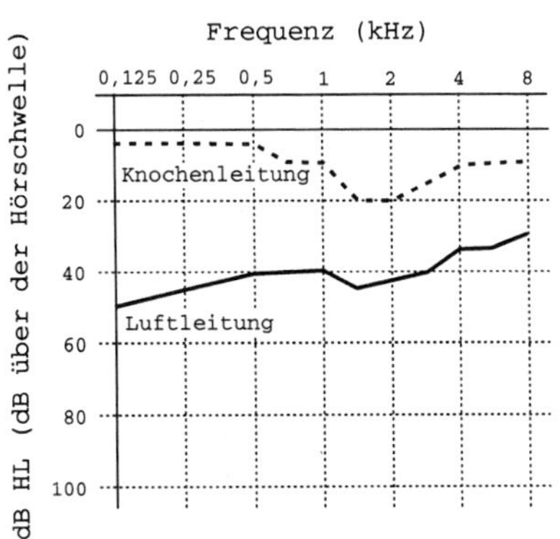

Mit welchem Untersuchungsverfahren kann man die Verdachtsdiagnose am ehesten erhärten?

(A) Sprachaudiometrie

(B) otoakustische Emissionen

(C) Stapediusreflexmessung

(D) Hirnstammaudiometrie (BERA)

(E) Elektrokochleographie

F06

→ **1.13 Ein positives Recruitment bei Hörprüfungen ist am ehesten typisch bei**

(A) Akustikusneurinom

(B) Zoster oticus

(C) M. Menière

(D) Otosklerose

(E) Cholesteatom

1.8 (E) 1.9 (E) 1.10 (D) 1.11 (C) 1.12 (C) 1.13 (C)

F06

→ **1.14 Welches audiometrische Untersuchungsverfahren eignet sich am besten zum Screening auf Hörstörungen bei Neugeborenen?**

(A) Hirnstammaudiometrie (BERA)
(B) Prüfung auf transitorisch evozierte otoakustische Emissionen
(C) Tonschwellenaudiometrie
(D) SISI-Test
(E) Békésy-Audiometrie

F06

→ **1.15 Die Stimmgabel-Hörprüfung nach Weber**

(A) vergleicht die Hörschwelle für Luft- und Knochenleitung
(B) vergleicht das Hörvermögen beider Ohren
(C) erlaubt bei einseitiger Schwerhörigkeit die Differenzierung von Schallleitungs- und Schallempfindungsstörung
(D) fällt bei Presbyakusis pathologisch aus
(E) prüft das Recruitment

F06

→ **1.16 Wenn bei der Otoskopie wegen Schwerhörigkeit ein gelblich schimmerndes Trommelfell mit durchscheinenden ringförmigen Strukturen gefunden wird, weist dies am ehesten hin auf**

(A) Serotympanum
(B) Otitis media mesotympanalis
(C) Otitis media epitympanalis
(D) Perilymphfistel
(E) Myringitis lipoidica

F07

→ **1.17 Eine 78-jährige Frau klagt über eine seit Jahren fortschreitende Hörminderung beidseits. Eine Abklärung sei bislang nicht erfolgt, da sie im Alltag noch zurechtgekommen sei. Nun verstehe sie aber beim Telefonieren und Fernsehen nicht mehr ausreichend.**
Welcher diagnostische Schritt ist am ehesten verzichtbar?

(A) Sprachaudiometrie
(B) Tonschwellenaudiometrie
(C) Impedanzaudiometrie
(D) Otoskopie und Ohrmikroskopie
(E) Hirnstammaudiometrie

F03

→ **1.18 Für ein positives Recruitment bei Hörprüfungen Schwerhöriger ist typisch:**

(A) besseres Sprach- als Zahlenverständnis bei gleicher Lautheit
(B) vermehrte spontane otoakustische Emissionen
(C) verringerte Hörermüdung (temporary threshold shift)
(D) erhöhte Unterschiedsempfindlichkeit im SISI-Test
(E) positiver Ausfall des Stenger-Tests

F00

→ **1.19 Eine Abnahme der Intensitätsunterschiedsschwelle (in % SPL) des Gehörs**

(A) ist typisch für Mittelohrschwerhörigkeit
(B) spricht für das Vorhandensein einer Innenohrhaarzellstörung
(C) ist typisch für retrokochleäre Störungen
(D) führt zu positivem Ausfall des Schwellenschwundtests nach Carhart
(E) kann mit Hilfe evozierter akustischer Emissionen bestimmt werden

→ **1.20**

rechts		links
←	**Weber-Versuch**	
–	**Rinne-Versuch**	+
2 m	**Flüstersprache**	6 m
4 m	**Umgangssprache**	6 m

Für welche Schwerhörigkeitsform rechts ist dieser Befund kennzeichnend?

(A) Mittelohrschwerhörigkeit
(B) Innenohrschwerhörigkeit
(C) Lärmschwerhörigkeit
(D) neurale Schwerhörigkeit
(E) zentrale Schwerhörigkeit

1.14 (***) 1.15 (C) 1.16 (A) 1.17 (E) 1.18 (D) 1.19 (B) 1.20 (A)

→ 1.21 Bei einem Patienten wurde im Tonschwellenaudiogramm eine einseitige Schwerhörigkeit links gefunden (Knochenleitung = Luftleitung). Welcher überschwellige Test zur Prüfung der Störung links ist in dem abgebildeten Audiogramm zusätzlich zur Hörschwellenkurve eingezeichnet?

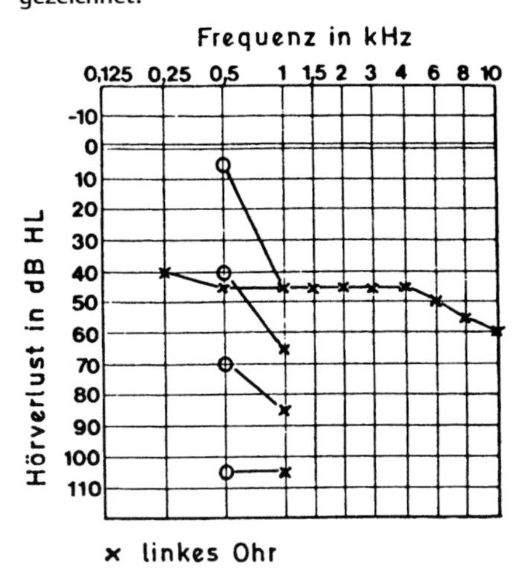

(A) Langenbeck-Test
(B) Fowler-Test
(C) SISI-Test
(D) Lüscher-Test
(E) Metz-Rekruitment

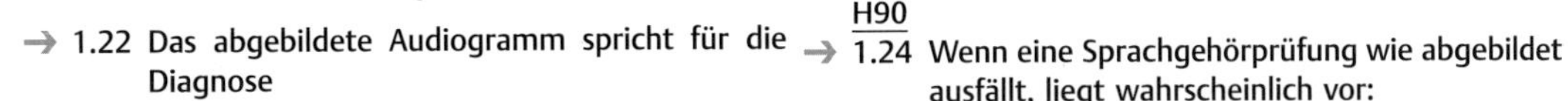

→ 1.22 Das abgebildete Audiogramm spricht für die Diagnose

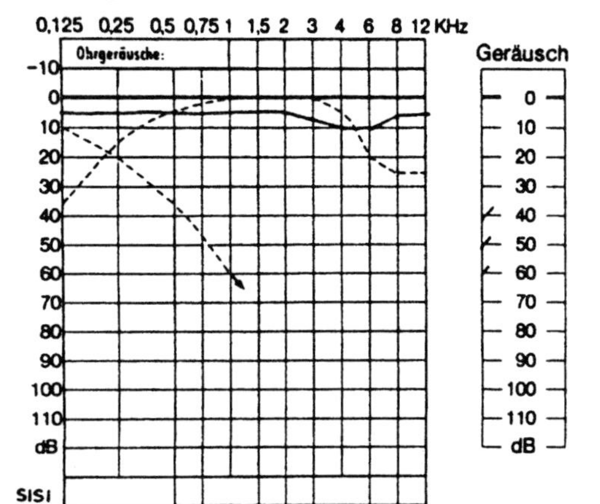

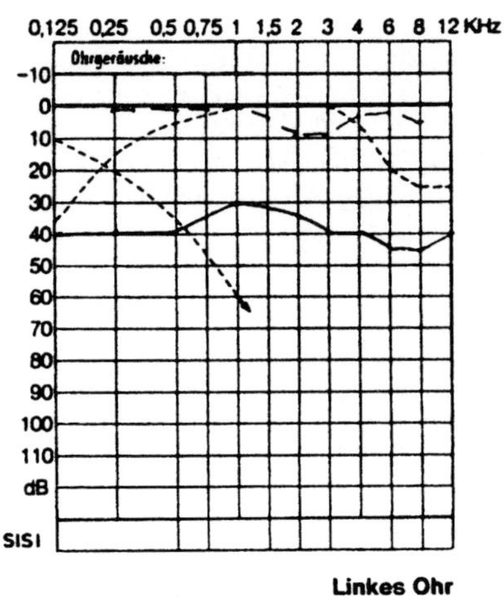

(A) Mastoiditis
(B) Otosklerose
(C) frühkindliche Hirnschäden
(D) Lärmschwerhörigkeit
(E) Presbyakusis

→ 1.23 Welche Aussage trifft zu?
Der Stenger-Test dient zur Diagnose eines(r)

(A) Akustikusneurinoms
(B) Simulation von Hörstörungen
(C) Hirnstammtumors
(D) Lärmschwerhörigkeit
(E) Keine der Aussagen trifft zu.

H90

→ 1.24 Wenn eine Sprachgehörprüfung wie abgebildet ausfällt, liegt wahrscheinlich vor:

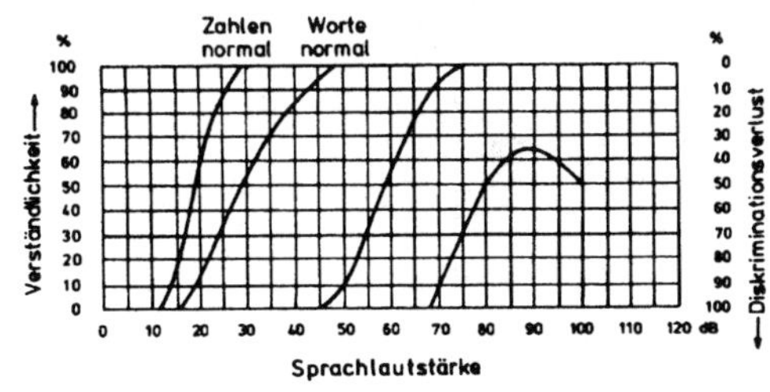

(A) Schallempfindungsschwerhörigkeit
(B) Schalleitungsschwerhörigkeit
(C) Schwerhörigkeit mit negativem Recruitment
(D) Simulation
(E) Schwerhörigkeit mit partieller sensorischer Aphasie

→ **1.25 Welche Aussage trifft zu?**

(1) Bei der Elektronystagmographie werden die Summenaktionspotentiale der Augenmuskeln abgeleitet.
(2) Die Elektronystagmographie dient zur differenzierenden Diagnostik von Gleichgewichtsstörungen.
(3) Die Elektronystagmographie sollte nur in Lokalanästhesie durchgeführt werden.

(A) nur 2 ist richtig
(B) nur 1 und 2 sind richtig
(C) nur 1 und 3 sind richtig
(D) nur 2 und 3 sind richtig
(E) 1–3 = alle sind richtig

H88

→ **1.26 Worauf weisen die folgenden Nystagmusreaktionen bei der thermischen Vestibularprüfung hin:**

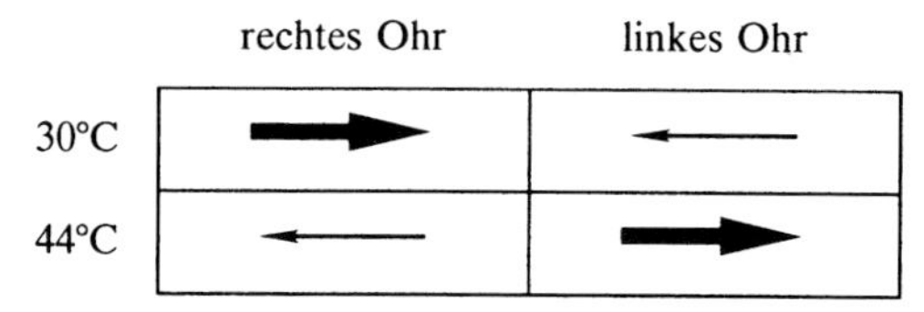

(A) Zentrales Richtungsüberwiegen
(B) Zentrale Enthemmung (z.B. durch Alkohol)
(C) Störung der Okulomotorik
(D) Untererregbarkeit des rechten Vestibularorgans
(E) Untererregbarkeit des linken Vestibularorgans

F99

→ **1.27 Die Tube kann belüftet werden durch**

(1) Gellé-Versuch
(2) Valsalva-Versuch
(3) Romberg-Versuch
(4) Politzer-Verfahren
(5) Tubenkatheterismus

(A) nur 3 und 4 sind richtig
(B) nur 1, 2 und 3 sind richtig
(C) nur 2, 3 und 4 sind richtig
(D) nur 2, 4 und 5 sind richtig
(E) nur 1, 2, 3 und 4 sind richtig

H91

→ **1.28 Welche Aussage trifft nicht zu? Zu den Zeichen der peripheren Fazialisparese zählen insbesondere:**

(A) Störung des Orbicularis-oculi-Reflexes
(B) Hypakusis
(C) Geschmacksstörung im vorderen Zungenbereich
(D) Minderung der Speichelsekretion
(E) Parese des Platysmas

F90

→ **1.29 Bei der Otoskopie sollte die Ohrmuschel nach hinten oben gezogen werden, weil dadurch**

(A) der Antitragus aus dem Weg des Otoskoptrichters gezogen wird
(B) die Engstelle des äußeren Gehörgangs im Anfangsteil des knorpeligen Anteils erweitert wird
(C) die Richtung des knorpeligen Gehörgangsteils der des knöchernen angeglichen wird
(D) das Trommelfell durch leichte Kippung nach vorne besser einsehbar wird
(E) der innere Querschnitt des knorpeligen Gehörgangsteils von querelliptisch in kreisförmig geändert wird

1.3 Klinik

H96

→ **1.30 Die häufigste Missbildung bzw. Anomalie des äußeren Ohres ist die**

(A) Anotie
(B) Mikrotie
(C) Gehörgangsstenose
(D) abstehende Ohrmuschel
(E) kongenitale Ohrfistel

F96

→ **1.31 Die Ursache einer Otitis externa maligna ist**

(A) ein Plattenepithelkarzinom des knorpeligen Gehörgangsanteils
(B) eine Gehörgangsinfektion mit Pseudomonas aeruginosa bei Diabetikern
(C) häufig ein Mittelohrkarzinom
(D) eine therapieresistente Pilzinfektion des äußeren Gehörganges
(E) ein leukämisches Infiltrat im Bereich des knöchernen Gehörgangsanteils

H06

→ **1.32 Etwa zehn Tage nach einer akuten Otitis media rechts, die vier Tage mit Antibiotika behandelt wurde, tritt bei einem 12-jährigen Jungen eine druckdolente teigige Schwellung hinter dem rechten Ohr auf. BKS 48/103 mm n.W., CRP 80 mg/L, Trommelfell rechts geschlossen und trübe, Weber nach rechts lateralisiert, subfebrile Körpertemperatur, Appetitlosigkeit. Welche der Diagnosen ist am wahrscheinlichsten?**

(A) Parotitis
(B) Sinusthrombose
(C) Mastoiditis
(D) Cholesteatom
(E) Zygomatizitis

1.25 (A) 1.26 (A) 1.27 (D) 1.28 (B) 1.29 (C) 1.30 (D) 1.31 (B) 1.32 (C)

H06

→ **1.33 Eine 42-jährige Bankangestellte stellt sich mit seit dem Vortag bestehendem Drehschwindel, Übelkeit und Erbrechen vor. Anamnestisch verschlechtert sich der Schwindel bei jeder Kopf- oder Körperbewegung. Die Fragen nach Hörminderung und Tinnitus werden verneint. Im Romberg-Versuch zeigt sich eine Fallneigung nach links, unter der Frenzelbrille besteht ein horizontal-rotatorischer Spontannystagmus nach rechts, der sich nach Kopfschütteln verstärkt.**
Welche der Diagnosen ist am wahrscheinlichsten?

(A) Kanalolithiasis rechts
(B) paroxysmaler Lagerungsschwindel
(C) Vestibularisausfall rechts
(D) Vestibularisausfall links
(E) Wallenberg-Syndrom

H05

→ **1.34 Im HNO-ärztlichen Notdienst kommt ein 56-jähriger – bisher gesunder – Mann zu Ihnen mit gruppierten, schmerzhaften Bläschen am linken äußeren Ohr sowie einer in allen Ästen inkompletten Fazialisparese linksseitig. Unauffälliger Mittelohrbefund. Zum Vorstellungszeitpunkt hat der Patient 38 °C Fieber.**
Welche Diagnose ist am wahrscheinlichsten?

(A) Ohrmykose
(B) Myringitis bullosa
(C) Othämatom
(D) Zoster oticus
(E) Erysipel

H05

→ **1.35 Ein 35-jähriger Patient stellt sich Ihnen vor, weil er beim Versuch, den Juckreiz in seinem rechten Gehörgang durch eine Haarnadel zu stillen, abgerutscht sei. Daraufhin habe er sofort einen heftigen Schmerz verspürt und höre schlechter als vorher. Zudem sei ihm schwindelig.**
Bei der Otoskopie sehen Sie ein Blutkoagel im Gehörgang; das Trommelfell ist nicht einsehbar. Der Patient lateralisiert im Weber-Versuch nach links.
Welches weitere Vorgehen ist am ehesten indiziert?

(A) Instillation von antibiotikahaltigen Ohrentropfen und Verordnung dieser Tropfen zur häuslichen Anwendung
(B) sofortige Überweisung an einen Radiologen zur Durchführung einer Computertomographie des Felsenbeins
(C) Ausspülen des Gehörganges mit lauwarmem Wasser, um das Trommelfell beurteilen zu können
(D) steriles Abdecken des rechten Ohres mit einer Mullkompresse, Vereinbarung einer Kontrolle in 1 Woche
(E) sofortige Überweisung an einen HNO-Arzt oder eine HNO-Klinik, da der Verdacht auf eine Verletzung von Innenohrstrukturen besteht

H05

→ **1.36 Eine 40-jährige Frau erwacht morgens gegen 4.00 Uhr wegen heftigen Drehschwindels sowie Übelkeit mit Brechreiz und bemerkt gleichzeitig einen dumpfen Druck mit rauschendem Tinnitus und ein schlechteres Hören auf dem rechten Ohr. Ein Audiogramm am Morgen des gleichen Tages zeigt einen Hörverlust im Frequenzbereich zwischen 500 und 2000 Hz von 30 dB.**
Die wahrscheinlichste Diagnose ist:

(A) Akustikusneurinom
(B) Hörsturz
(C) akuter Vestibularisausfall
(D) Cupulolithiasis
(E) M. Menière

H05

→ **1.37 Das Akustikusneurinom ist als potentielle Ursache am wenigsten in Betracht zu ziehen bei**

(A) Hörsturz
(B) zunehmender Hörminderung mit Gleichgewichtsstörung
(C) akut einsetzendem Tinnitus
(D) Spontannystagmus
(E) Hemianopsie

1.33 (D) 1.34 (D) 1.35 (E) 1.36 (E) 1.37 (E)

H06

→ **1.38 Ein 49-jähriger Patient klagt über das akute Auftreten von Drehschwindel, Übelkeit, Erbrechen, Ohrensausen und plötzliche Hörminderung. Beim dringend angeforderten Hausbesuch fällt Ihnen sofort auf, dass der Patient deutliche Schwierigkeiten hat beim Versuch sich aufzurichten.**
Sie erheben folgende Befunde: RR 160/90 mmHg; Puls 60/min, rhythmisch; bewusstseinsklar; BZ 130 mg/dL; Pupillen isokor.
Welche der Diagnosen ist am wahrscheinlichsten?

(A) Otitis media
(B) Neuronitis vestibularis
(C) Meningeom
(D) M. Menière
(E) Subarachnoidalblutung

H05

→ **1.39 Welche Aussage zum Cholesteatom des Ohres trifft am wenigsten zu?**

(A) Es kann Folge einer chronischen Otitis media sein.
(B) Es entsteht durch Eindringen von Plattenepithel in die Paukenhöhle.
(C) Es kann Gehörknöchelchen und Labyrinth destruieren.
(D) Es kann kongenital auftreten.
(E) Es ist ein semimaligner Tumor.

F07

→ **1.40 Eine 36-jährige Patientin klagt seit ihrer letzten Schwangerschaft über eine zunehmende Schwerhörigkeit auf beiden Ohren. An Ohrenentzündung war sie nie erkrankt. Im Audiogramm zeigt sich beidseits ein Hörverlust in der Luftleitung von etwa 35 dB bei allen Frequenzen sowie eine Absenkung der Knochenleitungskurve bei 2000 Hz.**
Welche Erkrankung ist am wahrscheinlichsten?

(A) Cholesteatom
(B) Otosklerose
(C) Tympanosklerose
(D) Hammerkopffixation
(E) aseptische Nekrose des langen Ambossschenkels

F07

→ **1.41 Ein 46-jähriger Patient klagt über zunehmenden Hörverlust links. Gelegentlich besteht uncharakteristischer „Schwindel". Bei der Hörprüfung nach Weber wird nach rechts lateralisiert. Welche der genannten Erkrankungen ist am wahrscheinlichsten?**

(A) Tympanosklerose
(B) Paukenerguss
(C) Cholesteatom
(D) Akustikusneurinom
(E) chronische Otitis media

H91

→ **1.42 An ein Akustikusneurinom muss insbesondere gedacht werden bei**

(A) allmählich zunehmender Tieftonschwerhörigkeit mit positivem Recruitment
(B) einseitiger wechselnd starker Empfindungsschwerhörigkeit
(C) verlängerter Latenz bei der Hirnstammaudiometrie (BERA)
(D) Schwerhörigkeit mit anfallsweisem Dreh- oder Lagerungsschwindel
(E) allmählich zunehmender Schwerhörigkeit mit Spontannystagmus zur betroffenen Seite

H04

→ **1.43 Bei der Tympanoplastik (Typen nach Wullstein) vom**

(A) Typ I wird ein Trommelfelldefekt verschlossen
(B) Typ II wird die Stapesfußplatte mobilisiert
(C) Typ III wird eine Verbesserung der Schallempfindungsstörung angestrebt
(D) Typ IV wird die Paukenhöhle durch Ausräumung des Antrum mastoideum vergrößert
(E) Typ V wird die Steigbügelfußplatte ins runde Fenster transferiert

F90

→ **1.44 Ein Othämatom**

(A) entsteht meist durch vertikal einwirkende Traumen mit Quetschung der Ohrmuschel gegen den Knochen
(B) ist durch Spontanschmerz infolge Überdehnung des Perichondriums charakterisiert
(C) ist meist auf der Hinterseite der Ohrmuschel lokalisiert
(D) führt häufig zu Nekrosen des betroffenen Knorpels
(E) sollte punktiert oder inzidiert werden

1.38 (D) 1.39 (E) 1.40 (B) 1.41 (D) 1.42 (C) 1.43 (A) 1.44 (E)

F91

→ **1.45 Der akute Tubenmittelohrkatarrh ist gekennzeichnet durch**

(1) Trommelfellretraktion
(2) Paukenerguß
(3) Hörstörung vom Schallleitungstyp
(4) Sekretion aus dem äußeren Gehörgang
(5) Tragusschmerz

(A) nur 1 und 3 sind richtig
(B) nur 2 und 3 sind richtig
(C) nur 1, 2 und 3 sind richtig
(D) nur 1, 2 und 5 sind richtig
(E) nur 2, 3 und 4 sind richtig

H98

→ **1.46 Welche Aussage trifft nicht zu?
Zu den Komplikationsmöglichkeiten der Mastoiditis gehören:**

(A) subperiostaler Abszeß des Planum mastoideum
(B) Thrombose oder Thrombophlebitis des Sinus sigmoideus
(C) Epiduralabszeß
(D) Phlegmone der Glandula parotis
(E) Kleinhirnabszeß

H88

→ **1.47 Etwa 3 Wochen nach einer akuten Otitis media rechts tritt bei einem 12-jährigen Knaben eine druckdolente, teigige Schwellung vor dem rechten Ohr auf. BKS 48/103 mm, Trommelfell rechts geschlossen und trübe, subfebrile Temperatur, leichtes Lidödem rechts.
Ihre Diagnose?**

(A) Parotitis
(B) Sinusthrombose
(C) Mastoiditis
(D) Zygomatizitis
(E) Gehörgangsfurunkel

H85

Ordnen Sie bitte den in Liste 1 genannten Trommelfellbefunden die entsprechende Behandlung (Liste 2) zu!

Liste 1

→ **1.48 frische, traumatische, schlitzförmige Trommelfellperforation**

→ **1.49 zentraler Trommelfelldefekt bei chronischer Otitis media**

Liste 2

(A) steriles Abdecken
(B) Tubendurchblasung
(C) Ohrspülung
(D) Mastoidektomie
(E) Tympanoplastik

H00

→ **1.50 Das sekundäre Cholesteatom des Mittelohres**

(A) ist eine durch einen Trommelfelldefekt begünstigte Läsion
(B) geht aus Langerhans-Zellen der Epidermis hervor
(C) ist ätiologisch auf eine Hypercholesterinämie zurückzuführen
(D) ist ein primär benigner neoplastischer Tumor
(E) entartet häufig maligne

H96

→ **1.51 Welche Aussage zum Cholesteatom trifft nicht zu?**

(A) Das Cholesteatom kann zum Temporallappenabszeß führen.
(B) Cholesteatome zeichnen sich in jedem Fall durch fötide Ohrsekretion aus.
(C) Die Therapie der Wahl beim Cholesteatom ist in der Regel die operative Sanierung.
(D) Das Cholesteatom kann eine Mittelohrschwerhörigkeit verursachen.
(E) Ein Cholesteatom beim Säugling ist extrem selten.

Ordnen Sie den in Liste 1 genannten Krankheiten die für sie typische operative Therapie (Liste 2) zu!

Liste 1

→ **1.52 Cholesteatom**

→ **1.53 Otosklerose**

Liste 2

(A) Parazentese
(B) Tympanoplastik
(C) Stapedektomie
(D) Mastoidektomie
(E) Fensterungsoperation

1.45 (C) 1.46 (D) 1.47 (D) 1.48 (A) 1.49 (E) 1.50 (A) 1.51 (B) 1.52 (B) 1.53 (C)

F99

→ **1.54 Welche Aussage trifft am wenigsten zu? Glomustumoren des Mittelohres**

(A) gehen aus vom Glomus jugulare oder vom Glomus tympanicum
(B) sind feingeweblich nicht-chromaffine Paragangliome
(C) können Knochendestruktionen verursachen
(D) können Lähmung des N. facialis verursachen
(E) verursachen dumpfe, pulsierende Ohrenschmerzen

→ **1.55 Welcher Begriff in der Skala der Empfindungen gehört nicht zum systematischen Vestibularisschwindel?**

(A) Drehschwindel
(B) Schwarzwerden vor den Augen
(C) Schwankschwindel
(D) Liftgefühl
(E) Lateropulsion

F85

→ **1.56 Welche Aussage trifft nicht zu? Überwiegend innenohrbedingt ist die Schwerhörigkeit**

(A) im hohen Lebensalter
(B) bei Otosklerose
(C) durch Lärm
(D) nach Hörsturz
(E) beim Herpes zoster oticus

H92

→ **1.57 Eine einseitige Schallempfindungsschwerhörigkeit mit negativem Recruitment ist typisch für**

(A) Knalltrauma
(B) Morbus Ménière
(C) Hörsturz
(D) Zoster oticus
(E) Caisson-Krankheit

F91

→ **1.58 Welche Aussage trifft nicht zu? Typische Phänomene beim Syndrom des benignen paroxysmalen Lagerungsschwindels sind:**

(A) während der Schwindelattacke Nystagmus bei Beobachtung unter der Frenzelbrille
(B) Gefühl des Drehschwindels
(C) beidseitige paroxysmale Innenohrschwerhörigkeit
(D) Provokation durch Lagewechsel
(E) kurze Schwindelattacke von Sekunden

→ **1.59 Zu welcher der folgenden Diagnosen paßt der im Audiogramm dargestellte Befund?**

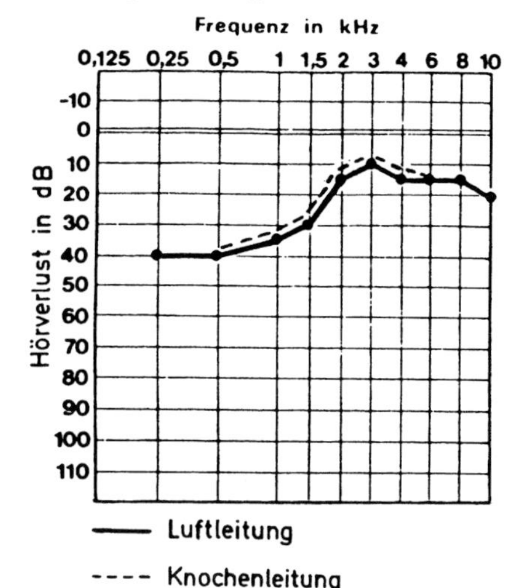

(A) Otosklerose
(B) Lärmschwerhörigkeit
(C) Knalltrauma
(D) Morbus Ménière
(E) Altersschwerhörigkeit

→ **1.60 Seit Monaten bestehendes einseitiges Ohrensausen, fortschreitende einseitige Schwerhörigkeit (ohne Recruitment) und Gleichgewichtsstörungen bei besonderen Belastungen deuten am ehesten hin auf**

(A) Morbus Ménière
(B) Otosklerose
(C) Akustikusneurinom
(D) Lärmschwerhörigkeit
(E) Labyrinthfistel

H98

→ **1.61 Typisches Symptom beim Akustikusneurinom ist:**

(A) Sehstörung (Doppelbilder)
(B) Lagenystagmus
(C) Ohrgeräusche
(D) okzipital betonter Kopfschmerz
(E) Tränenträufeln

1.54 (E) 1.55 (B) 1.56 (B) 1.57 (D) 1.58 (C) 1.59 (D) 1.60 (C) 1.61 (C)

H87
→ **1.62 Welche Aussage trifft nicht zu?**
Symptome bzw. typische Befunde bei Kleinhirnbrückenwinkeltumoren (z. B. Neurinom) sind:
(A) Hypoglossusparese
(B) Fazialisparese
(C) Hypakusis
(D) Gleichgewichtsstörungen
(E) Eiweißerhöhung im Liquor

F98
→ **1.63 Welche Aussage zum Seromukotympanum trifft nicht zu?**
(A) Es verursacht in der Regel eine Schallleitungsschwerhörigkeit.
(B) Eine Dysfunktion der Ohrtrompete bei Adenoiden ist die häufigste Ursache.
(C) Es ist die häufigste Ursache einer Schwerhörigkeit im Kleinkindesalter.
(D) Die häufigste Komplikation ist die Labyrinthitis.
(E) Es kann Ursache von verzögerter Sprachentwicklung sein.

H00
→ **1.64 Mit welcher der folgenden Komplikationsmöglichkeiten einer Mastoiditis beim Kind ist in erster Linie zu rechnen?**
(A) eitrige Parotitis
(B) Thrombophlebitis des Sinus petrosus superior
(C) Epiduralabszess
(D) zentrale Trommelfellperforation
(E) Perichondritis der Ohrmuschel

H04
→ **1.65 Bei einer akuten Otitis media weist am ehesten auf eine seröse Labyrinthitis hin:**
(A) hohes Fieber
(B) in den Hinterkopf ausstrahlender Kopfschmerz
(C) Wechsel der Lateralisation beim Weber-Versuch zum gesunden Ohr
(D) Lagerungsnystagmus
(E) positives pressorisches Fistelsymptom

H99
→ **1.66 Die akute Otitis media beim Erwachsenen**
(A) hat als typischen Trommelfellbefund eine Vorwölbung im Bereich des hinteren oberen Quadranten
(B) ist überwiegend hämatogen bedingt
(C) greift im Frühstadium nur selten auf das Mastoid über
(D) ist durch Druckschmerz vor allem im Tragusbereich charakterisiert
(E) zeigt im Audiogramm einen größeren Hörverlust bei Knochenleitung als bei Luftleitung

F02
→ **1.67 Bei der Ohrmuschelperichondritis ist typisch:**
(A) abakterielle Entzündung
(B) Ausgangserkrankung: Erysipel des äußeren Ohres
(C) Blasenbildung auf der Rückseite der Ohrmuschel
(D) Aussparen des Ohrläppchens bei der Schwellung der Ohrmuschel
(E) Übergreifen auf den knöchernen Gehörgang

H02
→ **1.68 Eine Otitis externa chronica**
(A) macht sich zunächst vor allem durch Juckreiz bemerkbar
(B) geht meist von einem Gehörgangsfurunkel aus
(C) greift häufig auf das Mittelohr über
(D) beruht meist auf einer Infektion durch Clostridien
(E) führt bei längerem Bestehen zu Stimulation des Knochenwachstums (Gehörgangsexostosen)

Fallstudie 1

Bei einem heftig weinenden und schreienden 4-jährigen Mädchen stellen Sie die Diagnose rechtsseitige Otitis media acuta bei stark gerötetem und mäßig vorgewölbtem Trommelfell.

→ **1.69 F1 Welche Aussage trifft nicht zu?**
Den beschriebenen Trommelfellbefund haben Sie bei der Otoskopie am rechten Ohr erhoben, das linke Ohr stellt sich Ihnen unauffällig dar.
Physiologische Befunde des Trommelfells bei der Otoskopie sind:
(A) Lichtreflex vorne unten sichtbar
(B) der Hammergriff zeichnet sich sichtbar auf dem Trommelfell ab.
(C) Der Umbo ist gut lokalisierbar.
(D) Die Pars tensa ist größer als die Pars flaccida.
(E) Symmetrische flach-kegelige Vorwölbung in toto nach außen

→ **1.70 F1 Sie befragen außerdem die Mutter bezüglich Vorerkrankungen und Auffälligkeiten des Kindes, die im Zusammenhang mit der Entwicklung einer akuten Otitis media stehen könnten.**
Die für eine Otitis media beim Kind am wenigsten wahrscheinliche Prädisposition ist:
(A) hyperplastische Adenoide
(B) angeborene Tubenstenose
(C) behinderte Nasenatmung
(D) Choanalatresie
(E) chronische Tonsillitis

1.62 (A) 1.63 (D) 1.64 (C) 1.65 (C) 1.66 (A) 1.67 (D) 1.68 (A) 1.69 F1 (E) 1.70 F1 (E)

→ **1.71 F1** **Die Mutter berichtet, dass zunächst ein einfacher Schnupfen bestanden habe. Erst im Anschluss daran seien die jetzigen Beschwerden aufgetreten.**
Als bakterieller Erreger einer Otitis media kommt am wenigsten in Betracht:
(A) Staphylococcus aureus
(B) Streptococcus pneumoniae
(C) Enterococcus faecalis
(D) Haemophilus influenza
(E) Streptococcus pyogenes

→ **1.72 F1** **Sie führen bei dem Kind zusätzlich eine Hörprüfung mit Hilfe der Stimmgabeltests nach Rinne und Weber durch.**
Bei einer Otitis media acuta rechts und gesundem linken Ohr erwartet man als Ausfall der Hörprüfungen
(A) Weber median, Rinne rechts +, links –
(B) Weber rechts lateralisiert, Rinne rechts +, links –
(C) Weber rechts lateralisiert, Rinne rechts –, links +
(D) Weber links lateralisiert, Rinne rechts +, links –
(E) Weber links lateralisiert, Rinne rechts –, links +

→ **1.73 F1** **Da für Sie die Diagnose akute Otitis media feststeht, geben Sie der Mutter entsprechende Ratschläge und verordnen für das Kind die adäquaten Medikamente zur Therapie.**
Welche der folgenden Maßnahmen ist am wenigsten sinnvoll?
(A) Gabe von antibiotikahaltigen Ohrentropfen
(B) Gabe von schleimhautabschwellenden Nasentropfen
(C) Vereinbarung mit den Eltern zu einer Befundkontrolle
(D) systemische antibakterielle Therapie
(E) Überweisung zum Hals-Nasen-Ohren-Arzt

→ **1.74 F1** **Zusätzlich weisen Sie die Mutter darauf hin, dass Sie beim Auftreten von Komplikationen bzw. Befundverschlechterung wieder bei Ihnen vorstellen soll.**
Was ist als Komplikation bei der akuten bakteriellen Otitis media am wenigsten zu erwarten?
(A) Mastoiditis
(B) Sinusthrombose
(C) Meningitis
(D) Hörsturz
(E) Hirnabszess

→ **1.75 F1** **Am nächsten Tag stellt sich die Mutter mit dem Kind wieder bei Ihnen vor. Bei der Kontrolluntersuchung stellen Sie fest, dass das Mädchen beim Stimmgabelversuch nach Weber nach links lateralisiert.**
Was ist Ihr Verdacht?
(A) Trommelfellperforation rechts
(B) beginnende Labyrinthitis
(C) Tendenz zur Besserung
(D) Hörsturz links
(E) Simulation

→ **1.76 F1** **Sie raten der Mutter bei dem Kind eine Parazentese durchzuführen. Die Parazentese des Trommelfells ist bei akuter Otitis media am wenigsten indiziert bei**
(A) Vorwölbung des Trommelfells
(B) Druckempfindlichkeit des Warzenfortsatzes
(C) Labyrinthitis
(D) Fazialisparese
(E) Besserung des Befundes

→ **1.77 F1** **In welchem Trommelfellquadranten soll die Parazentese durchgeführt werden?**
(A) in der Pars flaccida
(B) vorne unten
(C) hinten oben
(D) vorne oben
(E) im Bereich des Umbo

→ **1.78 F1** **Etwa 3 Wochen nach der akuten Otitis media rechts tritt bei dem Kind eine druckdolente, teigige Schwellung vor dem rechten Ohr auf. BKS (BSG) 48/103 mm, das Trommelfell zeigt sich rechts geschlossen und trübe, subfebrile Temperatur, leichtes Lidödem rechts.**
Was ist Ihre Diagnose?
(A) Parotitis
(B) Sinusthrombose
(C) Mastoiditis
(D) Zygomatizitis
(E) Gehörgangsfurunkel

1.71 F1 (C) 1.72 F1 (C) 1.73 F1 (A) 1.74 F1 (D) 1.75 F1 (B) 1.76 F1 (E) 1.77 F1 (B) 1.78 F1 (D)

Fallstudie 2

Ein 48-jähriger, aus Kroatien stammender Bauarbeiter sucht wegen zunehmenden Hörverlustes einen HNO-Arzt auf. Bei der Anamnese berichtet der Patient, dass er vor circa einem halben Jahr eine Mittelohrentzündung gehabt habe. Aus Angst vor Verlust des Arbeitsplatzes habe er sich aber nicht krankschreiben lassen, die Erkrankung sei nie richtig ausgeheilt. Seit ungefähr dieser Zeit beobachte er auch ein Nässen aus demselben Ohr.

→ 1.79 F2 **Der von dem Patienten aufgesuchte HNO-Arzt führt zunächst eine Otoskopie bei dem Patienten durch. Er kann das Trommelfell relativ gut einsehen. Zur besseren Orientierung wird das Trommelfell bei der Otoskopie vereinbarungsgemäß durch zwei gedachte Geraden in 4 Sektoren unterteilt. Der Schnittpunkt der beiden Geraden projiziert sich im otoskopischen Bild auf folgende Struktur:**

(A) Hammergriff
(B) Steigbügel
(C) Ambosskörper
(D) Fenestra cochleae
(E) Pars flaccida

→ 1.80 F2 **Der HNO-Arzt inspiziert das Trommelfell genauer, wobei ihm ein randständiger Trommelfelldefekt auffällt.**
Wenn bei der otoskopischen Untersuchung ein randständiger Trommelfelldefekt festgestellt wird,

(A) liegt der Defekt peripher des intakten Anulus fibrosus
(B) kann die Pars flaccida des Trommelfells betroffen sein
(C) besteht Verdacht auf eine chronische Schleimhauteiterung des Mittelohres
(D) liegt wahrscheinlich eine traumatische Perforation (z. B. Knalltrauma) vor
(E) ist als Ursache häufig eine unvollständig geschlossene Parazenteseöffnung zu identifizieren

→ 1.81 F2 **Die weitere Untersuchung führt den Arzt zu der Verdachtsdiagnose „Cholesteatom". Leitsymptom bzw. Leitbefund des Cholesteatoms des Mittelohrs ist**

(A) Trübung und Vorwölbung des Trommelfells
(B) fötide Otorrhö
(C) zentrale Defektbildung im Trommelfell
(D) Tragusdruckschmerz
(E) asymmetrisch rechtsverschobenes, deformiertes Tympanogramm

→ 1.82 F2 **Da der Arzt bei der Inspektion des Ohres Sekret im Gehörgang feststellen konnte, beginnt er, den Gehörgang etwas zu spülen, was bei dem Patienten aber Schwindel auslöst.**
Schwindel, der bei Reinigung eines Cholesteatomohrs auftritt, deutet hin auf

(A) Duraprolaps
(B) Hirnabszess
(C) Sinusthrombose
(D) Labyrinthfistel
(E) Mastoiditis

→ 1.83 F2 **Nach Abschluss seiner Untersuchungen erklärt der Arzt dem Patienten, dass es sich bei der Erkrankung um ein sog. Cholesteatom handle.**
Voraussetzung für die Entstehung eines sekundären Cholesteatoms ist

(A) Einwandern von cholesterinhaltigen Schaumzellen ins Cavum tympani
(B) chronische Knocheneiterung
(C) Versprengung von Plattenepithel ins Cavum tympani
(D) Zylinderepithelmetaplasie in der Mittelohrschleimhaut
(E) chronisch-spezifische Schleimhautgranulationen

→ 1.84 F2 **Der Patient möchte aber vor allem wissen, woher seine zunehmende Schwerhörigkeit komme, ob sie durch die Arbeit auf der Baustelle oder die Erkrankung des Ohres verursacht sei.**
Ein Cholesteatom führt zu Schwerhörigkeit hauptsächlich infolge

(A) Blockierung der Stapesfußplatte
(B) Destruktion des Trommelfells
(C) Bildung einer Labyrinthfistel
(D) Auffüllung des Cavum tympani mit Abschilferungen und Exsudat
(E) Destruktion der Gehörknöchelchenkette

1.79 F2 (A) 1.80 F2 (B) 1.81 F2 (B) 1.82 F2 (D) 1.83 F2 (C) 1.84 F2 (E)

→ **1.85 F2 Der HNO-Arzt erklärt dem Patienten, dass die Behandlung dieser Erkrankung in einer Operation liege. Der Patient erschrickt und möchte wissen, ob dies sofort sein müsse. Bei Cholesteatomeiterung des Ohres ist eine sofortige Operation angezeigt, wenn**

(A) konservative Behandlung erfolglos blieb
(B) die Sekretion stark zunimmt
(C) eine Fazialisparese eingetreten ist
(D) das Hörvermögen abgefallen ist
(E) in jedem Fall

→ **1.86 F2 Der Arzt kann den Patienten beruhigen und vereinbart mit ihm einen Termin in 3 Wochen zur Tympanoplastik. Was ist eine Tympanoplastik?**

(A) plastischer Wiederaufbau des Mittelohres
(B) Verschluss einer Trommelfellperforation mit Kunststoff
(C) Fensterung des lateralen Bogenganges
(D) Korrektur der Mikrotie durch Implantation von Kunststoff
(E) mikrochirurgische Rekonstruktion der Scala tympani

→ **1.87 F2 Der Patient wird am geplanten Termin operiert. Es wird eine Tympanoplastik vom Typ IV durchgeführt. Diese Art der Operation wird angewandt bei folgendem Zustand des Ohres:**

(A) Steigbügelfußplatte fixiert
(B) intakte Gehörknöchelchenkette
(C) kleinere Defekte der Kette
(D) nur noch Steigbügel erhalten
(E) nur noch Steigbügelfußplatte erhalten (aber beweglich)

Fallstudie 3

Eine 28-jährige Frau bemerkt seit der letzten Schwangerschaft eine zunehmende Schwerhörigkeit auf dem linken Ohr, in letzter Zeit mit leichtem Tinnitus. Bruder und Mutter der Patientin haben ebenfalls eine zunehmende einseitige Schwerhörigkeit angegeben.

→ **1.88 F3 Der Frau war die zunehmende Schwerhörigkeit auch bei normaler Umgangssprache aufgefallen. Normale Umgangssprache hat in 1 m Entfernung am ehesten einen Schalldruckspitzenpegel von**

(A) 10 dB(A)
(B) 20 dB(A)
(C) 30 dB(A)
(D) 40 dB(A)
(E) ≥ 50 dB(A)

→ **1.89 F3 Der Schalldruck des Trommelfelles wird über die Gehörknöchelchenkette auf das Innenohr übertragen:**

(A) unverändert
(B) abgeschwächt
(C) mit doppelter Energie
(D) mit 10facher Verstärkung
(E) mit über 15facher Verstärkung

→ **1.90 F3 Der von der Patientin aufgesuchte HNO-Arzt stellt die Verdachtsdiagnose „Otosklerose“. Hinter dieser Diagnose verbirgt sich am ehesten folgende krankhafte Veränderung:**

(A) Labyrinthhydrops
(B) Steigbügelfixation
(C) Erweiterung des inneren Gehörganges
(D) Trommelfellperforation
(E) Facialistic

→ **1.91 F3 Der Arzt befragt die Patientin nach weiteren Symptomen, die sie neben der zunehmenden Schwerhörigkeit beobachtet habe. Bei der Otosklerose findet man häufig**

(A) Ohrensausen
(B) Ohrfluss
(C) Schwindel
(D) Schmerzen
(E) Fieber

1.85 F2 (C) 1.86 F2 (A) 1.87 F2 (E) 1.88 F3 (E) 1.89 F3 (E) 1.90 F3 (B) 1.91 F3 (A)

→ 1.92 F3 **Um weiteren Aufschluss über seine Verdachtsdiagnose zu bekommen, führt der HNO-Arzt bei der Patientin einige Untersuchungen, darunter auch eine Stapediusreflexprüfung, durch.**
Welche Aussage zur Stapediusreflexprüfung trifft zu?

(A) Die Schwellle des Stapediusreflexes liegt normalerweise bei 30 dB SPL.
(B) Bei ihr werden die Summenaktionspotentiale des M. stapedius erfasst.
(C) Bei positivem Ausfall nimmt die Impedanz des Trommelfells zu.
(D) Die Auslösung des Reflexes ist nur vom ipsilateralen Ohr aus möglich.
(E) Die Auslösung des Reflexes ist nur vom Gegenohr aus möglich.

→ 1.93 F3 **Weitere Befunde, die der HNO-Arzt bei seinen Untersuchungen erheben kann, passen zu der Verdachtsdiagnose.**
Bei der Otosklerose tritt unter anderem auf ein/eine

(A) Tubenfunktionsstörung
(B) negativer Gellé-Hörversuch
(C) einseitiger Vestibularisausfall
(D) Hörsenke bei 4000 Hz
(E) schlechte Pneumatisation des Warzenfortsatzes

→ 1.94 F3 **Nach Abschluss der Untersuchungen spricht der Arzt mit der Patientin und erklärt ihr zu der Diagnose:**
Die Otosklerose

(A) ist eine Krankheit des älteren Menschen
(B) ist meist einseitig
(C) ist oft Folge einer Durchblutungsstörung
(D) befällt ausschließlich Frauen
(E) verschlechtert sich oft während der Schwangerschaft

→ 1.95 F3 **Die Patientin möchte wissen, ob die Erkrankung erblich sei und wenn ja, in welcher Art und Weise sie vererbt wird, da auch bei Bruder und Mutter eine zunehmende einseitige Schwerhörigkeit aufgetreten sei.**
Bei der Otosklerose

(A) liegt eine x-chromosomal rezessive Vererbung vor
(B) liegt eine autosomal rezessive Vererbung vor
(C) handelt es sich um eine unregelmäßig dominant vererbte Krankheit
(D) ist die Vererbung durch Heterogenie gekennzeichnet
(E) ist die Prävalenz unabhängig von rassischen Merkmalen

→ 1.96 F3 **Des weiteren bespricht der Arzt mit der Patientin auch die Therapie und empfiehlt der Patientin den Befund operieren zu lassen. Die Patientin steht einer Operation sehr kritisch gegenüber, so dass der Arzt einen konservativen Therapieversuch vorschlägt.**
Zur konservativen Behandlung der Otosklerose ist am ehesten geeignet

(A) systemische Behandlung mit Somatostatin
(B) Röntgenreizbestrahlung
(C) systemische Behandlung mit Natriumfluorid
(D) Instillation von Somatostatin in die Paukenhöhle
(E) systemische Gabe von Kortikosteroiden

→ 1.97 F3 **Da die konservative Therapie bei der Patientin aber keine wesentliche Befundverbesserung bringt, entscheidet sie sich schließlich doch für eine operative Therapie.**
Bei der operativen Korrektur der Otosklerose wird:

(A) der Amboss durch eine Prothese ersetzt
(B) der Steigbügel unmittelbar mit dem Hammer verbunden
(C) der Steigbügel zumindest teilweise entnommen und durch eine Prothese mit Fixation am Amboss ersetzt
(D) eine Prothese zwischen Trommelfell und ovalem Fenster eingesetzt
(E) der fixierte Steigbügel durch vorsichtiges Auskratzen der Verknöcherungszonen mobilisiert

1.92 F3 (C) 1.93 F3 (B) 1.94 F3 (E) 1.95 F3 (C) 1.96 F3 (C) 1.97 F3 (C)

Fallstudie 4

Ihr Patient, ein 59-jähriger Kesselschmied, wünscht eine Gehörgangsspülung, weil er im Familienkreis Gesprächen zunehmend schlechter folgen könne. Besonders wenn mehrere Personen gleichzeitig sprechen, verstünde er fast gar nichts mehr, beklagt sich der Schmied.

→ 1.98 F4 **Aufgrund des Berichtes des Patienten und seiner beruflichen Tätigkeit vermuten Sie bei dem Patienten nicht das Vorliegen eines Ceruminalpfropfes, sondern einer Lärmschwerhörigkeit. Bei einigen Untersuchungen, die Sie bei dem Patienten durchführen, bestätigt sich Ihr Verdacht.**
Zum klinischen Bild einer Lärmschwerhörigkeit gehört/gehören:

(A) negativer Rinne-Versuch
(B) herabgesetzte Hörschwelle für Luftleitung bei normaler Hörschwelle für Knochenleitung
(C) Gleichgewichtsstörungen
(D) positives Recruitment
(E) negativer Fowler-Test

→ 1.99 F4 **Da Sie wissen, dass Lärm auch zu extraauralen Reaktionen führen kann, befragen Sie den Patienten in Ihrer Anamnese auch gezielt nach Hinweisen auf solche Veränderungen.**
Zu den extraauralen Reaktionen auf Lärm gehört <u>am wenigsten</u> folgende von dem Patienten erwähnte Veränderung:

(A) Veränderungen des Visus
(B) Veränderung des Blutdruckes
(C) Veränderung der Muskelaktivität
(D) Veränderungen der Atemfrequenz
(E) Veränderungen der Magen-Darm-Motilität

→ 1.100 F4 **Da der Patient durch den Hörverlust in seinem Alltag beeinträchtigt ist, empfehlen Sie ihm das Tragen eines Hörgerätes.**
Welche Aussage zu Hörgeräten trifft zu?

(A) Ein Kochlearimplantat dient insbesondere zur rehabilitativen Versorgung von Patienten mit Tieftonschwerhörigkeit.
(B) Generell werden Patienten besser mit Taschengeräten als mit HdO (Hinter dem Ohr)-Geräten versorgt.
(C) Eine beidseitige Hörgeräteversorgung sollte nur in wenigen Ausnahmefällen erfolgen.
(D) Bei einer Trommelfellperforation kann ein Hörgerät nicht angepasst werden.
(E) Die Verstärkungsleistung des Hörgeräts sollte entsprechend dem Hörverlust individuell eingestellt werden.

→ 1.101 F4 **Außerdem versprechen Sie dem Patienten zu prüfen, ob die von Ihnen diagnostizierte Lärmschwerhörigkeit als Berufskrankheit anerkannt werden kann.**
Die Anerkennung einer Hörstörung als beruflich bedingte Lärmschwerhörigkeit (Berufskrankheit) setzt <u>nicht</u> voraus:

(A) chronische Lärmeinwirkung von mindestens 80 dB (A) am Arbeitsplatz
(B) doppelseitige Schwerhörigkeit
(C) negatives Recruitment
(D) Hochtonschwerhörigkeit
(E) Hörverlust von mindestens 40 dB bei 2000 Hz

→ 1.102 F4 **Die Berufsgenossenschaft hatte bei einer Begehung vor einem Jahr Messungen in dem Betrieb, in dem der Patient arbeitet, durchgeführt. Dabei hatten Sie den Lärm mit einer Größe von 70 dB (A) angegeben.**
Bei der Einheit dB (A) handelt es sich in der Messung von Geräuschen um

(A) ein logarithmisches Lautheitsmaß
(B) ein logarithmisches Maß der Schallintensität, das auch bei hohen und tiefen Frequenzen der Phon-Skala entspricht
(C) ein nach Frequenz gewichtetes Maß des Schalldruckpegels
(D) das physikalische Pendant zur Sone-Skala
(E) einen auf die Hörschwelle bei der jeweiligen Frequenz bezogenen Schallintensitätspegel

1.98 F4 (D) 1.99 F4 (A) 1.100 F4 (E) 1.101 F4 (C) 1.102 F4 (C)

→ **1.103 F4 Der Betrieb hatte die Auflage bekommen, den vorhandenen Lärm von 90 dB(A) so zu senken, dass er von der Belegschaft nur noch als halb so laut empfunden wird.**
Demzufolge muss der Schallpegel nach Durchführung der Arbeitsschutzmaßnahmen am ehesten betragen

(A) 45 dB(A)
(B) 60 dB(A)
(C) 72 dB(A)
(D) 80 dB(A)
(E) 87 dB(A)

Fallstudie 5

Eine 45-jährige Frau leidet seit Jahren unter anfallsweisen, von Erbrechen und Übelkeit begleiteten Drehschwindelanfällen, Ohrensausen und wechselnd starker linksseitiger Schwerhörigkeit. In den letzten Monaten haben Zahl und Intensität der Attacken so stark zugenommen, dass ihre Lebensqualität untragbar beeinträchtigt ist.

→ **1.104 F5 Beim allerersten Auftreten der Symptome hatte die Patientin ihren Hausarzt aufgesucht. Dieser hatte ihr, um zu einer genauen Diagnose zu kommen, einige Fragen gestellt.**
Welche der anamnestischen Fragen ist beim Symptom Tinnitus am wenigsten erforderlich?
Fragen nach

(A) Menstruationsbeschwerden
(B) Wirbelsäulenbeschwerden
(C) Medikamenteneinnahme
(D) akustischen Trauma
(E) Ohrenschmerz

→ **1.105 F5 Aufgrund der Aussagen der Patientin lag der Verdacht nahe, dass es bei der Erkrankung der Patientin um einen Morbus Menière handelte.**
Als Ursache des Morbus Ménière wird angesehen

(A) eine Schwellung des Ductus cochlearis mit Ruptur der Reissnerschen Membran
(B) eine Degeneration der Haarzellen im Cortischen Organ und den Vestibularorganen
(C) ein Übertritt kaliumhaltiger Perilymphe in den Endolymphraum der Scala tympani
(D) ein Hydrops der Perikaryen im Ganglion spirale
(E) ein Umschlag des endocochleären Potentials von negativ zu positiv als Folge einer Ionentransportstörung durch Hydrops der Stria vascularis

→ **1.106 F5 Auch die weiteren von der Patientin geschilderten Symptome passten zu der Diagnose Morbus Ménière.**
Zur Symptomatik der Ménièreschen Krankheit gehört nicht:

(A) Schweißausbruch
(B) Nausea
(C) Vertigo
(D) Schwartzesches Zeichen
(E) Druckgefühl in der Tiefe des Ohres

→ **1.107 F5 Der Hausarzt veranlasste eine Überweisung zu einem niedergelassenen HNO-Arzt. Dieser führte bei der Patientin verschiedenste Untersuchungen durch.**
Folgendes Untersuchungsergebnis ist für den Morbus Ménière am wenigsten typisch:

(A) negatives Recruitment
(B) Empfindungsschwerhörigkeit hauptsächlich im tiefen und mittleren Frequenzbereich
(C) normale Otoskopie
(D) Vergrößerung des Summationspotenzials in der Elektrokochleografie
(E) normale akustisch evozierten Hirnstammpotentiale (BERA)

→ **1.108 F5 Die ersten Anfälle wurden bei der Patientin mit Antivertiginosa und Antiemetika behandelt. Da die Beschwerden aber immer wieder und in zunehmender Intensität auftraten, empfahl der HNO-Arzt der Patientin eine zusätzliche Therapie.**
Bei protrahiert verlaufendem Morbus Menière mit starker Belastung des Patienten durch Gleichgewichtsstörungen und Schwindelanfälle ist indiziert:

(A) Stellatumblockade
(B) intraarterielle Infusion von blutviskositätssenkenden Lösungen
(C) Druckentlastung des Innenohrs durch Einlegen eines Drains in das runde Fenster
(D) operative Unterbrechung der Lymphwege zum Saccus endolymphaticus
(E) Applikation von Aminoglykosiden (Gentamicin) im Bereich des runden Fensters

1.103 F4 (D) 1.104 F5 (A) 1.105 F5 (C) 1.106 F5 (D) 1.107 F5 (A) 1.108 F5 (E)

→ **1.109 F5 Alternativ bietet der Arzt der Patientin ein weiteres Verfahren an.**
Welche der folgenden therapeutischen Maßnahmen kommt alternativ bei dieser Patientin am ehesten in Betracht?

(A) Elektrokoagulation des Ganglion spirale
(B) intratympanale Instillation von Colchicin
(C) Druckentlastung der Cochlea durch Drainage des Ductus cochlearis
(D) Operative Schaffung einer breiten Verbindung zwischen Scala vestibuli und Scala tympani
(E) Eröffnung des Saccus endolymphaticus (Saccotomie)

2 Nase, Nebenhöhlen und Gesicht

2.1 Anatomische und physiologische Grundlagen

→ **2.1 Welche Aussage trifft nicht zu?**
Die Blutversorgung der Nasenschleimhaut erfolgt aus der

(A) A. palatina ascendens
(B) A. ethmoidalis anterior
(C) A. temporalis superficialis
(D) A. ethmoidalis posterior
(E) A. maxillaris interna

→ **2.2 In den Meatus nasi medius münden die Ausführungsgänge folgender Nebenhöhlen:**

(1) Sinus frontalis
(2) Sinus maxillaris
(3) Cellulae ethmoidales anteriores
(4) Sinus sphenoidalis

(A) nur 2 ist richtig
(B) nur 1 und 2 sind richtig
(C) nur 1, 2 und 3 sind richtig
(D) nur 2, 3 und 4 sind richtig
(E) 1–4 = alle sind richtig

F91
→ **2.3 An der lateralen Wand der Keilbeinhöhle liegt/liegen**

(A) der Tractus opticus
(B) der Sinus sigmoideus
(C) der Sinus cavernosus
(D) das Ganglion ciliare
(E) die Fila olfactoria

F92
→ **2.4 Der Atemwegswiderstand der Nase bei Nasenatmung**

(A) sinkt bei abfallender Außentemperatur
(B) stellt bei Ruheatmung 5–10% des gesamten Atemwegswiderstandes
(C) fällt mit steigendem Atemzeitvolumen ab
(D) zeigt eine ausgeprägte Tagesrhythmik (nasaler Zyklus)
(E) wird mit der Rhinomanometrie gemessen

2.2 Untersuchungsmethoden

H07
→ **2.5 Ein 43-jähriger Patient berichtet über blutig-borkigen Schnupfen, den er seit etwa einem halben Jahr habe. Bei der HNO-ärztlichen Spiegeluntersuchung fällt Ihnen neben einer entzündlich veränderten Schleimhaut mit Borkenauflagerung eine Perforation im Bereich der Nasenscheidewand auf. Auf Nachfragen verneint der Patient, jemals an der Nase operiert worden zu sein.**
Welche der Untersuchungen ist am ehesten wegweisend zur Untermauerung der wahrscheinlichsten Diagnose?

(A) Untersuchung eines Abstriches auf Mykobakterien
(B) CT der Nasennebenhöhlen
(C) Untersuchung auf antineutrophile zytoplasmatische Antikörper (ANCA)
(D) MRT der Nasennebenhöhlen
(E) Bestimmung der Aktivität von ACE (angiotensin-I-converting enzyme) im Serum

1.109 F5 (E) 2.1 (C) 2.2 (C) 2.3 (C) 2.4 (E) 2.5 (C)

F06

→ 2.6 **Ein Patient kommt nach einem Sturz vom Pferd vor 2 Tagen zu Ihnen. Er ist bei vollem Bewusstsein, das anfängliche Nasenbluten habe nachgelassen, er leide unter einem leicht rötlich tingierten wässrigen Nasenlaufen links. Er hat ein Brillenhämatom und eine sehr stark deviierte Nase.**
Das Nasensekret sollte am ehesten untersucht werden auf

(A) β_2-Transferrin
(B) rote Blutkörperchen
(C) Leukozyten
(D) Amyloidprotein P
(E) α_2-Makroglobulin

F00

→ 2.7 **Bei einem Patienten, der eine Anosmie simuliert, kann das Riechvermögen auch über eine Geschmacksprüfung getestet werden.**
Als nur über den Geruchssinn wahrnehmbarer Stoff ist dafür geeignet:

(A) Salmiak
(B) Pyridin
(C) Vanille
(D) Chloroform
(E) Menthol

H90

→ 2.8 **Bei der Riechprüfung mit Vanille, Lavendel, Formalin und Ammoniaklösung (stechend) werden neben dem Nervus olfactorius erfaßt:**

(1) Nervus hypoglossus
(2) Nervus trigeminus
(3) Nervus vagus
(4) Nervus glossopharyngeus

(A) nur 2 ist richtig
(B) nur 2 und 3 sind richtig
(C) nur 2 und 4 sind richtig
(D) nur 1, 3 und 4 sind richtig
(E) nur 2, 3 und 4 sind richtig

→ 2.9 **Das Röntgenbild (Abb. 2.1, siehe Bildanhang) zeigt eine Verschattung der linken Kieferhöhle und der Siebbeinzellen.**
Welcher Befund ist darüber hinaus von besonderer Bedeutung für die Verdachtsdiagnose?

(A) leichte Verschattung auch der linken Stirnhöhle
(B) Deviation des knöchernen Septums nach rechts
(C) Defekt der knöchernen medialen und oberen Kieferhöhlenwand
(D) der Zustand der Oberkieferzähne
(E) die geringe Ausbildung der Stirnhöhlen

2.3 Klinik

F04

→ 2.10 **Eine beidseitige Choanalatresie ist für das Neugeborene lebensgefährlich, weil**

(A) diese die Atmung durch den Mund nahezu verhindert
(B) das Trinken stark behindert wird und Aspirationsgefahr besteht
(C) es beim Schreien zu massiver Asphyxie kommt
(D) die Schluckmotorik blockiert wird
(E) sich im Retrochoanalraum Entzündungen mit der Gefahr hämatogener Streuung entwickeln

F05

→ 2.11 **Bei seit mehr als drei Wochen bestehender einseitiger eitriger Nasensekretion bei einem 10-jährigen Mädchen muss man am ehesten denken an:**

(A) allergische Rhinitis
(B) Ozaena
(C) Nasenfremdkörper
(D) Nasenmuschelhyperplasie
(E) Nasenpolyp

H91

→ 2.12 **Welches Vorgehen ist bei einer Mukozele der Stirnhöhle angezeigt?**

(A) Operatives Ausschälen der Mukozele unter Schonung der Stirnhöhlenschleimhaut
(B) Resektion des Stirnhöhlenbodens mit Schaffung einer breiten Verbindung zur Nasenhaupthöhle
(C) Eröffnung der Stirnhöhle über eine Becksche Bohrung, Vereisung der Mukozele mit anschließender Extraktion
(D) Sondierung der Stirnhöhle über den Ausführungsgang, Punktion der Mukozele und Einlegen eines Drains für mindestens zwei Wochen
(E) Punktion der Mukozele über eine Knochenbohrung, Instillation eines Mukolytikums, Absaugen des Inhalts und Verödung des Lumens

F98

→ 2.13 **Welche Aussage trifft für die Polyposis nasi nicht zu?**

(A) Patienten mit Nasenpolypen haben überdurchschnittlich häufig eine asthmoide Bronchitis.
(B) Nasenpolypen kommen gehäuft bei Salicylat-Unverträglichkeit vor.
(C) Kinder mit Mukoviszidose haben häufig Nasenpolypen.
(D) Nasenpolypen gehören zum Krankheitsbild der Ozaena.
(E) Auch nach exakter chirurgischer Entfernung neigen Nasenpolypen zu Rezidiven.

2.6 (A) 2.7 (C) 2.8 (A) 2.9 (C) 2.10 (B) 2.11 (C) 2.12 (B) 2.13 (D)

F98

→ **2.14 Die gefährlichste Komplikation eines Nasenfurunkels ist**

(A) Sinus-cavernosus-Thrombose
(B) Periorbitalphlegmone
(C) Einbruch in die Nebenhöhlen
(D) Einschmelzung des knorpeligen Septums
(E) Fazialislähmung

H01

→ **2.15 Welche der Aussagen zum juvenilen Angiofibrom des Nasen-Rachen-Raums trifft am wenigsten zu?**

(A) Es tritt bevorzugt beim weiblichen Geschlecht auf.
(B) Zu seinen Symptomen gehört starkes spontanes Nasenbluten.
(C) Zu seinen Symptomen gehört eitrige Rhinitis.
(D) Es prädisponiert zu ipsilateraler Schallleitungsschwerhörigkeit.
(E) Palpatorisch ist es hart und kaum eindrückbar.

F07

→ **2.16 Ein 66-jähriger Patient leidet seit drei Monaten unter einer Schwerhörigkeit des rechten Ohres. Eine Mittelohrentzündung habe er nicht gehabt. Vor vier Wochen bemerkte er zudem eine 2 cm im Durchmesser große derbe Anschwellung hinter dem rechten M. sternocleidomastoideus.**
Bei der Hörprüfung nach Weber wird nach rechts lateralisiert.
Die wahrscheinlichste Diagnose ist

(A) Otosklerose
(B) Tubenkatarrh
(C) Nasopharynxtumor
(D) Pansinusitis rechts
(E) Glomus-tympanicum-Tumor

H05

→ **2.17 In welcher der Regionen entspringt ein Choanalpolyp in den meisten Fällen?**

(A) Kieferhöhle
(B) Nasenrachen
(C) Nasenhaupthöhle
(D) Keilbeinhöhle
(E) Stirnhöhle

H05

→ **2.18 Eine 63-jährige Patientin berichtet über seit einer Woche bestehende Kopfschmerzen.**
Zu welcher klinischen Diagnose passt der Befund des Röntgenbildes der Nasennebenhöhlen am besten (siehe Abb. 2.2 des Bildanhangs)?

(A) Sinusitis maxillaris links
(B) Sinusitis frontalis rechts
(C) Pansinusitis
(D) Keilbeinflügelmeningeom rechts
(E) Keilbeinflügelmeningeom links

H05

→ **2.19 Der Name Bellocq verbindet sich vornehmlich mit einer Therapiemaßnahme bei:**

(A) Kakosmie
(B) Exophthalmus
(C) Liquorrhö
(D) Epistaxis
(E) Analatresie

H06

→ **2.20 Eine Patientin im 5. Dezennium leidet seit zwei bis drei Jahren unter linksseitiger Behinderung der Nasenatmung. Sie berichtet, dass mehrfach „Polypen" aus der gleichen Nasenseite entfernt wurden. Von der histologischen Beurteilung ist ihr noch erinnerlich, dass diese Wucherungen als gutartig bewertet wurden.**
Bei der körperlichen Untersuchung finden sich: schleimiges, nicht-blutiges und nicht-fötides Nasensekret, Tränenträufeln, keine Lymphknotenschwellungen.
Im CT kommt folgendes Bild zur Darstellung: verschattete Ethmoidalzellen, Stirnhöhle und Keilbeinhöhle links; randständige Verschattung der linken Kieferhöhle sowie verlegte Nasenhaupthöhle links.
Welche der Diagnosen trifft am ehesten zu?

(A) invertiertes Papillom
(B) Kraniopharyngeom
(C) Mukozele der Stirnhöhle
(D) odontogene Sinusitis
(E) Fremdkörper

2.14 (A) 2.15 (A) 2.16 (C) 2.17 (A) 2.18 (A) 2.19 (D) 2.20 (A)

H04
→ **2.21 Ein 10-jähriger Junge hat eine tonlose Stimme und bei Anstrengung auftretenden inspiratorischen Stridor. Die Laryngoskopie zeigt das in Abb. 2.3 des Bildanhangs wiedergegebene Bild. Die sichtbare pathologische Veränderung ist am ehesten zu kennzeichnen als**
(A) Folgezustand nach Papillomatose der Stimmbänder
(B) Membranbildung an der hinteren Kommissur
(C) Folge einer Störung der Rekanalisation des Kehlkopfs in der Embryogenese
(D) atypische Ausprägung einer Taschenfalte
(E) kongenitale subglottische Stenose

H96
→ **2.22 Unter Blow-out-Fraktur versteht man eine**
(A) isolierte Orbitabodenfraktur
(B) isolierte Fraktur des Jochbogens
(C) Le Fort I-Fraktur
(D) Impressionsfraktur der Stirnhöhlenvorderwand
(E) Fraktur der Kieferhöhlenvorderwand als Folge einer Mukozele

→ **2.23 Ein Patient klagt nach einem Schädeltrauma über „ständigen Schnupfen“.**
Worauf ist bei der Röntgenuntersuchung des Schädels besonders zu achten? Auf
(A) eine Nasenbeinfraktur
(B) eine frontobasale Schädelfraktur
(C) Zeichen eines subduralen Hämatoms
(D) eine Sinusitis
(E) eine Felsenbeinfraktur

H90
→ **2.24 Bei der Felsenbeinquerfraktur**
(A) sind auftretende Labyrinthausfälle meist reversibel
(B) ist ein Verlust des Hörvermögens der betroffenen Seite meist reversibel
(C) ist eine sofort auftretende Fazialislähmung meist reversibel (sogenannte Frühlähmung)
(D) kommt es häufig zum Hämatotympanon
(E) ist meist das Trommelfell zerrissen

→ **2.25 Die Fraktur Le Fort I ist eine**
(A) Oberkiefer-Längsfraktur
(B) Oberkiefer-Querfraktur
(C) Jochbogenfraktur
(D) Nasengerüstfraktur
(E) laterale Mittelgesichtsfraktur

H04
→ **2.26 Ein 30-jähriger Mann klagt nach einem Schlag auf das linke Auge über stark störende Doppelbilder beim Blick nach oben. Bei der Inspektion fällt ein Enophthalmus auf.**
Was ist am ehesten zu tun?
(A) Visusprüfung; wenn keine Einschränkungen, zunächst abwartende Beobachtung
(B) Versuch einer Reposition des Bulbus oculi durch Applikation von mäßigem Unterdruck
(C) Versuch einer Reposition des Bulbus oculi durch Druckerhöhung im Nasen/Nasennebenhöhlen-Bereich (Valsalva-Manöver)
(D) operative Revision des Orbitabodens
(E) transnasale Anhebung und Schienung des Orbitabodens vom oberen Nasengang aus

H98
→ **2.27 Bei einer LeFort-Fraktur III läuft die Frakturlinie durch**
(A) den Processus alveolaris
(B) die Kieferhöhle
(C) das Siebbein
(D) die Stirnhöhle
(E) das Mastoid

H00
→ **2.28 Hämatome des Nasenseptums**
(A) bilden sich nach Traumen unter dem Perichondrium aus
(B) sind weit überwiegend einseitig
(C) können wegen hoher Spontanresorptionstendenz abwartend beobachtet werden
(D) bleiben auf den knöchernen Teil des Nasenseptums beschränkt
(E) sind meist im hinteren Septumbereich lokalisiert

→ **2.29 Die Therapie des Nasenfurunkels besteht in**
(1) Gaben eines Antibiotikums
(2) Nasentropfenanwendung
(3) Inzision des Furunkels
(4) feuchten Umschlägen
(5) Breikost zur Ruhigstellung der Oberlippe

(A) nur 1 und 3 sind richtig
(B) nur 1, 2 und 3 sind richtig
(C) nur 1, 3 und 4 sind richtig
(D) nur 1, 4 und 5 sind richtig
(E) nur 1, 2, 4 und 5 sind richtig

2.21 (C) 2.22 (A) 2.23 (B) 2.24 (D) 2.25 (B) 2.26 (D) 2.27 (C) 2.28 (A) 2.29 (D)

→ **2.30 Welche Aussage trifft zu?**
Bei einseitiger eitriger Nasensekretion muß man denken an
(A) allergische Rhinitis
(B) Ozaena
(C) Nasenfremdkörper
(D) Nasenmuschelhyperplasie
(E) Keine der Aussagen trifft zu.

F99
→ **2.31 Ozaena ist eine**
(A) eitrige Entzündung der inneren Nase
(B) vasomotorische Rhinopathie
(C) Hyperplasie der Nasenmuscheln
(D) Rhinitis atrophicans
(E) hypersekretorische chronische Rhinosinusitis

F00
→ **2.32 Die häufigste Komplikation einer Sinusitis ethmoidalis beim Kind ist:**
(A) Orbitalphlegmone
(B) Kleinhirnabszess
(C) Anosmie
(D) Thrombophlebitis der V. jugularis interna
(E) Mukozele

F98
→ **2.33 Die gefährlichste Komplikation eines Nasenfurunkels ist**
(A) Sinus-cavernosus-Thrombose
(B) Periorbitalphlegmone
(C) Einbruch in die Nebenhöhlen
(D) Einschmelzung des knorpeligen Septums
(E) Fazialislähmung

H98
→ **2.34 Bei akuter Entzündung des Sinus sphenoidalis ist typisch:**
(A) Kopfschmerz mit Projektion auf Hinterkopf bis Schädelmitte
(B) Protrusio des Bulbus oculi
(C) Abnahme der Schmerzen beim Bücken
(D) Abnahme der Schmerzen beim Pressen
(E) Eiterstraße im unteren Nasengang

H86
→ **2.35 Der Nasenseptum-Abszeß ist in der Regel die Folge eines(r)**
(A) Nebenhöhlen-Empyems
(B) Malignoms der inneren Nase
(C) Lues
(D) Infektion nach Nasentrauma
(E) Keine der Angaben (A) bis (D) trifft zu.

H92
→ **2.36 Ein Osteom der Stirnhöhlen wird meist symptomatisch durch**
(A) schmerzlose Schwellung der Kieferwinkellymphknoten
(B) meist einseitige fötide Nasensekretion
(C) einseitige Behinderung der Nasenatmung
(D) allmählich zunehmende Kopfschmerzen
(E) Epistaxis

H95
→ **2.37 Bei heftiger Epistaxis sollte(n)**
(1) der Patient hingelegt werden und der Kopf flach liegen
(2) Blutdruck und Puls kontrolliert werden
(3) das Zusammendrücken der Nasenflügel wegen Schleimhautschäden vermieden werden
(4) kalte Umschläge im Nacken gemacht werden
(5) wegen der behinderten Nasenatmung nur die betroffene Seite austamponiert werden

(A) nur 2 und 4 sind richtig
(B) nur 3 und 5 sind richtig
(C) nur 1, 2 und 4 sind richtig
(D) nur 1, 4 und 5 sind richtig
(E) nur 2, 4 und 5 sind richtig

H96
→ **2.38 Bei der Nasenseptumplastik wird/werden**
(A) endonasal der verkrümmte Knorpel und Knochen reseziert
(B) isoliert die verkrümmten Anteile des Septumknorpels und des Knochens entfernt und nach Begradigung wieder reimplantiert
(C) eine laterale Osteotomie des knöchernen Nasenskeletts durchgeführt
(D) der Tränennasenkanal verlagert
(E) die verkrümmte Nasenscheidewand refrakturiert

2.30 (C) 2.31 (D) 2.32 (A) 2.33 (A) 2.34 (A) 2.35 (D) 2.36 (D) 2.37 (A) 2.38 (B)

Fallstudie 1

Nach einem Motorradunfall mit Kopfverletzung besteht bei dem in die Notfallambulanz eingelieferten 35-jährigen Patienten eine Blutung aus dem linken Ohr. Bei der Hörprüfung nach Weber wird nach links lateralisiert. Die Kaufunktion ist intakt.

→ 2.39 F1 **Der diensthabende Arzt vermutet aufgrund der klinischen Symptomatik, dass der Patient sich eine Pyramidenlängsfraktur zugezogen haben könnte.**
Für eine Pyramidenlängsfraktur ist nicht typisch.

(A) Fazialisparese
(B) Liquorrhö
(C) Schallleitungsschwerhörigkeit
(D) komplette Ertaubung
(E) Trommelfellzerreißung

→ 2.40 F1 **Differenzialdiagnostisch zieht der Arzt auch einen Felsenbeinquerbruch in Erwägung. Dieser ist klinisch typischerweise gekennzeichnet durch:**

(A) Labyrinthausfall
(B) Paukensklerose
(C) Hörsturz
(D) Blutung aus dem Ohr
(E) Okzipitalneuralgie

→ 2.41 F1 **Zur genauen Abklärung der Verletzungen im Bereich des Schädels lässt der Arzt bei dem Patienten eine Röntgenaufnahme nach Schüller anfertigen.**
Auf der Röntgenaufnahme nach Schüller erkennt man

(A) die Nasennebenhöhle im axialen Strahlengang
(B) das Mastoid
(C) das Foramen magnum
(D) den Dens axis
(E) das Nasenbein im seitlichen Strahlengang

→ 2.42 F1 **Bei dem Patienten fällt auf, dass Flüssigkeit aus dem Ohr austritt. Ein Test ergibt, dass es sich dabei um Liquor handelt.**
Der diensthabende Arzt veranlasst die weiteren Maßnahmen:

(A) Die Liquorfistel muss operativ so rasch wie möglich verschlossen werden.
(B) Eine lokale Röntgenbestrahlung ist angezeigt.
(C) Bei konservativer Therapie kann mit einer Ausheilung gerechnet werden.
(D) Zur weiteren Aufklärung muss unverzüglich eine Luftenzephalographie erfolgen.
(E) Keine der Aussagen (A)–(D) trifft zu.

→ 2.43 F1 **Bei der klinischen Untersuchung des Patienten achtet der Arzt auch auf mögliche Hinweise für eine Läsion des N. facialis.**
Dieser verlässt die Basis cranii durch

(A) die Fissura petrooccipitalis
(B) das Foramen spinosum
(C) das Foramen stylomastoideum
(D) die Fissura sphenopetrosa
(E) die Fissura tympanomastoidea

→ 2.44 F1 **Die klinische Untersuchung lenkt den Verdacht auf das Vorliegen einer peripheren Fazialisparese. Dieser Befund soll im weiteren Verlauf verifiziert werden.**
Sinnvolle Untersuchungen bei einer peripheren Fazialisparese ist nicht:

(A) Schirmer-Test
(B) Elektromyographie
(C) Stapediusreflex-Messung
(D) Nachweis otoakustischer Emissionen
(E) Geschmackstest

→ 2.45 F1 **Aufgrund der bei dem Patienten vorliegenden Symptomatik rät der Arzt zu einer Operation.**
Nach einem starken Trauma im Okzipitalbereich ist eine sofortige Operation am ehesten indiziert bei

(A) blutiger Otorrhö
(B) Lähmung der mimischen Muskulatur
(C) einseitigem Hörsturz
(D) starkem Drehschwindel mit Erbrechen
(E) Hämatotympanum

2.39 F1 (D) 2.40 F1 (A) 2.41 F1 (B) 2.42 F1 (C) 2.43 F1 (C) 2.44 F1 (D) 2.45 F1 (B)

→ **2.46 F1** **Der Patient wird operiert, dennoch bleibt eine einseitige Fazialisparese als Residualzustand bestehen.**
Eine isolierte einseitige Fazialisparese bedingt eine Minderung der Erwerbsfähigkeit (Anhaltswert) von

(A) 0%
(B) 10–30%
(C) 40%
(D) 50–60%
(E) Keine der Aussagen trifft zu.

Fallstudie 2

Ein 9-jähriger Junge wurde beim Spielen von einem Mofafahrer angefahren und zu Boden geschleudert. Er wurde mit dem Notarztwagen unter Verdacht auf Schädelbasisfraktur und Schädel-Hirn-Trauma in eine Klinik gebracht und dort stationär aufgenommen.

→ **2.47 F2** **Bei der Erstuntersuchung durch den in der Notfallambulanz tätigen Arzt fällt zunächst neben starken Kopfschmerzen ein Lidemphysem auf.**
Welche der folgenden Erkrankungen liegt einem Lidemphysem am häufigsten zugrunde?

(A) endokrine Ophthalmopathie
(B) Infektion mit gasbildenden Erregern im Orbitalbereich
(C) Luftembolie
(D) Siebbeinfraktur
(E) Tränendrüsentumor

→ **2.48 F2** **Ein hinzugezogener Neurologe soll unter anderem klären, ob durch den Unfall periphere Nerven geschädigt wurden. Falls bei dem Jungen eine knöchernen Schädigung des Mittelgesichtes vorliegen würde, wäre folgender Nerv am häufigsten betroffen:**

(A) N. infraorbitalis
(B) N. facialis
(C) N. opticus
(D) N. lingualis
(E) N. glossopharyngeus

→ **2.49 F2** **Der Neurologe untersucht auch die Funktionsfähigkeit des N. olfactorius.**
Zum Einsatz als Geruchsstoff zur Prüfung des Geruchssinnes (N. olfactorius) ist am wenigsten geeignet:

(A) Zimt
(B) Vanille
(C) Salmiak
(D) Bienenwachs
(E) Kaffeepulver

→ **2.50 F2** **Bei der Auswertung der bei dem Jungen angefertigten Röntgenaufnahmen des Schädels zeigt sich eine frontobasale Fraktur.**
Frontobasale Frakturen werden eingeteilt nach:

(A) Kazanjian und Converse
(B) Lokalisation im Bereich des Oberkiefers
(C) Lokalisation im Bereich des Jochbogens
(D) Le Fort (I–III)
(E) Escher (I–IV)

→ **2.51 F2** **Zusätzlich soll abgeklärt werden, ob eine Nasen-Liquor-Fistel besteht, da sich klinisch nicht eindeutig feststellen lässt, ob es sich bei dem Nasensekret um Tränenflüssigkeit oder um Liquor handelt.**
Eine Nasen-Liquor-Fistel wird am zuverlässigsten diagnostiziert mit Hilfe

(A) der Liquorszintigraphie
(B) der kranialen Computertomographie
(C) von Röntgennativaufnahmen des Schädels in 3 Ebenen
(D) laborchemischer Untersuchung des Liquor cerebrospinalis
(E) der Rhinoskopie

→ **2.52 F2** **Die Untersuchung bestätigt das Vorliegen einer Nasenliquorfistel.**
Bei frontobasalen Schädelbrüchen mit Rhinoliquorrhoe ist die Liquorfistel am häufigsten lokalisiert im Bereich der/des

(A) Keilbeinhöhlenbasis
(B) Keilbeinhöhlendaches
(C) Siebbeinzellen und der Lamina cribrosa
(D) Stirnhöhlenhinterwand
(E) Keine der Aussagen (A)–(D) trifft zu.

2.46 F1 (B) 2.47 F2 (D) 2.48 F2 (A) 2.49 F2 (C) 2.50 F2 (E) 2.51 F2 (A) 2.52 F2 (C)

→ **2.53 F2** **Die hinzugerufenen Eltern des Kindes werden über die Art und das Ausmaß der Verletzungen sowie über das geplante weitere Vorgehen informiert.**
Die frontobasale Fraktur mit endokranieller Komplikation erfordert (ein/e)
(A) Thoraxchirurgisches Vorgehen
(B) Nebenhöhlenspülung
(C) meist keine Therapie
(D) operative Freilegung der Schädelbasis mit Nebenhöhlen zum frühestmöglichen Termin
(E) endoskopisches Operieren

→ **2.54 F2** **Welche Aussage trifft nicht zu?**
Den Eltern fällt sofort auf, dass bei dem Jungen durch den Unfall auch ein mittlerer, oberer Schneidezahn ausgeschlagen worden war.
Die Zahnlücke kann versorgt werden
(A) durch Reimplantation des Zahnes
(B) durch einen Stiftzahn
(C) durch ein Implantat
(D) durch kieferorthopädische Behandlung
(E) auf prothetischem Weg

Fallstudie 3

Ein 25-jähriger Student kommt mit einem Schnupfen zu Ihnen in die Praxis. Er berichtet über Schmerzen im Bereich beider Wangen, vor allem in den Vor- und Nachmittagsstunden, die sich beim Bücken verstärken.

→ **2.55 F3** **Welche Aussage trifft nicht zu?**
Sie führen bei dem Patienten zunächst eine Rhinoskopie durch.
Bei der klassischen Rhinoscopia anterior sind im Regelfall sichtbar:
(A) Septum
(B) Sinus frontalis
(C) Nasenboden
(D) laterale Nasenwand
(E) mittlere Nasenmuschel

→ **2.56 F3** **Der Patient äußert selbst schon den Verdacht, dass es sich bei seinen Beschwerden um eine Vereiterung der Kieferhöhlen handeln könnte.**
Sekret in den Kieferhöhlen entleert sich physiologisch
(A) durch die Schwerkraft
(B) durch den Unterdruck, der bei der Einatmung entsteht
(C) durch den gerichteten Flimmerschlag der Zilien des Schleimhautepithels
(D) in den unteren Nasengang
(E) in den oberen Nasengang

→ **2.57 F3** **Sie befragen den Patienten noch einmal genauer nach seinen Beschwerden.**
Der Patient berichtet bei einer tatsächlich vorliegenden Sinusitis maxillaris am wenigsten wahrscheinlich über folgendes Symptom:
(A) Klopfschmerz über den Kieferhöhlen
(B) Tränenträufeln
(C) Ohrenschmerzen
(D) eitrige Nasensekretion
(E) Halsschmerzen

→ **2.58 F3** **Sie machen sich vor Festlegung der endgültigen Diagnose noch einige differenzialdiagnostische Gedanken.**
Zur Differenzialdiagnose der Sinusitis gehört am wenigsten:
(A) Trigeminusneuralgie
(B) Zervikalsyndrom
(C) Arteriitis temporalis
(D) unkorrigierte Myopie
(E) Glaskörpereinblutung

→ **2.59 F3** **Aufgrund der beschriebenen Symptome und Ihrer Untersuchungsergebnisse sind Sie sich Ihrer Diagnose „Sinusitis maxillaris" sicher. Der Student möchte von Ihnen wissen, welcher Erreger eine solche Entzündung verursachen könnte.**
Als Erreger einer Nasennebenhöhlenentzündung kommt am wenigsten in Betracht:
(A) Streptococcus pneumoniae
(B) Streptococcus pyogenes
(C) Staphylococcus aureus
(D) Escherichia coli
(E) Hämophilus influenzae

2.53 F2 (D) 2.54 F2 (B) 2.55 F3 (B) 2.56 F3 (C) 2.57 F3 (E) 2.58 F3 (E) 2.59 F3 (D)

→ **2.60 F3 Da nicht eindeutig zu klären ist, ob die Stirnhöhle von der Entzündung ebenfalls betroffen ist, veranlassen Sie eine Röntgenaufnahme des Schädels.**
Auf welcher Röntgenaufnahme wird die Stirnhöhle besonders gut dargestellt?

(A) auf der occipito-frontalen Aufnahme
(B) auf der Schüller-Aufnahme
(C) auf der Mayer-Aufnahme
(D) auf der axialen Aufnahme
(E) Keine der Aussagen trifft zu.

→ **2.61 F3 Auf den Röntgenaufnahmen stellen sich die Stirnhöhlen frei dar. Sie erklären dem Studenten kurz den Befund. Er fragt nach möglichen Komplikationen, insbesondere ob die Entzündung auf andere Bereiche übergreifen könne.**
Typische Komplikation einer Entzündung der Nasennebenhöhlen ist beim Erwachsenen der Durchbruch der Entzündung von der

(A) Stirnhöhle in die Orbita
(B) Keilbeinhöhle in den Processus alveolaris
(C) Keilbeinhöhle zur hinteren Schädelgrube
(D) Kieferhöhle zum Sinus cavernosus
(E) Keilbeinhöhle in die Fossa retromandibularis

→ **2.62 F3 Sie verordnen dem Patienten schleimhautabschwellende Nasentropfen und Antibiotika. Unter dieser Therapie kommt es auch nach einer Woche zu keiner ausreichenden Beschwerdebesserung. Sie entscheiden sich daher für eine Punktion der Kieferhöhle.**
Zur Kieferhöhlenspülung punktiert man in der Regel

(A) im unteren Nasengang
(B) von der Zahnalveole aus
(C) in der Fossa canina
(D) im mittleren Nasengang
(E) im oberen Nasengang

→ **2.63 F3 Ein halbes Jahr nach Abklingen der Beschwerden stellt sich der Patientin Ihnen erneut vor mit einer Schwellung im Bereich der Wange. Sie diagnostizieren eine Mukozele.**
Mukozelen der Kieferhöhle

(A) führen zu schleimiger Nasensekretion
(B) sind die häufigsten der Nasennebenhöhlen
(C) werden durch Absaugen mit anschließender Verödung behandelt
(D) können als Spätfolge einer Radikaloperation der Kieferhöhle auftreten
(E) können zu Septumdeviation führen

Fallstudie 4

Ein 24-jähriger Chinese bemerkt seit 6 Monaten gelegentliches Nasenbluten sowie eine Einschränkung des Hörvermögens links. Seit 6 Wochen bestehen mehrere knotige schmerzlose Schwellungen links am Hals. Die Erstuntersuchung durch den Hausarzt ergibt ein Serotympanum links sowie mehrere walnussgroß vergrößerte Lymphknoten.
Der Hausarzt erhebt den Verdacht, dass bei dem Patienten ein maligner Tumor des Nasenrachenraumes vorliegen könnte und überweist ihn zu einem Facharzt. Der HNO-Arzt bestätigt den Verdacht und stellt mit Hilfe verschiedener Untersuchungsverfahren fest, dass es sich dabei um ein Nasopharynxkarzinom handele.

→ **2.64 F4 Der HNO-Arzt informiert den Patienten über den Befund.**
Der maligne Tumor des Nasopharynx

(A) ist das häufigste der im Rachenbereich lokalisierten Malignome
(B) ist in Südchina und Hong-Kong am häufigsten
(C) ist histologisch überwiegend ein Adenokarzinom
(D) ist überwiegend an der Oberseite des harten Gaumens lokalisiert
(E) wächst typischerweise verdrängend in die Kieferhöhle vor

→ **2.65 F4 Der Arzt hatte den Tumor im Bereich des Nasopharynx direkt einsehen können.**
Die hierfür am besten geeignetste Untersuchungsmethode ist die

(A) Rhinoskopia posterior
(B) Rhinoskopia anterior
(C) indirekte Laryngoskopie
(D) direkte Laryngoskopie
(E) Antroskopie

→ **2.66 F4 Bei seinen weiteren Untersuchungen hatte der Arzt auch ein Augenmerk auf möglicherweise bereits ausgefallene Hirnnervenfunktionen.**
Beim Nasopharynxkarzinom ist die Schädigung folgendes Hirnnerven am wenigsten typisch

(A) N. trigeminus
(B) N. vagus
(C) N. abducens
(D) N. glossopharyngeus
(E) N. facialis

2.60 F3 (A) 2.61 F3 (A) 2.62 F3 (A) 2.63 F3 (D) 2.64 F4 (B) 2.65 F4 (A) 2.66 F4 (E)

→ 2.67 F4 **Welche Aussage trifft zu?**
Auffällig war eine während der Untersuchung entstandene Kieferklemme bei dem Patienten.
Kieferklemme bei Karzinomen der Tonsillen oder des Rachens entsteht

(A) durch Verdrängung der Kaumuskeln
(B) durch Druck auf die zugehörigen Nerven
(C) durch Blockierung der Unterkieferbewegung in Richtung Halswirbelsäule
(D) durch Infiltration der Kaumuskeln
(E) Keine der Aussagen trifft zu.

→ 2.68 F4 **Äußerlich waren bei der körperlichen Untersuchung einige Lymphknoten verdickt und unverschieblich tastbar, die metastasenverdächtig waren.**
Beim Nasopharynxkarzinom finden sich Lymphknotenmetastasen besonders häufig

(A) supraklavikulär
(B) submental
(C) nuchal
(D) prälaryngeal
(E) Keine der Aussagen trifft zu.

→ 2.69 F4 **Bei seinen Untersuchungen hat der Arzt auch einige Gewebeproben aus dem Bereich des Tumors entnehmen können.**
Welcher histologische Karzinomtyp des Pharynx ist in der Regel mit dem Karzinom vom nasopharyngealen Typ identisch und oft mit dem Epstein-Barr-Virus assoziiert?

(A) verhornendes Plattenepithelkarzinom
(B) undifferenziertes Karzinom ohne lymphozytäre Stromareaktion
(C) undifferenziertes Karzinom mit lymphozytärer Stromareaktion
(D) nichtverhornendes Plattenepithelkarzinom
(E) undifferenziertes Adenokarzinom

→ 2.70 F4 **Aufgrund der Befundlage empfiehlt der Arzt dem Patienten als Methode der Wahl die folgende Therapie:**

(A) operative Entfernung des Tumors mit Lymphadenektomie
(B) Hochvoltstrahlentherapie
(C) Chemotherapie
(D) adjuvante Chemotherapie und anschließende Operation
(E) Außer einer künstlichen Ernährung ist eine weitere Therapie nicht sinnvoll.

3 Mundhöhle und Pharynx

3.1 Anatomische und physiologische Grundlagen

→ 3.1 **An Zunge oder Mundboden sind nicht lokalisiert:**

(A) Papillae fungiformes
(B) Ausführungsgang der Glandula parotis
(C) Papillae circumvallatae und foliatae
(D) Ausführungsgang der Glandula submandibularis
(E) Ausführungsgang der Glandula sublingualis

H99
→ 3.2 **Beim Schlucken**

(A) wird das Velum palatini durch den M. constrictor pharyngis gesenkt
(B) verlagern sich Zungenbein und Kehlkopf nach kranial
(C) wird die orale Phase durch im N. hypoglossus laufende Afferenzen ausgelöst
(D) bleibt die Rima glottidis normalerweise geöffnet
(E) liegt das Reflexzentrum im Nucleus dentatus

3.2 Untersuchungsmethoden

F06
→ 3.3 **Bei einer Patientin finden Sie eine Hemiatrophie der Zunge sowie eine Abweichung der Zunge nach ipsilateral beim Herausstrecken. Dies spricht am ehesten für eine Parese des**

(A) N. facialis
(B) N. glossopharyngeus
(C) N. vagus
(D) N. hypoglossus
(E) N. lingualis

2.67 F4 (D) 2.68 F4 (C) 2.69 F4 (C) 2.70 F4 (B) 3.1 (B) 3.2 (B) 3.3 (D)

3.3 Klinik

H03

→ **3.4 Ein dreijähriges Mädchen schläft seit drei Monaten sehr unruhig, schnarcht laut und hat gehäuft Apnoephasen. Außerdem reagiert es deutlich schlechter auf Geräusche. Die Untersuchung ergibt vergrößerte adenoide Vegetationen, stark vergrößerte chronisch entzündete Gaumentonsillen und beidseitiges Seromukotympanum.**
Was ist am ehesten angezeigt?

(A) Abwartende Beobachtung, da sich die Vergrößerung der lymphatischen Gewebe in der Regel spontan zurückbildet
(B) Zunächst mukolytische Therapie, Entfernung der Adenoide erst nach dem 5. Lebensjahr, wenn die konservative Therapie nicht ausgereicht hat
(C) Tonsillektomie, weitere Maßnahmen nur bei Fortbestehen der Hörstörung
(D) Einlage von Tubendrainagen, Entfernung der Tubenröhrchen nach Abklingen der Beschwerden
(E) Adenotomie und Tonsillektomie, Parazentese

H01

→ **3.5 Die häufigsten Erreger einer primären akuten Pharyngitis sind:**

(A) Staphylokokken
(B) β-hämolysierende Streptokokken der Gruppe A
(C) Viren
(D) Chlamydien
(E) Haemophilus influenzae

H97

→ **3.6 Bei einem fieberfreien Jugendlichen treten rechtsseitige Schluckschmerzen bei ansonsten kaum beeinträchtigtem Allgemeinbefinden auf. Es besteht ein Foetor ex ore. Am oberen Pol der rechten Tonsilla palatina findet sich ein scharfrandiges, kraterförmiges Geschwür mit schmierig-nekrotischem, abwischbarem, weißlichen Belag. Die Lymphknoten am rechten Kieferwinkel sind geschwollen und durckschmerzhaft.**
Es handelt sich am wahrscheinlichsten um eine

(A) Streptokokken-Angina
(B) Plaut-Vincent-Angina
(C) Herpangina
(D) Gingivostomatitis herpetica
(E) Diphtherie

F95

→ **3.7 Welche Aussage trifft nicht zu?**
Die Adenotomie

(A) wird bei der Polyposis nasi durchgeführt
(B) führt oft zur Besserung des Hörvermögens
(C) führt oft zu einer Besserung der Nasenatmung
(D) ist kontraindiziert bei hämorrhagischer Diathese
(E) wird mit dem Ringmesser nach Beckmann ausgeführt

H89

→ **3.8 In der Häufigkeitsverteilung der Zungenkörperkarzinome steht an der Spitze**

(A) die Zungenunterfläche
(B) der Zungenrand
(C) die Zungenspitze
(D) die Zungenmitte
(E) Keine der Aussagen (A)–(D) trifft zu.

→ **3.9 Welche Aussage trifft zu?**
Kieferklemme bei Karzinomen der Tonsillen oder des Rachens entsteht

(A) durch Verdrängung der Kaumuskeln
(B) durch Druck auf die zugehörigen Nerven
(C) durch Blockierung der Unterkieferbewegung in Richtung Halswirbelsäule
(D) durch Infiltration der Kaumuskeln
(E) Keine der Aussagen trifft zu.

H84

→ **3.10 Welcher histologische Karzinomtyp des Pharynx ist in der Regel mit dem Karzinom vom nasopharyngealen Typ identisch und oft mit dem Epstein-Barr-Virus assoziiert?**

(A) verhornendes Plattenepithelkarzinom
(B) undifferenziertes Karzinom ohne lymphozytäre Stromareaktion
(C) undifferenziertes Karzinom mit lymphozytärer Stromareaktion
(D) nichtverhornendes Plattenepithelkarzinom
(E) undifferenziertes Adenokarzinom

3.4 (E) 3.5 (C) 3.6 (B) 3.7 (A) 3.8 (B) 3.9 (D) 3.10 (C)

F06

3.11 Welche der Aussagen über das Plattenepithelkarzinom der Mundhöhle trifft am wahrscheinlichsten zu?

(A) Es ist am häufigsten am weichen Gaumen lokalisiert.
(B) Es zeigt eine signifikante Assoziation mit den humanen Papillomaviren 6 und 8.
(C) Es entsteht sehr häufig durch chemische Kanzerogene.
(D) Eine Frühdiagnose ist nicht möglich, da keine präkanzerösen Läsionen bekannt sind.
(E) Das Geschlechtsverhältnis von Männern zu Frauen beträgt 1 : 3.

F06

3.12 Das Hypopharynxkarzinom

(A) tritt bei Frauen häufiger auf als bei Männern
(B) führt frühzeitig zu Dysphonie
(C) ist meist im Recessus piriformis lokalisiert
(D) metastasiert vorwiegend in die nuchalen Lymphknoten
(E) infiltriert häufig die Trachealwand

H05

3.13 Wenn bei einem sechsjährigen Kind mit Seromukotympanum und Rachenmandelhyperplasie eine Adenotomie durchgeführt wird, wird sie am ehesten kombiniert mit

(A) Raffung des M. tensor veli palatini
(B) Einlegen von Stents in die Eustachischen Tuben
(C) Erweiterung der Choanen
(D) Paukendrainage
(E) Tonsillotomie

H05

3.14 Welche der Erkrankungen ist eine absolute Gegenindikation zur Tonsillektomie?

(A) chronische Tonsillitis mit Schluckbeschwerden
(B) Peritonsillarabszess
(C) rezidivierende Anginen
(D) Angina agranulocytotica
(E) extreme Tonsillenhyperplasie

H05

3.15 Ein 45-jähriger Patient (Körpergröße 180 cm, Körpermasse 110 kg) unterzieht sich auf Veranlassung seiner Ehefrau, die sich durch nächtliches Schnarchen gestört fühlt, einer Polysomnographie. Hierbei zeigen sich wiederholte Abnahmen der arteriellen O_2-Sättigung bis auf 68%; der RDI (respiratory distress index) ist hochgradig pathologisch. Die HNO-Anamnese ist bis auf eine vor 14 Jahren durchgeführte Nasenseptumkorrektur leer.
Welches der Therapieverfahren ist in erster Linie indiziert?

(A) abendliche Medikation mit Methylphenidat
(B) nasale cPAP-Therapie (Applikation von positivem Atemwegsdruck)
(C) Uvulopalatopharyngoplastik (UPPP)
(D) Zungengrundabtragung
(E) bimaxilläre Umstellungsosteotomie

3.16 Typisches Symptom einer Gaumenspalte beim Schulkind ist

(A) Dysphagie
(B) Rhinophonia clausa
(C) Seromukotympanon
(D) Dyspnoe
(E) Dakryozystitis

3.17 Eine pulsierende Vorwölbung der lateralen Pharynxwand weist hin auf

(A) Oropharynx-Karzinom
(B) Carotis interna-Aneurysma
(C) Nasenrachen-Angiofibrom
(D) Retropharyngeal-Abszeß
(E) Glomus jugulare-Tumor

3.18 Beurteilen Sie die folgenden Aussagen zu Schluckbeschwerden:

(1) Die Angina tonsillaris schmerzt beim Essen und beim Leerschlucken.
(2) Die Seitenstrangangina macht Schluckschmerzen nur beim Essen.
(3) Die psychogene Globusempfindung äußert sich in Schluckbeschwerden nur beim Leerschlucken.

(A) nur 1 ist richtig
(B) nur 2 ist richtig
(C) nur 1 und 2 sind richtig
(D) nur 1 und 3 sind richtig
(E) 1–3 = alle sind richtig

3.11 (C) 3.12 (C) 3.13 (D) 3.14 (D) 3.15 (B) 3.16 (C) 3.17 (B) 3.18 (D)

→ **3.19 Die Stomatitis aphthosa (herpetica)**
(A) führt, wenn sich auf dem Aphthengrund Fibrinbelag bildet, häufig zu punktförmigen Narben
(B) tritt meist habituell in Form der chronisch-rezidivierenden Aphthose auf
(C) verläuft in der Regel ohne Lymphknotenschwellungen
(D) verläuft meist ohne Fieber
(E) wird durch Herpes-simplex-Viren ausgelöst

→ **3.20 Welche Befunde erwarten Sie bei einem Patienten mit monozytärer Angina?**
(1) Lokalisation der Entzündung auf nur eine Tonsillenseite
(2) erheblich hyperplastische Tonsillen mit Eiterstippchen
(3) ulzeröse oder nekrotisierende Veränderungen der Tonsillen
(4) Nachweis von Viren im Abstrich
(5) Lymphome am Hals, evtl. axillär und inguinal

(A) nur 1 und 4 sind richtig
(B) nur 2 und 5 sind richtig
(C) nur 3 und 5 sind richtig
(D) nur 1, 4 und 5 sind richtig
(E) nur 3, 4 und 5 sind richtig

Geben Sie bitte für jede in Liste 1 genannte Infektion der Tonsillen den zugehörigen typischen Erreger an:

Liste 1
→ **3.21 Angina Plaut-Vincenti**
→ **3.22 Angina lacunaris**

Liste 2
(A) β-haemolys. Streptokokken
(B) Staphylokokken
(C) α-haemolys. Streptokokken
(D) Borrelien + fusiforme Bakterien
(E) Pneumokokken

H95
→ **3.23 Bei schmutzigen Nekrosen auf den Tonsillen und starkem Foetor ex ore liegt am ehesten vor:**
(A) Scharlach-Angina
(B) Herpangina
(C) Angina agranulocytotica
(D) Spezifische Angina (Lues II)
(E) Tonsillenkarzinom

Ordnen Sie den in Liste 1 genannten Krankheiten den ihnen zugehörigen typischen klinischen Befund (Liste 2) zu.

Liste 1
→ **3.24 Herpangina**
→ **3.25 Diphtherie**
→ **3.26 Scharlach**

Liste 2
(A) düster rote Tonsillen und Rachenring
(B) fibrinöse, bei Berührung blutende Beläge, die über die Tonsillen hinausreichen; süßlicher Mundgeruch
(C) Plaques muqueuses
(D) aphthenähnliche Erosionen der vorderen Gaumenbögen
(E) einseitige ulzeröse Tonsillitis

H97 H85
→ **3.27 Welche Diagnose stellen Sie anhand des Rachenbefundes (siehe Abb. 3.1 des Bildanhangs)?**
(A) Lues
(B) Rachen-Tbc
(C) Oropharynxmalignom
(D) Angina Plaut-Vincenti
(E) Rachendiphtherie

H99
→ **3.28 Bei einem 50-jährigen Patienten fallen eine glatte, trocken glänzende Zunge ohne filiforme Sekundärpapillen, eine lackartige Färbung der Lippen und ein Palmarerythem auf. Auf Befragen gibt er an, kein Zungenbrennen zu haben. Am ehesten liegt vor:**
(A) progressive Systemsklerose
(B) Leberzirrhose
(C) Vitamin-C-Mangel (Präskorbut)
(D) Vitamin-B_{12}-Mangel
(E) Hypothyreose

3.19 (E) 3.20 (C) 3.21 (D) 3.22 (A) 3.23 (C) 3.24 (D) 3.25 (B) 3.26 (A) 3.27 (C) 3.28 (B)

H96
→ **3.29 Ein Patient zeigt nach einem Verkehrsunfall mit Kopfprellung folgende Symptome:**
Schwellung der linken Parotisregion mit Druckschmerz präaurikulär, eingeschränkte Kieferöffnung (Kieferklemme), Abweichung des Unterkiefers nach links, Okklusionsstörung, Schmerz präaurikulär links bei Stauchung des Unterkiefers.
Es handelt sich am ehesten um:
(A) Kiefergelenkfortsatzfraktur
(B) gedeckte Zerreißung der Ohrspeicheldrüse
(C) Oberkieferfraktur
(D) Schädelbasisfraktur
(E) einseitige Kiefergelenkluxation

→ **3.30 Die submuköse Gaumenspalte kann verursachen eine**
(1) Tubenfunktionsstörung
(2) Rhinolalia aperta
(3) Schluckbehinderung
(4) Aspirationsgefahr

(A) nur 2 ist richtig
(B) nur 1 und 2 sind richtig
(C) nur 1, 2 und 3 sind richtig
(D) nur 2, 3 und 4 sind richtig
(E) 1–4 = alle sind richtig

→ **3.31 Zungenbrennen kommt vor bei**
(1) Anaemia perniciosa
(2) Haarzunge
(3) Plummer-Vinson-Syndrom
(4) allergischer Glossitis

(A) nur 1 ist richtig
(B) nur 2 ist richtig
(C) nur 1, 2 und 3 sind richtig
(D) nur 1, 3 und 4 sind richtig
(E) nur 2, 3 und 4 sind richtig

F97 H86
→ **3.32 Unter Adenotomie versteht man die**
(A) Entfernung der Zungenmandel
(B) Entfernung der Gaumenmandel
(C) Entfernung der Rachenmandel
(D) Entfernung eines pleomorphen Adenoms der Parotis
(E) Ausschälung eines Schilddrüsenadenoms

F98
→ **3.33 Welche Symptomatik spricht am ehesten für das Vorliegen eines Nasopharynxkarzinoms?**
(A) Kopfschmerzen und Geruchsstörungen
(B) behinderte Nasenatmung, einseitige Tubenbelüftungsstörung, Mittelohrerguß, rezidivierendes Nasenbluten, zunehmende Halslymphknotenschwellung ein- oder beidseitig
(C) Austritt von Flüssigkeit aus der Nase beim Schlucken
(D) Kopfschmerzen und Hustenanfälle
(E) Trigeminusneuralgie

→ **3.34 Welche Aussage trifft nicht zu?**
Beim Nasopharynx-Karzinom ist die Schädigung folgender Hirnnerven typisch
(A) N. trigeminus
(B) N. vagus
(C) N. abducens
(D) N. glossopharyngeus
(E) N. facialis

H96
→ **3.35 Welche Aussage trifft zu?**
(A) Die Rekurrensparese ist ein Frühzeichen eines endolaryngealen Karzinoms.
(B) Supraglottische Karzinome metastasieren nur einseitig.
(C) Halslymphknotenmetastasen und einseitiger therapieresistenter Paukenerguß müssen immer an ein Nasenrachenkarzinom denken lassen.
(D) Die alleinige Bestrahlung beim Kehlkopfkarzinom ist generell obsolet.
(E) Kieferhöhlenkarzinome sind oft ein Zufallsbefund: Sie haben eine gute Prognose.

H05
→ **3.36 Bei der Scharlach-Erkrankung bei Kindern findet sich am häufigsten folgender der genannten Befunde:**
(A) Himbeerzunge
(B) Koplik-Flecken
(C) Herpes labialis
(D) ulzerierende Parodontitis
(E) Gingivitis desquamativa

3.29 (A) 3.30 (B) 3.31 (D) 3.32 (C) 3.33 (B) 3.34 (E) 3.35 (C) 3.36 (A)

Fallstudie 1

Ein 6-jähriges Kind wird Ihnen von den Eltern wegen starker Halsschmerzen und Fieber vorgestellt. Die Eltern berichten, dass im Kindergarten zwei weitere Kinder an Halsschmerzen erkrankt seien.

→ **3.37 F1 Bei der Inspektion des Mund-Rachenraumes fällt Ihnen ein starker Mundgeruch auf.**
Foetor ex ore ist bei diesem Kind am wenigsten wahrscheinlich bedingt durch
(A) Pulpitis eines Zahnes
(B) Gangrän eines Zahnes
(C) marginaler Parodontopathie
(D) ungenügender Mundhygiene
(E) Tonsillitis

→ **3.38 F1 Sie sehen hochrot veränderte Tonsillen mit Belägen. Sie entnehmen einen Rachenabstrich und führen einen immunologischen Schnelltest durch. Dieser zeigt Ihnen, dass die Erkrankung bei dem Kind durch den am häufigsten auftretenden Erreger bei akuter Tonsillitis verursacht ist.**
Häufigste Erreger bei der akuten Gaumenmandelentzündung (Angina) sind:
(A) Staphylokokken
(B) α-hämolysierende Streptokokken
(C) Pyocyaneus
(D) β-hämolysierende Streptokokken
(E) Proteus

→ **3.39 F1 Aufgrund des Schnelltestergebnisses können Sie sofort eine antibiotische Therapie einleiten.**
Welches der folgenden Penicilline ist bei dieser Form der Angina bevorzugt geeignet?
(A) Benzathin-Penicillin G
(B) Penicillin V (Isocillin®)
(C) Dicloxacillin (Dichlor-Stapenor®)
(D) Ampicillin (Binotal®)
(E) Carbenicillin-Indanylester (Carindapen®)

→ **3.40 F1 Sie besprechen den Befund und die notwendige Therapie mit den Eltern des Kindes. Diese erkundigen sich, ob eine Operation (Tonsillektomie) notwendig sei.**
Zur Tonsillektomie ist nicht zu raten bei
(A) rezidivierender Tonsillitis
(B) chronischer Tonsillitis
(C) rezidivierender Pharyngitis
(D) Tonsillenhyperplasie
(E) tonsillogener Sepsis

→ **3.41 F1 Das Kind wird Ihnen nach wenigen Tagen wieder zur Kontrolluntersuchung vorgestellt. Bereits bei der klinischen Untersuchung fallen Ihnen Symptome auf, die auf einen Peritonsillarabszess hinweisen.**
Typisches Symptom eines Peritonsillarabszesses ist:
(A) Kieferklemme
(B) Rhinophonia clausa
(C) Einengung der A. carotis externa
(D) Xerostomie
(E) Abweichung der herausgestreckten Zunge zur Gegenseite

→ **3.42 F1 Bei der weiteren Untersuchung und Inspektion des Mund-Rachenraumes bestätigt sich, dass sich bei dem Kind ein Peritonsillarabszess entwickelt hat, den Sie unter antibiotischer Abdeckung spalten.**
Häufigste Lokalisation eines Peritonsillarabszesses ist
(A) der vordere Gaumenbogen oberhalb der Tonsille
(B) der hintere Gaumenbogen seitlich der Tonsille
(C) die Rachenhinterwand neben der Tonsille
(D) das Spatium parapharyngeum
(E) das Spatium retropharyngeum

→ **3.43 F1 Eine Woche nach Diagnosestellung kommt es bei dem Kind zu plötzlicher Verschlechterung des Allgemeinzustands, Benommenheit und Schüttelfrost mit hohem Fieber.**
Welche Komplikation der Grundkrankheit ist am wahrscheinlichsten?
(A) septische Thrombose der V. jugularis interna (tonsillogene Sepsis)
(B) rheumatisches Fieber
(C) Einbruch eines retropharyngealen Senkungsabszesses in das Mediastinum
(D) aufsteigende Infektion im Parapharyngealraum mit Thrombose des Sinus cavernosus
(E) Einbruch eines Peritonsillarabszesses in die V. jugularis externa

---

3.37 F1 (A) 3.38 F1 (D) 3.39 F1 (B) 3.40 F1 (C) 3.41 F1 (A) 3.42 F1 (A) 3.43 F1 (A)

4 Larynx und Trachea

4.1 Anatomische und physiologische Grundlagen

Ordnen Sie den Knorpeltypen (Liste 1) die am ehesten zutreffende Lokalisation (Liste 2) zu.

Liste 1
→ 4.1 fibröser Knorpel
→ 4.2 hyaliner Knorpel

Liste 2
(A) Temporomandibulargelenk
(B) äußeres Ohr
(C) Epiglottis
(D) Trachea
(E) Tuba Eustachii

4.2 Untersuchungsmethoden

F92
→ 4.3 **Die indirekte Laryngoskopie**
(A) kann zur Beurteilung von Entzündungserscheinungen an einem Tracheostoma eingesetzt werden
(B) sollte nur in Lokal- oder Allgemeinanästhesie vorgenommen werden
(C) wird mit Hilfe eines flexiblen Laryngoskops durchgeführt
(D) gibt die Stimmlippen seitenrichtig wieder, wobei die vordere Kommissur oben liegt
(E) kann unter Verwendung eines Mikroskops zur Mikrolaryngoskopie erweitert werden

H07
→ 4.4 **Eine 28-jährige Erzieherin wurde vor vier Monaten mit einem Kaiserschnitt entbunden. Nachdem sie die Arbeit im Kindergarten wieder aufgenommen hatte, wurde sie zunehmend heiser. Bei der daraufhin durchgeführten Laryngoskopie wurde der in Abb. 4.1 des Bildanhangs gezeigte Befund erhoben.**
Es handelt sich am ehesten um:
(A) Intubationsgranulome
(B) Leukoplakie der Stimmlippen
(C) Stimmlippenknötchen (sog. Schreiknötchen)
(D) Keloide nach Stimmlippenverletzung
(E) Transversusschwäche

F06
→ 4.5 **Ein 45-jähriger Lehrer klagt über eine raue heisere Stimme mit einem gelegentlichen „Überschlag" der Stimme. Bei der Laryngoskopie sehen Sie den in Abb. 4.2 des Bildanhangs gezeigten Befund.**
Welche Aussage trifft am ehesten zu?
(A) Es handelt sich um ein sog. Kontaktgranulom.
(B) Der Tumor sollte abgetragen werden.
(C) Durch logopädische Therapie kann in den allermeisten Fällen eine vollständige Rückbildung herbeigeführt werden.
(D) An der Pathogenese sind humane Papillomaviren beteiligt.
(E) Eine maligne Entartung ist zu befürchten.

H05
→ 4.6 **Ein 44-jähriger Parteiredner klagt seit 1 Jahr über Heiserkeit, besonders nach stärkerer stimmlicher Belastung. Befund bei indirekter Laryngoskopie: Am Übergang vom vorderen zum mittleren Drittel der Stimmbänder zeigen sich auf beiden Stimmbändern (gegenüberliegend) knötchenartige Epithelverdickungen.**
Die wahrscheinlichste Diagnose lautet:
(A) Leukoplakie
(B) Phonationsknötchen
(C) Granuloma pyogenicum
(D) beginnendes Kehlkopfkarzinom
(E) Kehlkopfpapillomatose

4.3 Klinik

F04
→ 4.7 **Spätschaden nach Langzeitintubation der Luftwege ist am ehesten**
(A) subglottische Stenose
(B) Stimmlippenödem
(C) Fibrose des M. cricothyroideus
(D) Neuralgie des N. laryngeus superior
(E) Laryngomalazie

4.1 (A) 4.2 (D) 4.3 (D) 4.4 (C) 4.5 (B) 4.6 (B) 4.7 (A)

H95

→ **4.8 Welches Symptommuster trifft für die Tracheitis am ehesten zu?**

(A) trockener Husten, selten Auswurf, Heiserkeit, hörbares Inspirium
(B) starker Reizhusten, zähes Sputum, retrosternale Schmerzen
(C) Hüsteln, besonders nachts, geringer Auswurf
(D) lockerer, reichlicher Auswurf, morgendliches Dreischichtensputum
(E) anhaltender, leichter Husten, geringer Auswurf, oft rostbraun tingiert

→ **4.9 Welche Aussage trifft zu?**
Beim subglottischen Karzinom ist als operative Maßnahme am Primärtumor notwendig eine

(A) Hemilaryngektomie
(B) Thyreotomie
(C) Laryngektomie
(D) horizontale Teilresektion
(E) vertikale Teilresektion

H05

→ **4.10 Welche der Aussagen über das Glottiskarzinom trifft am wahrscheinlichsten zu?**

(A) Hauptsymptom sind Gefühlsstörungen der prälaryngealen Halshaut.
(B) Es verursacht bereits im Frühstadium eine Dysphonie.
(C) Es führt zur Regurgitation von Magensaft.
(D) Schon im T1-Stadium setzt es häufig hämatogene Metastasen.
(E) Es metastasiert primär in die submandibulären Lymphknoten.

F90

→ **4.11 Bei Verätzung des Larynx ist bei zunehmendem Larynxödem und zunehmender Atemnot die Therapie der Wahl:**

(A) Kortikoidapplikation
(B) Spülung
(C) Intubation
(D) Tracheotomie
(E) Antihistaminikagabe

→ **4.12 Welche Aussage trifft nicht zu?**
Typische Ursachen einer Kehlkopfstenose sind

(A) die Laryngitis hypoglottica der Kinder
(B) die pseudomembranös-nekrotisierende Laryngitis
(C) eine Leukoplakie der Stimmbänder
(D) eine z. B. von den Tonsillen fortgeleitete phlegmonöse Laryngitis
(E) das Quinckesche Glottisödem

H91

→ **4.13 Zur akuten phlegmonösen Epiglottitis gehören:**

(1) Heiserkeit bis Aphonie
(2) Schluckstörungen und Speichelfluß
(3) hohes Fieber
(4) typischer Erreger: Hämophilus influenzae

(A) nur 1 und 4 sind richtig
(B) nur 2 und 3 sind richtig
(C) nur 2 und 4 sind richtig
(D) nur 2, 3 und 4 sind richtig
(E) 1–4 = alle sind richtig

H97

→ **4.14 Die Epiglottitis acuta beim Kleinkind ist in erster Linie gekennzeichnet durch:**

(A) Fehlen von Fieber
(B) Heiserkeit
(C) Mundtrockenheit
(D) Giemen und Brummen über der Trachea
(E) Dysphagie

H96

→ **4.15 Das Reinke-Ödem ist lokalisiert**

(A) an der Uvula
(B) supraglottisch
(C) an der/den Stimmlippe(n)
(D) subglottisch
(E) an der/den Taschenfalte(n)

H99

→ **4.16 Bei einem 52-jährigen türkischen Patienten liegt seit 4 Monaten eine Heiserkeit vor. Die Untersuchung des Kehlkopfes zeigt eine gute Beweglichkeit beider Stimmlippen, jedoch eine rötlich bis bräunliche Verdickung der rechten Stimmlippe im Sinne einer Monochorditis. Seit einem halben Jahr hustet der Patient und schwitzt nachts.**
Die wahrscheinlichste Diagnose ist:

(A) Stimmlippenkarzinom
(B) chronische Laryngitis
(C) Kehlkopftuberkulose
(D) Kehlkopfpapillomatose
(E) Stimmbandamyloidose

4.8 (B) 4.9 (C) 4.10 (B) 4.11 (D) 4.12 (C) 4.13 (D) 4.14 (E) 4.15 (C) 4.16 (C)

→ **4.17 Eine Strahlentherapie ist angezeigt bei**
(1) Kehlkopf-Tbc
(2) Lymphadenitis colli tuberculosa
(3) jugendlicher Kehlkopfpapillomatose
(4) pleomorphem Adenom der Parotis

(A) Keine der Aussagen ist richtig.
(B) nur 4 ist richtig
(C) nur 1 und 2 sind richtig
(D) nur 3 und 4 sind richtig
(E) 1–4 = alle sind richtig

F91
Ordnen Sie den Krankheiten der Liste 1 die jeweils am ehesten zutreffende Aussage der Liste 2 zu!

Liste 1
→ **4.18 subglottische (stenosierende) Laryngitis**
→ **4.19 akute Epiglottitis**

Liste 2
(A) häufiger auslösender Erreger Parainfluenza-Virus Typ 1
(B) Leitsymptom: verlängertes Exspirium
(C) häufig frühzeitige Intubation oder Tracheotomie erforderlich
(D) bevorzugtes Alter: 1. Lebenshalbjahr
(E) prädisponierende Grundkrankheit: Mukoviszidose

→ **4.20 Die Ursache einer Rekurrensparese kann sein**
(1) ein Mediastinaltumor
(2) ein Tumor im Bereich des Foramen jugulare
(3) eine Strumektomie
(4) idiopathisch
(5) eine Lymphadenitis colli

(A) nur 1 und 2 sind richtig
(B) nur 1, 2 und 3 sind richtig
(C) nur 1, 3 und 4 sind richtig
(D) nur 2, 4 und 5 sind richtig
(E) nur 1, 2, 3 und 4 sind richtig

F96
→ **4.21 Nach Durchtrennung des N. laryngeus (laryngealis) superior**
(A) bleiben die inneren Kehlkopfmuskeln sämtlich innerviert
(B) ist die sensible Schleimhautinnervation des Kehlkopfs unterhalb der Rima glottidis erloschen
(C) kann die Epiglottis nicht mehr aufgerichtet werden
(D) steht die Stimmlippe auf der gelähmten Seite in Paramedianstellung
(E) besteht bei doppelseitiger Nervenläsion die Gefahr von Atembehinderung bis zur Erstickung

→ **4.22 Welche Aussage trifft zu?**
Die doppelseitige Recurrensparese führt zu
(A) Stammelfehlern
(B) starker Heiserkeit
(C) Atemnot
(D) Schluckstörungen
(E) Keine der Angaben trifft zu.

→ **4.23 Das Papillom des Larynx bei Kindern**
(1) zeigt wenig Tendenz zum Rezidiv, wenn es sorgfältig entfernt wurde
(2) ist gewöhnlich ohne Stiel
(3) kann maligne werden
(4) neigt dazu, sich in der Pubertät zurückzubilden

(A) nur 1 ist richtig
(B) nur 1 und 3 sind richtig
(C) nur 2 und 4 sind richtig
(D) nur 1, 2 und 3 sind richtig
(E) 1–4 = alle sind richtig

→ **4.24 Welche Aussage trifft zu?**
Larynxapillome beim Kind beruhen wahrscheinlich auf
(A) hereditärer Veranlagung
(B) Überbeanspruchung der Stimmbänder
(C) Ernährungsschäden
(D) Virusinfektion
(E) Stoffwechselstörung

→ **4.25 Zu den Präkanzerosen im Bereich des oberen Luft- und Speisewegs gehören**
(1) kindliche Papillome
(2) Leukoplakien
(3) Morbus Bowen
(4) Morbus Plaut-Vincent

(A) nur 1 ist richtig
(B) nur 1 und 2 sind richtig
(C) nur 2 und 3 sind richtig
(D) nur 3 und 4 sind richtig
(E) nur 2, 3 und 4 sind richtig

F97
→ **4.26 Unter Ösophagusstimme versteht man:**
(A) Ersatzstimme des Kehlkopflosen
(B) Anwendung eines Elektrolarynx
(C) Bauchreden
(D) psychogene Stimmstörung
(E) eine spezielle Singweise (Jodeln)

4.17 (A) 4.18 (A) 4.19 (C) 4.20 (E) 4.21 (A) 4.22 (C) 4.23 (C) 4.24 (D) 4.25 (C) 4.26 (A)

F93

→ **4.27 Bei welcher der genannten Lokalisationen hat ein Patient mit Kehlkopfkarzinom die günstigste Prognose?**
(A) Glottis
(B) supraglottische Region
(C) subglottische Region
(D) Hypopharynx
(E) Es besteht kein signifikanter Unterschied in der Prognose zwischen den genannten Karzinomlokalisationen

→ **4.28 Indikationen zur Tracheotomie sind**
(1) einseitige Stimmbandlähmung
(2) hochgradige mechanische Atmungsbehinderung im Kehlkopf
(3) Durchführung einer künstlichen Dauerbeatmung
(4) zentrale Atemstörungen

(A) nur 1 ist richtig
(B) nur 2 ist richtig
(C) nur 1, 2 und 3 sind richtig
(D) nur 2, 3 und 4 sind richtig
(E) 1–4 = alle sind richtig

F91

→ **4.29 Eine Coniotomie**
(A) stellt eine vertikal verlaufende Inzision dar
(B) ist bei Perichondritis der Trachea einer Tracheotomie vorzuziehen
(C) bedeutet Spaltung des Bandes zwischen Ringknorpel und Zungenbein
(D) muß auch bei kunstgerechter Durchführung baldmöglichst durch eine Tracheotomie ersetzt werden
(E) wird meist mit dem Ringmesser durchgeführt

H05

→ **4.30 Eine Ruktusstimme ist in erster Linie zu erwarten bei**
(A) Balbuties
(B) Stammeln
(C) psychogenem Singultus
(D) Sprechen ohne Kehlkopf
(E) Rhotazismus

Fallstudie 1

Eine 42-jährige Hausfrau kommt wegen Heiserkeit zum Hausarzt. Sie sei vor drei Wochen an der Schilddrüse operiert worden, es war eine einseitige Strumektomie durchgeführt worden. Das Kehlkopfspiegelbild in Respirationsstellung zeigt eine seitenungleiche Stellung der Stimmbänder.

→ **4.31 F1 Vor der Schilddrüsenoperation war die Patientin über eine mögliche Läsion des Nervus laryngeus recurrens aufgeklärt worden, da er in seinem Verlauf zum Kehlkopf in für Operationen topographisch wichtiger Beziehung steht zur/zum**
(A) A. thyreoidea inferior
(B) V. jugularis interna
(C) Lobus pyramidalis Gl. thyreoideae
(D) Eminentia laryngica
(E) Cartilago arythaenoidea

→ **4.32 F1 Aufgrund des Laryngoskopiebefundes vermutet der Hausarzt, dass bei der Operation ein N. laryngeus recurrens beschädigt oder sogar durchtrennt wurde.**
Wenn der N. laryngeus recurrens durchtrennt ist, wird die Stellung der Stimmlippe auf der gelähmten Seite bestimmt durch die Kontraktion des noch innervierten
(A) M. cricoarytaenoideus posterior
(B) M. cricoarytaenoideus lateralis
(C) M. cricothyreoideus
(D) M. arytaenoideus transversus
(E) M. arytaenoideus obliquus

→ **4.33 F1 Der Hausarzt untersucht auch die Funktionsfähigkeit des N. laryngeus superior der entsprechenden Seite.**
Nach einer einseitigen kompletten Durchtrennung des N. laryngeus superior
(A) besteht inspiratorischer Stridor
(B) besteht exspiratorischer Stridor
(C) atrophiert der M. vocalis der betroffenen Seite
(D) steht das ipsilaterale Stimmband in Paramedianstellung
(E) ist die Intonation insbesondere hoher Töne gestört

→ **4.34 F1 Der Hausarzt überlegt, um keinen Befund zu übersehen, welche weiteren Ursachen differenzialdiagnostisch bei einer Rekurrensparese in Frage kommen.**
Neben der Schilddrüsenoperation kann die Ursache einer Rekurrensparese <u>am wenigsten</u> wahrscheinlich sein
(A) ein Mediastinaltumor
(B) ein Tumor im Bereich des Foramen jugulare
(C) eine Struma
(D) idiopathisch
(E) eine Lymphadenitis colli

4.27 (A) 4.28 (D) 4.29 (D) 4.30 (D) 4.31 F1 (A) 4.32 F1 (C) 4.33 F1 (E) 4.34 F1 (E)

→ **4.35 F1 Sicherheitshalber schickt der Hausarzt die Patientin zu einem niedergelassenen Hals-Nasen-Ohrenarzt. Dieser führt neben weiteren Untersuchung eine Stroboskopie durch.**
Die Stroboskopie wird benutzt
(A) zum Einblick in die Kieferhöhle
(B) zur Beurteilung der Tubenfunktion
(C) zur Beurteilung der Bronchien
(D) zur Beurteilung der Stimmlippenfunktion
(E) zur Beurteilung der Funktion des weichen Gaumens

→ **4.36 F1 Nach seinen Untersuchungen stellt der HNO-Arzt die Diagnose einseitige Rekurrensparese nach Strumektomie und entscheidet das weitere Vorgehen.**
Welches Vorgehen ist nun am ehesten richtig?
(A) Eine spontane Rückbildung der Heiserkeit sollte abgewartet werden.
(B) Eine Tracheostomie sollte durchgeführt werden.
(C) Die Patientin ist umgehend unter Notarztbegleitung in ein Krankenhaus einzuweisen.
(D) Eine Therapie mit Pyridostigmin sollte eingeleitet werden.
(E) Eine Überweisung zum Neurologen zur weitergehenden Diagnostik in Form eines EMG ist notwendig.

→ **4.37 F1 Die weitere Therapie der Patientin sollte unterstützt werden durch:**
(A) Lateralfixation des gelähmten Stimmbandes
(B) logopädische Behandlung
(C) Inhalationsbehandlung
(D) Stimmverbot
(E) Lateralfixation des gesunden Stimmbandes

Fallstudie 2

Ein 48-jähriger Tenor, der an einer Staatsoper beschäftigt ist, unterzieht sich in regelmäßigen Abständen Kontrolluntersuchungen bei einem HNO-Arzt. Von besonderem Interesse sind die Stimmbänder, die der Arzt sorgfältig untersucht. Bei der letzten Untersuchung war eine kleine Veränderung der Stimmbänder aufgefallen, die den Arzt zur Entnahme einer Biopsie veranlasst hat. Der histologische Befund ergab ein Stimmlippenkarzinom (Glottiskarzinom).

→ **4.38 F2 Beim Besprechen des Befundes mit dem Patienten fragt der Arzt nach eventuell aufgetretenen Veränderungen bzw. Symptomen, die im Zusammenhang mit einem Glottiskarzinom stehen können.**
Mit welchem Erstsymptom manifestiert sich das glottische Karzinom typischerweise?
(A) Fremdkörpergefühl im Hals
(B) Globusgefühl
(C) inspiratorischer Stridor
(D) Heiserkeit
(E) Dysphagie

→ **4.39 F2 Welche Aussage trifft zu?**
Aufgrund des erhaltenen Befundes veranlasst der Arzt weitere spezifische Untersuchungen des Kehlkopfes. Bei der Routineuntersuchung hatte der Arzt bereits eine Mikrolaryngoskopie durchgeführt.
Mit der Mikrolaryngoskopie beurteilt man
(A) feinste Stimmlippenschwingungen
(B) das Kehlkopfinnere mit Hilfe eines Operationsmikroskops
(C) Probeexzisionen aus dem Larynx
(D) funktionelle Aphonien
(E) Keine der Aussagen trifft zu.

→ **4.40 F2 Das Ergebnis der Untersuchungen ist, dass es sich bei dem Tumor des Patienten um eine Stimmlippenkarzinom im Stadium T_1 N_0 M_0 handelt.**
Beim Stimmlippenkarzinom T_1 N_0 M_0
(A) sind beide Stimmlippen voll beweglich
(B) ist die betroffene Stimmlippe blass
(C) ist die betroffene Stimmlippe noch nicht ulzeriert
(D) besteht (meist) noch keine Heiserkeit
(E) ist die betroffene Stimmlippe lokal glasig-ödematös geschwollen

→ **4.41 F2 Der Tenor möchte genau wissen, was diese Diagnose (besonders in beruflicher Hinsicht) für ihn bedeutet und wie die Prognose bei einem solchen Karzinom aussieht.**
Die 5-Jahres-Dauerheilungsziffer beim früh erkannten glottischen Karzinom (T_{1a} N_0 M_0) liegt bei etwa
(A) 90 %
(B) 50 %
(C) 25 %
(D) 10 %
(E) 0 %

4.35 F1 (D) 4.36 F1 (A) 4.37 F1 (B) 4.38 F2 (D) 4.39 F2 (B) 4.40 F2 (A) 4.41 F2 (A)

→ **4.42 F2 Da der Tumor (Stimmlippenkarzinom T1a) bei dem Patienten recht früh erkannt werden konnte, genügt in aller Regel die**

(A) Chordektomie der befallenen Seite
(B) vertikale Kehlkopfteilresektion
(C) regelmäßige Beobachtung
(D) Laryngektomie
(E) Chemotherapie

Fallstudie 3

Bei einer 29-jährigen Patientin, die unter schwerem Asthma leidet, soll an der rechten Brust operiert werden. Sie wird am Tag vor der Operation von einem Anästhesisten über die Narkose und die dazugehörenden Maßnahmen und deren Risiken aufgeklärt. Bei Einleitung der Narkose kommt es zu erheblichen Intubationsschwierigkeiten.

→ **4.43 F3 Der aufklärende Anästhesist hatte die Patientin auf eventuell entstehende Intubationsschwierigkeiten hingewiesen, weil er nach einer kurzen Befragung und Untersuchung der Patientin mit Schwierigkeiten gerechnet hatte.**
Mit Intubationsschwierigkeiten ist bei welchem Befund am wenigsten zu rechnen?

(A) kurzer dicker Hals
(B) Emphysemthorax
(C) eingeschränkte Beweglichkeit des Unterkiefers
(D) eingeschränkte Beweglichkeit der Halswirbelsäule
(E) große Zunge

→ **4.44 F3 Nach zwei weiteren Versuchen gelingt die Intubation schließlich.**
Welche der genannten Methoden ist am wenigsten geeignet, bei einem Patienten die richtige Lage eines Trachealtubus unmittelbar nach der Intubation zu überprüfen?

(A) Kontrolle durch eine Blutgasanalyse nach Astrup
(B) Messung der expiratorischen CO_2-Konzentration
(C) Abhören beider Lungen
(D) Beobachtung der Thoraxbewegung unter Beatmung
(E) Auskultation des Magens

→ **4.45 F3 Der einleitende Anästhesist vermutet, dass durch die erschwerte Intubation Läsionen entstanden sein könnten.**
Als Akutschaden bei Intubation der Atemwege ist von den folgenden Läsionen am ehesten zu erwarten:

(A) Fraktur des Ringknorpels
(B) Fraktur des Schildknorpels
(C) Luxation des Aryknorpels
(D) Abriss des N. laryngeus superior
(E) Zerreißung des Lig. conicum

→ **4.46 F3 Die Patientin wird operiert und anschließend auf der chirurgischen Intensivstation nachbeatmet. Die Entwöhnungsphase gestaltet sich ausgesprochen schwierig, so dass die Patientin einige Tage beatmet werden muss.**
Der orotracheale Intubationstubus soll beim Erwachsenen in der Regel durch eine Tracheotomie ersetzt werden spätestens nach

(A) 3 Stunden
(B) 48 Stunden
(C) 2 Wochen
(D) 3 Wochen
(E) Keine der Aussagen (A)–(D) trifft zu.

→ **4.47 F3 Da eine Extubation nicht absehbar ist, wird bei der Patientin eine Tracheotomie durchgeführt.**
Die Tracheotomie beim Erwachsenen nimmt man gewöhnlich vor

(A) unterhalb des Schilddrüsenisthmus
(B) durch den Schilddrüsenmittellappen hindurch
(C) mittels Spaltung des Ringknorpels
(D) oberhalb des Schilddrüsenisthmus
(E) Keine der Aussagen trifft zu.

4.42 F2 (A) 4.43 F3 (B) 4.44 F3 (A) 4.45 F3 (C) 4.46 F3 (B) 4.47 F3 (D)

→ **4.48 F3 Vier Wochen später gelingt die Entwöhnung vom Beatmungsgerät, schließlich kann auch die Trachelkanüle entfernt werden. Die Patientin erholt sich zunehmend, zurück bleibt nur eine anhaltende Heiserkeit. Als nach acht Wochen die Heiserkeit immer noch nicht verschwunden ist, wird die Patientin zu einem HNO-Arzt geschickt, der eine Laryngoskopie durchführt und ein Intubationsgranulom diagnostiziert.**
Bei der Laryngoskopie sieht der HNO-Arzt die Veränderung an typischer Stelle.
Das Intubationsgranulom des Kehlkopfes bildet sich am häufigsten

(A) in Höhe des Processus vocalis der Aryknorpel
(B) im oberen Drittel der Stimmlippen
(C) im unteren Drittel der Stimmlippen
(D) subglottisch
(E) supraglottisch

→ **4.49 F3 Der HNO-Arzt entscheidet die weitere Therapie.**
Welche Maßnahme ist in diesem Fall am ehesten angezeigt?

(A) Röntgenbestrahlung (2–5 Gy)
(B) Probeexzision, weiterer Therapieplan nach Ergebnis der histologischen Untersuchung
(C) zunächst Versuch, durch mehrfache Verätzung mit Podophyllin eine Rückbildung der Veränderungen zu erreichen
(D) möglichst vollständige mikrochirurgische Entfernung (z. B. mit Laser) der Veränderungen
(E) Punktion und Verödung der zystischen Gebilde

Fallstudie 4

Ein 64-jähriger starker Raucher bei dem Sie ein Jahr zuvor wegen zunehmender Heiserkeit eine Leukoplakie im Bereich der Subglottis diagnostiziert und abgetragen hatten, stellt sich Ihnen zur Kontrolluntersuchung vor. Er klagt über erneut starke Heiserkeit.
Bei der Mikrolaryngoskopie fällt Ihnen ein in dem Abtragungsbereich neu aufgetretener malignomverdächtiger Bezirk auf. Sie entnehmen dort Biopsien.

→ **4.50 F4 Welche Aussage trifft nicht zu?**
Vor der Abtragung der Leukoplakie ein Jahr zuvor hatten Sie den Patienten über die Erkrankung aufgeklärt und ihm nahegelegt, das Rauchen einzuschränken.
Leukoplakien der Mundhöhlen- und Kehlkopfschleimhaut

(A) sind autosomal-dominant erbliche Fehlbildungen von geringer Penetranz
(B) bilden überzufällig häufig die Vorstufe eines Karzinoms
(C) entstehen bei Männern häufiger als bei Frauen
(D) zeigen in den Epithelien häufig polymorphe und hyperchromatische Kerne
(E) zeigen häufig vermehrt Mitosen

→ **4.51 F4 Zu der neuerlich entnommenen Biopsie erhalten Sie als Befund des Pathologen: Kehlkopfkarzinom.**
Für die Kehlkopfkarzinome gilt nicht:

(A) Sie sind in der Regel Plattenepithelkarzinome.
(B) Ihre Lokalisation beeinflusst die Häufigkeit von Lymphknotenmetastasen.
(C) Primär subglottische Karzinome sind selten.
(D) Tabakrauchen ist ein wesentlicher ätiologischer Faktor.
(E) Sie metastasieren häufig und frühzeitig hämatogen in die Lunge.

→ **4.52 F4 Daraufhin bestellen Sie den Patienten wieder ein und führen eine Umfelddiagnostik durch. Der Tumor ist im Bereich der Subglottis lokalisiert, die Stimmbänder sind bereits durch den Tumor fixiert. Ein Befall regionärer Lymphknoten sowie Fernmetastasen sind nicht nachweisbar.**
Welcher TNM-Kategorie mit Organbezeichnung entspricht dieser Befund?

(A) Larynx T_{1b} N_0 M_0
(B) Hypopharynx T_1 N_0 M_0
(C) Larynx T_3 N_0 M_0
(D) Larynx T_2 N_1 M_0
(E) Larynx T

4.48 F3 (A) 4.49 F3 (D) 4.50 F4 (A) 4.51 F4 (E) 4.52 F4 (C)

→ **4.53 F4 Aufgrund des Tumorstadiums muss bei dem Patienten eine Laryngektomie durchgeführt werden. Bei der Operation wird ein Tracheostoma angelegt.**
Bei einem Tracheostoma nach Laryngektomie
(A) sollte eine plastische Deckung z. B. über einen Pektoralis-Verschiebelappen erfolgen
(B) ist bei Dyspnoe das Einsetzen einer Ventilkanüle angezeigt
(C) ist der Totraum der Ventilation erniedrigt
(D) kann der Patient eine enge Öffnung des Tracheostomas zur Ersatzstimmbildung nutzen
(E) kann eine assistierende Beatmung nach orotrachealer Intubation durchgeführt werden

→ **4.54 F4 Der Patient erholt sich nur langsam von der Operation. Vier Wochen nach der Laryngektomie tritt bei dem Patienten eine zunehmende Atemnot auf, und er wird zyanotisch.**
Welche Maßnahme ist am geeignetsten?
(A) Intensive Anfeuchtung der Atemluft
(B) Beatmung über Maske
(C) Entfernung der Trachealkanüle und orotracheale Intubation
(D) Entfernung der Trachealkanüle und Absaugen des Tracheobronchialbaumes
(E) Schockbekämpfung

→ **4.55 F4 Im weiteren postoperativen Verlauf soll eine Sprachrehabilitation stattfinden.**
Eine der sinnvollsten Sprechrehabilitationsmöglichkeiten nach Kehlkopfentfernung ist:
(A) Kehlkopftransplantation
(B) elektrische Sprechhilfe
(C) Zungensprache
(D) Speiseröhrenersatzstimme
(E) Zeichensprache

5 Ösophagus und Bronchien

5.1 Anatomische und physiologische Grundlagen

→ **5.1 Welche Aussage trifft nicht zu?**
Im hinteren Mediastinum verlaufen u. a.
(A) die Vv. azygos und hemiazygos
(B) die Nn. vagi
(C) die Aorta thoracica
(D) der Ösophagus
(E) die Nn. phrenici

F06
→ **5.2 Die mittlere Enge des Ösophagus**
(A) ist durch die Nachbarschaft des rechten Herzvorhofs bedingt
(B) ist durch die Nachbarschaft des linken Herzvorhofs bedingt
(C) ist durch die Nachbarschaft des Aortenbogens bedingt
(D) ist häufigste Lokalisation verschluckter Fremdkörper
(E) liegt beim Erwachsenen ca. 40 cm von der Zahnreihe entfernt

5.2 Untersuchungsmethoden

→ **5.3 Eine Röntgenuntersuchung der Speiseröhre ist indiziert bei Verdacht auf:**
(1) Hypopharynx-Karzinom
(2) Ösophagus-Karzinom
(3) Ösophagus-Divertikel
(4) Sklerodermie
(5) Ösophago-Trachealfistel

(A) nur 2 ist richtig
(B) nur 2 und 3 sind richtig
(C) nur 2, 3 und 5 sind richtig
(D) nur 1, 2, 3 und 5 sind richtig
(E) 1–5 = alle sind richtig

4.53 F4 (C) 4.54 F4 (D) 4.55 F4 (D) 5.1 (E) 5.2 (C) 5.3 (E)

5.3 Klinik

F06

→ **5.4 Welche Aussage zum Zenker-Divertikel trifft zu?**

(A) Es handelt sich um ein Pulsionsdivertikel des Ösophagus.
(B) Es handelt sich um ein Pulsionsdivertikel des Hypopharynx.
(C) Leitsymptom ist häufiges Verschlucken.
(D) Die sichere Diagnosestellung gelingt nur mittels Magnetresonanztomographie.
(E) Es tritt gehäuft bei Zustand nach Bestrahlung im Halsbereich auf.

→ **5.5 Zu den Symptomen des (Zenkerschen) Pulsionsdivertikels können gehören**

(1) Schluckschmerzen
(2) Regurgitieren unverdauter Speisen
(3) Druckempfinden im Jugulum
(4) Gewichtsverlust

(A) nur 1 und 2 sind richtig
(B) nur 2 und 3 sind richtig
(C) nur 1, 3 und 4 sind richtig
(D) nur 2, 3 und 4 sind richtig
(E) 1–4 = alle sind richtig

F92

→ **5.6 Die operative Chirurgie des zervikalen Pulsionsdivertikels (Zenker-Divertikel) besteht in:**

(1) Divertikelabtragung
(2) Ösophagusbougierung
(3) Vagotomie
(4) Fistelanlage
(5) Myotomie des oberen ösophagealen Sphinkters

(A) nur 1 und 2 sind richtig
(B) nur 1 und 3 sind richtig
(C) nur 1 und 5 sind richtig
(D) nur 2 und 3 sind richtig
(E) nur 4 und 5 sind richtig

H88

→ **5.7 Welche der nachfolgenden Aussagen zum Singultus trifft (treffen) zu?**

(1) Er basiert auf einer krampfartigen Kontraktion des Zwerchfells.
(2) Ein postoperativer Singultus ist in der Regel durch eine Irritation des N. vagus bedingt.
(3) Ein Singultus kann tagelang anhalten und den Patienten schwer belasten.
(4) Ursachen können ein Ileus mit Magenatonie, ein subphrenischer Abszeß und eine generalisierte Peritonitis sein.

(A) nur 2 ist richtig
(B) nur 3 ist richtig
(C) nur 1 und 2 sind richtig
(D) nur 1, 3 und 4 sind richtig
(E) nur 2, 3 und 4 sind richtig

F99

→ **5.8 Welche Aussage trifft am wenigsten zu?**
Eine Perforation des Ösophagus gibt sich zu erkennen durch

(A) Schmerz bei Druck auf das Sternum
(B) Schmerzen zwischen den Schulterblättern
(C) Luftemphysem der Halsweichteile
(D) Schmerzen beim Schlucken
(E) Hämoptoe

→ **5.9 Der Kardiospasmus**

(1) beruht wahrscheinlich auf einer neuromuskulären Störung
(2) ist eine Folge von Ösophagusvarizen
(3) muß differentialdiagnostisch stets gegen ein Karzinom abgegrenzt werden

(A) nur 1 ist richtig
(B) nur 2 ist richtig
(C) nur 3 ist richtig
(D) nur 1 und 3 sind richtig
(E) nur 2 und 3 sind richtig

F88

→ **5.10 Welche Aussage trifft nicht zu?**
Zu den mechanischen Ursachen einer Dysphagie zählen:

(A) Ösophaguskarzinom
(B) Struma nodosa
(C) Zenkersches Divertikel
(D) Achalasie
(E) Aortenaneurysma

5.4 (B) 5.5 (D) 5.6 (C) 5.7 (D) 5.8 (E) 5.9 (D) 5.10 (D)

H97

→ **5.11 Die Lokalisation von steckengebliebenen Fremdkörpern des oberen Speiseweges betrifft am häufigsten:**

(A) Zungengrund
(B) Ösophagusmund
(C) zweite Ösophagusenge
(D) Kardia
(E) Keine der Aussagen (A)–(D) trifft zu.

→ **5.12 Für die Aspiration eines Fremdkörpers spricht/sprechen**

(1) Hustenreiz
(2) Stridor
(3) Schluckbehinderung
(4) Atelektase bzw. Aufblähung eines Lungenabschnittes

(A) nur 2 ist richtig
(B) nur 3 ist richtig
(C) nur 2 und 3 sind richtig
(D) nur 1, 2 und 4 sind richtig
(E) 1–4 = alle sind richtig

→ **5.13 Zu den Maßnahmen bei schweren Verätzungen des oberen Speiseweges gehören**

(1) Glucocorticoidgaben
(2) Antibiotika-Infektionsschutz
(3) Intubation bei Luftnot, gegebenenfalls Tracheotomie
(4) Infusionen zur Schockbekämpfung

(A) nur 1 ist richtig
(B) nur 3 und 4 sind richtig
(C) nur 1, 3 und 4 sind richtig
(D) nur 2, 3 und 4 sind richtig
(E) 1–4 = alle sind richtig

F89

→ **5.14 Welche der folgenden Aussagen zu Ösophagusdivertikeln trifft nicht zu?**

(A) Als eine der Ursachen wird eine muskuläre Wandschwäche am Übergang der Pharynx- zu Ösophagusmuskulatur diskutiert.
(B) Ein Zenkersches Divertikel kann sich als Schwellung an der linken Halsseite bemerkbar machen.
(C) Traktionsdivertikel werden oftmals nur als Zufallsbefund entdeckt.
(D) Ein gehäuftes Vorkommen epiphrenaler Divertikel wird bei Achalasiepatienten beobachtet.
(E) Generell ist die Operationsindikation bei Ösophagusdivertikeln nur sehr zurückhaltend zu stellen.

Ordnen Sie den in Liste 1 genannten Krankheitsbildern die richtige Therapie (Liste 2) zu.

Liste 1

→ **5.15 Traktionsdivertikel**

→ **5.16 Frontobasale Fraktur mit endokranieller Komplikation**

Liste 2

(A) Thoraxchirurgisches Vorgehen
(B) Nebenhöhlenspülung
(C) meist keine Therapie notwendig
(D) operative Freilegung der Schädelbasis mit Nebenhöhlen zum frühestmöglichen Termin
(E) endoskopisches Operieren

F00

→ **5.17 Wenn ein dreijähriges Kind einen Erdnusskern aspiriert hat und dieser in einem Hauptbronchus steckt,**

(A) kann die Auflösung des organischen Fremdkörpers durch die von der Bronchialschleimhaut gebildeten Enzyme abgewartet werden
(B) sollte zunächst versucht werden, den Fremdkörper unter Einsatz des Heimlich-Handgriffs zu mobilisieren
(C) besteht die Gefahr der Entwicklung eines Pneumothorax
(D) nimmt die Chance, dass der Fremdkörper durch einen Hustenstoß exspiriert wird, zunächst durch Austritt von Ölen aus der Erdnuss zu
(E) ist der Fremdkörper umgehend in Allgemeinnarkose über ein starres Bronchoskop zu extrahieren

→ **5.18 Welche Aussage trifft nicht zu? Das primäre Ösophaguskarzinom**

(A) wächst häufig als stenosierender Tumor
(B) entsteht besonders häufig bei starken Rauchern und Trinkern
(C) kann die Ursache einer Ösophago-Trachealfistel sein
(D) geht nur selten mit einer starken lymphogenen Metastasierung einher
(E) ist überwiegend ein Plattenepithelkarzinom

5.11 (B) 5.12 (D) 5.13 (E) 5.14 (E) 5.15 (C) 5.16 (D) 5.17 (E) 5.18 (D)

→ **5.19 Bei einem 70-jährigen Patienten mit Schluckbeschwerden und mit rezidivierendem starken Hustenreiz bei der Nahrungsaufnahme wird eine Ösophagusdarstellung mit Bariumsulfat (siehe Abb. 5.1 und 5.2 des Bildanhangs) durchgeführt.**
Es handelt sich um:

(1) prävertebralen Abszeß mit Infiltration in die Speiseröhre
(2) Fremdkörper im Ösophagus
(3) entzündliche Stenose
(4) Ösophaguskarzinom mit Kontrastmittelübertritt in die Trachea
(5) Die Ösophagusdarstellung hätte bei dieser Anamnese mit wasserlöslichem Kontrastmittel durchgeführt werden müssen.

(A) nur 1 ist richtig
(B) nur 3 ist richtig
(C) nur 4 ist richtig
(D) nur 2 und 5 sind richtig
(E) nur 4 und 5 sind richtig

6 Hals

6.1 Anatomische und physiologische Grundlagen

H00
→ **6.1 Welche Aussage zum Lymphsystem des Halses trifft zu?**

(A) Die Nll. supraclaviculares sind regionäre Lymphknoten insbesondere für die Gl. thyroidea und den unteren Bereich des Larynx.
(B) Die Nll. supraclaviculares auf dem M. scalenus erhalten u.a. Lymphe aus dem Thorax und dem Abdomen.
(C) Die Nll. cervicales anteriores bilden den Mittelabschnitt des lymphatischen Truncus jugularis.
(D) Der Ductus lymphaticus dexter vereinigt sich mit dem Ductus lymphaticus sinister vor dem Eintritt in den Venenwinkel zum Ductus thoracicus.
(E) Der lymphatische Truncus jugularis überkreuzt im Trigonum caroticum die Gefäßnervenscheide des Halses.

H98
→ **6.2 Das Ganglion stellatum ist lokalisiert in Höhe des/der**

(A) ersten Halswirbels
(B) dritten Halswirbels
(C) ersten Rippenköpfchens
(D) Karotis-Gabelung
(E) Ringknorpel-Unterrands

H98
→ **6.3 Welche Aussage trifft nicht zu?**

(A) Die A. thyroidea inferior entspringt aus dem Truncus thyreocervicalis.
(B) Die A. thyroidea superior entspringt aus der A. carotis externa.
(C) Die seitliche Schilddrüsenvene mündet in die Vena jugularis interna.
(D) Die Nn. laryngei inferiores (Nn. recurrentes) kreuzen die unteren Schilddrüsenarterien bzw. deren Aufzweigungen.
(E) Der rechte N. recurrens schlingt sich um den Aortenbogen.

F89
Ordnen Sie den Leitungsbahnen der Liste 1 die zugehörigen Bindegewebsräume des Halses in Liste 2 zu!

Liste 1
→ **6.4 N. vagus**
→ **6.5 A. carotis interna**

Liste 2
(A) Spatium retropharyngeum
(B) Spatium parapharyngeum (Spatium lateropharyngeum)
(C) Parotisloge
(D) Fossa infratemporalis
(E) Keine der Zuordnungsmöglichkeiten (A)–(D) trifft zu.

5.19 (E) 6.1 (B) 6.2 (C) 6.3 (E) 6.4 (B) 6.5 (B)

→ **6.6 Das Trigonum caroticum wird u.a. begrenzt durch**
(1) den M. omohyoideus
(2) das Zungenbeim
(3) den Vorderrand des M. sternocleidomastoideus
(4) den Oberrand des Sternum

(A) nur 1 ist richtig
(B) nur 1 und 2 sind richtig
(C) nur 1 und 3 sind richtig
(D) nur 3 und 4 sind richtig
(E) nur 1, 3 und 4 sind richtig

→ **6.7 Bei der Entfernung eines Lymphknotens am Hinterrand des M. sternocleidomastoideus in der Regio colli lateralis ist besonders gefährdet der/das**
(A) N. recurrens
(B) N. glossopharyngeus
(C) N. facialis
(D) N. accessorius
(E) Ganglion stellatum

6.2 Untersuchungsmethoden

F00
→ **6.8 Bei der Diagnostik der Schilddrüse ist als Normalbefund zu werten ein/e**
(A) Hochsteigen der Schilddrüse mit dem Kehlkopf beim Schlucken
(B) sonographisch ermitteltes Volumen von 70 mL beim Erwachsenen
(C) fühlbares Schwirren des Schilddrüsengewebes
(D) Mitbewegung der Schilddrüse beim Verschieben der darübergelegenen Haut
(E) deutlich sichtbare Pulsation der V. jugularis externa im Stehen

F98
→ **6.9 Die präskalene Biopsie („Skalenusbiopsie") wird eingesetzt bei Verdacht auf**
(A) Lymphknotenmetastasen eines bösartigen Tumors des Thorax bzw. Abdomens
(B) HWS-Syndrom
(C) Gefäßanomalien des Halses
(D) Hypopharynx-Karzinom
(E) Myasthenia gravis

6.3 Klinik

H89
→ **6.10 Welche Aussage trifft nicht zu?**
Ein Schiefhals kann bedingt sein durch:
(A) Augenerkrankungen
(B) einseitige Schwerhörigkeit
(C) eine psychische Störung
(D) eine angeborene Fehlbildung der HWS
(E) einen Beckenschiefstand

H00
Ordnen Sie die in Liste 2 genannten zutreffenden Aussagen den in Liste 1 genannten Zysten zu!

Liste 1
→ **6.11 mediane Halszyste**
→ **6.12 laterale Halszyste**

Liste 2
(A) Sie entwickelt sich aus dem 1. Kiemenbogen.
(B) Sie wird durch teilweise Persistenz des Ductus thyreoglossus verursacht.
(C) Sie geht von der Glandula parotis aus.
(D) Sie ist durch eine Fistel mit dem Larynx verbunden.
(E) Ihr korrespondierender Fistelgang verläuft durch die Karotisgabel.

H97
→ **6.13 Die Ausbildung einer lateralen Halszyste kann erfolgen auf der Grundlage**
(A) eines Retropharyngealabszesses
(B) einer persistierenden 2. Schlundtasche
(C) eines Pulsionsdivertikels
(D) eines Traktionsdivertikels
(E) eines persistierenden Ductus thyreoglossus

H99
→ **6.14 Bei der Halslymphknotentuberkulose**
(A) befindet sich der Primärkomplex meist im Mund- oder Rachenbereich
(B) sind vor allem die retroaurikulären Lymphknoten vergrößert
(C) liegt der Häufigkeitsgipfel im Kleinkindesalter
(D) ist die Ausprägung meist doppelseitig
(E) sind die befallenen Lymphknoten nicht oder nur wenig schmerzhaft

6.6 (C) 6.7 (D) 6.8 (A) 6.9 (A) 6.10 (E) 6.11 (B) 6.12 (E) 6.13 (B) 6.14 (E)

F00

→ 6.15 Ein 40-jähriger Mann klagt über seit Wochen bestehende Kopfschmerzen. Die Temperatur sei mehrfach leicht erhöht gewesen (bis 38,5° C). Klinisch fallen Lymphknotenschwellungen vor allem im nuchalen Bereich, aber auch präaurikulär auf. Die Lymphknoten sind gegen die Unterlage verschieblich. Im Blutbild besteht eine Lymphozytose. Im Sabin-Feldman-Test wird ein hoher Titer gefunden.
Die wahrscheinlichste Diagnose ist

(A) Mononucleosis infectiosa
(B) Non-Hodgkin-Lymphom
(C) Chronische lymphatische Leukämie
(D) Toxoplasmose
(E) Sarkoidose

F97

→ 6.16 Eine 32-jährige Frau bemerkt seit 3 Monaten an Größe zunehmende, beidseitig zervikale Lymphknotenvergrößerungen, gut verschieblich, schmerzlos. Dazu subfebrile Temperaturen, Nachtschweiß und Gewichtsverlust, wechselnder Pruritus.
Die wahrscheinlichste Diagnose ist:

(A) Lymphogranulomatose (Morbus Hodgkin)
(B) Toxoplasmose
(C) Katzenkratzkrankheit
(D) Verdacht auf Lymphknotenmetastase eines Karzinoms im oberen Respirationstrakt
(E) Mononukleose

→ 6.17 Welche Aussage trifft zu?
Unter Neck dissection versteht man

(A) Teilresektion des Larynx
(B) Entfernung von Larynx und Hypopharynx
(C) partielle Laryngopharyngektomie
(D) radikale Halsausräumung
(E) chirurgische Behandlung einer Trachealstenose

→ 6.18 Bei histologisch gesicherter Karzinommetastase in einem Halslymphknoten ist für die Lokalisation des Primärtumors am wenigsten wahrscheinlich der/die

(A) Sinus frontalis
(B) Nasopharynx
(C) Mundhöhle
(D) Magen
(E) Tonsille

7 Kopfspeicheldrüsen

7.1 Anatomische und physiologische Grundlagen

F87

→ 7.1 Die Glandula parotis enthält histologisch

(A) primär mukös sekretorische Einheiten mit einigen serös sekretorischen Einheiten
(B) primär serös sekretorische Einheiten mit einigen mukös sekretorischen Einheiten
(C) nur serös sekretorische Einheiten
(D) nur mukös sekretorische Einheiten
(E) zu gleichen Teilen serös und mukös sekretorische Einheiten

F88

Ordnen Sie den Ausführungsgängen der Kopfspeicheldrüsen (Liste 1) die im Regelfall zugehörigen Mündungsstellen (Liste 2) zu!

Liste 1

→ 7.2 Glandula parotis
→ 7.3 Glandula submandibularis

Liste 2

(A) Meatus nasi inferius
(B) Vestibulum oris gegenüber dem unteren Eckzahl
(C) Vestibulum oris gegenüber dem 2. oberen Molaren
(D) mittleres Drittel der Plica sublingualis
(E) Caruncula sublingualis

6.15 (D) 6.16 (A) 6.17 (D) 6.18 (A) 7.1 (C) 7.2 (C) 7.3 (E)

7.2 Klinik

H05

→ 7.4 **Welche der Erkrankungen der Kopfspeicheldrüsen ist am ehesten virusbedingt?**

(A) Sjögren-Syndrom (myoepitheliale Sialadenitis)
(B) Heerfordt-Syndrom (epitheloidzellige Sialadenitis)
(C) chronische Sialadenitis der Gl. submandibularis (Küffner-Tumor)
(D) Sialolithiasis
(E) Parotitis epidemica

F04

→ 7.5 **Neubildungen der Glandula submandibularis**

(A) bilden sich meist auf dem Boden einer Sialadenose
(B) sind histologisch überwiegend monomorphe Adenome
(C) sind bei Malignität meist Gallertkarzinome
(D) sind als Mukoepidermoidtumore besonders bösartig (mittlere Überlebenszeit 6 Monate nach Diagnosestellung)
(E) sind häufiger bösartig als Neubildungen der Glandula parotis

H89

→ 7.6 **Bei einem 62-jährigen Mann wurde zur Abklärung der Diagnose aus einem Parotistumor eine Gewebeprobe (siehe Abb. 7.1 des Bildanhangs) entnommen.**
Welche Diagnose trifft zu?

(A) Azinuszelltumor
(B) pleomorphes Adenom
(C) Zystadenolymphom
(D) Mukoepidermoidtumor
(E) adenoid-zystisches Karzinom

F04

→ 7.7 **Welche Aussage über das adenoidzystische Karzinom der Speicheldrüsen trifft <u>am wenigsten</u> zu?**

(A) Es wächst bevorzugt entlang von Nervenscheiden.
(B) Es zeigt histologisch ein kribriformes Wachstumsmuster.
(C) Es neigt zu Lokalrezidiven.
(D) Es kann in Lymphknoten bzw. hämatogen metastasieren.
(E) Es entsteht in der Regel auf dem Boden eines pleomorphen Adenoms.

F06

→ 7.8 **Eine Ranula**

(A) kann Fisteln zum Vestibulum oris bilden
(B) atrophiert meist nach Entlastung durch Punktion
(C) enthält häufig Speichelsteine
(D) kann Schluck- und Sprechstörungen verursachen
(E) wird durch lokale Bestrahlung zur Obliteration gebracht

→ 7.9 **Eine 55-jährige Frau mit medikamentös behandeltem Diabetes mellitus bemerkt seit einigen Wochen eine beidseitige, langsam progrediente, schmerzlose Schwellung beider Ohrspeicheldrüsen. Blutbild, Elektrolyte und Gerinnung sind normal; es besteht anamnestisch ein Zustand nach „Unterleibsoperation"; zudem seien Nierenzysten bekannt.**
Welche Diagnose kommt am ehesten in Betracht?

(A) reaktivierte Zoster-Infektion
(B) pleomorphes Adenom
(C) Sialadenose
(D) zystische Speicheldrüsendegeneration
(E) chronisch-rezidivierende Parotitis

H96

Ordnen Sie den in Liste 1 genannten Erkrankungen die für sie typische Lokalisation (Liste 2) zu.

Liste 1

→ **7.10 Sialolithiasis**
→ **7.11 Ranula**

Liste 2

(A) Glandula sublingualis
(B) Glandula parotis
(C) Glandula submandibularis
(D) Ductus thyreoglossus
(E) Papillae circumvallatae

→ 7.12 **Eine 56-jährige Verkäuferin klagt über ziehende Schmerzen im Bereich des rechten Kieferwinkels, die unmittelbar mit Beginn der Einnahme einer Mahlzeit einsetzen und nach Beendigung des Essens abklingen.**
Diese Symptomatik spricht am ehesten für

(A) Zahngranulom
(B) eitrige Entzündung des Kiefergelenkes
(C) Speichelstein
(D) Angina Plaut-Vincenti
(E) Neuralgie des N. glossopharyngeus

7.4 (E) 7.5 (E) 7.6 (E) 7.7 (E) 7.8 (D) 7.9 (C) 7.10 (C) 7.11 (A) 7.12 (C)

F00

→ **7.13 Die akute eitrige Sialadenitis der Glandula parotis**

(A) ist mit gesteigerter Speichelsekretion (Sialorrhö) verbunden
(B) tritt bei älteren Patienten nach großen chirurgischen Eingriffen und unzureichender Flüssigkeitszufuhr auf
(C) ist typische Komplikation einer Überstimulation (z. B. bei Pilokarpintherapie eines Glaukoms)
(D) führt häufig zu (reversibler) Fazialisparese
(E) ist in 20–30% der Fälle dentogen bedingt

H90

→ **7.14 Welche Aussage trifft nicht zu?**
Charakteristisch für das Sjögren-Syndrom sind:

(A) Keratoconjunctivitis sicca
(B) bevorzugtes Erkranken von Frauen im Klimakterium
(C) Vergrößerung der Ohrspeicheldrüsen durch dichte Infiltrate von Makrophagen
(D) Atrophie der Drüsenazini
(E) häufiges Vorkommen einer rheumatoiden Arthritis

Ordnen Sie den in Liste 1 genannten Operationstechniken das entsprechende Krankheitsbild der Parotis (Liste 2) zu.

Liste 1

→ **7.15 Enukleation**

→ **7.16 subtotale Parotidektomie mit Schonung des N. facialis**

Liste 2

(A) Zystadenolymphom
(B) pleomorphes Adenom
(C) undifferenziertes Carcinom
(D) Adenocarcinom
(E) adenoid-zystisches Carcinom

F92

→ **7.17 Charakteristisch für pleomorphe Adenome der Speicheldrüse sind:**

(1) vorwiegender Befall der Glandula submandibularis
(2) Rezidivneigung
(3) Bevorzugung des weiblichen Geschlechts
(4) obligater Übergang in ein Adenokarzinom

(A) nur 1 und 2 sind richtig
(B) nur 2 und 3 sind richtig
(C) nur 2 und 4 sind richtig
(D) nur 1, 2 und 3 sind richtig
(E) nur 1, 3 und 4 sind richtig

Die folgenden Angaben beziehen sich auf die Aufgaben Nr. 7.18 bis 7.20.

→ **7.18 Um welche Diagnose handelt es sich bei der in Abb. 7.2 (siehe Bildanhang) dargestellten Schwellung am ehesten?**

(A) in die Wange eingebrochenes Karzinom der Mundschleimhaut
(B) Parotis-Tumor
(C) phlegmonöse Entzündung des Ohrläppchens mit Ausdehnung in die Wange
(D) infiziertes Atherom
(E) laterale Halszyste

→ **7.19 Welche diagnostische Maßnahme würden Sie bei einem Patienten mit der in Abb. 7.2 dargestellten Schwellung nach der Palpation als nächste durchführen?**

(A) bakteriologische Untersuchung des Speichels
(B) Probeexzision aus dem Bereich der Schwellung und histologische Untersuchung
(C) Röntgenkontrastdarstellung des Speicheldrüsenganges
(D) Hörprüfung
(E) Szintigraphie der Parotis

→ **7.20 Welches therapeutische Vorgehen wird man bei der dargestellten Schwellung (siehe Abb. 7.2) wählen?**

(1) Strahlentherapie
(2) Inzision der Schwellung
(3) subtotale bis totale Parotidektomie
(4) Antibiotikatherapie

(A) nur 1 ist richtig
(B) nur 2 ist richtig
(C) nur 3 ist richtig
(D) nur 1 und 3 sind richtig
(E) nur 2 und 4 sind richtig

H91

→ **7.21 Als Residuum nach idiopathischer peripherer Fazialisparalyse mit Axondegeneration ist welches der genannten Symptome am häufigsten zu erwarten?**

(A) pathologische Mitbewegung
(B) sogenanntes „Geschmacksschwitzen“
(C) Spasmus hemifacialis
(D) Blepharospasmus
(E) periorale Dyskinesie

7.13 (B) 7.14 (C) 7.15 (A) 7.16 (B) 7.17 (B) 7.18 (B) 7.19 (C) 7.20 (C) 7.21 (A)

H99

→ **7.22 Die größte Wahrscheinlichkeit für das Auftreten einer Fazialisparese als Komplikation besteht bei Erkrankung an**

(A) Sialadenitis der Gl. parotis
(B) Pfeifferschem Drüsenfieber
(C) Scharlach
(D) Röteln
(E) Zoster oticus

F99

→ **7.23 Welche der nachfolgenden Aussagen zur postoperativen Parotitis (nach einer Intubationsnarkose) trifft nicht zu?**

(A) Sie ist eine aszendierende Infektion.
(B) Kachektische Patienten bzw. Patienten in schlechtem Allgemeinzustand sind bevorzugt betroffen.
(C) Häufigste Komplikation ist die Fazialislähmung.
(D) Prophylaktisch ist es wichtig, den Speichelfluß aufrecht zu erhalten, z.B. mit Hilfe von Kaugummikauen.
(E) Bei Abszedierung ist eine Inzision angezeigt.

Fallstudie 1

Eine 56-jährige Verkäuferin leidet unter ziehenden Schmerzen im Bereich des rechten Kieferwinkels, die unmittelbar mit Beginn der Einnahme einer Mahlzeit einsetzen und nach Beendigung des Essens abklingen. Da die Beschwerden im Laufe der Zeit zunehmen, sucht sie Ihren Hausarzt auf.

→ **7.24 F1 Da die Patientin die Schmerzen im Bereich des rechten Kieferwinkels angibt, untersucht der Hausarzt unter anderem die Speicheldrüsen.**
Welche der Aussagen zur klinischen Untersuchung der Speicheldrüsen trifft zu?

(A) Die palpatorische Untersuchung sollte bei allen großen Speicheldrüsen (Gll. parotis, submandibularis, sublingualis) bimanuell erfolgen.
(B) Die Gl. sublingualis kann visuell bereits bei normaler Größe beurteilt werden.
(C) Bei Verdacht auf eine Entzündung der Gl. submandibularis ist auf Eiteraustritt im Vestibulum oris bei Druck auf die Drüse zu achten.
(D) Speichelsteine können in der Regel nur bei Lokalisation im Ausführungsgang der Gl. sublingualis (nicht in dem der Gl. submandibularis) getastet werden.
(E) Das Orificium des Ausführungsgangs der Gl. sublingualis liegt im Sulcus medianus linguae.

→ **7.25 F1 Nach eingehender Untersuchung erhebt der Hausarzt den Verdacht, dass die Beschwerden der Patientin durch Speichelsteine verursacht sein könnten.**
Speichelsteine kommen am häufigsten vor

(A) in der Gl. sublingualis
(B) in der Gl. parotis
(C) in der Gl. submandibularis
(D) in den kleinen Speicheldrüsen der Mundhöhle
(E) in den kleinen Speicheldrüsen des Oropharynx

→ **7.26 F1 Bei der weiteren Untersuchung und Anamnese achtet der Hausarzt gezielt auf Hinweise, die den Verdacht der Sialolithiasis bestätigen können.**
Welches Symptom gehört zur typischen Sialolithiasis?

(A) länger anhaltende, schmerzlose Drüseninfiltration
(B) schmerzhafte Schwellung der Drüse beim Essen
(C) Übergreifen der Beschwerden auf die gegenüberliegende Drüse
(D) Xerostomie
(E) neuralgiforme Beschwerden unabhängig von der Nahrungsaufnahme

→ **7.27 F1 Der Hausarzt führt zusätzlich eine Ultraschalluntersuchung durch, bei der er einen Stein im Gangsystem der Gl. submandibularis darstellen kann.**
Wie wird ein großer Speichelstein innerhalb der Glandula submandibularis behandelt?

(A) medikamenös
(B) durch Kurzwellendurchflutung der Glandula submandibularis
(C) durch Telegamma-Bestrahlung
(D) durch Exstirpation der Glandula submandibularis von außen
(E) durch enorale Schlitzung des Ausführungsganges der Glandula submandibularis

→ **7.28 F1 Die Patientin ist mit dem Behandlungsvorschlag einverstanden.**
Vor der Behandlung muss die Patientin aufgeklärt werden über die Möglichkeit der Schädigung des/der

(A) N. vagus
(B) N. glossopharyngeus
(C) Ansa cervicalis profunda
(D) N. facialis
(E) N. laryngeus superior

7.22 (E) 7.23 (C) 7.24 F1 (A) 7.25 F1 (C) 7.26 F1 (B) 7.27 F1 (D) 7.28 F1 (D)

Fallstudie 2

Der 67-jährige Patient wird von seinem Hausarzt wegen zunehmender Schwellung im Bereich des Kieferwinkels zum Hals-Nasen-Ohrenarzt überwiesen.

→ **7.29 F2 Der Patient berichtet bei der Anamnese, dass sich die Schwellung innerhalb des letzten halben Jahres entwickelt habe. Er habe den Arzt aber aus Angst vor einer bösartigen Erkrankung lange nicht aufgesucht.**
Der HNO-Arzt untersucht den Patienten zunächst klinisch. Entscheidendes klinisches Kriterium für die Beurteilung der Malignität eines Parotistumors ist

(A) rasches Wachstum
(B) Unverschieblichkeit auf der Unterlage
(C) Fazialisparese
(D) Derbheit
(E) Halslymphknotenvergrößerung

→ **7.30 F2 Bestandteil der klinischen Untersuchung durch den HNO-Arzt ist auch die Inspektion der Mundhöhle und der Mündungsstellen der Speicheldrüsen.**
Wo ist im Regelfall die Mündungsstelle des Ausführungsganges der Glandula parotidea lokalisiert?

(A) an der Caruncula sublingualis
(B) im mittleren Drittel der Plica sublingualis
(C) im Vestibulum oris am 1. unteren Molaren
(D) im Vestibulum oris am unteren Eckzahn
(E) Keine der Aussagen (A)–(D) trifft zu.

→ **7.31 F2 Der Arzt dokumentiert seine Befunde. Dabei macht er auch einen kurzen Vermerk über den Funktionszustand des N. facialis.**
Krankheitssymptom bei einer möglichen (frischen) einseitigen peripheren Fazialislähmung wäre nicht:

(A) Hyperakusis
(B) Lidspaltenverengung
(C) Geschmacksstörungen
(D) Störung der Speichelsekretion
(E) Lähmung mimischer Muskulatur an der Stirn

→ **7.32 F2 Der HNO-Arzt führt nach der klinischen Untersuchung weitere Maßnahmen zur Klärung der Diagnose durch.**
Bei einem derben, nicht druckschmerzhaftem Tumor im Bereich der Glandula parotis ist nach Inspektion und Palpation als nächste diagnostische Maßnahme angezeigt:

(A) Sialographie
(B) Elektroneurographie des N. facialis
(C) Feinnadelbiopsie
(D) Angiographie
(E) Sonographie

→ **7.33 F2 Unter anderem wird bei dem Patienten im Rahmen der Diagnostik auch eine Gewebeprobe zur histologischen Untersuchung entnommen. Diese ergibt, dass es sich bei dem Tumor um ein pleomorphes Adenom handelt.**
Welche Aussage trifft für das pleomorphe Adenom der Speicheldrüsen nicht zu?

(A) Es ist der häufigste Speicheldrüsentumor.
(B) Es kann eine maligne Transformation erfolgen.
(C) Histologisch findet man Myoepithelien.
(D) Es sind chondroide Gewebsanteile nachweisbar.
(E) Quergestreifte Muskulatur ist eine charakteristische Komponente.

→ **7.34 F2 Nach Erhalt der Befunde informiert der HNO-Arzt den Patienten über die Ergebnisse und erklärt ihm die weitere Behandlung.**
Wie wird das pleomorphe Adenom der Glandula parotis behandelt?

(A) Bestrahlung (Orthovolttherapie)
(B) Enukleation des Tumors
(C) Totalexstirpation der Glandula parotis
(D) partielle Parotidektomie
(E) mit keiner der Methoden (A)–(D)

7.29 F2 (C) 7.30 F2 (E) 7.31 F2 (B) 7.32 F2 (E) 7.33 F2 (E) 7.34 F2 (D)

8 Stimm- und Sprech- bzw. Sprachstörungen

F90

→ 8.1 **Welche Aussage trifft nicht zu?**
Für die Sprachentwicklung und das Sprachverständnis eines gesunden Kindes gilt in der Regel:
Es kann

(A) im Alter von etwa 8 Monaten Sprachlaute imitieren
(B) mit 1½ Jahren bis zu 10 Wörter sprechen
(C) mit 1½ bis 2 Jahren auf benannte Körperteile zeigen
(D) mit etwa 2 Jahren zwei Wörter sinnvoll kombinieren (Zwei-Wort-Sätze)
(E) mit zwei Jahren Farben benennen

→ 8.2 **Welche Aussage trifft zu?**
Wenn ein Kind nach der Lallphase wieder verstummt, so ist diese Störung bedingt durch

(A) die ungenügende Zuwendung seitens der Eltern
(B) Lähmung der Sprechmuskulatur
(C) verkürztes Zungenbändchen
(D) beidseitige Hörstörung
(E) Keine der Aussagen trifft zu.

→ 8.3 **Welche Aussage trifft zu?**
Sprachentwicklungsverzögerung muß bei einem Kind angenommen werden,

(A) wenn es poltert
(B) wenn es mit vollendetem 3. Lebensjahr keine Mehrwortsätze bilden kann
(C) wenn es stammelt
(D) wenn es stottert
(E) Keine der Aussagen trifft zu.

H89

Ordnen Sie den Sprach- bzw. Sprechstörungen in Liste 1 jeweils die zutreffendste Beschreibung der charakteristischen Merkmale (Liste 2) zu!

Liste 1

→ 8.4 **Stammeln**
→ 8.5 **Poltern**

Liste 2

(A) tonische Pressung von Atmung, Stimme und Artikulation mit Wiederholung von Einzellauten besonders am Wortanfang
(B) Störung der Artikulation, bei der einzelne Laute fehlen oder durch andere ersetzt werden
(C) überstürzter Redefluß, zum Teil mit verwaschener Artikulation
(D) Sprechverweigerung nach prämorbid normaler Sprachentwicklung
(E) Störung der Expressivsprache bei erhaltenem Sprachverständnis mit grammatischen und syntaktischen Störungen des Sprechens (Dysgrammatismus)

H98

→ 8.6 **Stottern ist**

(A) eine Koordinationsstörung der Atmung sowie der Stimm- und Lautgebung mit temporärer Blockade der Rede
(B) rasches, überhastetes Reden mit Auslassen von Silben, Wort- und Lautverstümmelungen
(C) meist Folge einer organischen Läsion der motorischen Anteile des ZNS
(D) am häufigsten Folge eines verkürzten Zungenbändchens
(E) die Unfähigkeit, einzelne Laute normgerecht zu gebrauchen

→ 8.7 **Welche der folgenden Behauptungen treffen zu?**

(1) Stammeln ist ein Lautbildungsfehler
(2) Aphasie ist eine psychogene Stimmstörung
(3) beim Stottern unterscheidet man tonische und klonische Formen

(A) nur 1 ist richtig
(B) nur 3 ist richtig
(C) nur 1 und 2 sind richtig
(D) nur 1 und 3 sind richtig
(E) nur 2 und 3 sind richtig

8.1 (E) 8.2 (D) 8.3 (B) 8.4 (B) 8.5 (C) 8.6 (A) 8.7 (D)

→ **8.8 Zu den Stammelfehlern gehört**
(A) Stottern
(B) Poltern
(C) Lispeln
(D) funktionelle Aphonie
(E) keiner der obigen Fehler

→ **8.9 Zu den Sprach-Artikulationsstörungen gehört**
(1) der Sigmatismus
(2) die Rhinolalie
(3) der Gammazismus
(4) das Stottern

(A) nur 4 ist richtig
(B) nur 1 und 2 sind richtig
(C) nur 1, 2 und 3 sind richtig
(D) nur 1, 3 und 4 sind richtig
(E) 1–4 = alle sind richtig

H99
→ **8.10 Die Rhinolalia (Rhinophonia) aperta**
(A) kann Folge einer Insuffizienz des M. constrictor pharyngis sein
(B) ist häufig Folge eines Nasenseptumdefekts
(C) ist typisches Symptom einer Gaumensegellähmung
(D) ist überwiegend psychisch bedingt
(E) kommt bei Behinderung der Nasendurchgängigkeit (z. B. bei Schnupfen) vor

F00
→ **8.11 Dysarthrie**
(A) kann durch Kleinhirnschädigung bedingt sein
(B) kann in Dysglossie und Dyslalie untergliedert werden
(C) tritt u. a. in Form von Stottern auf
(D) ist typisches Symptom von sensorischer Aphasie
(E) ist vor allem bei Frauen häufig eine funktionelle Störung

H00
→ **8.12 Welche der Aussagen zur Stimme ist richtig?**
(A) Auch bei Mädchen sinkt die Grundfrequenz der Stimme in der Pubertät ab (Mutation).
(B) Bei erwachsenen Frauen liegt die Sprechstimmlage bei 400–500 Hz (etwa Kammerton) a^1).
(C) Der Stimmumfang der erwachsenen Frau beträgt im Mittel vier Oktaven.
(D) Die Klangfarbe der Stimme wird durch die Form des Kehlkopfinneren bestimmt.
(E) Die Taschenfaltenstimme hat eine hohe Grundfrequenz (Fistelstimme).

F87
→ **8.13 Welche Aussage trifft zu?**
Die funktionelle Aphonie beruht auf einer (einem)
(A) Stimmritzenkrampf
(B) unvollkommenen Adduktion der Stimmlippen während der Phonation
(C) Rekurrensschädigung
(D) Transversusschwäche
(E) Keine der Aussagen trifft zu

F98
→ **8.14 Funktionelle Stimmstörungen haben folgende Ursache:**
(A) Stimmlippenpolyp
(B) Larynxpapillomatose
(C) beginnendes Stimmlippenkarzinom
(D) berufsbedingte Stimmüberlastung
(E) Rekurrensparese

→ **8.15 Prüfen Sie bitte folgende Aussagen über Stimmveränderungen**
(1) Die Stimme des Myxödempatienten ist rauh, er spricht mühsam und langsam.
(2) Der Addisonpatient hat eine hellklingende, laute, kräftige Simme.
(3) Schon kleine Mengen von Testosteron oder anabolen Steroiden können die Stimme einer Sängerin ruinieren.
(4) Eine pseudobulbäre Sprache kann bei der Hyperthyreose auf ein drohendes Basedow-Koma hinweisen.
(5) Phonasthenie spricht gegen ein Hypercalcämie-Syndrom.

(A) nur 3 ist richtig
(B) nur 2 und 4 sind richtig
(C) nur 1, 3 und 4 sind richtig
(D) nur 1, 4 und 5 sind richtig
(E) 1–5 = alle sind richtig

F91
→ **8.16 Bei einem heiseren Patienten wird die Diagnose „Internusschwäche" gestellt. Hierbei handelt es sich um**
(A) funktionelle Dysphonie
(B) Schädigung des Ramus internus des N. laryngeus inferior
(C) Schädigung des Ramus internus des N. laryngeus superior
(D) Innenrotationsschwäche der Stellknorpel
(E) Insuffizienz der Mm. vocales

8.8 (C) 8.9 (C) 8.10 (C) 8.11 (A) 8.12 (A) 8.13 (B) 8.14 (D) 8.15 (C) 8.16 (E)

F06

→ 8.17 Ein Patient sucht wegen einer Dysphonie den Arzt auf.
Das unten stehende Kehlkopfspiegelbild in Phonationsstellung zeigt die Stimmbänder in einer Stellung, die am wahrscheinlichsten bedingt ist durch

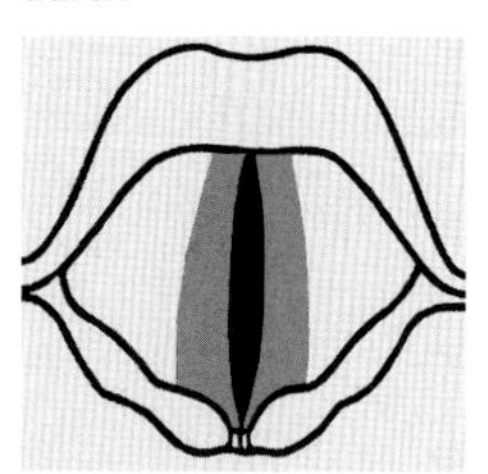

(A) Parese des N. laryngeus superior
(B) Larynxödem
(C) Internusschwäche
(D) Transversusschwäche
(E) doppelseitige Rekurrensparese

8.17 (C)

Schwerpunkt
Ophthalmologie

1 Lider und Tränendrüse

F07

→ **1.1 Ein Säugling wird am Ende des 1. Lebensjahres von der Mutter in einer Augenklinik vorgestellt, da an beiden Augen seit Monaten eine „Entzündung" bestünde; diese sei durch die Augentropfen des Kinderarztes (Erythromycin, Xylometazolin) und die von ihm empfohlenen Massagen der Tränenwege nicht wesentlich zurückgegangen. Insbesondere in der Früh seien beide Lider verklebt und mit einem Sekret verschmiert, aber auch nach Abwischen der Krusten würde das Auge tränen, ohne dass das Kind weine oder erkältet sei. Kaudal der medialen Lidbändchen finden sich leichte, nicht gerötete oder livide Vorwölbungen. Bei Druck auf die inneren Lidwinkel entleert sich gelblich-schleimiges Sekret aus den unteren Tränenpünktchen beider Augen. Die Tränenpünktchen selbst sind unauffällig, die Bindehäute weitgehend reizfrei. Beide Hornhäute stellen sich regelrecht dar.**

Welche der folgenden Vorgehensweisen ist jetzt am ehesten angezeigt?

(A) Abwarten bis zum Ende des 2. Lebensjahres, um die spontane Rückbildung der Störung zu erreichen
(B) Gabe von Gentamicin-Augentropfen für ca. 3 Monate
(C) Überdruckspülung bzw. Sondierung der Tränenwege
(D) endoskopische Dakryozystorhinostomie nach West
(E) Kürettage der Tränenkanälchen zur Entfernung von Actinomyces-Drusen

F06

→ **1.2 Welche der folgenden Erkrankungen liegt dem in Abb. 1.1 des Bildanhangs dargestellten, stark druckschmerzhaften Befund am linken Auge eines 28-jährigen Mannes am wahrscheinlichsten zugrunde?**

(A) akute Dakryozystitis
(B) Kanalikulitis
(C) akute Dakryoadenitis
(D) Chalazion
(E) orbitales Rhabdomyosarkom mit Entzündungssymptomatik

F06

→ **1.3 Mollusca contagiosa der Lidränder haben am wahrscheinlichsten welche der folgenden Veränderungen zur Folge?**

(A) Fehlstellung des Lides durch Narbenschrumpfung
(B) Phthiriasis der Wimpernreihe
(C) follikuläre Konjunktivitis
(D) Keratitis dendritica
(E) noduläre Episkleritis

H05

→ **1.4 Welche der Lidveränderungen ist am ehesten typisch für das Bestehen einer kompletten peripheren Fazialislähmung?**

(A) Blepharospasmus
(B) Ektropium
(C) Entropium
(D) Ptosis
(E) Trichiasis

F00

→ **1.5 Bei einem 64-jährigen Patienten besteht am rechten Auge Tränenträufeln und unterhalb des Ligamentum palpebrale mediale eine Vorwölbung mit leichter Rötung der Haut. Bei Druck auf die Vorwölbung füllt sich der innere Lidwinkel mit mukopurulentem Sekret.**

Es handelt sich am wahrscheinlichsten um:

(A) Chalazion
(B) Dakryoadenitis
(C) Dakryozystitis
(D) Hordeolum externum
(E) Xanthelasma

H99

→ **1.6 Hordeola sind Infektionen von Augenliddrüsen am häufigsten mit**

(A) Chlamydien
(B) Haemophilus-Bakterien
(C) Proteus-Bakterien
(D) Staphylokokken
(E) Streptokokken

F98

→ **1.7 Das beginnende Chalazion liegt**

(A) subkutan zwischen M. orbicularis oculi und Lidhaut
(B) epitarsal auf der Lidinnenseite
(C) im Lidtarsus
(D) zwischen Lidtarsus und M. orbicularis oculi
(E) vor dem Septum orbitale

1.1 (C) 1.2 (C) 1.3 (C) 1.4 (B) 1.5 (C) 1.6 (D) 1.7 (C)

H91
→ **1.8 Welche Aussage trifft nicht zu? Typische Folgen des Entropiums sind:**
(A) Epiphora
(B) Pflastersteinfollikel der Bindehaut
(C) Trichiasis
(D) rotes Auge
(E) Erosio corneae

F94
→ **1.9 Welche Aussage trifft nicht zu? Eine Ptose kann verursacht sein durch:**
(A) Okulomotoriusparese
(B) Trochlearisparese
(C) Schädigung des zervikalen Grenzstrangs
(D) Dystrophia myotonica (Curschmann-Steinert)
(E) Myasthenia gravis pseudoparalytica

H97
→ **1.10 Welches der genannten Symptome ist nicht typisch für eine akute Dakryoadenitis?**
(A) Rötung am temporalen Teil des Oberlids
(B) Druckschmerz kranial des temporalen Teils des Tarsus palpebrae superioris
(C) Schwellung der Tränendrüse
(D) Abduzensparese
(E) Paragraphenform des Oberlids

H00 H89
→ **1.11 Welche Aussage trifft für die Ptosis bei der Myasthenia gravis pseudoparalytica im typischen Fall zu?**
(A) Sie ist morgens unmittelbar nach dem Erwachen am ausgeprägtesten.
(B) Sie ist im Mittel abends ausgeprägter als vormittags.
(C) Sie ist ausgeprägter unter vorsichtiger diagnostischer intravenöser Gabe von Edrophoniumchlorid.
(D) Sie ist nach einminütigem Blick nach oben vorübergehend geringer.
(E) Sie wird durch eine Stellatumblockade gebessert.

F90
→ **1.12 Zu den typischen Folgen des Ektropium senile gehören:**
(1) Konjunktivitis
(2) Tränenträufeln
(3) Kataraktentwicklung
(4) Glaukom

(A) nur 1 und 2 sind richtig
(B) nur 2 und 3 sind richtig
(C) nur 1, 3 und 4 sind richtig
(D) nur 2, 3 und 4 sind richtig
(E) 1–4 = alle sind richtig

F97
→ **1.13 Wodurch entsteht ein paralytisches Ektropium?**
(A) periphere Fazialisparese
(B) Trigeminusparese
(C) Levatorparese
(D) Okulomotoriusparese
(E) Parese des Nervus infraorbitalis

H00
→ **1.14 Mit Lagophthalmus (unzureichendem Lidschluss) ist typischerweise zu rechnen aufgrund sehr ausgeprägter/m**
(A) endokriner Orbitopathie
(B) Ankyloblepharon
(C) Dermatochalasis des Oberlids
(D) Adie-Syndrom
(E) Horner-Syndrom

H00 H94
→ **1.15 Ein Kleinkind hat lateral am linken Unterlid einen lividen, sich teigig anfühlenden Tumor (siehe Abb. 1.2 des Bildanhangs). Wie lautet die wahrscheinlichste Diagnose?**
(A) Hämangiom
(B) Geburtstrauma
(C) Dermoid
(D) Hordeolum externum
(E) Lidphlegmone

1.8 (B) 1.9 (B) 1.10 (D) 1.11 (B) 1.12 (A) 1.13 (A) 1.14 (A) 1.15 (A)

H97

→ 1.16 **Im inneren Lidwinkel einer 70-jährigen Patientin entwickelte sich im Laufe von zwei Jahren eine knotige Veränderung mit zentraler Eindellung und Krustenbildung (siehe Abb. 1.3 des Bildanhangs). Bei Lupenbetrachtung finden sich feine Teleangiektasien.**
Hierbei handelt es sich am wahrscheinlichsten um:

(A) Keratoakanthom
(B) Papillom
(C) Basaliom
(D) senile (aktinische) Keratose
(E) Chalazion

H95 F92

→ 1.17 **Zur ausreichenden Benetzung des Hornhautepithels durch die Tränen tragen Muzine im präkornealen Tränenfilm entscheidend bei.**
Diese Muzine werden überwiegend gebildet von

(A) den Meibom-Drüsen der Lider
(B) den Becherzellen der Bindehaut
(C) der Tränendrüse
(D) den akzessorischen Tränendrüsen
(E) den Moll-Drüsen der Lider

H98

→ 1.18 **Welche Aussage trifft nicht zu?**
Eine Vergrößerung der Tränendrüse kann verursacht sein durch:

(A) Leukämie
(B) Sarkoidose
(C) Morbus Hodgkin
(D) Mumps
(E) Marfan-Syndrom

2 Konjunktiva, Cornea, Sklera und Iris

H05

→ 2.1 **Für die Therapie einer schweren, nicht erregerbedingten Uveitis kommt am wenigsten in Betracht:**

(A) Azathioprin
(B) Ciclosporin
(C) Cromoglicinsäure
(D) Dexamethason
(E) Scopolamin

H07

→ 2.2 **Bei einem Patienten mit Diabetes mellitus liegt der in Abb. 2.1 des Bildanhangs dargestellte Augenbefund mit Pupillenerweiterung und Pupillenstarre vor. Eine Augenbehandlung hat während des letzten Monats nicht stattgefunden. Vor einer Woche hatte der Patient (als Beifahrer in einem Pkw) einen Auffahrunfall, ohne dabei eine Augenverletzung zu bemerken.**
Welche der folgenden Veränderungen lässt sich anhand der dargelegten Befunde am ehesten feststellen?

(A) äußere (externe) Okulomotoriusparese
(B) Hyphäma infolge einer Augenprellung
(C) akute Iritis (Uveitis anterior)
(D) Iridodonesis
(E) Rubeosis iridis

F06

→ 2.3 **Welche der folgenden Veränderungen kommt als unmittelbare Ursache von Augenschmerzen am wenigsten in Frage?**

(A) rissbedingte Ablösung der sensorischen Netzhaut vom Pigmentepithel
(B) Entzündung der hinteren Sklera
(C) palpatorisch feststellbare Erhöhung des intraokulären Drucks
(D) Lichteinfall ins Auge bei entzündeter Iris
(E) rezidivierende Ablösung von Hornhautepithel

F06

→ 2.4 **Ein Vorschulkind fällt bei der Augenuntersuchung durch eine beidseitige Sehschwäche auf, die in der Ferne und in der Nähe eine Herabsetzung des Rohvisus auf 0,6 bewirkt. Die Visusminderung ist durch Brillengläser unmittelbar zu beheben.**
Um welchen der folgenden Zustände handelt es sich am wahrscheinlichsten?

(A) ametrop(isch)e Amblyopie
(B) einfache Myopie (Myopia simplex)
(C) Emmetropie
(D) Esophorie
(E) regulärer Hornhaut-Astigmatismus

1.16 (C) 1.17 (B) 1.18 (E) 2.1 (C) 2.2 (E) 2.3 (A) 2.4 (E)

F06

→ 2.5 Auf welche der nachfolgend genannten Erkrankungen lässt sich eine Iritis bzw. Iridozyklitis ätiologisch am wenigsten wahrscheinlich zurückführen?

(A) Borreliose
(B) Colitis ulcerosa
(C) Hyperlipoproteinämie
(D) M. Reiter
(E) Sarkoidose

F06

→ 2.6 Eine konnatale Infektionskrankheit durch welche der folgenden Erreger führt in der späteren Kindheit bzw. Jugend am wahrscheinlichsten zu einer interstitiellen Keratitis (Keratitis parenchymatosa)?

(A) Adenoviren
(B) Chlamydien
(C) Gonokokken
(D) Toxoplasmen
(E) Treponemen

F06

→ 2.7 Eine lachsfarbene diffuse Schwellung der unteren Bindehaut-Umschlagfalte ist am ehesten typisch für welche der folgenden Erkrankungen?

(A) Lichen ruber
(B) Lymphom
(C) rheumatoide Arthritis (chronische Polyarthritis)
(D) Sarkoidose
(E) Sklerodermie (systemische Sklerose)

H05

→ 2.8 Welche der folgenden Diagnosen lässt sich anhand von Abb. 2.2 des Bildanhangs am ehesten stellen?

(A) Irismelanom des rechten Auges
(B) Heterochromie
(C) erhebliche akute Iridozyklitis des linken Auges
(D) Hornhauttrübung des rechten Auges
(E) Tyrosinase-negativer Albinismus

H05

→ 2.9 Ein 40-jähriger Architekt stellt sich in Ihrer Sprechstunde vor: Er gibt an, seit 4 Tagen unter Beschwerden am linken Auge zu leiden. Es finden sich keine anamnestischen Hinweise auf ein Trauma. In der Spaltlampenuntersuchung finden Sie links eine temporal von der Hornhaut gelegene, sektorförmige Injektion radiär angeordneter Gefäße mit Schwellung und Druckempfindlichkeit an dieser Stelle. Darüber hinaus zeigt sich ein altersentsprechender Normalbefund. Das rechte Auge ist unauffällig, ebenso wie die Lider.
Welche Diagnose ist am wahrscheinlichsten?

(A) Keratoconjunctivitis epidemica
(B) Herpes-simplex-Konjunktivitis
(C) akute Episkleritis
(D) Scleromalacia perforans
(E) Kerat(oconjunctiv)itis photoelectrica

H05

→ 2.10 Die Ausbildung einer akuten Entzündung mit Follikeln in der Augenbindehaut spricht beim Erwachsenen am ehesten für welche der folgenden Erkrankungen?

(A) Akanthamöbenkeratitis
(B) Pneumokokken-Konjunktivitis
(C) virale Konjunktivitis
(D) Conjunctivitis sicca
(E) Kerat(oconjunctiv)itis photoelectrica

F04

→ 2.11 Eine 43-jährige Kontaktlinsenträgerin klagt über Fremdkörpergefühl, Jucken und mäßig vermehrte Schleimbildung der Augen. Abb. 2.3 des Bildanhangs zeigt die tarsale Bindehaut des Oberlides am ektropionierten Auge. Die Bindehaut des Unterlides und der Übergangsfalten (Fornices) ist weitgehend unauffällig.
Welche der Diagnosen ist am wahrscheinlichsten?

(A) Riesenpapillen-Konjunktivitis
(B) follikuläre Konjunktivitis bei Trachom Stadium III
(C) Conjunctivitis lignosa
(D) Conjunctivitis diphtherica
(E) Gonokokken-Konjunktivitis

2.5 (C) 2.6 (E) 2.7 (B) 2.8 (B) 2.9 (C) 2.10 (C) 2.11 (A)

F01

→ **2.12 Die eitrige Bindehautentzündung des Neugeborenen**

(A) wird relativ häufig durch Chlamydien hervorgerufen
(B) tritt nach Schnittentbindung häufiger auf als nach Spontangeburt
(C) manifestiert sich nur in Ausnahmefällen vor der 4. Lebenswoche
(D) wird bei Nachweis von Chlamydien am sichersten durch lokale Anwendung von Silbernitrat beherrscht (Credé-Prophylaxe)
(E) greift nie auf die Kornea über

H04

→ **2.13 Bei einem 30-jährigen Patienten entwickeln sich im Anschluss an eine Erkältungskrankheit rasch eine einseitige Lidrötung und -schwellung, intensive Bindehautrötung mit Schwellung insbesondere der Plica semilunaris, wässrig-schleimige Bindehautsekretion. Es bestehen erhebliche Lichtscheu und Fremdkörpergefühl. Präaurikuläre und submandibuläre Lymphknoten sind geschwollen.**
Die wahrscheinlichste Diagnose ist:

(A) primäre Herpes-simplex-Infektion
(B) (Kerato-)Conjunctivitis epidemica
(C) akuter Keratokonus
(D) akute saisonal-allergische Konjunktivitis
(E) Conjunctivitis vernalis

H04

→ **2.14 Als Erreger einer Keratitis sind Akanthamöben besonders in Betracht zu ziehen bei:**

(A) Patienten mit Atopie
(B) Kontaktlinsenträgern
(C) vorbestehender endogener Uveitis
(D) Vorliegen eines Arcus lipoides (Gerontoxon)
(E) schmerzlosem Krankheitsverlauf

H91

→ **2.15 Ein Hypopyon bei einer bakteriellen Keratitis entsteht im allgemeinen durch:**

(A) Wanderung der Keime durch die erhaltene Hornhaut
(B) Hornhautperforation
(C) Ruptur von Blutgefäßen
(D) Ischämie der Iris
(E) aseptische Exsudation von Leukozyten in das Kammerwasser

F93

→ **2.16 Ein Patient klagt über zunehmende Sehstörung seit einigen Jahren. Bei der Untersuchung des vorderen Augenabschnittes zeigt sich der Befund der Abb. 2.4 des Bildanhangs.**
Wie lautet die Diagnose?

(A) Buphthalmus
(B) Keratokonus
(C) Cornea plana
(D) Deszemetozele
(E) Hornhautstaphylom

H94

→ **2.17 Eine foudroyante Einschmelzung der Hornhaut, die zur Descemetocele und Perforation führt, tritt (von den genannten Erkrankungen) am ehesten auf bei:**

(A) Keratitis durch Pseudomonas aeruginosa
(B) Adenovirusinfektion der Hornhaut
(C) Zosterkeratitis
(D) Keratitis parenchymatosa e lue connata
(E) Chlamydieninfektion der Hornhaut

F99

→ **2.18 Wenn Sie an einem Auge eine ziliare Injektion, verwaschene Iriszeichnung und Miosis, verbunden mit Schmerzen vorfinden, ist welche Diagnose am wahrscheinlichsten?**

(A) Konjunktivitis
(B) Glaukombefall
(C) Episkleritis
(D) Keratitis
(E) Iridozyklitis

F98 F96

→ **2.19 Am Auge eines 60-jährigen Patienten entwickelte sich die in Abb. 2.5 des Bildanhangs dargestellte Bindehautveränderung über den Zeitraum von 2 Jahren.**
Wie lautet die wahrscheinlichste Diagnose?

(A) Bindehauthämangiom
(B) Zystinose
(C) Sklerokornea
(D) Pterygium
(E) Conjunctivitis lignosa

2.12 (A) 2.13 (B) 2.14 (B) 2.15 (E) 2.16 (B) 2.17 (A) 2.18 (E) 2.19 (D)

H99

→ **2.20 Bei welcher Infektionskrankheit der vorderen Augenabschnitte ist ein Narbenentropium des Oberlides mit Trichiasis am wahrscheinlichsten?**

(A) Trachom
(B) Herpes-simplex-Keratokonjunktivitis
(C) Keratoconjunctivitis epidemica
(D) Molluscum contagiosum
(E) Actinomyces-Kanalikulitis

F00 F90 H87

→ **2.21 Welches der Symptome/Befunde ist bei einer Keratoconjunctivitis epidemica am wenigsten zu erwarten?**

(A) Karunkelschwellung
(B) erhöhter intraokularer Druck
(C) Photophobie
(D) präaurikuläre Lymphknotenschwellung
(E) Bindehautrötung

H91

→ **2.22 Wenige Tage nach unkomplizierter Entbindung entwickelt ein Neugeborenes rasch eine doppelseitige, heftige, rahmig-eitrige Bindehautsekretion mit starker Lidschwellung und Rötung der Bindehaut (siehe Abb. 2.6 des Bildanhangs). Wie lautet die wahrscheinlichste Diagnose?**

(A) Conjunctivitis vernalis
(B) Gonoblenorrhoe
(C) allergische Konjunktivitis
(D) angeborenes Glaukom
(E) luische Keratokonjunktivits

F89

→ **2.23 Ein 68-jähriger Patient zeigt eine Bindehautveränderung (siehe Abb. 2.7 des Bildanhangs), welche innerhalb eines Jahres stark an Größe zugenommen hat und zu Unterblutungen der Bindehaut neigt. Wie lautet die wahrscheinlichste Diagnose?**

(A) Bindehautplattenepithelkarzinom
(B) Bindehauthämangiom
(C) malignes Melanom der Bindehaut
(D) Sklerastaphylom
(E) pigmentiertes Papillom der Bindehaut

F97

→ **2.24 Die wahrscheinlichste Diagnose bei dem Patienten ohne Unfallanamnese (siehe Abb. 2.8 des Bildanhangs) ist.**

(A) Vitamin-C-Mangel-Erkrankung
(B) AIDS
(C) Conjunctivitis vernalis
(D) okuläres Pemphigoid (Pemphigus conjunctivae)
(E) Glaukom

F00

→ **2.25 Das Auge in Abb. 2.9 des Bildanhangs wird mit einer Spaltlampe beleuchtet. Bei der dargestellten Hornhauttrübung handelt es sich am wahrscheinlichsten um:**

(A) makuläre Hornhautdystrophie (macular corneal dystrophy)
(B) bandförmige Hornhautdegeneration
(C) akuter Keratokonus mit Hornhautödem
(D) Keratitis disciformis herpetica
(E) Ulcus corneae serpens

H98

→ **2.26 Bei der in der Abb. 2.10 des Bildanhangs dargestellten Veränderung des Limbus corneae bei 6–8 Uhr handelt es sich am wahrscheinlichsten um:**

(A) Bindehautüberwachsung nach Verletzung
(B) Limbusdermoid
(C) amelanotisches Bindehautmelanom
(D) Pterygium
(E) Plattenepithelkarzinom des Hornhautepithels

F93

→ **2.27 Ursache einer Keratitis nummularis ist am häufigsten eine Infektion mit**

(A) Pilzen
(B) Streptokokken
(C) Herpes-simplex-Viren
(D) Adenoviren
(E) Haemophilus-Bakterien

F97

→ **2.28 Sehr ausgeprägte Hypästhesie der Hornhaut bei akuter Keratitis eines Patienten, der kein Kontaktlinsenträger ist, spricht für:**

(A) Herpes-simplex-Keratitis
(B) luische Stromakeratitis
(C) Acanthamoeba-Keratitis
(D) Candida-Keratitis
(E) atopische Keratitis

2.20 (A) 2.21 (B) 2.22 (B) 2.23 (C) 2.24 (D) 2.25 (B) 2.26 (B) 2.27 (D) 2.28 (A)

H96

→ **2.29 Einer Keratitis disciformis liegt am ehesten zugrunde:**

(A) Candida-Infektion
(B) Chlamydien-Infektion
(C) Lues connata
(D) Streptokokken-Infektion
(E) Herpes-Virus-Infektion

F97

→ **2.30 Die Zystinose führt an den Augen typischerweise zu:**

(A) Glaukom
(B) Retinopathia centralis serosa
(C) Pupillotonie
(D) Iritis
(E) Hornhauteinlagerungen

H91

→ **2.31 Die Abb. 2.11 des Bildanhangs zeigt einen Teil der Vorderansicht eines Auges. Zur Orientierung in der rechten unteren Bildecke ist gerade noch ein Stück Hornhaut zu sehen. Wie lautet die Diagnose?**

(A) Skleritis posterior
(B) Sklerastaphylom
(C) Melanosis sclerae
(D) Uveitis granulomatosa
(E) Chorioderemie

H99 F98

→ **2.32 Bei welcher der Erkrankungen ist die Wahrscheinlichkeit, daß bei Vorliegen der Erkrankung eine Skleritis auftritt, am geringsten?**

(A) chronische Polyarthritis (rheumatische Arthritis)
(B) Wegener-(Klinger-)Granulomatose
(C) Polyarteriitis nodosa
(D) systemischer Lupus erythematodes
(E) Diabetes mellitus

F97

→ **2.33 Am in Abb. 2.12 des Bildanhangs dargestellten Auge sind zu erkennen:**

(1) Präzipitate der Hornhautrückfläche
(2) Synechie
(3) operatives Iriskolobom (Z. n. peripherer Iridektomie)

(A) nur 2 ist richtig
(B) nur 3 ist richtig
(C) nur 1 und 2 sind richtig
(D) nur 1 und 3 sind richtig
(E) nur 2 und 3 sind richtig

H90

→ **2.34 Ein typisches Symptom der akuten Iridozyklitis ist:**

(A) herabgesetzte Hornhautsensibilität
(B) weite Pupille
(C) Kammerwassertrübung
(D) parenchymatöse Hornhauttrübung
(E) abgeflachte Vorderkammer

F00

→ **2.35 Nennen Sie unter den vier Erkrankungen die beiden, die am häufigsten Ursache von Irisneovaskularisationen (Rubeosis iridis) sind:**

(1) Horner-Syndrom
(2) Diabetes mellitus
(3) Zentralvenenthrombose der Netzhaut
(4) Iridodysgenesie

(A) nur 1 und 2 sind richtig
(B) nur 1 und 3 sind richtig
(C) nur 2 und 3 sind richtig
(D) nur 2 und 4 sind richtig
(E) nur 3 und 4 sind richtig

2.29 (E) 2.30 (E) 2.31 (B) 2.32 (E) 2.33 (C) 2.34 (C) 2.35 (C)

Fallstudie 1

Ein 40-jähriger Patient klagt bei seinem Hausarzt über akut einsetzende Beschwerden am rechten Auge mit Brennen und Lichtscheu. Bei der Untersuchung finden sich ein vermehrter Tränenfluss und eine konjunktivale Injektion; das Sehvermögen ist laut Angaben des Patienten nicht gestört.

Die Verdachtsdiagnose des Hausarztes lautet „Konjunktivitis". Die Genese der Konjunktivitis ist zunächst noch unklar, jedoch gibt die Art der Beschwerden schon einen gewissen Anhalt auf die mögliche Ursache.
Bitte ordnen Sie der Ursachenart einer Konjunktivitis (Liste 1) das dafür typischste klinische Bild aus Liste 2 zu!

Liste 1
→ 2.36 F1 **allergisch**
→ 2.37 F1 **bakteriell**

Liste 2
(A) Sekret eitrig, Lidschwellung mäßig, keine Lymphknotenbeteiligung, kein Juckreiz
(B) Sekret wässrig, Lidschwellung gering, Lymphknotenbeteiligung, kein Juckreiz
(C) Sekret wässrig oder mukös zäh, Lidschwellung mäßig bis schwer, keine Lymphknotenbeteiligung, erheblicher Juckreiz
(D) Sekret blutig, schwere Lidschwellung, keine Lymphknotenbeteiligung, mäßiger Juckreiz
(E) Sekret rostbraun verfärbt, mäßige Lidschwellung, keine Lymphknotenbeteiligung, kein Juckreiz

→ 2.38 F1 **Der Patient wird zur genaueren Klärung von Diagnose und Therapie vom Hausarzt zum Augenarzt überwiesen. Zur Untersuchung des Auges will der Augenarzt das Oberlid ektropionieren.**
Welche Hauptblickrichtung nimmt der Patient hierzu am günstigsten ein?
(A) nach rechts
(B) nach links
(C) geradeaus
(D) nach unten
(E) nach oben

→ 2.39 F1 **Der Augenarzt beurteilt die Bindehaut des ektropionierten Auges und entnimmt einen Bindehautabstrich.**
Für eine allergische Ursache einer Konjunktivitis würden im Giemsa-gefärbten Bindehautabstrich besonders sprechen:
(A) neutrophile Granulozyten
(B) eosinophile Granulozyten
(C) Lymphozyten
(D) Epithelzellen ohne basophile (Halberstädter-Prowazek-)Einschlusskörperchen
(E) Epithelzellen mit basophilen (Halberstädter-Prowazek-)Einschlusskörperchen

→ 2.40 F1 **Aufgrund des Bindehautabstriches stellt der Augenarzt aber fest, dass es sich bei der Erkrankung des Patienten um eine viral bedingte Konjunktivitis epidemica handelt. Er erklärt dem Patienten den Befund und gibt ihm einige Verhaltensratschläge.**
Welche Aussage zur Keratoconjunctivitis epidemica trifft nicht zu?
(A) Solange noch Hornhauttrübungen zu beobachten sind, besteht hohe Infektiosität.
(B) Anfangs ist zumeist nur eines der beiden Augen erkrankt.
(C) Sie kann durch gemeinsam benutzte Handtücher auf andere Personen übertragen werden.
(D) Die Inkubationszeit beträgt ungefähr 8 – 10 Tage.
(E) Der Patient sollt möglichst wenig am Auge reiben.

→ 2.41 F1 **Zusätzlich verordnet der Arzt dem Patienten Augentropfen, die zur Schmerzlinderung Lokalanästhetika enthalten.**
Welche Gefahr ergibt sich am ehesten durch die unkontrollierte Anwendung von Lokalanästhetika als Augentropfen?
(A) Entstehung einer Fuchs-Hornhautendotheldystrophie
(B) Entstehung einer Hornhauterosion bzw. eines Hornhautulkus
(C) Verlust der Meibom-Drüsen
(D) Entwicklung einer Katarakt
(E) Entwicklung eines sekundären Offenwinkelglaukoms

2.36 F1 (C) 2.37 F1 (A) 2.38 F1 (D) 2.39 F1 (B) 2.40 F1 (A) 2.41 F1 (B)

Fallstudie 2

Ein Patient wird von seinem Hausarzt wegen eines Herpes zoster behandelt. Da der Patient auch über ein Fremdkörpergefühl an einem Auge klagt, wurde er von seinem Hausarzt in Ihre augenärztliche Praxis überwiesen.

→ **2.42 F2** **Auf dem Überweisungsschein war als Fragestellung angegeben: Intraokulare Beteiligung bei bekanntem Herpes zoster?**
Mit intraokularer Beteiligung bei einem Zoster ist insbesondere zu rechnen bei:

(A) Beteiligung des Nervus nasociliaris mit Hautbefall der Nasenspitze
(B) Befall des Nervus infraorbitalis mit Hauteffloreszenzen am Unterlid
(C) Lidödem
(D) Stirnkopfschmerzen
(E) Befall des Nervus auriculotemporalis mit Hauteffloreszenzen an der vorderen Ohrmuschel

→ **2.43 F2** **Bei der Untersuchung des Patienten überprüfen Sie unter anderem den Kornealreflex.**
Wenn man gezielt den Kornealreflex prüfen will, so wird in erster Linie folgendes der genannten Hilfsmittel verwendet:

(A) Watte
(B) Skiaskop
(C) Ophthalmometer
(D) Fluorescein
(E) Anomaloskop

→ **2.44 F2** **Zur genaueren Untersuchung der Hornhaut führen Sie eine Fluoreszinfärbung der Hornhaut durch.**
Mit der Vitalfärbung der Hornhaut mit Fluoreszein wird nachgewiesen:

(A) Trübung im Bereich des Hornhautstromas
(B) Epitheldefekt der Hornhaut
(C) Endotheldystrophie der Hornhaut
(D) irregulärer Astigmatismus
(E) bakterielle Auflagerung

→ **2.45 F2** **Ihre Untersuchung ergibt eine herabgesetzte Hornhautsensibilität an dem betroffenen Auge des Patienten. Nach Fluoreszeinanfärbung zeigt sich der in Abb. 2.13 des Bildanhangs dargestellte Hornhautbefund. (Bei dem weißen Fleck oberhalb der Pupille und dem bläulichen Fleck neben der Pupille handelt es sich um Lichtreflexe.)**
Aufgrund der Untersuchungsergebnisse stellen Sie folgende Verdachtsdiagnose:

(A) Fremdkörperverletzung der Hornhaut
(B) Keratitis filiformis
(C) Keratitis dendritica
(D) Hornhautmykose
(E) Ulcus corneae serpens

→ **2.46 F2** **Ihre ophthalmologischen Untersuchungen des Patienten zeigen keinen weiteren intraokularen Befall durch Herpes zoster.**
Mit welchem Befund wäre bei intraokulärem Befall durch Herpes zoster am wenigsten zu rechnen?

(A) Augenmuskellähmung
(B) Retinoschisis
(C) Sekundärglaukom
(D) stromale Keratitis
(E) vordere Uveitis

→ **2.47 F2** **Sie schreiben einen kurzen Bericht für den Hausarzt und geben dem Patienten ein Rezept mit, auf dem Sie ihm das für die vorliegende Erkrankung am besten wirksame Medikament verordnen.**
Welches der Arzneimittel ist zur ursächlichen Behandlung des (Hornhaut-)Befundes am ehesten geeignet?

(A) Aciclovir (lokal oder systemisch)
(B) Amphotericin B (lokal oder systemisch)
(C) Gentamicin (systemisch)
(D) Indometacin (lokal)
(E) Zanamivir (Diskhaler)

2.42 F2 (A) 2.43 F2 (A) 2.44 F2 (B) 2.45 F2 (C) 2.46 F2 (B) 2.47 F2 (A)

Fallstudie 3

Bei einem 40-jährigen japanischen Patienten beobachten Sie eine akute beidseitige Iridozyklitis mit Hypopyon. Anamnestisch gibt der Patient schmerzhafte rezidivierende Geschwüre im Mund und am Genitale an. An der Streckseite eines Unterschenkels findet sich ein rötlich blauer schmerzhafter Knoten. Röntgenaufnahmen des Thorax ergeben einen unauffälligen Befund.

→ **2.48 F3 Durch Anamnese und Inspektion des Patienten gewinnen Sie erste Informationen über die Erkrankung des Patienten.**
Welcher der Befunde/Symptome ist bei (unbehandelter) akuter Iridozyklitis am wenigsten wahrscheinlich?

(A) erweiterte Pupille
(B) Photophobie
(C) Schmerzen
(D) reduzierte Sehschärfe
(E) Tränen(träufeln)

→ **2.49 F3 Bei einer eingehenderen Untersuchung der Augen des Patienten können Sie für die Iridozyklitis typische Befunde erheben.**
Für eine akute Iridozyklitis ist nicht typisch:

(A) Tyndall-Phänomen des Kammerwassers
(B) Keratokonus
(C) verwaschen erscheinende Irisstruktur
(D) ziliare Injektion der Bindehaut
(E) Präzipitate auf der Hornhautrückfläche

→ **2.50 F3 Bei der Untersuchung der Augen fällt Ihnen besonders beidseits ein Hypopyon auf.**
Welche Aussagen zum Hypopyon trifft nicht zu?

(A) Es ist eine Eiteransammlung in der Linse.
(B) Es ist eine Eiteransammlung in der Vorderkammer.
(C) Es bildet einen Spiegel.
(D) Es ist von außen (auch nicht apparativ) sichtbar.
(E) Es ist ein typischer Befund beim Ulcus corneae serpens.

→ **2.51 F3 In Anbetracht der Tatsache, dass der Patient neben der Iridozyklitis weitere Krankheitssymptome aufweist, gehen Sie davon aus, dass die Iridozyklitis Ausdruck einer anderen Erkrankung ist.**
Was ist die wahrscheinlichste Ursache der Iridozyklitis?

(A) Morbus Reiter
(B) Morbus Bechterew (Spondylitis ankylosans)
(C) Morbus Behçet
(D) Colitis ulcerosa
(E) Sarkoidose

→ **2.52 F3 Welche Aussage trifft nicht zu?**
Zur Therapie der Iridozyklitis setzen Sie bei dem Patienten unter anderem ein Mydriatikum ein.
Folgende Arzneistoffe bewirken – bei lokaler Applikation am Auge – typischerweise eine Mydriasis:

(A) Pilocarpin
(B) Scopolamin
(C) Tropicamid
(D) Atropin
(E) Phenylephrin

→ **2.53 F3 Der Einsatz eines Mydriatikums hat (außer einer Schmerzlinderung durch Milderung des Spasmus des Ziliarmuskels und des Pupillensphinkters) bei diesem Patienten vor allem zum Ziel die**

(A) Bekämpfung bzw. Vorbeugung von Synechien
(B) Erweiterung des Kammerwinkels zur Bekämpfung bzw. Vorbeugung eines Hypopyons
(C) Erweiterung des Kammerwinkels zur Bekämpfung bzw. Vorbeugung eines Sekundärglaukoms
(D) Verbesserung des durch die Kammerwassertrübung gedämpften Lichteinfalls auf die Retina
(E) Vergrößerung des durch entzündliche Pseudoptosis und Reizmiosis eingeengten Gesichtsfelds

2.48 F3 (A) 2.49 F3 (B) 2.50 F3 (A) 2.51 F3 (C) 2.52 F3 (A) 2.53 F3 (A)

3 Linse und Pupille

F86

→ **3.1 Welche Aussage trifft nicht zu?**
Ein „amaurotisches Katzenauge“ kann verursacht werden durch

(A) eine retrolentale Fibroplasie
(B) ein Pseudogliom
(C) ein Retinoblastom
(D) einen Glaskörperabszeß
(E) eine kongenitale Cataracta totalis

H05

→ **3.2 Bei welcher der Augenerkrankungen ist eine Leukokorie am wenigsten wahrscheinlich?**

(A) M. Coats
(B) persistierender hyperplastischer primärer Glaskörper
(C) Retinoblastom
(D) Retinopathia centralis serosa
(E) Retinopathia praematurorum

H05

→ **3.3 Welcher der genannten Arzneistoffe führt am wahrscheinlichsten zu einer Katarakt?**

(A) Acetylsalicylsäure
(B) Ceftriaxon
(C) Ethambutol
(D) Glibenclamid
(E) Prednisolon

F94

→ **3.4 Welche Verdachtsdiagnose ist anhand der Abb. 3.1 des Bildanhangs zu stellen?**
(Am oberen Pupillenrand und als hellweißer, runder Bezirk im mittleren Pupillenbereich stellen sich Lichtreflexe dar.)

(A) Cataracta radiationis (Röntgenstar)
(B) Cataracta traumatica
(C) Cataracta senilis nuclearis
(D) Cataracta secundaria (Nachstar)
(E) Cataracta coronaria

H93

→ **3.5 Bei einem 26-jährigen Patienten kam es spontan zur Luxation der klaren Linse in die Vorderkammer (siehe Abb. 3.2 des Bildanhangs). Welche Systemerkrankung liegt am wahrscheinlichsten vor?**

(A) Reiter-Syndrom
(B) Marfan-Syndrom
(C) Heerfordt-Syndrom
(D) Galaktosämie
(E) Behçet-Syndrom

H91

→ **3.6 Eine Katarakt kann auftreten**

(1) infolge einer Glucocorticoidtherapie
(2) bei bestimmten Hautkrankheiten (z. B. Neurodermitis disseminata)
(3) infolge einer Chloroquintherapie

(A) nur 1 ist richtig
(B) nur 2 ist richtig
(C) nur 3 ist richtig
(D) nur 1 und 2 sind richtig
(E) nur 1 und 3 sind richtig

F91

→ **3.7 Welche Aussage zur angeborenen Katarakt aufgrund einer Rötelninfektion der Mutter während der Schwangerschaft trifft typischerweise zu?**

(A) Die Katarakt ist ein vorderer Rindenstar.
(B) Die Katarakt ist ein hinterer Rindenstar.
(C) Die Katarakt ist ein Kapselstar.
(D) Die Infektion erfolgte im 1. Trimenon.
(E) Die Infektion erfolgte im 3. Trimenon.

3.1 (E) 3.2 (D) 3.3 (E) 3.4 (B) 3.5 (B) 3.6 (D) 3.7 (D)

H01

→ **3.8 Bei einem – ansonsten gesunden – Patienten besteht aufgrund einer Schädigung des linken N. opticus eine amaurotische Pupillenstarre. Als charakteristischer Untersuchungsbefund ist hier in erster Linie zu erwarten:**

(A) Die konsensuelle Pupillenreaktion am linken Auge – auf Belichtung des rechten Auges – ist erloschen.
(B) Auch bei erhaltener Konvergenzbewegung des linken Bulbus – als Naheinstellungsreaktion zusammen mit dem rechten Bulbus – ist die Konvergenzreaktion der Pupille des linken Auges erloschen.
(C) Die Naheinstellungsreaktion der Pupille des rechten Auges ist erloschen.
(D) Am linken Auge sind alle Pupillenreaktionen außer der direkten Lichtreaktion erloschen.
(E) Die direkte Pupillenreaktion auf Licht ist am linken Auge erloschen.

F00

→ **3.9 Welches der Arzneimittel ist am Auge für die Betrachtung des Fundus als Mydriatikum mit relativ kurzer Wirkdauer am geeignetsten?**

(A) Atropin
(B) Carbachol
(C) Pilocarpin
(D) Scopolamin
(E) Tropicamid

F94 F92 F84

→ **3.10 Scopolamin ist ein**

(A) Sympathomimetikum
(B) Sympatholytikum
(C) Parasympatholytikum
(D) indirektes Parasympathomimetikum
(E) direktes Parasympathomimetikum

F93 F84

→ **3.11 Eine reflektorische Pupillenstarre (Argyll-Robertson-Phänomen) kommt vor bei**

(A) Botulismus
(B) Tabes dorsalis
(C) Traumen der Iris
(D) Diphtherie
(E) Trigeminusneuralgie

F89

→ **3.12 Die Pupillotonie ist**

(A) eine harmlose Störung der Pupillomotorik
(B) ein Zeichen für eine Sehbahnläsion
(C) Folge einer Störung im Corpus geniculatum laterale
(D) ein Zeichen für einen Ausfall des Ganglion cervicale superius
(E) eine postentzündliche Irisschädigung

Fallstudie 1

Ein 69-jähriger Patient, der unter schwerem Asthma bronchiale leidet, nimmt seit mehreren Jahren neben einer inhalativen Therapie eine tägliche Kortikosteroiddosis von 10 mg ein. Seit ungefähr einem Jahr klagt er über ein zunehmendes Verschwommensehen insbesondere beim Nahesehen. Bei starkem Licht fühle er sich sehr geblendet. Der behandelnde Internist hat den Patienten daraufhin an einen niedergelassenen Augenarzt überwiesen.

→ **3.13 F1 Bei der augenärztlichen Untersuchung des Patienten fällt insbesondere eine Trübung der Augenlinse auf.
Welche Aussage über die Augenlinse trifft am ehesten zu?**

(A) Sie kann höchstens bis zum Ende des ersten Lebensjahrzehnts an Größe und Gewicht zunehmen.
(B) Ihre Brechkraft nimmt durch Anspannung der Zonulafasern zu.
(C) Ihre Vorderfläche ist in Akkommodationsruhe stärker gekrümmt als die Hinterfläche.
(D) Nur die Hinterkapsel weist Epithelzellen auf.
(E) Eine Katarakt des Linsenkerns kann zur Zunahme der Linsenbrechkraft führen.

→ **3.14 F1 Da die Ursache einer Trübung der Augenlinse vielfältig sein kann, erhebt der Augenarzt bei dem Patienten eine Anamnese bezüglich ursächlich möglicher Grunderkrankungen.
Welche der Erkrankungen birgt das geringste Risiko für eine Trübung der Augenlinse?**

(A) Diabetes mellitus
(B) Galaktosämie
(C) Hyperthyreose
(D) Hypoparathyreoidismus
(E) myotonische Dystrophie

3.8 (E) 3.9 (E) 3.10 (C) 3.11 (B) 3.12 (A) 3.13 F1 (E) 3.14 F1 (C)

→ 3.15 F1 **Der Patient berichtet bei diesem Gespräch von der jahrelangen Kortisoneinnahme wegen Asthma bronchiale.**
Die durch längerdauernde systemische Therapie mit Corticosteroiden bedingte Katarakt ist am ehesten eine

(A) Cataracta coronaria (Kranzkatarakt)
(B) Cataracta nuclearis (Kernkatarakt)
(C) hintere subkapsuläre Katarakt
(D) vordere kapsuläre Katarakt
(E) vordere subkapsuläre Katarakt

→ 3.16 F1 **Die Information über eine langjährige Kortisoneinnahme veranlasst den Augenarzt den Patienten auch bezüglich weiterer möglicher durch cortisonbedingter Erkrankungen des Auges zu untersuchen.**
Eine längere (auch topische) Steroidmedikation kann verschiedene Erkrankungen des Auges (mit-)verursachen oder verschlechtern.
Hierfür kommt am wenigsten in Betracht:

(A) Glaukom
(B) Sicca-Syndrom
(C) bakterielle Keratitis
(D) Hornhautmykose
(E) vitelliforme Makuladegeneration

→ 3.17 F1 **Der Augenarzt empfiehlt dem Patienten aufgrund des Befundes an der Linse, sich einer Kataraktoperation zu unterziehen. Der Patient steht einer Operation sehr zurückhaltend gegenüber und fragt, ob sich die Katarakt nicht auch unter einer konservativen Therapie bessern würde.**
Durch adäquate Behandlung kann sich eine Katarakt praktisch vollständig zurückbilden bei

(A) dystrophischer Myotonie
(B) Diabetes mellitus
(C) hypokalzämischer Tetanle
(D) Galaktosämie
(E) Neurodermitis disseminata

→ 3.18 F1 **Nach eingehender Beratung des Patienten stimmt dieser einer Operation zu. Als operatives Verfahren soll bei ihm die Phakoemulsifikationsmethode angewandt werden.**
Bei der Entfernung der getrübten Augenlinse mit der Phakoemulsifikationsmethode

(A) wird der Linsenkern durch Laser zerkleinert
(B) wird der Linsenkern durch Ultraschall zerkleinert
(C) wird der Linsenkern durch eine hypotone Lösung emulsifziert
(D) wird die hintere Linsenkapsel mitentfernt
(E) ist hinterher eine stärkere Brille erforderlich als bei der intrakapsulären Katarakt-Operation

→ 3.19 F1 **Der Patient wird von dem Arzt genau über das Vorgehen, die Vor- und Nachteile sowie die Risiken der Operation informiert.**
Zu den Vorteilen der Phakoemulsifikationsmethode bei der Kataraktoperation gegenüber der intrakapsulären Operationstechnik gehört nicht:

(A) kleinerer Schnitt zur Eröffnung des Bulbus
(B) Erhaltung des Halteapparats für eine intraokulare Hinterkammerlinse
(C) kürzere postoperative Rehabilitationsphase
(D) geringere Häufigkeit eines Nachstars
(E) geringeres Risiko der postoperativen Netzhautablösung

3.15 F1 (C) 3.16 F1 (E) 3.17 F1 (D) 3.18 F1 (B) 3.19 F1 (D)

4 Vorderkammer, Glaukom

H07

→ 4.1 **Eine 48-jährige Frau kommt abends in Ihre Allgemeinarzt-Praxis und klagt über Übelkeit (mit zweimaligem Erbrechen), linksseitige starke Kopfschmerzen und Verschwommensehen mit dem linken Auge. Die Patientin war bisher internistisch gesund; außer einem Refraktionsfehler (Weitsichtigkeit) sind ihr keine Augenerkrankungen bekannt. Die Beschwerden sind vor etwa zwei Stunden akut aus völligem Wohlbefinden heraus aufgetreten. Das linke Auge ist gerötet, die Hornhaut trüb. Die Pupille ist gut mittelweit, etwas entrundet und reaktionslos. Ein Exophthalmus besteht nicht. Das Abdomen ist palpatorisch und auskultatorisch unauffällig. Welche der folgenden Maßnahmen führt am ehesten zur Diagnose?**

(A) probatorische Gabe von Sumatriptan als Schmerzmittel
(B) sofortige Veranlassung einer Computertomographie zur Suche nach einer Raumforderung im knöchernen Sehnervenkanal
(C) auskultatorische Suche nach einem pulssynchronen Geräusch in der Orbitaregion
(D) Palpation der Augäpfel im Seitenvergleich
(E) Palpation der Temporalarterien, Untersuchung von CRP und BSG

F06

→ 4.2 **Bei der auf Abb. 4.1 des Bildanhangs dargestellten sichelförmigen Augenveränderung handelt es sich am wahrscheinlichsten um ein(e)**

(A) Iriskolobom (angeboren oder traumatisch)
(B) Karzinommetastase in der Iris
(C) Hypopyon
(D) Hyphaema
(E) Hyposphagma

F06

→ 4.3 **Bei einem 6 Monate alten Jungen fällt im Rahmen einer Vorsorgeuntersuchung auf, dass die linke Hornhaut im Durchmesser einige Millimeter größer ist als die rechte und eine diffuse hauchige Trübung aufweist. Die Pupillen sind beidseits rund und relativ eng. Das Kind wirkt lichtscheu.**
Wie ist dieser Befund am ehesten zu bewerten?

(A) angeborene primäre (X-chromosomal rezessiv erbliche) Megalokornea (Makrokornea)
(B) angeborener Keratoglobus (Frühstudium)
(C) akuter Glaukomanfall (primäres akutes Winkelblockglaukom)
(D) Verdacht auf kongenitales Glaukom
(E) Verdacht auf Fuchs-(Endothel-)Dystrophie der Hornhaut

F06

→ 4.4 **Von β-Adrenozeptor-Antagonisten als Augentropfen ist in erster Linie folgende Wirkung am Auge zu erwarten:**

(A) Miosis durch Stimulation des M. sphincter pupillae
(B) Mydriasis durch Hemmung des M. sphincter pupillae
(C) Dauerakkommodation durch Stimulation des M. ciliaris
(D) Erweiterung des Kammerwinkels
(E) Verringerung der Kammerwasserproduktion

H05

→ 4.5 **Ein älterer, etwas eigensinniger Hausarzt diagnostiziert bei sich selbst einen Glaukomanfall. Gravierende Vorerkrankungen bestehen bei ihm nicht. Er hat in der letzten Zeit keine Arzneimittel eingenommen und noch nie eine Medikamentenallergie bei sich festgestellt. Bevor er sich in die nächstliegende Augenklinik bringen lässt, sucht er aus seinen Beständen eine Eigenmedikation heraus.**
Welcher der Arzneistoffe ist hierfür am ehesten geeignet?

(A) Acetazolamid
(B) Atropin
(C) Calciumdobesilat
(D) Neomycin
(E) Tetracain

4.1 (D) 4.2 (D) 4.3 (D) 4.4 (E) 4.5 (A)

H01

→ **4.6 Welches/r der Symptome/Befunde ist als Frühzeichen eines akuten primären Winkelblockglaukoms am wenigsten zu erwarten?**

(A) Sehen von Halos (Farbringen) um Lichtquellen
(B) Epithelödem der Hornhaut
(C) Verlegung des Kammerwinkels durch die periphere Iris
(D) Rubeosis iridis
(E) Augen- und Kopfschmerz

F93

→ **4.7 Ein phakolytisches Glaukom wird verursacht durch**

(A) Übertritt von Linseneiweiß ins Kammerwasser bei hypermaturer Katarakt
(B) Iriswurzelinstabilität nach intrakapsulärer Kataraktextraktion
(C) Verlegung des Kammerwinkels durch eine in die Vorderkammer luxierte Linse
(D) Behinderung des Kammerwasserstroms durch Verklebungen zwischen Linse und Iris
(E) Hypersekretion von Kammerwasser bei Mikrophakie oder Sphärophakie

H02

→ **4.8 Abb. 4.2 des Bildanhangs zeigt den Spaltlampenbefund eines Auges.**
Was liegt hier am wenigsten wahrscheinlich vor?

(A) Seclusio pupillae
(B) Iris bombée (bombata)
(C) Plateau-Iris
(D) gemischte Injektion
(E) Katarakt mit Gefäßproliferationen auf der Linsenvorderfläche

F03

→ **4.9 Welches der Zeichen spricht bei einem ophthalmologischen Patienten am ehesten gegen das Vorliegen einer okulären Hypertension (als eigenständige Diagnose)?**

(A) auf 22–25 mmHg erhöhte Augeninnendruckwerte
(B) offener Kammerwinkel ohne Goniosynechien
(C) unauffälliger neuroretinaler Randsaum der Papille
(D) fehlende Glaukomexkavation der Papille
(E) parazentraler bogenförmiger Gesichtsfeldausfall

F04

→ **4.10 Ein älterer Patient sucht seinen Hausarzt wegen Sehstörungen und Kopfschmerzen auf. Dieser diagnostiziert einen akuten (klassischen) Glaukomanfall und veranlasst eine unverzügliche Klinikeinweisung. Darüber hinaus beginnt er noch in seiner Praxis mit einer Notfalltherapie.Welche der genannten Augentropfen kommen hierfür vorrangig in Betracht?**

(A) Pilocarpin-Augentropfen
(B) Scopolamin-Augentropfen
(C) Atropin-Augentropfen
(D) Naphazolin-Augentropfen
(E) Trifluridin-Augentropfen

H04

→ **4.11 Die Messung des horizontalen Hornhaut-Durchmessers am Augapfel eines Säuglings ist in erster Linie bedeutsam für die Diagnosestellung**

(A) des Keratokonus
(B) der bandförmigen Hornhautdegeneration (Bandkeratopathie)
(C) des (kongenitalen) Glaukoms
(D) der (Mikro-)Sphärophakie
(E) des Retinoblastoms

H00

→ **4.12 Das zirkulierende Kammerwasser des Auges dient (u. a.) der Ernährung von:**

(1) Choroidea
(2) Kornea
(3) Linse
(4) Sklera

(A) nur 1 und 2 sind richtig
(B) nur 1 und 4 sind richtig
(C) nur 2 und 3 sind richtig
(D) nur 2 und 4 sind richtig
(E) nur 3 und 4 sind richtig

H90

→ **4.13 Welche Aussage trifft nicht zu?**
Zu den typischen Symptomen des kongenitalen Glaukoms gehören:

(A) Lichtscheu
(B) Tränenträufeln
(C) hintere Synechien
(D) Hornhauttrübung
(E) Augapfelvergrößerung

4.6 (D) 4.7 (A) 4.8 (C) 4.9 (E) 4.10 (A) 4.11 (C) 4.12 (C) 4.13 (C)

F98 H94 F92 F86

→ 4.14 Welche Aussage trifft nicht zu?
Zum klassischen akuten Glaukomanfall gehören:

(A) gerötetes Auge
(B) weite Pupille
(C) vertiefte Vorderkammer
(D) Hornhautepithelödem
(E) starke Schmerzen

F00

→ 4.15 Die Neigung zu Glaukomanfällen kann typischerweise erhöht sein durch:

(1) Kurzbau des Auges mit Hypermetropie
(2) dicke (große) Augenlinse
(3) Retinopathia centralis serosa
(4) Keratoglobus

(A) nur 1 und 2 sind richtig
(B) nur 1 und 3 sind richtig
(C) nur 1 und 4 sind richtig
(D) nur 2 und 3 sind richtig
(E) nur 2 und 4 sind richtig

Fallstudie 1

Eine 64-jährige Hausfrau bemerkt, dass sie zunehmend Schwierigkeiten hat, die Zeitung zu lesen. Auch bei anderen Arbeiten ist ihr aufgefallen, dass ihr manche Dinge verschwommen erscheinen. In den letzten Wochen waren zusätzlich Kopfschmerzen und Augenbrennen aufgetreten, die die Patientin selbst aber auf Schlafstörungen und einen leicht erhöhten Blutdruck zurückführt. Die Patientin beschließt einen Augenarzt aufzusuchen, um sich eine Lesebrille verschreiben zu lassen.

→ 4.16 F1 Der Augenarzt untersucht bei der Patientin den Augeninnendruck und führt eine Gonioskopie durch.
Die Gonioskopie ist eine Untersuchung

(A) des Augenhintergrundes
(B) der Kammerwinkelstrukturen
(C) auf Linsentrübungen
(D) der Papilla nervi optici
(E) der Bindehautgefäße

→ 4.17 F1 Bei der Beurteilung des Augenhintergrundes sieht er das in Abb. 4.3 des Bildanhangs dargestellte Bild.
Auf dem dargestellten ophthalmoskopischen Bild ist im Bereich der Sehnervenscheibe nicht zu erkennen:

(A) Äste der V. centralis retinae
(B) Gefäßabknickung
(C) Stauungspapille
(D) Exkavation
(E) Äste der A. centralis retinae

→ 4.18 F1 Die von dem Augenarzt durchgeführten Untersuchungen weisen alle auf ein chronisches Offenwinkelglaukom als Ursache der Sehverschlechterung und der Beschwerden der Patientin hin. Auch die Überprüfung des Gesichtsfeldes ergibt einen Befund, der für das Vorliegen eines Offenwinkelglaukoms spricht.
Welche der nachfolgend schematisch und als geschwärzte Fläche dargestellten Gesichtsfeldausfälle (linkes Auge) spricht nicht für die Diagnose Glaucoma chronicum simplex?

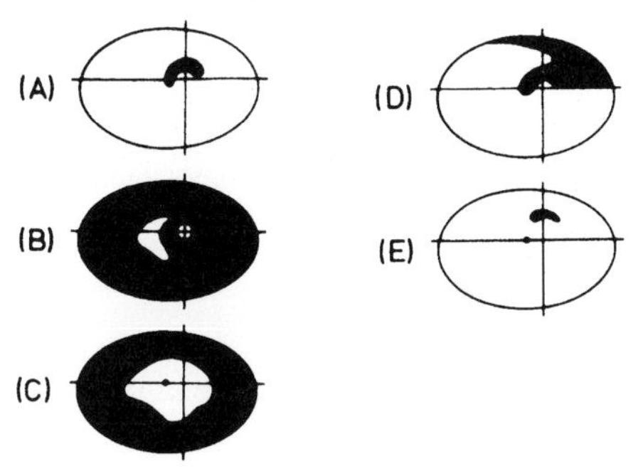

→ 4.19 F1 Der Augenarzt erklärt der Patientin, dass der Grund für ihre Sehverschlechterung ein chronisches Offenwinkelglaukom sei.
Ein chronisches Offenwinkelglaukom im höheren Lebensalter beruht überwiegend auf:

(A) pathologischer Linsendicke
(B) vermehrter Kammerwasserproduktion
(C) erschwertem Kammerwasserabfluss
(D) Atrophie des Ziliarkörpers
(E) Synechie des Kammerwinkels

4.14 (C) 4.15 (A) 4.16 F1 (B) 4.17 F1 (C) 4.18 F1 (C) 4.19 F1 (C)

→ 4.20 F1 Die Ursachen für die Sehverschlechterung beim chronischen Glaukom ist hauptsächlich zu erklären durch eine Schädigung des/der

(A) retinalen Pigmentepithels
(B) Stäbchen und Zapfen
(C) bipolaren Zellen der Retina
(D) inneren Körnerschicht der Retina
(E) Axone der retinalen Ganglienzellen

→ 4.21 F1 Zur Therapie verordnet der Augenarzt der Patientin einige Augentropfen verschiedener Medikamentengruppen.
Für die Therapie des primären Offenwinkelglaukoms (Glaucoma chronicum simplex) kommen am wenigsten in Betracht:

(A) Sympathomimetika
(B) β-Sympatholytika
(C) Parasympathomimetika
(D) Parasympatholytika
(E) Carboanhydrase-Hemmstoffe

→ 4.22 F1 Nachdem sich der Befund bei einer Kontrolluntersuchung nach einigen Wochen noch nicht ausreichend gebessert hat, überlegt der Augenarzt, ob er der Patientin auch adrenalinhaltige Augentropfen verschreiben kann.
Augentropfen mit Adrenalin(-derivaten) führen bei chronischem Offenwinkelglaukom zu

(A) Miosis
(B) Augeninnendrucksenkung
(C) Doppelbildern
(D) Augeninnendruckerhöhung
(E) Akkommodationsspasmus

5 Glaskörper

H94

→ 5.1 Ein Patient mit insulinpflichtigem Diabetes mellitus bemerkt plötzlich einen schwarzen Schatten vor einem Auge mit einer Herabsetzung der Sehschärfe auf Erkennen von Handbewegungen vor dem Auge. Die Abb. 5.1 des Bildanhangs zeigt den ophthalmoskopischen Befund.
Worum handelt es sich?

(A) schnell wachsendes intraokulares malignes Melanom
(B) zentrale Netzhautablösung
(C) Verschluß der Vena centralis retinae
(D) Netzhautinfarkt
(E) Glaskörperblutung

F07

→ 5.2 Ein 33-jähriger Holzfäller wurde bei einem Arbeitsunfall zwischen Baumstämmen eingeklemmt und hat sich eine Oberbauchquetschung mit nachfolgender Pankreatitis zugezogen. Während einer mehrwöchigen parenteralen Ernährungsphase klagt er über eine allmähliche Sehverschlechterung am rechten Auge. Der konsiliarisch hinzugezogene Augenarzt sieht den auf Abb. 5.2 des Bildanhangs dargestellten Befund. (Eine Scharfeinstellung des Gesamtbildes ist nicht möglich.)
Welche der folgenden ophthalmologischen Diagnosen trifft am wahrscheinlichsten zu?

(A) ausgedehnte, teils frische, teils ältere Glaskörperblutungen
(B) endogene (Candida-)Mykose
(C) dringender Verdacht auf Retinoblastom
(D) Traktionsamotio retinae bei vorbestehender diabetischer Retinopathie
(E) Zentralvenenthrombose mit sog. Cotton-wool-Herden

4.20 F1 (E) 4.21 F1 (D) 4.22 F1 (B) 5.1 (E) 5.2 (B)

F07

→ 5.3 Eine 64-jährige Patientin stellt sich in Ihrer Praxis vor: Sie klagt, seit zwei Tagen habe sie wiederholt spontan ganz helle „Lichtblitze“ im rechten Auge gesehen. Die Sehschärfe sei nicht vermindert. Auf Befragen lokalisiert die Patientin die Blitze an eine konstante Stelle im peripheren Gesichtsfeld. Sie gibt an, keinerlei ophthalmologische Vorerkrankungen zu haben. Seit ca. 15 Jahren trägt die Patientin eine Lesebrille. Außer einem medikamentös eingestellten Bluthochdruck sind bei ihr keine Allgemeinerkrankungen bekannt. In der Familie sind bisher keine Augenkrankheiten aufgetreten.
Als Auslöser dieser Photopsien ist/sind von den folgenden Optionen am wahrscheinlichsten:

(A) unregelmäßige Lichtstreuung bei rasch fortschreitender Linsentrübung
(B) harmlose Glaskörpertrübungen
(C) akute inkomplette Glaskörperabhebung
(D) hypertensive Augenhintergrundveränderungen im Anfangsstadium (Fundus hypertonicus Stadium I)
(E) Neoplasie im Bereich des Chiasma opticum

H96

→ 5.4 Das linke Auge eines nach unauffälliger Schwangerschaft reif geborenen, männlichen Neugeborenen ist abnorm klein und weist eine weißliche Masse hinter der Linse auf.
Wie lautet die wahrscheinlichste Diagnose?

(A) Retinoblastom
(B) retrolentale Fibroplasie
(C) persistierender hyperplastischer primärer Glaskörper
(D) Retinitis exsudativa Coats
(E) Glaskörperabszess

6 Netzhaut und Aderhaut

H04

→ 6.1 Eine plötzliche Erblindung bzw. massive Visusminderung auf einem Auge (von einer Minute zur anderen) ohne Vorboten und ohne äußere Einwirkung bei einem 60-Jährigen spricht am ehesten für welche der folgenden Diagnosen?

(A) akute Ischämie der Retina oder des Sehnerven
(B) Retinopathia (Retinitis) centralis serosa
(C) frischer Infarkt der vorderen oder mittleren Sehrinde
(D) erworbene Katarakt des Linsenkerns (Cataracta nuclearis)
(E) Hornhautulkus bakterieller Genese

H00

→ 6.2 Eine 48-jährige Frau hat im Verlauf der letzten drei Monate in großen Abständen viermal einen flüchtigen, jeweils ca. 10 min anhaltenden Visusverlust auf dem rechten Auge bemerkt.
Welche Diagnose ist am wahrscheinlichsten?

(A) Retrobulbärneuritis
(B) ophthalmische Migräne
(C) Amaurosis fugax
(D) transitorische ischämische Attacke der A. cerebri posterior links
(E) drohende Ablatio retinae

H07

→ 6.3 Ein 73-jähriger Mann klagt über eine spontane Sehverschlechterung am linken Auge innerhalb von wenigen Wochen. Davor hat er in der Ferne immer gut sehen können und nur für die Nähe eine Lesebrille benötigt. Er nimmt wegen eines arteriellen Verschlussleidens im Bein Phenprocoumon. Die 5 Jahre ältere Schwester hat ebenfalls Seheinbußen hinnehmen müssen und kann auch mit Lupen nicht mehr lesen. Der Visus des linken Auges beträgt bei dem Patienten 0,3. Der zentrale Augenhintergrund ist auf Abb. 6.1 des Bildanhangs dargestellt; die Netzhautperipherie ist unauffällig.
Es handelt sich am ehesten um

(A) eine Thrombose der retinalen Zentralvene
(B) einen Zentralarterienverschluss
(C) eine altersabhängige Makuladegeneration
(D) einen frischen M. Purtscher
(E) eine Arteria hyaloidea persistens

5.3 (C) 5.4 (C) 6.1 (A) 6.2 (C) 6.3 (C)

H07

→ 6.4 **Ein 42-jähriger Geschäftsmann sucht den Augenarzt wegen einer Sehstörung seines linken Auges auf, die mit einer Verzerrung von Linien und Konturen einhergeht. Er war bisher immer normalsichtig. Die Sehschärfe beträgt am rechten Auge 1,2 und am linken Auge 0,4, nach Gläserkorrektur mit +1,75 dpt 0,8. Auf Nachfragen berichtet der Patient, dass das Bild des linken Auges ihm etwas kleiner vorkomme als das des rechten, wenn er die Augen einzeln prüfe. Die Sehstörung habe in den letzten zwei Wochen allmählich zugenommen. Es bestehen keine (Bewegungs-) Schmerzen der Augen. Der Patient fühlt sich im Übrigen gesund. Bei der Untersuchung des linken Auges zeigt sich eine leichte Abhebung der Netzhaut am hinteren Pol; knapp oberhalb der Fovea findet sich eine kleine Pigmentverschiebung. Die Papille ist randscharf und gut durchblutet. Die Fundusperipherie stellt sich regelrecht dar.**
Nach den Symptomen und Befunden handelt es sich am ehesten um ein(e):

(A) Neuritis nervi optici
(B) (Chorio-)Retinopathia centralis serosa
(C) Vogt-Koyanagi-Harada-Syndrom
(D) Frühmanifestation einer vitelliformen Makuladegeneration (M. Best)
(E) zystoides Makulaödem bei Retinopathia pigmentosa

F07

→ 6.5 **Ein 30-jähriger Student sucht den Augenarzt auf, weil sein Großvater an altersbedingter Makuladegeneration erblindet ist und er gehört hat, dass diese Erkrankung familiär gehäuft vorkommt. Der Patient trägt eine Brille zum Ausgleich seiner Myopie (–3 dpt rechts, –3,5 dpt links). Der Augenarzt misst bei dem Studenten beidseits eine Sehschärfe (Visus cum correctione) von 1,0. Ophthalmoskopisch stellt sich der zentrale Augenhintergrund des Patienten links unauffällig dar. In der temporal unteren Gefäßstraße des rechten Augenhintergrundes findet sich eine Verfärbung ohne Prominenz (siehe Abb. 6.2 des Bildanhangs); die Netzhaut liegt komplett an.**
Welche der folgenden Auskünfte trifft diesbezüglich am ehesten zu?

(A) Es handelt sich um eine Blutung in der inneren Netzhaut durch Myopie-bedingten Glaskörperzug, die halbjährliche Kontrollen zur Suche nach einer Lochbildung in der Netzhaut erforderlich macht.
(B) Es handelt sich um eine große Druse als Vorstufe der altersbedingten Makuladegeneration.
(C) Es handelt sich um eine harmlose Hypertrophie bzw. Hyperplasie des retinalen Pigmentepithels, die keiner Kontrolle bedarf.
(D) Es handelt sich um einen pigmentierten Tumor der Aderhaut, dessen Größenentwicklung kontrolliert werden sollte.
(E) Es handelt sich um ein Melanom der Aderhaut, das umgehend mit Thermotherapie oder mit Rutheniumbestrahlung zerstört werden muss.

F06

→ 6.6 **Eine 74-jährige Patientin stellt sich in Ihrer Praxis vor: Sie gibt an, als sie vor zwei Tagen aufgestanden sei, habe sie mit dem rechten Auge plötzlich nichts mehr erkennen können. Es bestehen keine Augenschmerzen, wohl aber ein Kauschmerz und Schläfenkopfschmerz seit ca. 14 Tagen. Ähnliche Episoden sind von früher ebenso wenig bekannt wie andere ophthalmologische Vorerkrankungen. Neben einer medikamentös eingestellten Hypertonie und einem milden Typ-2-Diabetes gibt die Patientin undifferenzierte rheumatische Beschwerden an, die bisher nicht behandelt würden.**
Der Visus beträgt „Lichtscheinwahrnehmung mit falscher Projektion“. Die Ophthalmoskopie ergibt rechts eine weißliche Papillenschwellung mit splitterförmigen peripapillären Blutungen; der rechte vordere Augenabschnitt ist unauffällig, ebenso das linke Auge.
Die Routinelaborkontrolle zeigt regelrechte Befunde mit Ausnahme einer leichten Anämie, deutlichen CRP-Erhöhung und einer Blutsenkung von 55/102 mm.
Es wird ein Blutdruckwert von 150/90 mmHg gemessen.
Welche der Therapiemaßnahmen ist in diesem Fall vordringlich?

(A) Antikoagulationstherapie mit Heparin
(B) Gabe von Pilocarpin oder einem anderen augeninnendrucksenkenden Medikament
(C) hochdosierte systemische Gabe eines Glucocorticoids
(D) Aderlasstherapie zur Verbesserung der rheologischen Eigenschaften des Blutes
(E) Optimierung der Hypertoniebehandlung als Kausaltherapie des ophthalmologischen Krankheitsbildes

6.4 (B) 6.5 (D) 6.6 (C)

F06

→ 6.7 **Ein 46-jähriger Patient beklagt einen einseitigen Defekt der unteren Gesichtsfeldhälfte, den er von einem Tag auf den anderen bemerkte. Sie denken zunächst an eine primäre (rhegmatogene) Ablatio retinae.**
Welche der folgenden zusätzlichen Angaben würde am wenigsten zu dieser Verdachtsdiagnose passen?

(A) bekannte Myopie von –7,0 dpt
(B) bekannte Stenosen der Carotisgabeln
(C) Photopsien in der Anamnese
(D) Metamorphopsie (Verzerrtsehen)
(E) Visusverschlechterung (Abnahme der zentralen Sehschärfe)

F06

→ 6.8 **Bei den auf der Abb. 6.3 des Bildanhangs sichtbaren Veränderungen des zentralen Augenhintergrundes handelt es sich am wahrscheinlichsten um:**

(A) Chorioideremie
(B) Chorioretinitis (Retinopathia) centralis serosa
(C) diabetische Retinopathie
(D) Drusen
(E) sektorförmige Retinitis (Retinopathia) pigmentosa

F06

→ 6.9 **Bei einer 28-jährigen Frau besteht seit 15 Jahren ein Diabetes mellitus Typ 1.**
Welche der folgenden Veränderungen ist durch regelmäßige Untersuchungen am Augenhintergrund in erster Linie auszuschließen oder nachzuweisen?

(A) Angioid streaks der Aderhaut
(B) Neovaskularisationen
(C) sog. Knochenkörperchen (Knochenbälkchen-artige Pigmentierungen) in der Netzhaut
(D) Kolobom der Papille
(E) Pigmentepithelabhebung

F06

→ 6.10 **Für das Retinoblastom trifft am ehesten zu:**

(A) Es geht vom N. opticus aus.
(B) Es ist besonders häufig bei jungen Erwachsenen.
(C) Es tritt nicht bilateral auf.
(D) Die Prognose ist therapeutisch auch nach Enukleation des Auges infaust.
(E) Jahre nach Erstmanifestation besteht eine Tendenz zu Zweittumoren.

H05

→ 6.11 **Eine 50-jährige Asylbewerberin haben Gesichtsfeldausfall und Sehverschlechterung zum Augenarzt geführt. Dieser stellt rechtsseitig eine bullöse Abhebung der Netzhaut von unten unter Aussparung der Makula fest und findet oberhalb der Makula zwei weißlich-gelbe Tumoren in der Aderhaut; diese zeigen sonographisch eine mittlere Reflektivität. Netzhautlöcher sind nicht auszumachen. Links findet sich eine gleichartige kleinere Neoplasie. Die präretinalen Augenabschnitte stellen sich regelrecht dar. Die Haut der Patientin ist unauffällig.**
Von welcher der diagnostischen Maßnahmen ist am ehesten Aufschluss über die Genese der Tumoren zu erwarten?

(A) Bestimmung des Tumormarkers CA 19-9
(B) Untersuchung der Mammae
(C) Röntgenübersichtsaufnahme der Orbitae
(D) Elektroretinographie
(E) Brückner-Test

H05

→ 6.12 **Eine 63-jährige Frau stellt sich mit einem frischen Verschluss der V. centralis retinae des rechten Auges vor. Der Augeninnendruck ist beidseits normal. Die Patientin ist seit mehreren Jahren wegen einer arteriellen Hypertonie in Behandlung; hämatologische Erkrankungen bestehen nicht.**
Welche der Aussagen hierüber trifft am ehesten zu?

(A) Ursache der Augenerkrankung ist mit größter Wahrscheinlichkeit eine Embolie von der Wand der A. carotis interna.
(B) Die Wahrscheinlichkeit eines Zentralvenenverschlusses des 2. Auges innerhalb der nächsten 2 Jahre liegt über 80 %.
(C) Am weißlich verfärbten Augenhintergrund entwickelt sich typischerweise im weiteren Verlauf zentral ein sog. kirschroter Fleck.
(D) In der Folge ist eine Herabsetzung der Sehschärfe durch ein zystoides Makulaödem möglich.
(E) Therapie der Wahl ist eine zweimonatige Behandlung mit Phenprocoumon, die zu statistisch hoch signifikanter Verbesserung der Durchblutung führt.

6.7 (B) 6.8 (D) 6.9 (B) 6.10 (E) 6.11 (B) 6.12 (D)

H04

→ **6.13 Welcher der nachfolgend genannten Befunde am Augenfundus spricht am ehesten für eine abgelaufene (inaktive) Toxoplasmose?**

(A) flauschig-weißliche, unscharf begrenzte Infiltration der Netzhaut und Aderhaut
(B) Nekroseherde mit Blutungen entlang der Gefäßbögen
(C) disseminierte, über den ganzen Fundus verteilte, kleine flockige weiße Herde
(D) scharf begrenzte weißliche Narbe mit randbetonten Pigmentierungen
(E) Nachweis von Angioid streaks im Fluoreszenzangiogramm

H00

→ **6.14 Typische Ursache einer stark herabgesetzten Dunkeladaptation („Nachtblindheit") ist:**

(A) Rot-Grün-Blindheit
(B) Retinopathia pigmentosa
(C) Zapfendystrophie
(D) Hyperopie
(E) Pupillotonie

F99

→ **6.15 Bei akuten oder abgelaufenen Toxoplasmose-Chorioretinitiden ist am wenigsten zu erwarten:**

(A) flauschig aussehender, heller Netzhaut-/Aderhautherd
(B) Netzhaut-/Aderhautnarbe mit Pigmentierungen
(C) großflächige, streifige Netzhautblutungen in der äußeren Netzhautperipherie
(D) Glaskörperinfiltration
(E) lokalisierter oder schweifförmiger Gesichtsfelddefekt

H97

→ **6.16 Eine 51-jährige Frau ruft beim Hausarzt an und sagt: „Seit heute morgen sehe ich vor dem rechten Auge so etwas wie eine dunkle Mauer. Es tut zwar nichts weh und das Auge sieht auch ganz normal aus, aber die Mauer wird allmählich höher." Auf die Frage, ob sie bereits vorher etwas bemerkt habe, antwortet sie: „Nein. Ach warten Sie, da waren so Lichtfunken und vorübergehend sah ich kleine schwarze Punkte vor dem Auge tanzen."
Wie lautet die Verdachtsdiagnose?**

(A) Zentralarterienastverschluss
(B) Zentralvenenastverschluss
(C) Chorioretinitis juxtapapillaris
(D) rhegmatogene Netzhautablösung
(E) Migräneaura

H99

→ **6.17 Abb. 6.4 des Bildanhangs zeigt den Fundus eines linken Auges.
Wie lautet die Diagnose?**

(A) Zentralarterienverschluss
(B) Zentralvenenverschluss
(C) proliferative diabetische Retinopathie
(D) Angiomatosis retinae (Hippel-Lindau)
(E) Zustand nach Laserkoagulation

H92

→ **6.18 In der Abb. 6.5 des Bildanhangs sehen Sie in der Netzhaut eines rechten Auges einen Astarterienverschluss.
Welcher ist der dazu korrespondierende Gesichtsfeldausfall?**

(A) konzentrische Gesichtsfeldeinschränkung
(B) Zentralskotom
(C) Ringskotom der mittleren Peripherie
(D) Ausfall des nasal-oberen Quadranten
(E) Ausfall des temporal-unteren Quadranten

H98

→ **6.19 Welche Aussage trifft nicht zu?
Die feuchte altersabhängige (altersbedingte, senile) Makuladegeneration geht mit folgenden Symptomen bzw. Befunden einher:**

(A) Metamorphopsien
(B) subretinale Neovaskularisationen
(C) konzentrische Gesichtsfeldeinschränkung
(D) Farbstoff-Leckage im Fluoreszenzangiogramm
(E) Blutungen und Exsudate im Netzhautzentrum

H90

→ **6.20 Bei den in Abb. 6.6 des Bildanhangs dargestellten ausgedehnten Blutungen am Augenhintergrund handelt es sich am wahrscheinlichsten um:**

(A) Aderhautblutungen infolge traumatischer Aderhautruptur
(B) Blutungen infolge proliferativer diabetischer Retinopathie
(C) Blutungen infolge Zentralvenenverschlusses
(D) Blutungen aus subretinalen Gefäßproliferationen infolge altersbedingter Makuladegeneration
(E) Glaskörperblutungen infolge idiopathischer (rhegmatogener) Amotio retinae

6.13 (D) 6.14 (B) 6.15 (C) 6.16 (D) 6.17 (B) 6.18 (D) 6.19 (C) 6.20 (B)

F05

→ 6.21 **Welches der Therapieverfahren eignet sich am ehesten zur primären Behandlung der proliferativen diabetischen Retinopathie ohne Glaskörperblutung und ohne Netzhautablösung?**

(A) systemische (hochdosierte) Glucocorticoidtherapie
(B) isovolämische Hämodilution
(C) (pan)retinale Laser-Photokoagulation
(D) systemische Therapie mit einem Calciumantagonisten
(E) Trabekulektomie

F98

→ 6.22 **Bei einem 22-jährigen Mann besteht eine Störung der Dunkeladaptation und ein ausgedehntes Ringskotom an beiden Augen. Am Augenhintergrund finden sich kleine schwarze knochenbälkchenartige Flecken in der mittleren Netzhautperipherie und enge Netzhautarterien. Im skotopischen Elektroretinogramm fehlen die Antwortpotentiale.**
Wie lautet die Diagnose?

(A) Sichelzellretinopathie
(B) Retinitis exsudativa (Coats)
(C) Morbus Eales
(D) Tay-Sachs-Erkrankung
(E) Retinopathia pigmentosa

F97

→ 6.23 **Welche Aussage trifft nicht zu?**
Zu den Augenbefunden bei hoher Achsenmyopie gehören:

(A) peripapilläre Aderhautatrophie
(B) Blutungen und Pigmentablagerungen in der Macula lutea
(C) Staphyloma posticum
(D) hintere Glaskörperabhebung
(E) Berlin-Ödem

F96 H91

→ 6.24 **Der in Abb. 6.7 des Bildanhangs gezeigte ophthalmoskopische Befund der Papillenregion eines 30-jährigen Patienten mit nach temporal gerichteter, peripapillärer Netzhaut-Aderhaut-Atrophie spricht am ehesten für:**

(A) abgelaufene Papillitis
(B) alte Chorioretinitis
(C) Achsenmyopie
(D) Diabetes mellitus
(E) Papillenkolobom

H92

→ 6.25 **Die Abb. 6.8 des Bildanhangs ist aus mehreren ophthalmoskopischen Einzelbildern zusammengesetzt.**
Welche Verdachtsdiagnose ist anhand dieses Fundusbildes eines rechten Auges am ehesten zu stellen?

(A) großflächige Netzhautablösung
(B) alter Zentralarterien-Stammverschluß
(C) akuter Zentralvenen-Stammverschluß
(D) narbige diffuse Chorioretinitis
(E) strangförmig wachsende Aderhautmetastasen

H94

→ 6.26 **Der in der Zeichnung schematisch als geschwärzte Fläche dargestellte Gesichtsfeldausfall spricht am ehesten für:**

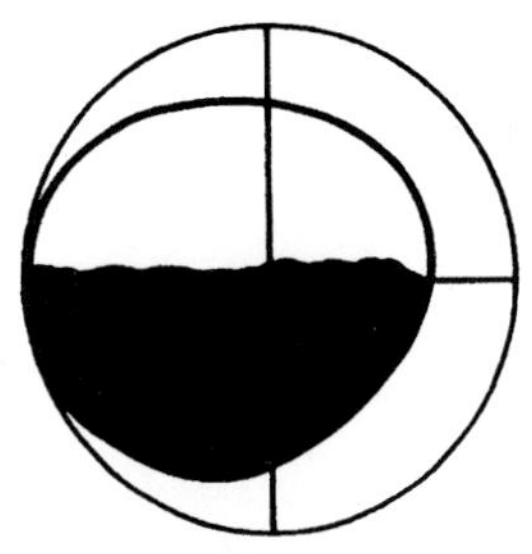

(A) Chiasmasyndrom (z. B. bei Hypophysentumor)
(B) Ablatio retinae
(C) Verschluß der unteren Äste der Zentralarterie
(D) Verschluß der unteren Äste der Zentralvene
(E) Stauungspapille

F99

→ 6.27 **Welche angeborene Farbsinnstörung ist in der Bevölkerung am häufigsten?**

(A) Deuteranomalie
(B) Deuteranopie
(C) Monochromasie
(D) Protanopie
(E) Tritanopie

6.21 (C) 6.22 (E) 6.23 (E) 6.24 (C) 6.25 (A) 6.26 (B) 6.27 (A)

F88

→ **6.28 Bei sehr fortgeschrittener hypertensiver Retinopathie finden sich im Fundusbild:**
(1) Netzhautblutungen
(2) Papillenödem
(3) „Cotton-wool"-Herde
(4) spritzerförmige weißliche Herde
(5) Engstellung der arteriellen Netzhautgefäße

(A) nur 1 und 5 sind richtig
(B) nur 3 und 4 sind richtig
(C) nur 1, 2 und 5 sind richtig
(D) nur 2, 3 und 4 sind richtig
(E) 1–5 = alle sind richtig

H97 F90

→ **6.29 Zu den ophthalmoskopischen Befunden bei ausgeprägter Retinopathia hypertensiva zählt nicht:**
(A) strichförmige Netzhautblutungen
(B) allgemein weitgestellte Netzhautarteriolen
(C) Sternfigur der Makula
(D) Papillenödem
(E) Cotton-Wool-Herde

F92

→ **6.30 Anhand der Augenhintergrundaufnahme (siehe Abb. 6.9 des Bildanhangs) ist zu diagnostizieren:**
(A) zentrale hämorrhagische Chorioretinitis
(B) Netzhautblutungen
(C) Periphlebitis retinae
(D) Retinopathia (Retinitis) centralis serosa
(E) Stammverschluß der Netzhautzentralarterie bei vorhandener zilioretinaler Arterie

H89

→ **6.31 Welche Diagnose ist anhand des Augenhintergrunds (siehe Abb. 6.10 des Bildanhangs) am ehesten zu stellen?**
(A) Chorioretinitis disseminata
(B) trockene, senile Makulopathie
(C) Retinopathia pigmentosa
(D) Retinopathia hypertonica (hypertensiva)
(E) Zustand nach Commotio retinae

H99

→ **6.32 Welche der elektrophysiologischen Untersuchungen ist beim Verdacht auf Retinitis pigmentosa (im Frühstadium) für die Diagnose wegweisend und diagnostisch am wichtigsten?**
(A) Elektromyographie
(B) Elektroretinographie
(C) Ableitung visuell evozierter kortikaler Potentiale auf Blitzreize
(D) Ableitung visuell evozierter kortikaler Potentiale auf Musterreize
(E) Nystagmographie

Fallstudie 1

Ein 42-jähriger Patient, Herr M., stellt sich wegen fortschreitender Sehverschlechterung in der Ambulanz einer Augenklinik vor; insbesondere mit dem linken Auge sehe er seit etwa einer Woche zunehmend verschwommen. An die Wahrnehmung von Lichtblitzen kann er sich nicht erinnern. Der Patient ist seit seiner frühen Jugend Brillenträger. Er legt die Ergebnisse einer vor ca. zwei Monaten beim Augenoptiker durchgeführten Refraktionsbestimmung vor; demnach war eine vollständige Korrektur des Refraktionsfehlers mit folgenden Brillengläsern möglich (jeweils als sphärozylindrische Kombination):
rechts –2 dpt sph. *comb.* –0,75 dpt cyl. Achse 120°;
links –2,25 dpt sph. *comb.* –1,0 dpt cyl. Achse 78°.
Außerdem gibt Herr M. an, dass bei ihm seit dem 17. Lebensjahr ein insulinpflichtiger Diabetes mellitus besteht, der mit zwei täglichen Injektionen eines Mischpräparates aus Normalinsulin und NPH-Insulin behandelt wird; die Einstellung wurde seit etwa fünf Jahren nicht verändert. Die vom Hausarzt empfohlenen aufwendigeren Insulin-Behandlungsregimes hat Herr M. nach eigenem Bekunden wegen Zeitmangels bisher abgelehnt.
Weitere Erkrankungen oder Allergien sind dem Patienten nicht bekannt. Er ist Nichtraucher.
Herr M. arbeitet als freier Fotojournalist. Er wirkt sehr nervös und betont, dass seine Sehkraft „schnell wieder in Ordnung kommen müsse", da seine berufliche Existenz davon abhinge.
Bei der **ophthalmologischen Untersuchung** finden sich unauffällige Lider und Konjunktiven.

6.28 (E) 6.29 (B) 6.30 (E) 6.31 (A) 6.32 (B)

Es wird eine Sehschärfe von 0,3 rechts und „Fingerzählen“ links festgestellt.
Der Augeninnendruck wird (mittels eines Applanationstonometers) rechts mit 18 mmHg, links mit 13 mmHg gemessen.
Der vordere Augenabschnitt stellt sich bei Untersuchung mit der Spaltlampe beidseits reizfrei dar; Hornhaut und Linse sind jeweils klar.
Ophthalmoskopisch zeigt der rechte Augenhintergrund den auf Abb. 6.11 des Bildanhangs dargestellten Befund; der linke Fundus bietet das auf Abb. 6.12 des Bildanhangs dargestellte Bild, wobei ein Schwappen (Undulieren) der Netzhaut nicht zu beobachten ist.
Bei der orientierenden **Allgemeinuntersuchung** ergeben sich folgende Befunde:
1,80 m großer, 74 kg schwerer Patient in gutem Allgemeinzustand; Kopf, Hals, Thorax und Abdomen klinisch regelrecht. Über beiden Schienbeinen finden sich Hautveränderungen (siehe Abb. 6.13 des Bildanhangs), zum Teil mit gelblichem eingesunkenem Zentrum, die dem Patienten keine Beschwerden machen; Extremitäten im Übrigen äußerlich unauffällig. Die Herzfrequenz wird mit 96/min, der arterielle Blutdruck mit 160/100 mmHg gemessen. Neurologische Störungen werden nicht gefunden.
Herr M. wird über die bei ihm festgestellten diabetesbedingten Veränderungen am Augenhintergrund aufgeklärt, und es gelingt, ihn von der Notwendigkeit einer umgehenden stationären Behandlung zu überzeugen.
Die nach der Aufnahme durchgeführte **Blutuntersuchung** erbringt folgende Ergebnisse:
„Klinische Chemie“:
Natrium 139 mmol/L
Kalium 4,2 mmol/L
Kalzium (gesamt) 2,51 mmol/L
Glukose (nüchtern) 237 mg/dL
Kreatinin 1,1 mg/dL
Harnstoff 45 mg/dL
ALT (GPT) 16 U/L
AST (GOT) 13 U/L
Gerinnung:
Quick-Wert 107%; INR 0,9
PTT 28 sec
Hämatologie:
Leukozyten 6180/µL
Erythrozyten 4,9/pL
Hb 145 g/L, Hkt 0,41
MCV 83 fL, MCH 30 pg
Thrombozyten 290/nL
HbA_{1c} 8,4%
Es wird eine stadiengerechte **ophthalmologische Therapie** eingeleitet, die u.a. eine panretinale Laserkoagulation und eine Vitrektomie mit Silikonöltamponade umfasst.
Die **weitere Diagnostik und Behandlung** von Herrn M. erfolgt in enger Zusammenarbeit mit der internistischen Klinikabteilung.
Eine Messung der Eiweißausscheidung im Sammelurin ergibt dabei folgende Werte: Gesamteiweiß 783 mg/die, Albumin 431,1 mg/die, IgG 105,8 mg/die (Referenzbereiche: Gesamtprotein unter 150 mg/die, Albumin unter 30 mg/die). Bei einer zweiten Urinsammlung am folgenden Tag werden ganz ähnliche Werte gefunden. Sonographisch zeigen sich die Nieren normal groß; eine Nierenarterienstenose wird nicht nachgewiesen. Es wird die Diagnose einer diabetischen Nephropathie gestellt und mit einer entsprechenden Behandlung begonnen.
Zur Umstellung von der konventionellen auf eine intensivierte Insulintherapie (ohne Infusionspumpe) nimmt Herr M. an einem Schulungsprogramm teil. Während der Neueinstellungsphase werden mehrfach morgendliche Blutglukose-Konzentrationen (nüchtern) über 200 mg/dL gemessen; die daraufhin veranlassten nächtlichen Blutzuckerbestimmungen (zwischen 2 und 3 Uhr) ergeben mit 110–120 mg/dL sehr ähnliche Werte wie die Messungen um 22 Uhr. Durch Anpassung der letzten abendlichen Insulingabe gelingt es, das beschriebene Problem in den Griff zu bekommen.
Bei der unmittelbar vor **Entlassung** von Herrn M. in ambulante Weiterbehandlung durchgeführten ophthalmologischen Untersuchung weist das rechte Auge des Patienten eine Sehschärfe von 0,2, das linke einen Visus von 0,05 auf. Herr M. wird eindringlich auf die Notwendigkeit engmaschiger internistischer und ophthalmologischer Kontrolluntersuchungen hingewiesen. Er zeigt sich daraufhin depressiv verstimmt, da er trotz der Schulung nicht wisse, wie er die neue Insulinbehandlung und die vielen sonst vorgesehenen Maßnahmen mit seiner Berufstätigkeit vereinbaren solle. Während der stationären Behandlung habe man ihm erst richtig bewusst gemacht, wie krank er sei, ohne dass man ihm bezüglich des Sehvermögens bisher wirklich geholfen habe. Er fragt in diesem Zusammenhang nach den Rahmenbedingungen für die rechtliche Anerkennung seiner Sehstörungen als Behinderung. In einem nochmaligen längeren Beratungsgespräch gelingt es, Herrn M. besser über die Dynamik seiner Erkrankung und ihrer Therapie aufzuklären und ihn den Klinikaufenthalt mit der daraus

folgenden aktiveren Diabetesbehandlung zumindest partiell als Chance erkennen zu lassen. Es wird ein Termin zur stationären Weiterbehandlung in der Augenklinik nach mehreren Monaten vorgemerkt.

H06

→ **6.33 F1 Der bei Herrn M. festgestellte Refraktionsfehler ist am treffendsten zu bezeichnen als:**

(A) milde beidseitige, linksbetonte Hyper(metr)opie
(B) beidseitige maligne Myopie
(C) Anisokorie
(D) zusammengesetzter myoper Astigmatismus beidseits
(E) beidseitiger irregulärer Astigmatismus

H06

→ **6.34 F1 Welche der folgenden Angaben zu den bei Herrn M. gemessenen Augeninnendruck-Werten trifft am ehesten zu?**

(A) Die Messwerte sind aufgrund des Refraktionsfehlers deutlich niedriger als die tatsächlichen Drücke.
(B) Der Messwert der linken Seite ist gegenüber der statistischen Norm deutlich erniedrigt.
(C) Die Messwerte liegen beidseits im Bereich der statistischen Norm.
(D) Die Messwerte zeigen eine okuläre Hypertension der rechten Seite.
(E) Die Werte sind pathognomonisch für ein beginnendes primäres Glaukom des rechten Auges.

H06

→ **6.35 F1 Welche der folgenden Diagnosen ist bei der ophthalmologischen Aufnahmeuntersuchung von Herrn M. am rechten Augenhintergrund (siehe Abb. 6.11 des Bildanhangs) mit größter Wahrscheinlichkeit zu stellen?**

(A) großer Conus temporalis
(B) milde nichtproliferative diabetische Retinopathie
(C) proliferative diabetische Retinopathie
(D) multiple präretinale (retrohyaloidale) spiegelbildende Blutungen
(E) ausgedehnte Netzhautablösung von oben

H06

→ **6.36 F1 Welche der folgenden Veränderungen liegt/liegen bei der Aufnahmeuntersuchung an dem auf Abb. 6.12 des Bildanhangs dargestellten linken Augenhintergrund des Patienten <u>am wenigsten</u> wahrscheinlich vor?**

(A) Hämorrhagien
(B) fibrovaskuläre Membranen entlang der Gefäßbögen
(C) Bindegewebsproliferation in der Papillenregion
(D) großer, typisch geformter Hufeisenriss der Netzhaut
(E) Netzhautablösung

H06

→ **6.37 F1 Falls ein Biopsat von einer der Hautveränderungen am Unterschenkel des Patienten (siehe Abb. 6.13 des Bildanhangs) entnommen und histopathologisch untersucht würde, wäre am wahrscheinlichsten welcher der folgenden Befunde zu erwarten?**

(A) akanthotisch verbreiterte Epidermis mit erheblicher Hyperkeratose, abschnittsweise als Parakeratose; apikal kolbig aufgetriebene Papillarkörper mit dilatierten Kapillaren und gemischtzelligem perivaskulärem, v.a. an den Papillenspitzen epidermotropem Infiltrat
(B) akanthotisch verbreiterte Epidermis mit mächtiger Ortho-Hyperkeratose, fokaler Hypergranulose und hydropisch degenerierten Basalzellen; im oberen Korium dichtes bandförmiges epidermotropes lymphohistiozytäres Infiltrat
(C) großflächiger Untergang von kollagenem Bindegewebe im gesamten Korium, umgeben von lymphohistiozytären Infiltraten mit Plasmazellen, Schaumzellen und Riesenzellen sowie wandverdickten und okkludierten kleinen Blutgefäßen (sog. nekrobiotische Palisadengranulome)
(D) Proliferation von spindeligen bzw. endothelartigen Zellen im Korium mit Ausbildung schlitzförmiger vaskulärer Strukturen, zwischen denen sich Erythrozytenextravasate und Hämosiderinablagerungen finden
(E) unterhalb des vitalen Koriums entzündliche Infiltration der Fettgewebssepten mit neutrophilen Granulozyten und Makrophagen, die z.T. Knötchen um spaltförmige Lymphgefäße bilden (septale, nicht nekrotisierende Pannikulitis)

6.33 F1 (D) 6.34 F1 (C) 6.35 F1 (C) 6.36 F1 (D) 6.37 F1 (C)

H06
→ 6.38 F1 **Welche der folgenden Angaben zur Nierenfunktion des Patienten trifft mit größter Wahrscheinlichkeit zu?**
(A) glomeruläre Hyperfiltration
(B) Mikroalbuminurie
(C) Proteinurie mit Makroalbuminurie
(D) nephrotisches Syndrom
(E) Azotämie (kompensierte Retention)

H06
Ordnen Sie den in der Fallbeschreibung aufgeführten ophthalmologischen Therapiemaßnahmen der Liste 1 jeweils das bei Herrn M. in erster Linie damit verfolgte Ziel (aus Liste 2) zu!

Liste 1
→ 6.39 F1 **Laserbehandlung**
→ 6.40 F1 **Vitrektomie**

Liste 2
(A) Ausgleich des Refraktionsfehlers
(B) Freimachen der Sehachse
(C) rasche Beseitigung der auf die Netzhaut wirkenden Traktionskräfte
(D) bindegewebige Fixierung der Fovea auf der Aderhaut
(E) dauerhafte Hemmung der Neovaskularisation

H06
→ 6.41 F1 **Mit der beschriebenen Umstellung der Insulinbehandlung verbindet sich bei sachgerechter Anwendung für Herrn M. insbesondere der Vorteil, dass**
(A) fortan eine Behandlung mit einem Insulinanalogon als einzigem Insulintyp erfolgt
(B) eine Anpassung der Insulindosierung an die Kohlenhydratmenge der Mahlzeiten entfällt
(C) nach Abschluss der Einstellungsphase die Stoffwechselkontrollen ausschließlich durch Glukose-Bestimmungen im Urin erfolgen können
(D) der Entwicklung bzw. dem Fortschreiten verschiedener diabetischer Spätkomplikationen besser entgegengewirkt wird
(E) von einer raschen Senkung der mittleren Blutzuckerspiegel eine kontinuierliche Besserung des linksseitigen Augenbefundes erwartet werden kann

H06
→ 6.42 F1 **Die während der Umstellung auf die intensivierte Insulintherapie bei Herrn M. aufgetretene Hyperglykämie-Problematik ist am treffendsten zu interpretieren als**
(A) Brittle-Diabetes
(B) metabolisches Syndrom
(C) Sekundärversagen
(D) Somogyi-Effekt
(E) Dawn-Phänomen

H06
→ 6.43 F1 **Zur antihypertensiven Arzneitherapie des Patienten ist von den genannten Optionen vorrangig indiziert ein:**
(A) ACE-Hemmer (z. B. Ramipril)
(B) α_1-Adrenozeptor-Antagonist (z. B. Doxazosin)
(C) Schleifendiuretikum (z. B. Furosemid)
(D) Thiazid-Diuretikum (z. B. Hydrochlorothiazid)
(E) Kalziumantagonist vom Dihydropyridin-Typ (z. B. Nifedipin)

H06
→ 6.44 F1 **Welche der folgenden diätetischen Maßnahmen ist bei Herrn M. nach den vorliegenden Angaben am ehesten indiziert? Verordnung einer**
(A) Reduktionsdiät (z. B. 1400 kcal/die) für mindestens drei Monate
(B) Begrenzung der Proteinzufuhr
(C) langdauernden hochdosierten Vitamin-A-Zufuhr
(D) dauerhaft kaliumreichen Kost (z. B. durch reichliches Essen von Bananen)
(E) genauen Einhaltung der vorgeplanten Essenszeiten als Grundsatz der künftigen Lebensführung

6.38 F1 (C) 6.39 F1 (E) 6.40 F1 (C) 6.41 F1 (D) 6.42 F1 (E) 6.43 F1 (A) 6.44 F1 (B)

H06

→ 6.45 F1 **Im Schwerbehindertenrecht gelten bezüglich einer Einstufung der Sehschärfe im Wesentlichen die Richtlinien der Deutschen Ophthalmologischen Gesellschaft für die Beurteilung einer Minderung der Erwerbsfähigkeit (MdE) in der gesetzlichen Unfallversicherung.**
Welche der folgenden Angaben trifft nach dem Schwerbehindertengesetz für Herrn M. am ehesten zu?

(A) Für die rechtliche Anerkennung einer Einschränkung des Sehvermögens muss ihr ursächlicher Zusammenhang mit dem Diabetes mellitus des Patienten nachgewiesen werden.
(B) Die Einschränkung des Sehvermögens ist bei Herrn M. aus beruflichen Gründen besonders hoch zu bewerten.
(C) Zur Anerkennung einer Behinderung im Sinne des Gesetzes müsste die Sehschärfe des Patienten auf beiden Augen weniger als 0,1 betragen.
(D) Der „Grad der Behinderung" ergibt sich aus der Gesamtauswirkung aller bestehenden Funktionsstörungen unter Berücksichtigung der erforderlichen Behandlungsweise.
(E) Ein Antrag auf Anerkennung einer Behinderung wäre an den zuständigen Rentenversicherungsträger zu richten, hätte allerdings in Anbetracht des Patientenalters kaum Aussicht auf Erfolg.

H06

→ 6.46 F1 **Welche der folgenden okulären Komplikationen wäre nach den vorliegenden Angaben für diesen Patienten am wenigsten typisch?**

(A) präsenile Kataraktentwicklung
(B) bilaterale Skleritiden
(C) Ausbildung einer Rubeosis iridis
(D) therapiebedingte Gesichtsfeldeinschränkung
(E) therapiebedingte Störung der Dunkeladaptation

H06

→ 6.47 F1 **Welcher der folgenden Therapiemaßnahmen wird die zweite stationäre Augenbehandlung von Herrn M. nach dem geschilderten Stand der Dinge indikationsgemäß am wahrscheinlichsten dienen?**

(A) einer erneuten linksseitigen chirurgischen Intervention zur Entfernung des Silikonöls
(B) einer Bestrahlung (Brachytherapie) des linken Auges mittels einer Ruthenium-Plombe
(C) einer photodynamischen Therapie zur ergänzenden Behandlung der nachgewiesenen zentralen rechtsseitigen Fundusveränderungen
(D) der Einstellung auf eine thrombozytenaggregationshemmende Therapie mit Acetylsalicylsäure und Ticlopidin
(E) der Einstellung auf eine kapillarabdichtende Behandlung mit Calciumdobesilat zur Ödembekämpfung am Augenhintergrund

Fallstudie 2

Eine 51-jährige Frau ruft beim Hausarzt an und sagt: „Seit heute morgen sehe ich vor dem rechten Auge so etwas wie eine dunkle Mauer. Es tut zwar nichts weh und das Auge sieht auch ganz normal aus, aber die Mauer wird allmählich höher." Auf die Frage, ob sie bereits vorher etwas bemerkt habe, antwortet sie: „Nein. Ach warten Sie, da waren so Lichtfunken und vorübergehend sah ich kleine schwarze Punkte vor dem Auge tanzen."

→ 6.48 F2 **Aufgrund der Beschreibung der Symptomatik durch die Patientin denkt der Hausarzt in erster Linie an eine rhegmatogene Netzhautablösung und verweist die Patientin an einen Augenarzt.**
Welche Aussage charakterisiert die rhegmatogene Amotio retinae (riss- oder lochbedingte Netzhautablösung) am besten?

(A) Sie ist die Hauptursache der hinteren Glaskörperabhebung.
(B) Sie stellt eine Spaltung der Netzhaut im Niveau der äußeren plexiformen Schicht dar.
(C) Sie ist ein typisches Begleitphänomen intraokularer Tumoren.
(D) Sie macht bei ihrer Entstehung typischerweise durch ziehenden Schmerz und „Organgefühl" auf sich aufmerksam.
(E) Sie kann sich durch „Mouches volantes" und „Rußregen" (Schauer schwarzer Punkte) ankündigen.

6.45 F1 (D) 6.46 F1 (B) 6.47 F1 (A) 6.48 F2 (E)

→ **6.49 F2** **Die Patientin sucht den Augenarzt auf, bei dem Sie schon häufiger in Behandlung war. In der Akte der Patientin finden sich Einträge über vorausgegangene Augenerkrankungen, darunter auch solche, die für eine Netzhautablösung prädisponieren.**
Zu den typischen Prädispositionen für eine Netzhautablösung gehört:

(A) Synechien nach Iritis
(B) Keratokonus
(C) Pigmentlosigkeit bei Albinismus
(D) Achsenmyopie
(E) Optikusatrophie

→ **6.50 F2** **Welche Aussage trifft nicht zu?**
Der Augenarzt lässt sich kurz die Beschwerden der Patientin schildern und beginnt dann die Untersuchung. Bei seinen Untersuchungen führt er unter anderem auch eine Glaskörperuntersuchung durch.
Die Untersuchung des Glaskörpers kann (abhängig von der Art der Erkrankung) erfolgen durch den/die

(A) Augenspiegel
(B) Spaltlampe
(C) Skiaskopie
(D) Diaphanoskopie
(E) Echographie

→ **6.51 F2** **Deutlich erkennbar ist für den Augenarzt bei dieser Untersuchung, dass es bei der Patientin aufgrund der Netzhautablösung zu einer Einblutung in den Glaskörper gekommen ist.**
An welche weiteren Ursachen ist bei Einblutungen in den Glaskörper am wenigsten zu denken?

(A) Diabetes mellitus
(B) arterielle Hypertonie
(C) Gicht
(D) Trauma
(E) Periphlebitis retinae

→ **6.52 F2** **Mit Hilfe der monokularen Ophthalmoskopie untersucht der Augenarzt den Augenhintergrund, um genaueren Aufschluss über die Ursache der Glaskörperblutung zu erhalten.**
Welche Aussage trifft für die monokulare Ophthalmoskopie zur Untersuchung des Augenhintergrundes zu?

(A) Bei der direkten Ophthalmoskopie ist im Regelfall der Abstand zwischen Arzt- und Patientenauge größer als bei der indirekten Ophthalmoskopie.
(B) Bei der direkten Ophthalmoskopie sieht der Untersucher den Augenhintergrund des Patienten in natürlicher Größe (bezogen auf die Betrachtung eines aufgeschnittenen Auges aus 25 cm Entfernung).
(C) Bei der indirekten Ophthalmoskopie des sitzenden Patienten sieht der Untersucher ein aufrecht stehendes Bild des Patientenfundus.
(D) Bei der indirekten Ophthalmoskopie ist der Überblick über die Netzhaut größer als bei der direkten Ophthalmoskopie.
(E) Bei der indirekten Ophthalmoskopie kann man durch Drehen an der Recoss-Scheibe des Ophthalmoskops die Refraktion des Patienten bestimmen.

→ **6.53 F2** **Bei der Untersuchung des Augenhintergrundes zeigt sich ein Netzhautriss, sowie die teilweise Ablösung der Netzhaut in diesem Bereich.**
Um einen weiteren Visusverlust zu verhindern, rät der Augenarzt der Patientin zu einer sofortigen Operation und klärt die Patientin über die möglichen operativen Behandlungsmethoden bei Netzhautriss bzw. –ablösung auf.
Zu den operativen Behandlungsmöglichkeiten einer Netzhautablösung gehört in der Regel nicht:

(A) YAG-Laseriridotomie
(B) Silikonschaumplombe
(C) Kryokoagulation
(D) Vitrektomie
(E) Silikoncerclage

6.49 F2 (D) 6.50 F2 (C) 6.51 F2 (C) 6.52 F2 (D) 6.53 F2 (A)

Fallstudie 3

Ein 50-jähriger Patient, der als Werkzeugmacher tätig ist, sieht plötzlich vor einem Auge einen schwarzen Schatten mit erheblicher Herabsetzung der Sehschärfe an diesem Auge, Schmerzen bestehen nicht. Er sucht mit dieser Symptomatik seinen Hausarzt auf, bei dem er seit einigen Jahren wegen eines arteriellen Hypertonus in Behandlung ist. Der Hausarzt, der zunächst an eine Amaurosis fugax denkt, weist den Patienten sofort in ein nahgelegenes Krankenhaus ein. Neben verschiedenen Untersuchungen wird auch ein augenärztliches Konsil bei dem Patienten durchgeführt.

→ **6.54 F3 Der konsiliarisch hinzugerufene Augenarzt unterhält sich kurz mit dem Patienten, der ihm noch einmal die rasche starke Sehverschlechterung eines Auges schildert.**
Bei einer raschen starken Sehverschlechterung denkt der Augenarzt differenzialdiagnostisch am wenigsten an:

(A) Retinopathia pigmentosa
(B) Zentralarterienverschluss
(C) Papillitis
(D) akuter Retrobulbärneuritis
(E) Glaukomanfall

→ **6.55 F3 Der Augenarzt führt bei dem Patienten eine ophthalmoskopische Untersuchung durch, um den Augenfundus beurteilen zu können.**
Die Fovea centralis erkennt er dabei typischerweise

(A) zentral in der Sehnervenpapille
(B) randständig in der Sehnervenpapille
(C) medial von der Sehnervenpapille
(D) lateral von der Sehnervenpapille
(E) Keine der Aussagen (A)–(D) trifft zu.

→ **6.56 F3 Bei der Untersuchung erkennt der Augenarzt deutliche Veränderungen im Bereich des Augenhintergrundes, die am ehesten zu einem Zentralarterienverschluss passen. Welcher Befund passt nicht zu einem Zentralarterienverschluss der Netzhaut des betroffenen Auges?**

(A) verengte Netzhautarteri(ol)en des betroffenen Auges
(B) kirschroter Fleck der Makula des betroffenen Auges
(C) diffuses Netzhautödem des betroffenen Auges
(D) afferenter Defekt der Pupillomotorik des betroffenen Auges
(E) Ausfall der indirekten (konsensuellen) Lichtreaktion der Pupille des betroffenen Auges

→ **6.57 F3 Welche Aussage trifft nicht zu?**
Zudem stellt der Augenarzt eine bereits ausgeprägte hypertensive Retinopathie bei dem Patienten fest.
Typische Befunde am Augenhintergrund bei schwerer Retinopathia hypertensiva sind:

(A) kalkspritzerartige Sternfigur
(B) streifenförmige Blutungen
(C) Papillenödem
(D) enge Netzhautarteri(ol)en
(E) Conus temporalis

→ **6.58 F3 Zur Behandlung des diagnostizierten Zentralarterienverschlusses empfiehlt der Augenarzt den behandelnden Ärzten neben regelmäßigen Kontrollen**

(A) die Gabe von Pentoxifyllin-Infusionen
(B) eine spontane Remission abzuwarten
(C) die sofortige Gabe von Cumarinen
(D) die Enukleation des Auges
(E) die Applikation von cortisonhaltigen Augentropfen

→ **6.59 F3 Der Patient wird adäquat behandelt, dennoch kann eine einseitige Erblindung nicht verhindert werden.**
Eine einseitige Erblindung eines Auges bei gesundem zweitem Auge führt im allgemeinen zu einer Einschätzung der Minderung der Erwerbsfähigkeit von

(A) 15–20 %
(B) 25–30 %
(C) 40–45 %
(D) 50–55 %
(E) 60–65 %

6.54 F3 (A) 6.55 F3 (D) 6.56 F3 (E) 6.57 F3 (E) 6.58 F3 (A) 6.59 F3 (B)

7 Sehnerv und Sehbahn

H94

→ 7.1 **Bei einem Patienten, von dem keine ophthalmologische Vorgeschichte bekannt ist, wird bei der direkten Ophthalmoskopie – ohne medikamentöse Mydriasis – im Bereich der gesamten Papille eine ausgeprägte Exkavation festgestellt. Was ist als nächstes zu tun?**

(A) Erweiterung der Pupille mit Sympathomimetikum
(B) Erweiterung der Pupille mit Parasympatholytikum
(C) Klärung, ob der Augeninnendruck erhöht ist
(D) Lumbalpunktion
(E) Fortführung des üblichen Untersuchungsganges, da es sich – nach bisherigem Stand der Dinge – um einen Normalbefund handelt

H07

→ 7.2 **Eine Patientin, die mit Multipler Sklerose bei Ihnen in hausärztlicher Behandlung ist, entwickelt innerhalb weniger Stunden eine erhebliche Visusminderung des linken Auges. Hiermit verbunden treten Schmerzen im Bereich der rechten Orbita auf, die insbesondere durch Augenbewegung verstärkt werden. Der äußere Untersuchungsbefund von Augenlidern, Sklera, Cornea und Weichteilumgebung des linken Auges ist unauffällig. Ebenso wenig findet sich bei der Fundoskopie ein pathologischer Befund. Insbesondere zeigt auch die Papille keine Auffälligkeiten. Die Werte des kleinen Blutbildes (Hb, Leukozytenzahl, Thrombozytenzahl), BSG und CRP sind innerhalb der jeweiligen Referenzbereiche.**
Welche der Diagnosen ist am wahrscheinlichsten zutreffend?

(A) primäres Winkelblockglaukom
(B) Chorioretinopathia centralis serosa
(C) Netzhautzentralvenenthrombose
(D) Retinoschisis
(E) Retrobulbärneuritis

H05

→ 7.3 **Ein 63-jähriger Jäger hat an einem Auge infolge eines idiopathischen Makulaforamens nur eine geringe Sehschärfe. Seit etwa einer Woche verschlechtert sich nun am Partnerauge die Sehschärfe so sehr, dass Lesen und Jagen nicht mehr möglich sind; es wird hier ein großes Zentralskotom nachgewiesen. Am Partnerauge lässt sich ophthalmoskopisch und an der Spaltlampe kein Korrelat für die Sehverschlechterung finden, insbesondere auch kein Makulaforamen. Ein intrakranieller Tumor kann als Grunderkrankung ebenso ausgeschlossen werden wie ein Diabetes mellitus und eine Tuberkulose.**
Welche der folgenden diagnostischen Maßnahmen führt/führen hier zur ätiologischen Abklärung am ehesten weiter?

(A) Bestimmung des Augendruckprofils über 24 Stunden
(B) Serumuntersuchung auf Borreliose und Lues
(C) Schirmer-Test
(D) Prüfung des Binokularsehens nach Lang und Titmus
(E) diaphanoskopische Untersuchung des Auges auf Verschattungen

H04

→ 7.4 **Eine 25-jährige adipöse Patientin konsultiert Sie wegen Kopfschmerzen und progredienter Sehstörungen auf beiden Augen. Die Beschwerden haben sich in den letzten Wochen – erstmals – manifestiert.**
Sie finden bei der allgemeinen Krankenuntersuchung (einschließlich Ophthalmoskopie) eine Stauungspapille beidseits bei sonst normalem neurologischem Befund. Das Computertomogramm des Schädels ist normal, der Liquor-Eröffnungsdruck bei der Lumbalpunktion beträgt 50 cm H_2O.
Es handelt sich am wahrscheinlichsten um folgende der genannten Erkrankungen:

(A) Lermoyez-Syndrom
(B) so genannter Normaldruck-Hydrozephalus
(C) Pseudotumor cerebri
(D) Retrobulbärneuritis beidseits
(E) Neurofibromatose

7.1 (C) 7.2 (E) 7.3 (B) 7.4 (C)

H04

→ **7.5 Bei einer augenärztlichen Untersuchung wird festgestellt, dass der Visus einer 35-jährigen Gärtnerin auf einem Auge lediglich 0,3 beträgt. Früher sei die Sehschärfe beidseits gleichermaßen gut gewesen. Beide Augen sind hinsichtlich Morphologie und Refraktion unauffällig, so dass die einseitige Visusminderung zunächst unklar ist. Anamnestisch erinnert sich die Patientin an eine kurz zurückliegende Episode mit Doppeltsehen im Anschluss an eine ausgedehnte Familienfeier. Die Medikamentenanamnese ist leer bis auf ein Terbutalin-Spray zur Behandlung eines leichten intermittierenden Asthmas. Die Ableitung der VEP (visuell evozierte kortikale Potentiale) ergibt eine deutliche Latenzzeitverlängerung (verzögerte Nervenleitungsgeschwindigkeit) für das betroffene Auge.**
Welche der weiteren Vorgehensweisen kommt am ehesten in Betracht?

(A) rein abwartendes Verhalten, da die Veränderungen pathognomonisch für einen Virusinfekt mit regelhafter Restitutio ad integrum sind
(B) Magnetresonanztomographie des Schädels, Borreliose-Serologie
(C) Enukleation des betroffenen Auges wegen der Gefahr der sympathischen Ophthalmie
(D) Verordnung von Betablocker-haltigen Augentropfen, um den Augendruck auf niedrig normale Werte abzusenken
(E) Verordnung von Miotika-haltigen Augentropfen (Parasympathomimetika) zur Verbesserung der Tiefenschärfe und Abbildungsqualität

H00

→ **7.6 Zu den Befunden bei ausgeprägter akuter Stauungspapille gehört nicht:**

(A) Zentralskotom
(B) randunscharfe Papille
(C) radiäre Blutungen am Papillenrand
(D) vergrößerter blinder Fleck
(E) prominente Papille

F95

→ **7.7 Der ophthalmoskopische Befund einer Stauungspapille im akuten Stadium und einer akuten Papillitis können identisch aussehen.**
Mit welcher Untersuchung kann zwischen den beiden Diagnosen am schnellsten differenziert werden?

(A) Augeninnendruckmessung
(B) Visusprüfung
(C) Ophthalmodynamometrie
(D) Angiogramm
(E) Elektroretinogramm

F97

→ **7.8 Eine toxische Beeinträchtigung des Nervus opticus kann am ehesten verursacht werden durch:**

(A) Ethambutol
(B) Pilocarpin
(C) Cromoglicinsäure
(D) Betablocker
(E) Penicillin

F04

→ **7.9 Anteriore ischämische Optikoneuropathie (AION) und Embolie der Netzhaut-Zentralarterie haben am wahrscheinlichsten gemeinsam:**

(A) akkommodative Asthenopie
(B) Diplopie, die beim Schließen eines Auges verschwindet
(C) plötzlich auftretende Metamorphopsie mit einem Auge
(D) plötzlich auftretende hochgradige einseitige Sehminderung bis hin zur Erblindung
(E) plötzlich auftretende einseitige Schmerzen bei Augenbewegung

F90 F84

→ **7.10 Welcher Befund bzw. welche Diagnose ist dem Bild (siehe Abb. 7.1 des Bildanhangs) zuzuordnen?**

(A) beginnende Stauungspapille
(B) Drusen der Papille
(C) Neuritis nervi optici
(D) exsudative Retinitis
(E) markhaltige Nervenfasern

H98 H96

→ **7.11 Für welche der Läsionen spricht eine homonyme Hemianopsie nach rechts?**

(A) Läsion des linken Nervus opticus
(B) Läsion des rechten Nervus opticus
(C) Läsion des rechten Tractus opticus
(D) Läsion der rechten Sehrinde
(E) Läsion der linken Sehrinde

H99

→ **7.12 Wo sitzt bei bitemporaler Hemianopsie typischerweise die Schädigung?**

(A) Chiasma opticum
(B) Gratiolet-Sehstrahlung
(C) Okzipitalpol
(D) Retina
(E) Tractus opticus

7.5 (B) 7.6 (A) 7.7 (B) 7.8 (A) 7.9 (D) 7.10 (E) 7.11 (E) 7.12 (A)

F91 F87

→ 7.13 **Ein beidseitiger Ausfall im temporalen Gesichtsfeld (bitemporale Hemianopsie) bei Hypophysentumor ist bedingt durch Schädigung/Ausfall der**

(1) im Chiasma ungekreuzt verlaufenden temporalen Fasern des N. opticus
(2) im Chiasma gekreuzt verlaufenden nasalen Fasern des N. opticus
(3) temporalen Anteile der Retina
(4) nasalen Anteile der Retina

(A) nur 4 ist richtig
(B) nur 1 und 3 sind richtig
(C) nur 1 und 4 sind richtig
(D) nur 2 und 3 sind richtig
(E) nur 2 und 4 sind richtig

8 Bulbus und Orbita

H92

→ 8.1 **Eine typische Ursache eines einseitigen Pseudoexophthalmus ist:**

(A) einseitige hochgradige Myopie
(B) Orbita-Varizen
(C) Lymphom der Orbita
(D) Fistel zwischen Arteria carotis und Sinus cavernosus
(E) Tränendrüsenmischtumor

F92

→ 8.2 **Welche Aussage trifft nicht zu?**
Bei einer perforierenden Verletzung mit intraokularem Fremdkörper sind als erste Maßnahmen eines Arztes, der nicht Ophthalmologe ist, sinnvoll:

(A) Einstreichen von antibiotischer Salbe in den Bindehautsack
(B) steriler Verband des verletzten Auges
(C) Verband des unverletzten Auges
(D) möglichst Asservation (einer Materialprobe) des Gegenstands, von dem der Fremdkörper vermutlich abstammt
(E) bei Bedarf Gabe eines Analgetikums

F95

→ 8.3 **Typische Ursache des pulsierenden Exophthalmus ist:**

(A) Sinusitis maxillaris
(B) arteriovenöses Aneurysma
(C) Stirnhöhlenmukozele
(D) Thrombose der Vena ophthalmica
(E) Orbitalphlegmone

H86

→ 8.4 **Welche Aussage trifft nicht zu?**
Symptome der Sinus-cavernosus-Thrombose können sein:

(A) einseitiger Exophthalmus
(B) beidseitiger Exophthalmus
(C) Lidödem
(D) Störung der Hornhautsensibilität
(E) Pupillotonie

H93

→ 8.5 **Der Augapfel ist nach nasal und unten verdrängt.**
Es handelt sich am ehesten um

(A) eine endokrine Orbitopathie
(B) einen retrobulbären Tumor
(C) eine Mukozele der Stirnhöhle
(D) einen Tumor der Tränendrüse
(E) eine Mukozele der Kieferhöhle

F98

→ 8.6 **Welche Aussage trifft nicht zu?**
Zu den möglichen Symptomen/Befunden aufgrund einer Blow-out-Fraktur des Orbitabodens gehören:

(A) Sensibilitätsstörung im Innervationsgebiet des Nervus infraorbitalis
(B) vertikale Bulbusmotilitätsstörung
(C) Enophthalmus
(D) Miosis
(E) radiologische Verschattung in der Kieferhöhle

7.13 (E) 8.1 (A) 8.2 (A) 8.3 (B) 8.4 (E) 8.5 (D) 8.6 (D)

Fallstudie 1

Ein Lastkraftwagenfahrer stellt sich in der Klinik vor, weil ihm auswärts am Tag zuvor beim Beladen seines Fahrzeuges der Spanngurt der Lastwagenplane gegen das rechte Auge geschleudert wurde. Eine Schädelfraktur wird radiologisch ausgeschlossen. Die Sehschärfe des rechten Auges ist stark herabgesetzt.

→ **8.7 F1 Sie inspizieren das Auge zunächst von außen. Welcher Befund ist als unmittelbare Folge eines stumpfen Augentraumas (Kontusion) am wenigsten wahrscheinlich?**

(A) Orbitabodenfraktur
(B) peripapilläre Aderhautruptur
(C) Rubeosis iridis
(D) Hornhautödem
(E) Hyphäma aufgrund einer Kammerwinkelverletzung

→ **8.8 F1 Bei Ihrer Inspektion fällt Ihnen ein unterschiedlicher Bulbusstand beider Augen auf, der, wie sich später herausstellt, auf einen traumatischen Ausriss der Trochlea des Musculus obliquus superior zurückzuführen ist. Dieser Abriss der Trochlea am rechten Auge bewirkt bei dem Patienten eine Diplopie mit dem größten vertikalen Doppelbildabstand typischerweise beim Blick nach**

(A) links oben
(B) links unten
(C) senkrecht oben
(D) rechts oben
(E) rechts unten

→ **8.9 F1 Bei Ihrer weiteren Untersuchung wenden Sie sich dem Augenhintergrund und der Netzhaut zu, die Sie mit Hilfe eines Ophthalmoskopes betrachten. Mögliche Folgen einer Contusio bulbi am Augenhintergrund sind am wenigsten:**

(A) Berlin-Ödem
(B) Makulaloch
(C) Netzhautblutungen
(D) radiäre gefäßähnliche Streifen (angioid streaks)
(E) peripherer Netzhautabriß

→ **8.10 F1 Bei Ihren Untersuchungen stellen Sie fest, dass es in die Vorderkammer eingeblutet hat. Außerdem weist die Hornhaut eine Erosion auf. Welche lokale Therapie ist bei einer Erosio corneae durch eine mechanische Verletzung kontraindiziert?**

(A) mydriatisch wirkende Tropfen
(B) Kortikosteroid-Tropfen
(C) antibakterielle Salbe
(D) Verband
(E) Vitamin-A-haltige Salbe

→ **8.11 F1 Nach Resorption der intraokularen Blutung klagt der Patient bei einer Kontrolluntersuchung nach einigen Tagen über monokulare Doppelbilder und zeigt den Befund der Abb. 8.1 des Bildanhangs. Es handelt sich um ein(e)**

(A) traumatische Iridodialyse
(B) Linsenluxation
(C) zufälliges Zusammentreffen von Augentrauma und kongenitalem Iriskolobom
(D) Rieger-Syndrom
(E) Melanom der Iriswurzel

→ **8.12 F1 Sie führen bei dem Patienten weitere regelmäßige Kontrolluntersuchungen durch. Dabei fällt wenige Wochen nach der Kontusion seines rechten Auges eine Sehverschlechterung auf. Bei der Untersuchung der brechenden Medien im regredienten Licht und bei erweiterter Pupille erheben Sie den Befund der Abb. 8.2 des Bildanhangs. Worauf führen Sie die Sehverschlechterung des Patienten zurück?**

(A) Linsenluxation
(B) Vorderkammerblutung
(C) Hornhautquellung
(D) Katarakt
(E) Makulaödem

8.7 F1 (C) 8.8 F1 (B) 8.9 F1 (D) 8.10 F1 (B) 8.11 F1 (A) 8.12 F1 (D)

Fallstudie 2

Bei einem bewusstseinsklaren – noch nicht röntgenologisch untersuchten – Mann wird nach einem akuten Trauma des Schädels aufgrund des Unfallherganges von Ihnen auch die Möglichkeit einer (sogenannten) Blow-out-Fraktur der linken Orbita erwogen.

→ **8.13 F2 Falls bei dem Patienten eine „Blow-out-Fraktur" vorliegen würde, wäre dies eine Fraktur des/der**

(A) Orbitadaches
(B) Jochbogens
(C) Rhinobasis
(D) Otobasis
(E) Orbitabodens

→ **8.14 F2 Um genauere Hinweise auf die möglicherweise vorliegende Fraktur zu bekommen untersuchen Sie den Patienten diesbezüglich.**
Welcher der folgenden Befunde wäre (falls vorliegend und durch den Unfall verursacht) der stärkste Hinweis auf die Blow-out-Fraktur?

(A) Amnestische Aphasie
(B) Anosognosie
(C) Diplopie
(D) kontralaterales Horner-Syndrom
(E) homonyme Hemianopsie nach rechts

→ **8.15 F2 Bei Ihrer Untersuchung fällt Ihnen auf, dass der Patient schielt.**
Was ist charakteristisch für das akut auftretende einseitige Lähmungsschielen des Erwachsenen (bei beidseitig geöffneten, sehfähigen Augen)?

(A) inkomitanter Schielwinkel
(B) gleicher Doppelbildabstand in verschiedenen Blickrichtungen
(C) gleichgroßer primärer und sekundärer Schielwinkel
(D) Unterdrückung von Doppelbildern durch Fixation mit dem betroffenen Auge
(E) akkommodativer Strabismus convergens

→ **8.16 F2 Zur genaueren Diagnostik und zum Ausschluss weiterer möglicher Verletzungen lassen Sie bei dem Patienten eine Computertomographie anfertigen.**
Beim Einsatz der Computertomographie zur Abklärung von Orbitabodenfrakturen gilt:

(A) Die günstigste Untersuchungstechnik ist die Anfertigung axialer Schichten.
(B) Die günstigste Untersuchungstechnik ist die Anfertigung koronarer Schichten.
(C) Zur Feststellung von verlagertem Orbitagewebe ist die intravenöse Gabe von Kontrastmittel erforderlich.
(D) Der Einsatz der Computertomographie ist wegen ausreichender klinischer Untersuchungsmöglichkeiten nicht indiziert.
(E) Der Einsatz der Computertomographie ist nur bei Orbitadach (Schädelbasis)-Frakturen indiziert.

→ **8.17 F2 Die CT-Bilder zeigen neben der vermuteten Blow-out-Fraktur eine weitere Fraktur mit Orbitaemphysem.**
Ein Orbitaemphysem entsteht am häufigsten durch Fraktur

(A) des Orbitadachs
(B) des Orbitabodens
(C) der lateralen Wand der Orbita
(D) der medialen Wand der Orbita
(E) des Jochbogens

→ **8.18 F2 Sie besprechen die Befunde mit dem Patienten und raten ihm, die Frakturen operativ versorgen zu lassen. Der Patient erweist sich allerdings als äußerst uneinsichtig. Daher klären Sie den Patienten auch über die möglichen Folgen einer nicht behandelten Blow-out-Fraktur auf.**
Typische Folge einer unbehandelt konsolidierten Blow-out-Fraktur ist

(A) Enophthalmus
(B) Amblyopie
(C) Anosmie
(D) Sekretstau im Sinus ethmoidalis anterior
(E) Verlegung des Ductus nasolacrimalis

8.13 F2 (E) 8.14 F2 (C) 8.15 F2 (A) 8.16 F2 (B) 8.17 F2 (D) 8.18 F2 (A)

Fallstudie 3

Eine 57-jährige Patientin, die wegen eines Morbus Basedow seit einem halben Jahr bei ihrem Hausarzt in Behandlung ist, wird von diesem zu dem Augenarzt, bei dem Sie als Famulus tätig sind, überwiesen mit der Bitte um Beurteilung und Mitbehandlung der endokrinen Ophthalmopathie.

→ **8.19 F3 Der Augenarzt zeigt Ihnen bei der Patientin, wie man einen Exophthalmus am besten erkennen kann.**
Einen Exophthalmus erkennt man am besten mit folgender der genannten Methoden:

(A) Anwendung des Schiötz-Tonometers
(B) Visieren über die Stirn und die Augenpartien des Patienten nach kaudal
(C) Nachweis einer Mydriasis auf der betroffenen Seite
(D) Prüfung auf Aniseikonie
(E) Prüfung auf Heterophorie mit dem Abdecktest (cover-Test) und Aufdecktest.

→ **8.20 F3 Er fragt Sie nach möglichen Differenzialdiagnosen, die als Ursache eines Exophthalmus (auch eines einseitigen Exophthalmus) in Frage kommen.**
Bei einem Exophthalmus muss als mögliche Ursache am wenigsten in Betracht gezogen werden:

(A) ein orbitaler Tumor
(B) ein Keilbeinflügelmeningeom
(C) eine Orbitaphlegmone
(D) ein Nebenhöhlenprozess (z. B. Mukozele)
(E) ein Horner-Syndrom

→ **8.21 F3 Der Augenarzt zeigt Ihnen bei seinen weiteren Untersuchungen die typischen Zeichen einer endokrinen Ophthalmopathie.**
Nicht dazu gehört das

(A) Graefe-Zeichen (Zurückbleiben des Oberlids bei langsamer Blicksenkung)
(B) Moebius-Zeichen (Konvergenz-Schwäche)
(C) Dalrymple-Zeichen (oberhalb der Hornhaut sichtbare Sklera beim Blick geradeaus)
(D) Argyll-Robertson-Zeichen (überschießende Miosis bei Naheinstellung)
(E) Stellwag-Zeichen (seltener Lidschlag)

→ **8.22 F3 Bei den Untersuchungen zeigen sich bereits Schäden des Auges, die als Folge der Ophthalmopathie bei der Patientin bereits entstanden sind.**
Zu den Folgen einer schweren endokrinen Orbitopathie gehört nicht:

(A) gerötete Augen
(B) Exophthalmus
(C) Störungen der Bulbusmotilität
(D) Chemosis
(E) endogene Iridozyklitis

→ **8.23 F3 Bei der Patientin fällt insbesondere eine Keratitis e lagophthalmo auf.**
Diese entsteht zuerst

(A) im oberen Hornhautdrittel
(B) im mittleren Hornhautdrittel
(C) im unteren Hornhautdrittel
(D) im nasalen Hornhautdrittel
(E) ohne topographische Präferenz

→ **8.24 F3 Welche Aussage trifft nicht zu?**
Nach Abschluss der Untersuchungen fasst der Augenarzt die Befunde in einem kurzen Bericht an den Hausarzt der Patientin zusammen. Für die Behandlung der endokrinen Ophthalmopathie gibt er sinnvollerweise folgende Ratschläge:
Die endokrine Orbitopathie

(A) kann lokal mit Augensalbe, nächtlichem Okklusivverband und Kopfhochlagerung behandelt werden
(B) wird systemisch mit Glucocorticoiden behandelt
(C) kann durch eine externe Retrobulbärbestrahlung in Ergänzung zur Glucocorticoidtherapie sinnvoll behandelt werden
(D) mit schwergradigem Exophthalmus wird durch Radiojodtherapie behoben
(E) kann bei drohendem Visusverlust durch Orbitadekompression chirurgisch behandelt werden

8.19 F3 (B) 8.20 F3 (E) 8.21 F3 (D) 8.22 F3 (E) 8.23 F3 (C) 8.24 F3 (D)

9 Optik und Refraktion, Motilität und Schielen, Blindheit

F07

→ 9.1 **Ein 78-jähriger Patient mit Diabetes mellitus Typ 2 beklagt, dass er seit einigen Tagen sein linkes Augenlid kaum aktiv heben kann. Wenn er das Auge mit dem Finger öffnet, sieht er Doppelbilder bei Rechtsblick, während bei Linksblick keine Doppelbilder wahrgenommen werden. Bei der Untersuchung fällt nach Hebung des ptotischen Lides bei Blickrichtung geradeaus eine Abduktionsstellung des linken Auges auf. Bei Rechtsblick erreicht das linke Auge die Mittelstellung nur gerade eben, während das rechte Auge gut abduziert werden kann. Bei Blick nach rechts oben und rechts unten fallen weiterhin die Auswärtsstellung sowie eine starke Einschränkung der Motilität des linken Auges nach oben und unten auf. Beide Pupillen sind – bei Beleuchtung und Abdunkelung – gleich weit. Bei genauer Inspektion der Irisstruktur des linken Auges sieht man, dass bei Neigung des Kopfes zur linken Schulter eine deutliche Rollung nach innen (für den Betrachter gegen den Uhrzeigersinn) auftritt.**
Welche der folgenden isolierten Störungen liegt am wahrscheinlichsten vor?

(A) äußere Okulomotoriusparese
(B) Trochlearisparese
(C) Horner-Syndrom
(D) Duane-Syndrom (Retraktionssyndrom nach Stilling-Türk-Duane)
(E) dekompensierte Exophorie

F06

→ 9.2 **Typische Ursache eines Torticollis ocularis (okulärer Schiefhals) mit Kopfneigung zu einer Schulter ist eine isolierte einseitige:**

(A) innere Okulomotoriuslähmung (Ophthalmoplegia interna)
(B) Trochlearisparese
(C) Lähmung des 1. Trigeminusastes (N. ophthalmicus)
(D) Paralyse des N. abducens
(E) periphere Fazialisparese

H05

→ 9.3 **Welche der folgenden Störungen gehört am ehesten zu einer reinen internukleären Ophthalmoplegie?**

(A) komplette äußere Okulomotoriusparese
(B) ausgeprägte Mydriasis
(C) komplette Abduzensparese
(D) Zyklophorie
(E) dissoziierter Nystagmus

H05

→ 9.4 **Eine ophthalmologische Untersuchung mit Hilfe von Landolt-Ringen erfolgt üblicherweise**

(A) zum Nachweis von so genannten Bjerrum-Skotomen
(B) zur Ausmessung der Dunkeladaptation
(C) zur Beurteilung des Binokularsehens
(D) zur Bestimmung der Sehschärfe
(E) als objektiver Sehtest bei Verdacht auf Vortäuschung einer Sehbehinderung

H91

→ 9.5 **Welche Aussage trifft nicht zu?**
Zu den Hilfsmitteln für Schwachsichtige gehören:

(A) Lupenbrille
(B) Gonioskop
(C) Fernsehlesegerät
(D) Lupe
(E) Fernrohrbrille

F99

→ 9.6 **Das manifeste nichtparalytische Schielen (Strabismus concomitans = Begleitschielen) infolge von Fusionsschwäche erkennt man im allgemeinen am besten durch**

(A) den (einseitigen) Abdecktest
(B) die Perimetrie
(C) die indirekte Ophthalmoskopie
(D) Nachweis einer Papillenatrophie bei der Funduskopie
(E) die Untersuchung auf unterschiedliche Pupillenweite

H90

→ 9.7 **Welche Aussage trifft nicht zu?**
Zu einer Lähmung des N. trochlearis passen:

(A) kompensatorische Kopfhaltung
(B) okulärer Schiefhals
(C) Ptose am betroffenen Auge
(D) blickrichtungsabhängiger Doppelbildabstand
(E) Höherstand des betroffenen Auges beim Blick nach nasal-unten

9.1 (A) 9.2 (B) 9.3 (E) 9.4 (D) 9.5 (B) 9.6 (A) 9.7 (C)

H03

→ **9.8 Die Hyperopie (Hypermetropie) ist am nicht operierten, unverletzten Auge im Regelfall dadurch gekennzeichnet, dass:**
(A) die sagittale Achse des Auges verlängert ist
(B) der Brennpunkt parallel einfallender Strahlen in Zykloplegie vor der Netzhaut liegt
(C) bei Indikation zur Brillenkorrektur Sammellinsen („Plusgläser") benötigt werden
(D) die Gefahr eines Winkelblockglaukoms – im Vergleich mit dem Risiko bei emmetropen Augen – sehr gering ist
(E) ein – im Vergleich mit der Myopie – erhöhtes Risiko einer rhegmatogenen Netzhautablösung besteht

F98 H83

→ **9.9 Welche Veränderung liegt der Presbyopie in erster Linie zugrunde?**
(A) Atrophie des Musculus ciliaris
(B) zunehmende Denervierung des Musculus ciliaris
(C) Fibrosierung des Musculus ciliaris
(D) Abnahme der Fähigkeit der Augenlinse, sich zu verformen
(E) Abbau von Zonulafasern

F91

→ **9.10 Was versteht man unter Heterophorie?**
(A) latentes Schielen
(B) manifestes Schielen
(C) ungleiche Pupillenweite
(D) unvollständiger Lidschluß
(E) eine Farbsinnstörung

F92

→ **9.11 Nach dem Vorhalten eines dunkelroten Glases vor das rechte Auge erklärt ein Patient ohne manifestes Schielen, ein rotes Licht rechts von dem weißen Fixierlicht zu sehen.**
Es handelt sich um
(1) Exophorie
(2) Hyperphorie
(3) Esophorie

(A) nur 1 ist richtig
(B) nur 2 ist richtig
(C) nur 3 ist richtig
(D) nur 1 und 2 sind richtig
(E) nur 2 und 3 sind richtig

F90

→ **9.12 Für erworbenes Lähmungsschielen sind typisch:**
(1) Diplopie
(2) kompensatorische Kopfhaltung
(3) gleicher primärer und sekundärer Schielwinkel
(4) in allen Blickrichtungen gleicher Schielwinkel

(A) nur 1 und 2 sind richtig
(B) nur 1 und 3 sind richtig
(C) nur 2 und 3 sind richtig
(D) nur 1, 2 und 3 sind richtig
(E) 1–4 = alle sind richtig

H95

→ **9.13 Ein sekundärer Schielwinkel entsteht, wenn**
(1) mit dem gelähmten Auge fixiert wird
(2) mit dem nicht gelähmten Auge fixiert wird
(3) in die Richtung geblickt wird, in die der gelähmte Muskel seine Hauptzugwirkung hat
(4) eine Mydriasis bei Okulomotoriusläsion vorliegt
(5) die Doppelbilder ungekreuzt sind

(A) nur 1 ist richtig
(B) nur 2 ist richtig
(C) nur 2 und 3 sind richtig
(D) nur 2 und 4 sind richtig
(E) nur 2 und 5 sind richtig

F97

→ **9.14 Ein horizontaler Doppelbildabstand bei Geradeausblick, der sich beim Blick nach rechts vergrößert, spricht am meisten für:**
(A) Blow-out-Fraktur der Orbita
(B) Okulomotoriusparese am rechten Auge
(C) Abduzensparese am rechten Auge
(D) internukleäre Blickparese
(E) Exophorie

H98

→ **9.15 Welche Aussage trifft nicht zu?**
Beim frühkindlichen Schielsyndrom liegen im typischen Fall vor:
(A) Strabismus convergens
(B) Störung des Binokularsehens
(C) Zukneifen eines Auges zur Vermeidung der Doppelbildwahrnehmung
(D) latenter Nystagmus
(E) Störungen der zentralen Fixation und der retinalen Korrespondenz

---

9.8 (C) 9.9 (D) 9.10 (A) 9.11 (C) 9.12 (A) 9.13 (A) 9.14 (C) 9.15 (C)

H00

→ **9.16 Ein Erwachsener mit akutem, komplettem, einseitigem Funktionsausfall des Nervus oculomotorius hat normalerweise keine Diplopie, weil**

(A) das betroffene Auge völlig erblindet ist
(B) das betroffene Auge durch eine Ptosis okkludiert ist
(C) binokulares Einfachsehen erhalten bleibt
(D) durch die Pupillenparese der Seheindruck des betroffenen Auges supprimiert wird
(E) am betroffenen Auge eine Cataracta complicata besteht

Fallstudie 1

Eine 49-jährige Patientin kommt zu Ihnen in Ihre augenärztliche Praxis, da bei einem Sehtest in einem Optik-Fachgeschäft festgestellt worden war, dass ihre Sehfähigkeit eingeschränkt ist. Der Optiker hatte der Patientin erklärt, dass sie kurzsichtig sei. Diesen Befund wollte die Patientin nun von Ihnen genau abklären und bei Bedarf korrigieren lassen.

→ **9.17 F1 Die Patientin wartet in Ihrem Wartezimmer, wo sie interessiert ein Plakat betrachtet, auf dem das Auge mit den wichtigsten anatomischen Strukuren und dem dioptrischen Apparat abgebildet ist.**
Sie liest: Die Brechkraft ist im dioptrischen Apparat des Auges am höchsten an der

(A) Vorderfläche der Hornhaut
(B) Hinterfläche der Hornhaut
(C) Linsenvorderfläche
(D) Linsenhinterfläche
(E) Glaskörpervorderfläche

→ **9.18 F1 Vor der augenärztlichen Untersuchung erheben Sie eine kurze Anamnese bei der Patientin. Dabei berichtet diese, dass immer wieder plötzlich dunkle Punkte beim Sehen aufgetaucht waren, die sich bei Blickveränderungen mitbewegten und besonders deutlich beim Lesen hervortraten.**
Es handelt sich dabei am ehesten um:

(A) altersbedingte Makuladegeneration
(B) Diplopie
(C) Cataracta coerulea
(D) persistierende A. hyaloidea
(E) Mouches volantes (sog. fliegende Mücken)

→ **9.19 F1 Die Patientin zeigt Ihnen auch das Ergebnis der Sehschärfeprüfung durch den Optiker. Diese war mit einer einfachen Untersuchungsmethode ermittelt worden.**
Der Bestimmung der Sehschärfe dient:

(A) Anomaloskop (nach Nagel)
(B) Aufdecktest (Uncovertest)
(C) Schwellenwert-Perimetrie
(D) Sehprüfung mit Optotypen (Sehzeichen)
(E) Skiaskopie (Schattenprobe)

→ **9.20 F1 Im Anschluss an die Anamnese führen Sie bei der Patientin einige Untersuchungen durch. Unter anderem verwenden Sie bei der Patientin die statische Skiaskopie.**
Durch welche Aussage wird die statische Skiaskopie (Schattenprobe) am besten charakterisiert?

(A) Sie ist ein objektives Untersuchungsverfahren zur Refraktionsbestimmung.
(B) Sie dient der Untersuchung der binokularen Zusammenarbeit.
(C) Sie dient der Untersuchung des Gesichtsfeldes.
(D) Sie wird mit dem indirekten Ophthalmoskop durchgeführt.
(E) Sie kann durch Akkommodation nicht beeinflusst werden.

→ **9.21 F1 Zu Ihren Untersuchungen gehört auch eine Ophthalmoskopie.**
Bei der Technik der direkten Ophthalmoskopie dient zum Ausgleich einer Myopie bei der Patientin üblicherweise:

(A) Tragen eines Plusglases durch den Patienten
(B) Akkommodation des Untersuchers
(C) Applikation eines Mydriatikums
(D) Zwischenschaltung eines Korrekturglases im Ophthalmoskop
(E) Verkürzung des beim Gesunden üblichen Abstandes zwischen Ophthalmoskop und Patientenauge um ca. 10–15 Zentimeter

9.16 (B) 9.17 F1 (A) 9.18 F1 (E) 9.19 F1 (D) 9.20 F1 (A) 9.21 F1 (D)

→ **9.22 F1 Ihre Untersuchungen bestätigen, dass die Patientin kurzsichtig ist. Genauere Befunde zeigen, dass es sich um eine Achsenmyopie insbesondere des rechten Auges handelt. Was passt nicht zur Diagnose „Kurzsichtigkeit" bei Achsenmyopie?**

(A) auch ohne Brille scharfes Sehen in der Nähe
(B) Verengung der Lidspalte auf einen schmalen Spalt verbessert die Fern-Sehschärfe.
(C) Die Achsenlänge des Augapfels ist länger als die Norm.
(D) Der Brennpunkt des optischen Apparates liegt hinter dem Auge.
(E) Zur Korrektur der Sehstörung sind so genannte Minusgläser geeignet.

→ **9.23 F1 Neben der Myopie stellen Sie bei der Patientin bei Ihren Untersuchungen eine beginnende Presbyopie fest. Bei der Presbyopie handelt es sich um eine**

(A) neu entstandene Heterophorie im Alter
(B) altersbedingte Reduktion der Akkommodationsfähigkeit
(C) besondere Form der Achsenametropie
(D) Störung, die bei Kurzsichtigkeit nicht auftritt
(E) Anisometropie

→ **9.24 F1 Sie bestimmen den genauen Refraktionsfehler. Bei dem myopen rechten Auge liegt der Fernpunktabstand bei 1 m, zusätzlich besteht eine Presbyopie mit einer Akkommodationsbreite von 2 dpt. Welche Linsenkorrektur ist erforderlich, um den Nahpunktabstand auf 20 cm einzustellen (Entfernung des Korrekturglases vom Auge sei vernachlässigbar klein)?**

(A) – 3 dpt
(B) – 2 dpt
(C) – 1 dpt
(D) + 2 dpt
(E) + 3 dpt

→ **9.25 F1 Die Patientin, die als Verkäuferin in einem Modegeschäft arbeitet, möchte auf keinen Fall eine Brille tragen. Allenfalls mit dem Tragen von Kontaktlinsen wäre die Patientin einverstanden. Wann ist das Tragen von Kontaktlinsen zur optischen Korrektur nicht günstig?**

(A) bei hochgradiger Myopie
(B) bei irregulärem Astigmatismus
(C) bei hoher Anisometropie
(D) bei einseitiger Aphakie
(E) bei sog. Nachtmyopie (Dämmerungsmyopie)

Fallstudie 2

Ein 4 Jahre altes Kind wird von seinen Eltern dem Augenarzt vorgestellt, weil sie von der Erzieherin im Kindergarten darauf hingewiesen worden waren, dass das Kind schielt. Den Eltern war das Schielen nicht aufgefallen, die Mutter hatte nur manchmal den Eindruck, dass die Sehfähigkeit des Kindes etwas eingeschränkt sei. Ansonsten war die Entwicklung des Kindes bisher unauffällig verlaufen.

→ **9.26 F2 Der Augenarzt schaut sich das Kind genau an, da er weiß, dass auch Veränderungen der Lidspaltenkonfiguration fälschlicherweise zur Diagnose Einwärtsschielen führen können. Welche der genannten Veränderungen der Lidspaltenkonfiguration kann diese Fehldiagnose verursachen?**

(A) Lagophthalmus
(B) Ptosis
(C) Ektropium
(D) Entropium
(E) Epikanthus

→ **9.27 F2 In der weiteren Untersuchung des Kindes soll die Sehschärfe bestimmt werden. Die Prüfung der Sehschärfe bei Kindern im Alter von 4–5 Jahren geschieht am zweckmäßigsten mit:**

(A) E-Haken oder Landolt-Ringen
(B) visuell evozierten Potenzialen
(C) Isopterenbestimmung durch Führungsbewegungen mit Sehzeichen
(D) den pseudoisochromatischen Tafeln (z.B. nach Ishihara)
(E) dem Anomaloskop

→ **9.28 F2 Anschließend führt der Augenarzt bei dem Kind einen alternierenden Prismen-Abdecktest durch. Der alternierende Prismen-Abdecktest dient der Bestimmung**

(A) des Schielwinkels ohne Fusion
(B) der Akkomodationsbreite
(C) der retinalen Korrespondenz
(D) des räumlichen Sehvermögens
(E) des räumlichen Vorstellungsvermögens

9.22 F1 (D) 9.23 F1 (B) 9.24 F1 (D) 9.25 F1 (E) 9.26 F2 (E) 9.27 F2 (A) 9.28 F2 (A)

→ **9.29 F2 Die Untersuchungen ergeben, dass bei dem Kind tatsächlich ein Schielen vorliegt. Der Augenarzt erklärt den Eltern, dass es sich dabei um ein Begleitschielen handelt. Er bespricht diesen Befund mit den Eltern und erklärt:**

Für das Begleitschielen gilt:

(A) Es tritt meist schon in den ersten beiden Lebensjahren auf.
(B) Es beginnt relativ plötzlich mit Doppelbildern.
(C) Das Blickfeld ist eingeschränkt.
(D) Das räumliche Sehen ist regelrecht.
(E) Zur Vermeidung von Doppelbildern nimmt der Patient eine Zwangshaltung des Kopfes ein.

→ **9.30 F2 Der Arzt erklärt den Eltern auch die wahrscheinlichste Ursache für das Auftreten des Begleitschielens bei dem Kind.**

Für akkommodatives Schielen ist als (Mit-) Ursache am ehesten typisch:

(A) regulärer Astigmatismus
(B) irregulärer Astigmatismus
(C) Myopie
(D) Hypermetropie
(E) Presbyopie

→ **9.31 F2 Desweiteren informiert der Arzt die Eltern über Therapiemöglichkeiten des Begleitschielens.**

Folgende Therapie ist bei Patienten mit Begleitschielen am wenigsten indiziert:

(A) Operation
(B) Brille mit Konvexlinsen
(C) Okklusion
(D) regelmäßige Kontrolluntersuchungen
(E) Keine Therapie notwendig, da das Schielen mit zunehmendem Alter und Wachstum des Kindes von alleine verschwindet.

9.29 F2 (A) 9.30 F2 (D) 9.31 F2 (E)

Kommentare

Kommentare

Schwerpunkt HNO

1 Ohr

1.1 Anatomische und physiologische Grundlagen

→ **Frage 1.1:** Lösung D

Die Tubenwände liegen im Ruhezustand aneinander, d.h. die Tube ist ohne Einwirkung von Muskelkräften geschlossen. **M. tensor veli palatini** und **M. levator veli palatini** heben den Gaumen und öffnen beim Schlucken die Tube, besonders der M. tensor veli palatini.
Zu **(1)**: Der **M. tensor tympani** zieht Hammergriff und Trommelfell nach innen, ändert nichts an der Tubenöffenung.
Zu **(2)**: Die **Mm. constrictor pharyngis** superior, medius und inferior sind die „Schlundschnürer" im Gegensatz zu den „Schlundhebern" M. stylopharyngeus und M. palatopharyngeus; keiner der genannten hat einen Einfluss auf die Tubenöffnung.
Die motorische Innervation erfolgt beim M. tensor tympani und tensor veli palatini durch den N. trigeminus (N. V_3) und beim M. levator veli palatini und M. constrictor pharyngis durch den N. vagus (N. X).

→ **Frage 1.2:** Lösung A

Der **Ductus cochlearis** liegt in der Schnecke zwischen Scala vestibuli und Scala tympani. Er grenzt nicht an die Paukenhöhle, sondern hat ein blindes Ende zum Vestibulum hin **(Caecum vestibulare)** sowie ein ebenso blindes Ende zur Schneckenspitze hin **(Caecum cupulare)**.
Das runde Fenster bildet dagegen den Abschluss der Scala tympani zur Paukenhöhle hin.

F95
→ **Frage 1.3:** Lösung C

Zu **(1)** und **(3)**: Der Saccus endolymphaticus ist das blinde Ende des Ductus endolymphaticus und dient der Resorption der Endolymphe.
Zu **(4)**: Der Druckausgleich bei Stapesauslenkungen geschieht über das runde Fenster.
Zu **(5)**: Die Sinneszellen der Vestibularorgane bestehen 1. aus Utriculus und Sacculus, welche die Maculae staticae enthalten, worin die Sinneszellen für die Aufnahme linearer Beschleunigungsreize untergebracht sind, und 2. aus den Bogengangsrezeptoren. Die drei Bogengänge gehen aus dem Vestibulum hervor und weisen an einem Ende eine birnenförmige Erweiterung auf, die Pars ampullaris. Sie enthält in der Cupula die Sinneszellen, deren adäquater Reiz die Winkelbeschleunigung ist.

H87
→ **Frage 1.4:** Lösung B

Die **Eminentia arcuata** ist eine Anhebung in der Mitte der Facies anterior der Pyramide, die durch den darunter liegenden **oberen Bogengang** des Labyrinths hervorgerufen wird.
Zu **(A)**: Die **Stria vascularis** liegt im äußeren Anteil der häutigen Schnecke und besteht aus einem reichlich mit Gefäßen versorgten Epithel, das u.a. wahrscheinlich für die Produktion und Resorption der **Endolymphe** zuständig ist.
Zu **(C)**: Das **Ligamentum spirale cochleae** ist ein mit dem Periost verbundenes Bindegewebspolster im äußeren Anteil der häutigen Schnecke (Ductus cochlearis).
Zu **(D)**: Die **Membrana tectoria** ist die über den Hörzellen des Corti-Organs schwebende, gallertige *Deckmembran.*
Zu **(E)**: Das **Corti-Organ** *(Organum spirale)* sitzt auf der Membrana spiralis an der tympanalen Fläche des Ductus cochlearis; es stellt den Aufnahmeapparat des Gehörorgans dar und enthält die Sinneszellen.

F96
→ **Frage 1.5:** Lösung A

Zu **(A)**: Die durch die kolbenförmigen Steigbügelbewegungen bewirkten wellenförmigen Druckänderungen in der Perilymphe am Eingang der Schnecke (am ovalen Fenster der Scala vestibuli der Cochleabasis) haben eine Anzahl von mechanischen Veränderungen innerhalb der Flüssigkeiten und Strukturen der Schnecke zur Folge. Diese Veränderungen innerhalb des Reizverteilungsorgans Schnecke stellen zwei entscheidend wichtige Stufen der Informationsverarbeitung im peripheren Gehörorgan dar: **Frequenz-Orts-Transformation** und **aktiver Bandpassfiltereffekt.**
Erläuterungen zur **Frequenz-Orts-Transformation:** nach v. Békésy (1960) ist bekannt, dass die Basilarmembran elastisch ist und ihre Steifigkeit bzw. Rückstellkraft vom ovalen Fenster zum Helicotrema abnimmt. Dadurch und wegen der Breitenzunahme der Basilarmembran nimmt aufgrund physikalischer Gesetzmäßigkeiten die Ausbreitungsgeschwindigkeit der Welle mit dem Abstand zur Basis der Cochlea etwa exponentiell ab. Es kommt somit bei Schallreizen konstanter Frequenz zur Ausprägung schneckeneinwärts wandernder so genannter mechanischer „Wanderwellen". Deren Wellenlänge wird mit der abnehmenden Geschwindigkeit bei stets gleichbleibender Frequenz ortsabhängig ebenfalls kleiner. Gleichzeitig wachsen ihre Auslenkungsmaxima beim Entlanglaufen an der 31,5 mm langen Basilarmembran infolge der abnehmenden Rückstellkraft zunächst deutlich

an. Durch zusätzliche Querdämpfungsvorgänge, besonders dort, wo die abnehmende Wellenlänge in die Größenordnung der Kanaltiefe der Schnecke kommt, sowie durch Überwiegen der Massenträgheit gegenüber der kleiner werdenden Rückstellkraft erfährt die immer langsamer werdende Welle ein abruptes Abdämpfen ihres angewachsenen Auslenkungsmaximums. Da nun die Wellen bei verschiedenen Frequenzen jeweils mit unterschiedlicher Wellenlänge und Wellengeschwindigkeit am ovalen Fenster gestartet werden, geschieht dieses Abdämpfen an jeweils anderen Stellen der Schnecke. Es bewirken also die Wanderwellen bei verschiedenen Frequenzen an unterschiedlichen Orten der Schnecke ein Auslenkungsmaximum der Scala media und damit der Basilarmembran. So entsteht eine Zuordnung bestimmter Frequenzen zu bestimmten Orten der Basilarmembran derart, dass die hohen Frequenzen in Nähe des Steigbügels (ovales Fenster) und die tiefen Frequenzen in Nähe des Schneckenendes (Helicotrema) besonders ausgeprägte mechanische Schwingungsmaxima ausbilden. Neuere Untersuchungen zeigen, dass in der intakten Schnecke zusätzlich bereits bei der mechanischen Schwingungsausbildung ein außerordentlich prägnantes Maximum und damit eine bemerkenswert scharfe Frequenzabstimmung im mechanischen Bereich gegeben ist. Diese scharfe, die extrem gute Frequenzselektivität des Gehörs begründende Abstimmung der mechanischen Basilarmembranerregung ist durch einen zusätzlichen aktiven Bandpassfiltereffekt erklärbar.
Erläuterungen zum aktiven **Bandpassfiltereffekt:** ein Bandpassfiltereffekt ist dann gegeben, wenn in einem eng umschriebenen Frequenzbereich zwischen einer unteren und oberen Grenzfrequenz maximale Energie wirksam wird und außerhalb nur gering oder überhaupt nicht. Eigentlich liefert die Frequenz-Orts-Transformation mechanische Schwingungen der Basilarmembran, die relativ breite Bereiche umfassen. Diese Schwingungen wirken zunächst unmittelbar als mechanische Erregungsgröße auf die auf der Basilarmembran befindlichen Haarzellen des Corti-Organs ein. Diese Haarsinneszellen tragen an ihren oberen Enden kleine Eiweißfäden, die so genannten Stereozilien, welche aus dem Kopfende der Zellen herausragen. Auf dem Corti-Organ der Basilarmembran sind die inneren Haarzellen einreihig, die äußeren Haarzellen dreireihig angeordnet. Die Stereozilien der äußeren Haarzellen (zumindest die längsten Zilien der äußeren Haarzellen) stehen mit der das Corti-Organ überdeckenden Tektorialmembran in Verbindung bzw. sind teilweise mit ihr verwachsen. Somit sind sie bei Verschiebungen der Basilarmembran und der Tektorialmembran Scherbewegungen ausgesetzt. Die neben der Frequenzortsabbildung zweite wichtige Eigenschaft für die Informationsverarbeitung im Innenohr, nämlich die hohe Empfindlichkeit infolge eines aktiven Bandpassfiltereffektes, ist nur zu erklären durch einen aktiven Prozess (negative Dämpfung bzw. Verstärkung), der im Bereich Haarzelle/Tektorialmembran zu suchen ist. Derartige aktive Prozesse liefern zusätzlich mechanische Energie an den maximal schwingenden Teil der Basilarmembran. Man nimmt an, dass dieser aktive Prozess durch kontraktile Proteine bzw. Filamente im Bereich der Kutikularplatte der Haarzelle und im Bereich der Stereozilien hervorgerufen wird. Durch Depolarisationsvorgänge (Auslenkung der Stereozilien und dadurch geöffnete Ionenkanäle) können an den kontraktilen Filamenten schnelle und langsame Kontraktionsprozesse in Gang gesetzt werden, die aus Längsbewegungen der Stereozilien und des Zellkörpers sowie aus Kippbewegungen der Kutikularplatte bestehen können. Diese „klimmzugähnliche Aktivität" der äußeren Haarzellen und ihrer Stereozilien durch verengende Bewegungen der Tektorialmembran bewirkt eine Verstärkung des düsenförmigen endolymphischen Stroms, der an den Stereozilien der inneren Haarzellen vorbeiströmt und damit die Abscherung der Stereozilien hervorruft. Hier wird dann die mechanische Erregung in entsprechende Rezeptorpotenziale umgesetzt und letztlich über ausgelöste Nervenimpulse und afferente Nervenbahnen zentralwärts fortgeleitet.
Der durch die äußeren Haarzellen hervorgerufene Verstärkungsmechanismus trägt in Schwellennähe ca. 40 dB bei und nimmt mit zunehmender Schallintensität nicht linear bis auf Null ab. Das heißt, dass die Stereozilien der um ca. 40 dB weniger empfindlicheren inneren Haarzellen durch die funktionstüchtigen äußeren Haarzellen eine beachtlich verstärkte Abscherung erfahren und dann erregt werden (zitiert auszugsweise nach M. Spreng aus Biesalski/Frank: Phoniatrie/Pädaudiologie, Thieme, Stuttgart 1994).
Zu **(B)**: Im Corti-Organ lassen sich wie bei jedem Neuroepithel Stütz- und Sinneszellen unterscheiden (siehe Abb. 1.1). Die mit besonderen intraplasmatischen Stützfasern versehenen Stützzellen bilden mit ihren recht komplizierten Kopfenden einen Tragbogen, die durchlöcherte Membrana reticularis. Innere und äußere Pfeilerzellen stoßen mit ihren Köpfen wie die Sparren eines Daches gegeneinander und bilden über einem im Querschnitt dreieckigen, mit Endolymphe gefüllten Tunnel den inneren Tragebogen. An ihn schließt sich nach außen der von den Kopfplatten der Deiter-Zellen gebildete äußere Tragebogen an. Die Kopfplatten sind untereinander zu der durchlöcherten Membrana reticularis verkittet. Die Deiter-Zellen sind in 3, in der Spitzenwindung in 4 bis 5 Reihen angeordnet und besitzen eine Auskehlung zur Aufnahme der äußeren Haarzellen. Nach dem Ligamentum spirale hin gehen die Stützzellen in indifferente Epithelzellen, die hohen Hensen- und die niedrigen

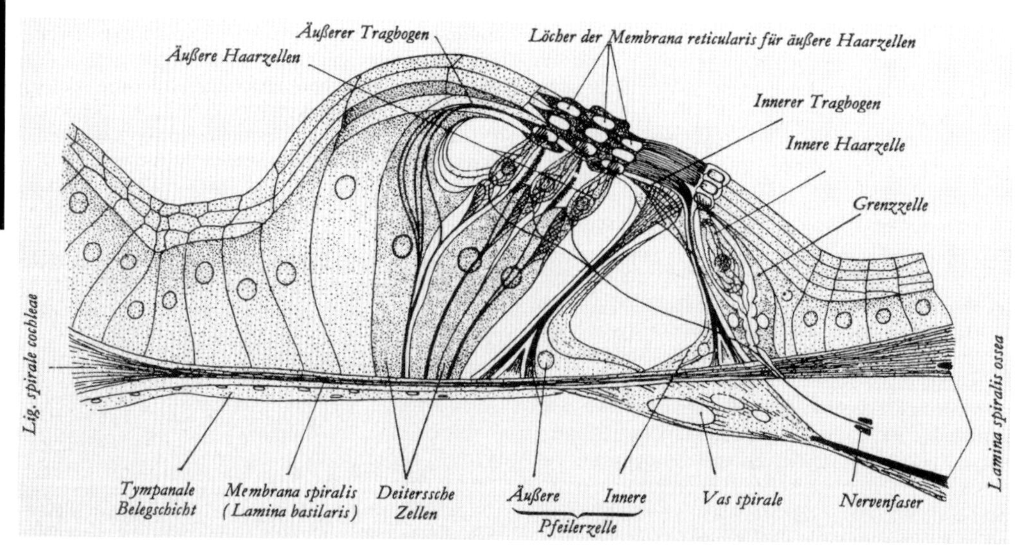

Abb. 1.1 Corti-Organ. In das Schema des Stützapparates (nach *Held*) wurden die Haarzellen und die ableitenden Nervenfaser schematisch eingetragen. Das Zytoplasma der Stützzellen ist punktiert, die Stützfibrillen in ihnen sind vollschwarz (nach *Waldeyer/Mayet:* Anatomie des Menschen 2, 16. Aufl., 1993, Verlag de Gruyter)

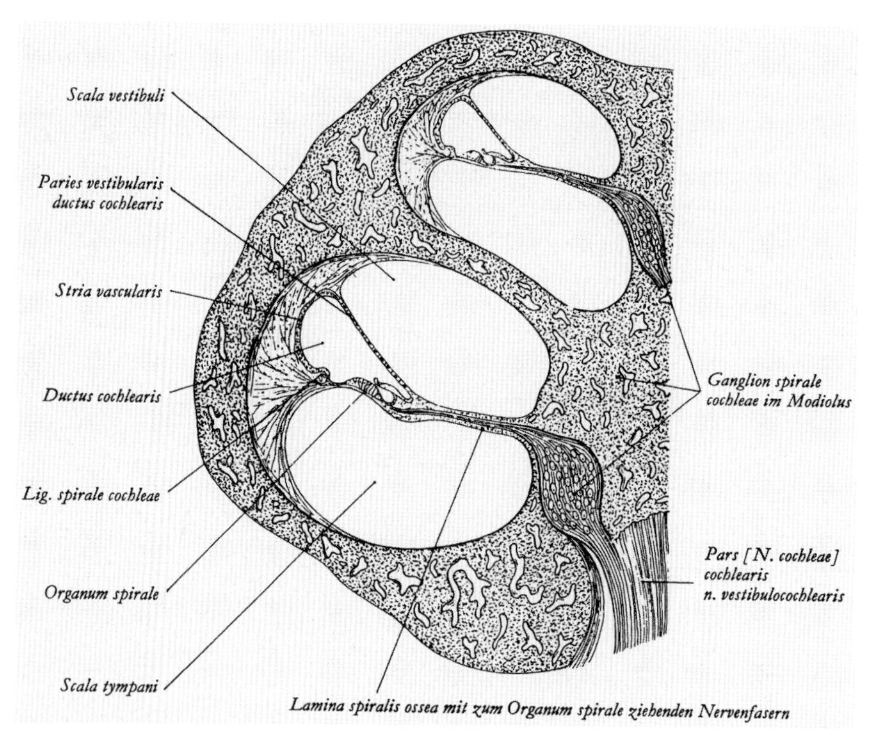

Abb. 1.2 Querschnitt durch 2 Schneckenwindungen aus einem axialen Längsschnitt durch die Schnecke (nach *Waldeyer/Mayet:* Anatomie des Menschen 2, 16. Aufl., 1993, Verlag de Gruyter)

Claudius-Zellen über. Ein direkter auslenkungsverstärkender Mechanismus bezüglich der Basilarmembran ist bisher nicht bekannt.
Zu **(C)**: Siehe Kommentar zu (A).
Zu **(D)**: Das Schneckenrohr wird von Membranen in 3 parallele Abschnitte (Kanäle) unterteilt (Scala vestibuli, Scala tympani, Scala media) (siehe Abb. 1.2). Der obere (Scala vestibuli, mit ovalem Fenster elastisch abgeschlossen) und der untere (Scala tympani, mit rundem Fenster elastisch abgeschlossen) mit Perilymphe gefüllte Schneckenkanal werden durch die dreieckförmige, mit kaliumreicher Endolymphe gefüllte, bewegliche Scala media bzw. Trennmembran (Ductus cochlearis) getrennt. Diese schlauchartige, je nach anregender Frequenz in variabler Form schwingungsfähige, eigentliche mechanische Funktionseinheit der Schnecke wird einerseits aus der dünnen, nur doppelzelllagigen Reissner-Membran, welche bezüglich der beiden Flüssigkeiten Ionentrennungsvermögen besitzt, und andererseits aus der Basilarmembran dreieckförmig geformt. In dieser anatomischen Struktureinheit liegt insgesamt die Funktionsfähigkeit des Corti-Organs, wobei die Intaktheit des runden Fensters sehr wohl klinische Bedeutung hat (z.B. kommt es bei Rundfenstermembranruptur zu plötzlicher Ertaubung). Eine direkte, auslenkungsverstärkende Wirkung der Rundfenstermembran auf die Basilarmembran ist nicht bekannt.

H90

→ **Frage 1.6:** Lösung A

Bei der Formulierung der Frage hätte man statt „im hinteren Abschnitt" korrekter „im medialen Abschnitt des knöchernen äußeren Gehörgangs" formulieren müssen.
Zu **(B)**: Der Sinus sigmoideus liegt viel weiter dorsal, noch hinter dem Mastoid.
Zu **(C)**: Der Sinus cavernosus hat keine topographische Beziehung zum äußeren oder zum Mittelohr.
Zu **(D)**: Der Kanal des N. facialis liegt dorso-kaudal zum äußeren Gehörgang.
Zu **(E)**: Der horizontale Bogengang kann vom äußeren Gehörgang aus nicht unmittelbar erreicht werden, sondern erst nach Durchqueren des Antrum mastoideum bzw. der Paukenhöhle.

H91

→ **Frage 1.7:** Lösung E

Zu **(A)**: Der Ductus cochlearis enthält **kaliumreiche Endolymphe.**
Zu **(B)** und **(C)**: Am Helicotrema kommunizieren miteinander bzw. gehen ineinander über Scala tympani und Scala vestibuli. Diese perilymphatischen Räume werden vom Mittelohrraum knöchern (Stapesfußplatte) im ovalen Fenster und membranös (Membran des runden Fensters) im runden Fenster getrennt, nicht aber der Ductus cochlearis.
Zu **(D)**: Das endocochleäre Potenzial (Potenzial im Ductus cochlearis) ist **positiv.**

H00

→ **Frage 1.8:** Lösung E

Zu **(E)**: Der Otolithenapparat (Macula utriculi und Macula sacculi) bildet zusammen mit dem Bogengangsapparat das vestibuläre Endorgan. Die Otolithenapparate registrieren lineare **Beschleunigungen,** indem sich die relativ träge Otolithenmembran gegenüber der Sinneszellschicht verschiebt und somit eine Abscherung (Deflexion) der Sinneshaare verursacht, was den adäquaten Reiz für die Sinneszellen darstellt. Als **Ruheaktivität** bezeichnet man eine konstante Entladungsfolge von Aktionspotenzialen in den vestibulären Nervenfasern, auch wenn sich die Endorgane in Ruhe befinden. Die Deflexion der Sinneshaare ändert die Ruheaktivität im Sinne einer Steigerung der Entladungsfrequenz (Depolarisation) oder einer Hemmung (Hyperpolarisation). Durch die Veränderung der Ruheaktivität können sowohl Bewegungen in der einen als auch in der entgegengesetzten Richtung mit einem Rezeptor erfasst werden.
Zu **(A)**: Die Macula utriculi ist gegenüber der Macula sacculi um etwa 90° verdreht.
Zu **(B)**: Gerade nicht senkrecht zur Macula, also zur Haarzellachse verlaufende, sondern **tangential einwirkende Kräfte** mit Deflexion der Sinneshaare stellen den adäquaten Reiz für den Otolithenapparat dar.
Zu **(C)**: Die Gravitation (Schwerkraft) stellt eine statische Linearbeschleunigung dar (dagegen dynamische Linearbeschleunigung: Translation). Bei der Gravitation, d.h. der normalerweise immer einwirkenden Schwerkraft, wird zumindest immer eine Macula gereizt, da die beiden Organe des Otolithenapparates in etwa 90° zueinander stehen. Auf diese Weise wird die Stellung des Kopfes im Raum registriert. Beim Ausfall der normalen Gravitation, wie sie z.B. im Weltraum gegeben ist, fällt zumindest die Funktion der Registrierung der statischen Linearbeschleunigung aus, was zu vestibulären Störungen führen kann. So kommt es beispielsweise bei ca. 40% der Raumfahrer mit dem Eintritt in die Schwerelosigkeit zu einer vestibulären Störung im Sinne einer Kinetose, die etwa nach 3 Tagen durch dann einsetzende zentrale Kompensationsmechanismen wieder abklingt. Ursächlich für diese Kinetose werden aber nicht allein der Wegfall der Schwerkraft, sondern auch die Kombination ungewohnter, sich zum Teil widersprechender, afferenter Informationen und eine möglicherweise bestehende Seitendifferenz der Otolithenapparate verantwortlich gemacht.

Zu (D): Die Otolithenapparate dienen als Messfühler für konstante und dynamische lineare **Beschleunigungen.**

1.2 Untersuchungsmethoden

H07

→ **Frage 1.9:** Lösung E

Zu (E): Bei dem 54-jährigen Mann mit **zunehmender einseitiger, hochtonbetonter Hypakusis** und **negativem SISI (Short Increment Sensitivity Index)-Test** besteht der Verdacht auf ein Akustikusneurinom mit retrokochleärer Schwerhörigkeit. Ein **Akustikusneurinom** ist ein gutartiger, vom Nervus vestibularis ausgehender Tumor im Kleinhirnbrückenwinkel oder inneren Gehörgang. Der **SISI-Test** beruht im Wesentlichen auf der Beobachtung des Lautheitsausgleiches bei Innenohrschwerhörigkeiten. Hierbei können kochleär Hörgeschädigte kleine **Lautstärkeschwankungen** gut (75–100% = SISI positiv), Hörnervenschwerhörige (retrokochleär Hörgeschädigte) dagegen schlecht (0–25% = SISI negativ) empfinden. Zur weiteren Abklärung (**Diagnosesicherung**) sind die Hirnstammaudiometrie und Magnetresonanztomografie (MRT) am sinnvollsten. Mittels **Hirnstammaudiometrie** kann beispielsweise eine **verzögerte retrokochleäre Reizleitung** im Bereich des 8. Hirnnerven und des Hirnstammes nachgewiesen werden. Durch die **MRT** können **Raumforderungen** erkannt werden.

Zu (A): Eine verbesserte Durchblutung des Innenohres kann durch eine geeignete Therapie (z.B. Physiotherapie, Sport, **rheologische Infusionstherapie**) erreicht werden und wird beispielsweise bei einem Hörsturz eingesetzt. In der Regel handelt es sich beim Hörsturz um eine kochleäre Hörstörung. Der negative SISI-Test spricht jedoch gegen eine kochleäre Hörstörung, so dass die rheologische Infusionstherapie hier weniger sinnvoll ist.

Zu (B): Eine **Tympanoskopie** (chirurgische Exploration des Mittelohres) ist indiziert zur Abklärung eines Mittelohrprozesses mit Schallleitungsschwerhörigkeit oder bei akuter Ertaubung zur Abklärung einer möglichen Perilymphfistel. Im geschilderten Fall besteht jedoch eine retrokochleäre Schwerhörigkeit.

Zu (C): **Otoakustische Emissionen** (OAE) sind **Schallphänomene**, die **durch** die aktive mechanische **Kontraktion der äußeren Haarzellen** bei der Vorverarbeitung des Schalls im Innenohr entstehen. Nach einer akustischen Stimulation kommt es durch die Kontraktion der äußeren Haarzellen zur Bildung einer „retrograden Wanderwelle“, die zur Schallemission über Mittelohr und Trommelfell aus dem Innenohr in den Gehörgang führt. Dieser Schall lässt sich im Gehörgang aufzeichnen und ermöglicht Rückschlüsse auf die Funktionsfähigkeit des Innenohres – speziell der äußeren Haarzellen. Der negative SISI-Test spricht jedoch gegen eine kochleäre Hörstörung, so dass die Ableitung der OAE hier weniger sinnvoll ist.

Zu (D): Die **Hörgeräte-Versorgung** ist vor allem **bei kochleärer Schwerhörigkeit** indiziert. Im geschilderten Fall besteht jedoch eine **retrokochleäre** Schwerhörigkeit.

H06

→ **Frage 1.10:** Lösung D

Zu (D): Der geschilderte 35-jährige Patient, der sich mit plötzlich eingetretener, schmerzloser, linksseitiger Hörminderung ohne Schwindelsymptomatik vorstellt, zeigt die typische Konstellation bei einem **Hörsturz.** Unter einem Hörsturz versteht man eine ganz plötzlich auftretende, meist einseitige **Schallempfindungsschwerhörigkeit.** Meist ist damit auch ein **Völlegefühl** („wie Watte im Ohr“) sowie ein **Tinnitus** im betroffenen Ohr verbunden. Da es sich um eine Innenohrfunktionsstörung handelt, ist bei der Otoskopie (Untersuchung des äußeren Gehörganges und des Trommelfells) ein normaler Befund zu erwarten. In der Regel besteht keine begleitende Schwindelsymptomatik. Um den Hörverlust im Rahmen des vermuteten Hörsturzes nachzuweisen, eignet sich am besten die **Reintonschwellenaudiometrie** (= Tonschwellenaudiometrie, Tonaudiogramm). Hierbei wird die Hörschwelle über Luft- und Knochenleitung aufgezeichnet.

Zu (A): Die **Stapediusreflexmessung** dient der **Funktionsprüfung des N. stapedius**, einem Ast des N. facialis, und somit zur Topodiagnostik bei Lähmung dieses Nervs. Weiterhin kann die Stapediusreflexprüfung zur Differenzierung zwischen cochleären und retrocochleären Formen der sensorineuralen Schwerhörigkeit sowie bei der Differenzialdiagnose einer Mittelohrschwerhörigkeit (z.B. bei der Otosklerose, hierbei ausgefallener Stapediusreflex) eingesetzt werden.

Zu (B): Der **SISI-Test** (Short Increment Sensitivity Index) ist ein **überschwelliger Hörtest**. Hierbei wird das **Unterscheidungsvermögen kleinster Lautstärkeschwankungen** (Testung des Intensitätsunterscheidungsvermögens) geprüft. Durch den SISI-Test kann keine Aussage über die Hörschwelle getroffen werden.

Zu (C): Die **Sprachaudiometrie** prüft das **Sprachverständnis mit Zahlwörtern und einsilbigen Testwörtern.** Sie ergänzt die primär durchzuführende Tonschwellenaudiometrie. Typischerweise ist bei einem Hörsturz mit Verlust der höheren Frequenzen das Einsilberverständnis eingeschränkt.

Zu (E): Die **Tympanometrie** (= Aufzeichnung eines Tympanogramms) stellt eine **indirekte Tubenfunktionsprüfung** dar. Dabei wird die Impedanz (akustischer Widerstand) am Trommelfell registriert, d.h. es erfolgt eine indirekte Messung des Druckes im

Mittelohr (bei intaktem Trommelfell) über eine Druckänderung im äußeren Gehörgang. Indirekt deshalb, weil mittelbar über die Veränderung der Impedanz auch über die Druckverhältnisse im Mittelohr und damit die Belüftungssituation via Tuba eustachii Rückschlüsse gezogen werden können. Die Tympanometrie wird vornehmlich bei der Funktionsdiagnostik des Schallleitungsapparates bzw. bei Schallleitungsschwerhörigkeiten eingesetzt.

H05

→ **Frage 1.11:** Lösung C

Der **Stapediusreflex** (akustico-facialer Reflex) wird durch Lautstärken von 70–90 dB oberhalb der Hörschwelle ausgelöst. Meist wird das Gegenohr beschallt, während der Reflex als Impedanzänderung am „Messohr" oder „Reaktionsohr" gemessen wird. Da es sich um einen **Reflex** handelt, ist die **aktive Mitarbeit des Patienten nicht erforderlich.**

Zu **(A)**, **(B)**, **(D)** und **(E)**: Der **SISI-Test**, der **Fowler-Test**, der **Carhart-Schwellenschwund-Test** und die automatische **Audiometrie nach von Békésy** erfordern alle die **aktive Beteiligung des Patienten.**

F06

→ **Frage 1.12:** Lösung C

Das **Audiogramm** zeigt am ehesten das Hörvermögen bei **Otosklerose.** Zu sehen ist eine überwiegende Schallleitungsstörung mit kleiner Schallempfindungsstörung als „Carhart-Senke" bei 2 kHz.

Zu **(C)**: Die **Stapedius-Reflex-Audiometrie** dient dem Ausschluss einer Mittelohrschwerhörigkeit (Reflex registrierbar). Der Stapediusreflex ist in der Regel mit Pegeln von 70–90 dB über der Hörschwelle gleich bleibend bis zu einer Innenohrschwerhörigkeit von 50 dB ableitbar. Bei der Otosklerose ist der Stapediusreflex wegen der **Fixierung des Steigbügels** nicht registrierbar, ferner kann die Auslösung des Reflexes durch die Schallleitungsschwerhörigkeit behindert sein.

Zu **(A)**: Das **Sprachaudiogramm** (Prüfung des Sprachverständnisses mit Zahlwörtern und Einsilbern) ergänzt die Diagnostik, trägt aber nicht zur Eingrenzung der Verdachtsdiagnose bei.

Zu **(B)**: Bei funktionstüchtigen äußeren Haarzellen wird bei der Beschallung des Ohres der Schall retrograd aktiv vom Innenohr (teilweise wieder) ausgesandt:

- **TEOAE** (transitorisch evozierte otoakustische Emissionen): entstehen poststimulatorisch nach Clickbeschallung
- **DPOAE** (Distorsionsprodukte otoakustischer Emission): werden perstimulatorisch bei Zweitonstimulation nachgewiesen

Die klinische Anwendung der **otoakustischen Emissionen** besteht z.B. im **Neugeborenen-Screening**, in der **Topodiagnostik** von Hörstörungen, zur **Abklärung der Innenohrfunktion** bei nicht kooperativen Patienten, oder sie dienen der **Erkennung von kochleären Läsionen** bei ohrschädigenden Einflüssen (z.B. Medikamente, Lärm).

Zu **(D)**: Die **BERA** (Hirnstammaudiometrie) wird u.a. eingesetzt zur **Hörschwellenbestimmung** bei Kindern und unkooperativen Patienten und **Topodiagnostik** der Hörbahn (Akustikusneurinom, Kleinhirnbrückenwinkeltumor).

Zu **(E)**: Mit der **Elektrocochleographie** werden elektrisch evozierte Potentiale (die kochleären Mikrophonpotentiale [CM] der äußeren Haarzellen, die Summationspotentiale [SP] und Summenaktionspotentiale [SAP] des distalen VIII. Hirnnervs) aufgezeichnet. Diese Methode dient dem **Nachweis kochleärer Funktionsstörungen.** Diese Untersuchung wird mit transtympanalen (invasiv) oder extratympanalen (nicht-invasiv) Elektroden durchgeführt. Dargestellt werden die Wellen I (bis II) der frühen Hörpotentiale.

F06

→ **Frage 1.13:** Lösung C

Die **überschwelligen Hörtests** sollen differenzialdiagnostisch helfen, eine Innenohrschwerhörigkeit (sensorische Schwerhörigkeit) von einer retrokochleären (neuralen) Schwerhörigkeit abzugrenzen:

Positives Recruitment → Innenohrschwerhörigkeit

Negatives Recruitment → Retrokochleäre Hörschädigung

Zu **(C)**: Bei dem **M. Menière** handelt es sich um eine anfallsartige Innenohrerkrankung mit der Symptomtrias: **Schwerhörigkeit, Schwindel, Tinnitus.** Bei M. Meniére handelt es sich um einen **kochleären Hörschaden.** Es ist daher ein **positives Recruitment** zu erwarten.

Zu **(A)**: Ein negatives Recruitment spricht für einen retrokochleären Hörschaden.

Zu **(B)**: **Zoster oticus** ist eine Reaktivierung des Zostervirus unter Beteiligung der Hirnnerven VII und VIII sowie des zugehörigen Hautareals. Neben neuralgiformen **Schmerzen, Bläschen** mit Erythem können sich eine **Facialisparese** und/oder eine **retrokochleäre (= neurale) Schwerhörigkeit** entwickeln (negatives Recruitment bei retrokochleärer Hörschädigung).

Zu **(D)** und **(E)**: Bei der **Otosklerose** und beim **Cholesteatom** treten **typischerweise Schallleitungsstörungen** auf. Das **Recruitment** dient jedoch vornehmlich der **Differenzierung von Schallempfindungsschwerhörigkeiten.**

F06

→ **Frage 1.14:** ***

Diese Frage wurde aus der Wertung genommen.

Ein **Screeningverfahren**, das möglichst flächendeckend zur Anwendung kommen soll, muss einige wichtige **Anforderungen** erfüllen. Dazu zählen eine reproduzierbare, stabile und eindeutige Aussage der Testergebnisse, unkomplizierte Auswertbarkeit der Ergebnisse, geringer Zeitaufwand, einfache Handhabung der Geräte, die die Durchführung auch durch medizinisches Hilfspersonal ermöglicht, geringe Störanfälligkeit sowie die Kostengünstigkeit. Weiterhin muss das Verfahren objektiv sein, um eine sichere Aussage über das Hörvermögen machen zu können. Für die **Hörtestung bei Neugeborenen** eignen sich **transitorisch evozierte otoakustische Emissionen (TEOAE)** und die **automatisierte Ableitung akustisch evozierter Hirnstammpotenziale (AABR)**, da hierbei die oben genannten Kriterien im Wesentlichen erfüllt werden. Beide Methoden können alleine oder auch in Kombination angewandt werden. Ein **Hörscreening mit otoakustischen Emissionen** lässt sich jedoch **meist schneller und einfacher** durchführen als ein Hörscreening mit akustisch evozierten Potenzialen.

Zu **(A)**: Die **nicht-automatisierte Hirnstammaudiometrie (BERA)** liefert ebenfalls stabile und eindeutige Aussagen über das Hörvermögen, ist jedoch wesentlich teurer, dauert in der Anwendung länger und ist in der Auswertung komplizierter als die „ja/nein-Entscheidung" bei den TEOAE oder AABR. Die BERA-Untersuchung erfolgt vor allem dann, wenn **hörauffällige Kinder im Rahmen einer Konfirmationsdiagnostik** durch HNO-Ärzte und Fachärzte für Phoniatrie und Pädaudiologie **weiter abgeklärt werden müssen.**

Zu **(C)**: Die **Tonschwellenaudiometrie** ist ein **subjektives**, also von der Mitarbeit des Kindes/Patienten abhängiges audiometrisches **Verfahren.** Es eignet sich nicht für Screeningzwecke, da Neugeborene noch nicht adäquat und für den Untersucher eindeutig reproduzierbar auf die Hörreize reagieren. Die Tonschwellenaudiometrie ist etwa ab einem Alter von 4 Jahren aussagefähig. Dies ist für eine Früherkennung von Hörstörungen zu spät.

Zu **(D)**: Der **SISI-Test** ist ein **überschwelliger Hörtest**, der erst bei Schwerhörigkeiten eine Aussage bietet. Hierbei wird das **Unterscheidungsvermögen kleinster Lautstärkeschwankungen** (Prüfung des Intensitätsunterscheidungsvermögens) geprüft. Er ist ebenfalls **subjektiv** und erfordert ein gewisses Maß an Instruktionsverständnis, so dass er erst bei älteren Kindern und Erwachsenen anwendbar ist. Zudem kann durch den SISI-Test **keine Aussage über die Hörschwelle** getroffen werden. Durch überschwellige Hörtests können sensorische von neuralen Schwerhörigkeiten differenziert werden.

Zu **(E)**: Die **Békésy-Audiometrie** zählt ebenfalls zu den **überschwelligen Testungen.** Hier wird die Separation einer Dauerton- von einer Impulstonkurve gemessen. Auch dieser überschwellige Hörtest dient der Differenzierung zwischen sensorischen (Innenohr-bedingten) und neuralen (Hörnerv-bedingten) Schallempfindungsschwerhörigkeiten.

F06

→ **Frage 1.15:** Lösung C

Zu **(C)**: Beim **Weber-Versuch** wird eine angeschlagene Stimmgabel (440 Hz oder 512 Hz) auf die Scheitelmitte aufgesetzt. Dadurch wird dem Ohr der Schall über Knochenleitung zugeführt. Der Patient gibt die Schalllokalisation an. Bei **Normalhörigkeit oder bei einer seitengleichen Schwerhörigkeit** wird der **Ton in der Kopfmitte gehört.** Bei einer einseitigen Schall**leitungs**schwerhörigkeit wird der Ton **besser im kranken,** bei einer einseitigen Schall**empfindungs**schwerhörigkeit **besser im gesunden Ohr** wahrgenommen. Es kommt zu einer sog. **Lateralisation.** Auf diese Weise erlaubt der Weber-Versuch eine „grobe" Differenzierung zwischen einer Schallleitungs- und einer Schallempfindungsschwerhörigkeit.

Zu **(A)**: Bei einer **Hörschwellenüberprüfung** werden grundsätzlich Luft- und Knochenleitungsschwellen **mittels eines Audiometers** bestimmt. Man misst in mehreren Frequenzen zwischen 125 Hz und 10000 Hz (Luftleitung) bzw. 250 Hz und 6000 Hz (Knochenleitung) und erfasst die Lautstärke, bei der die jeweilige Frequenz (Reinton) gerade eben wahrgenommen wird. Mit der Stimmgabel kann nur eine Frequenz ohne definierte Lautstärke angeboten werden. Eine Hörschwellenbestimmung ist somit nicht möglich.

Zu **(B)**: Ein Vergleich des Hörvermögens zwischen beiden Ohren ist mit der Stimmgabel nicht möglich, da kein Absolutwert des Höreindruckes (**Hörschwelle!**) erfasst werden kann.

Zu **(D)**: Der Weber-Versuch ist regelrecht, wenn keine Lateralisation vorliegt, d. h. ein seitengleiches Hörvermögen, besteht. Bei der **Presbyakusis** (Altersschwerhörigkeit) kann von einem **seitengleichen Hörvermögen** ausgegangen werden. Der Weber-Versuch ergibt hierbei eine **mittige Schalllokalisation, ist also unauffällig.**

Zu **(E)**: Ein **Recruitment** (Lautheitsausgleich) liegt bei Innenohrschwerhörigkeiten vor. Es wird **mittels überschwelliger audiometrischer Testverfahren** bestimmt und ist eine Entscheidungshilfe bei der **Differenzierung** einer **kochleären** von einer **retrokochleären Schwerhörigkeit.** Mit einer Stimmgabel kann keine derartige Differenzierung erfolgen.

F06

→ **Frage 1.16:** Lösung A

Zu **(A)**: Ein **Seromukotympanum**, auch **Paukenerguss** genannt, ist durch eine Ansammlung nichteitriger Flüssigkeit in den Mittelohrräumen charakterisiert. Es besteht keine akute Entzündung und das **Trommelfell ist intakt**. Ursache ist meist eine **Dysfunktion der Tuba auditiva**. Bei der Ohrmikroskopie kann man den Erguss manchmal als durchscheinende Flüssigkeit erkennen, wobei die **Flüssigkeitsblasen hinter dem Trommelfell ringförmig** imponieren. Aufgrund der zähflüssigen Viskosität des Ergusses schimmert das Trommelfell **gelblich**. Die Schwerhörigkeit ist in der Regel das einzige Symptom.
Zu **(B)**: Eine **Otitis media mesotympanalis** geht immer mit einem **zentralen Trommelfelldefekt** in der Pars tensa einher. Das Trommelfell erscheint eher grau und ist ggf. schmierig-feucht belegt. Mit dem Seromukotympanum gemeinsam hat diese chronische Mittelohrentzündung die Schallleitungsschwerhörigkeit.
Zu **(C)**: Eine **Otitis media epitympanalis** weist immer einen **peripher am Trommelfellrand gelegenen Defekt** auf. Oft besteht bereits eine Knochendestruktion (**Cholesteatom**), die zu einer weißlich krümeligen, fötiden Absonderung aus dem Mittelohr führt. Es liegt meist eine Schallleitungsschwerhörigkeit vor. Je nach Ausmaß der Knocheneiterung kann jedoch hier bereits eine kombinierte Schwerhörigkeit auftreten.
Zu **(D)**: Bei einer **Perilymphfistel** kommt es durch **Ruptur der runden Fenstermembran** z. B. im Rahmen heftiger Druckänderungen (Barotrauma) mit persistierendem Paukenunterdruck zu einem Abfließen **klarer Perilymphe** aus dem Innenohr in die Pauke. Das **Trommelfell** bleibt **intakt**. Im Gegensatz zum Seromukotympanum entsteht die Schwerhörigkeit plötzlich. Bei der Otoskopie zeigt sich ein aufgrund des Paukenunterdruckes retrahiertes, ggf. gefäßinjiziertes Trommelfell. Falls ein Erguss sichtbar ist (selten!), scheint die Flüssigkeit klar ohne gelblichen Schimmer. Außer einer kochleären Schallempfindungsschwerhörigkeit bestehen meist noch weitere Symptome (z. B. Schwindel, Druckgefühl, Tinnitus, Otalgie).
Zu **(E)**: Bei einer **Myringitis lipoidica** erscheint das gesamte Trommelfell durch die Fetteinlagerung gelblich kompakt ohne ringförmige, blasenähnliche Strukturen.

F07

→ **Frage 1.17:** Lösung E

Zu **(E)**: Die 78-jährige Patientin klagt über eine zunehmende, **beidseitige Einschränkung des Tongehörs** und ein **eingeschränktes Sprachverstehen beim Telefonieren** und Fernsehen. Da es sich **vermutlich** um eine **Altersschwerhörigkeit** handelt, ist am ehesten **von** einer **kochleären Schallempfindungsschwerhörigkeit auszugehen**. Da andererseits jedoch auch Degenerationen im retrokochleären Bereich und das Nachlassen der zentralen Hörverarbeitung und Wahrnehmung beteiligt sind, kann die Untersuchung der retrocochleären Hörbereiche mittels Hirnstammaudiometrie sehr hilfreich sein. Laut IMPP kann man jedoch **am ehesten auf die Hirnstammaudiometrie verzichten**.
Zu **(A)–(D)**: Zur Abklärung einer Hörminderung im geschilderten Fall sind die **Otoskopie und Ohrmikroskopie** (D) zur Gehörgangs- und Trommelfelluntersuchung, die **Tonschwellenaudiometrie** (B) und die **Sprachaudiometrie** (A) unverzichtbar. Bei der **Impedanzaudiometrie** (C) wird ein Tympanogramm erstellt. Es handelt sich um eine indirekte Tubenfunktionsprüfung durch Messung des akustischen Widerstandes von Trommelfell und Mittelohr (= Impedanz) über den Druck im äußeren Gehörgang. Die Impedanz bewirkt die Reflexion eines Teils der eingetretenen Schallwellenenergie und ist z. B. größer bei einem Paukenerguss. Eine überhöhte Nachgiebigkeit des Trommelfells weist auf eine Gehörknöchelchenunterbrechung, ein Unterdruck auf einen Tubenkatarrh und ein abgeflachtes Tympanogramm auf einen Paukenerguss hin. Da bei einer fortschreitenden Hörminderung auch die Mittelohrverhältnisse abgeklärt werden müssen, gehört die Impedanzaudiometrie praktisch immer zum Untersuchungsprogramm.

F03

→ **Frage 1.18:** Lösung D

Zu **(D)**: Ein **positives Rekruitment** (Lautheitsausgleich) ist ein Hinweis auf einen Haarzell-, d. h. kochleären Schaden. Bei einer Schädigung der äußeren Haarzellen hört der Schwerhörige leise Töne nicht, bei Zunahme der Lautstärke wird jedoch von bestimmten überschwelligen Pegeln an, mit denen die inneren Haarzellen direkt erregt werden, **subjektiv die gleiche Lautheit** wie beim Normalhörenden erreicht (positives Rekruitment).
Der **SISI-Test** beruht im wesentlichen auf der Beobachtung des Lautheitsausgleiches bei Innenohrschwerhörigen. Hierbei besteht beim Hörgeschädigten eine erhöhte Unterschiedsempfindlichkeit für kleine **Lautstärkeschwankungen**, wenn bei einer überschwelligen Lautstärke gereizt wird, welche die inneren Haarzellen direkt erregt.
Zu **(A)**: Die ein Rekruitment bzw. Rekruitmentäquivalente beschreibenden Hörtestungen sind überschwellige ton- und geräuschaudiometrische Untersuchungen (Fowler-Test, SISI / Lüscher-Test, Geräuschaudiometrie nach Langenbeck). Sprach- und Zahlentests sind zur Beschreibung dieses Phänomens ungeeignet. Typischerweise ist auch das **Zahlenverstehen besser als das Einsilbenverstehen.**
Zu **(B)**: Vermehrte **spontane otoakustische Emissionen** haben keinen Krankheitswert.

Zu (C): Die **Hörermüdung** ist Ausdruck einer neuralen bzw. retrokochleären Schwerhörigkeit. In diesem Fall liegt eine pathologische (gesteigerte) Hörermüdung vor, d.h., es besteht eine Differenz zwischen der Hörschwelle zu Reizbeginn und der am Reizende. Eine verringerte Hörermüdung existiert im audiologischen Vokabular nicht.
Zu (E): Der **Stenger-Test** ist eine Simulations- bzw. Aggravationsprüfung zur Entdeckung einer vorgetäuschten einseitigen Schwerhörigkeit oder Taubheit. Das Rekruitment spielt keine Rolle.

F00
→ **Frage 1.19:** Lösung B

Zu (B): Die Intensitätsunterschiedsschwelle des Gehörs wird mit dem Lüscher-Test bestimmt. Dieser überschwellige Hörtest weist mit zunehmender Prüflautstärke eine Abnahme der Intensitätsunterschiedsschwelle bei Patienten mit kochleärem Hörschaden nach; d.h. der **Innenohrschwerhörige** (mit typischerweise positivem Lautheitsausgleich) hat mit zunehmender Prüflautstärke ein **besseres Intensitätsunterscheidungsvermögen** (nimmt also noch sehr geringe Lautstärkeschwankungen wahr).
Zu (A) und (C): Dieses Phänomen ist bei Schallleitungs- oder retrokochleärer Schwerhörigkeit nicht nachweisbar.
Zu (D): Der Schwellenschwundtest nach Carhart (auch Threshold-Tone-Decay-Test) kann mit dem Nachweis einer pathologischen Hörermüdung den Verdacht auf eine neurale Genese einer Hörschädigung bekräftigen.
Zu (E): Otoakustische Emissionen sind Schallaussendungen des Ohres. Die Bewegung der äußeren Haarzellen führt über den Hörapparat zur Schallemission. Man unterscheidet spontane otoakustische Emissionen (SOAE) von evozierten otoakustischen Emissionen (EOAE), die durch definierte Schallreize ausgelöst werden. Sie dienen der direkten Prüfung der Innenohrfunktion und werden u.a. zum Hörscreening beim Neugeborenen eingesetzt.

→ **Frage 1.20:** Lösung A

Zu (B): Bei **Innenohrschwerhörigkeit** rechts: Weber nach links lateralisiert, Rinne bds. positiv.
Zu (C): **Lärmschwerhörigkeit** findet sich in der Regel **symmetrisch,** sodass der **Weber in die Mitte** lokalisiert würde; Rinne wäre beidseits positiv, und Flüster- bzw. Umgangssprache müsste beidseits aus etwa gleichen Entfernungen gehört werden, wobei beidseits eine auffallende **Diskrepanz** zwischen der **guten** Weite für **Umgangssprache** und der **schlechten** für **Flüstersprache** zu erwarten ist. Sollte jedoch eine rechts stärker ausgeprägte Lärmschwerhörigkeit vorliegen, müssten die Befunde wie bei (B) ausfallen.
Zu (D): Die Versuche nach Weber und Rinne sowie die Hörweitenprüfung sind nicht geeignet, eine Innenohrschwerhörigkeit von einer neuralen Schwerhörigkeit zu unterscheiden. Es kann nur allgemein eine Schallempfindungsstörung diagnostiziert werden. Läge diese rechts, Ausfall der Befunde wie unter (B). Zur Feststellung einer neuralen (retrokochleären) Hörstörung wären dann noch überschwellige Hörtests erforderlich.
Zu (E): Eine **zentrale Hörstörung** (Schädigung der zentralen Hörbahn ab den Cochleariskernen) kann mit einer Störung der **Sprachverständlichkeit,** des **Richtungshörens** und der **Signalerkennung bei Geräuschen** (analog der Figur-Hintergrundwahrnehmung in der Neuropädiatrie) einhergehen. Eine solche Störung ist mit den in der Frage genannten Prüfungen allein nicht diagnostizierbar. Eine **auditive Agnosie** ist die Unfähigkeit, gehörte Schallsignale zu deuten.

→ **Frage 1.21:** Lösung B

Während bei der **Tonschwellenaudiometrie** die Hörschwelle **bestimmt** wird, handelt es sich hierbei um Hörtests **oberhalb** der Hörschwelle, mit denen bei einer vorliegenden Schallempfindungsstörung die Unterscheidung in eine **kochleäre** und eine **neurale** Schwerhörigkeit ermöglicht wird. Die Tests dienen also der **Topodiagnostik** von Schallempfindungsstörungen: Bei einer **kochleären** Schwerhörigkeit liegt ein **Innenohr-(=Haarzell-)**Schaden vor, bei **neuraler (retrokochleärer)** Schwerhörigkeit dagegen ein Schaden im Verlauf des **Hörnervs** bzw. der **Hörbahn.** Von diesen beiden Schwerhörigkeitstypen ist unter den Schallempfindungsstörungen schließlich noch die zentrale Hörstörung bei Läsionen oberhalb der Kerngebiete im Bereich der Medulla oblongata (ab dem Nucleus cochlearis-Komplex) abzugrenzen. Hinweise auf zentrale Hörstörungen, bei denen u.a. das Richtungshören gestört sein kann, geben spezielle Tests mit erschwerter Sprachaudiometrie (z.B. Matzker-Test, Feldmann-Test).
Zum Verständnis der überschwelligen Hörtests unentbehrlich ist der Begriff des **Rekruitment** oder **Lautheitsausgleich.** Der einseitig **Innenohr**schwerhörige hört zwar leise Töne auf dem schlechteren Ohr nicht, bei Zunahme der Lautstärke wird jedoch von einem bestimmten Pegel ab für beide Ohren auch subjektiv gleiche Lautheit erreicht **(positives Rekruitment).** Typischerweise sind deshalb Innenohrschwerhörige (so auch alte Menschen, weil die Hörschwellenabwanderung bei Presbyakusis im Wesentlichen auf einem Haarzellschaden beruht) für laute Geräusche besonders empfindlich (eingeschränkter Dynamikbereich des Gehörs mit reduziertem Abstand zwischen Hör- und Unbehaglichkeitsschwelle).
Dagegen bleibt für **Nerven**schwerhörige auch bei großen Lautstärken der Ton auf dem schlechteren Ohr immer leiser als auf dem besseren: **negatives**

oder **fehlendes** Rekruitment (fehlt auch bei Schallleitungsstörungen!).
Wichtige überschwellige Tests, die im Wesentlichen auf dieser Beoachtung beruhen: **Fowler-**, **SISI-**, **Lüscher-**Test.
Prinzip des **Fowler-Tests:**
Wenn einem Patienten mit einseitiger **Innenohrschwerhörigkeit** auf beiden Seiten abwechselnd ein gleich leiser Ton gleicher Frequenz angeboten wird, so hört er ihn auf dem schlechteren Ohr leiser, oder anders ausgedrückt: Der Ton muss auf dem schlechter hörenden Ohr mit größerer Lautstärke angeboten werden, um genauso laut wie auf dem besseren Ohr gehört zu werden. Mit zunehmender Lautstärke muss aber der Ton auf dem schlechteren Ohr mit immer weniger „Überschuss" angeboten werden, um gleich laut gehört zu werden, bis schließlich (meist erst oberhalb 80 dB) bei gleicher Lautstärke auch gleiche Lautheit vom Patienten angegeben wird (Rekruitment, **Lautheitsausgleich**). Im Audiogramm werden die Punkte beider Seiten, die beidseits gleichlaut gehörte Töne markieren, durch Striche miteinander verbunden. Hierdurch wird das Ergebnis des Tests übersichtlich (aufeinander zulaufende Linien = positiver Lautheitsausgleich). Bei **neuraler (retrokochleärer)** Schwerhörigkeit **fehlt** ein Lautheitsausgleich, sodass parallele Linien (negativer Lautheitsausgleich) entstehen (ebenso bei Schallleitungsstörung).
Prinzip des **Lüscher-Tests:**
Bestimmung der **„Intensitätsunterschiedschwelle".** Das gesunde Gehör vernimmt feine, regelmäßige Amplitudenmodulationen eines Tons („Intensitätsunterschiede") in Form eines „Schwingens" des Tons, und zwar umso besser, je lauter der Ton ist.
Während nun der **Innenohrschwerhörige** mit positivem Rekruitment das gleiche oder sogar ein **besseres** Intensitätsunterscheidungsvermögen gegenüber dem normalen Ohr hat (d. h. das „Schwingen" des Tons wird noch bei sehr feinen Amplitudenmodulationen wahrgenommen), ist diese Fähigkeit bei der **retrokochleären** (neuralen) Hörstörung deutlich **schlechter** („Schwingen" wird nur bei größeren Amplitudenmodulationen wahrgenommen).
Prinzip des **SISI-Tests** (short increment sensitivity index):
Grundsätzlich ähnlich dem Lüscher-Test (siehe oben), allerdings wird bei SISI nicht die Intensitätsunterscheidungsschwelle *bestimmt*, sondern eher eine orientierende Aussage erwartet: Ein Dauerton, der 20 dB über der Hörschwelle liegt, wird innerhalb von 100 Sekunden zwanzigmal (also in Abständen von 5 Sekunden) um 1 dB verstärkt. Der Normalhörige und der Innenohrschwerhörige hören diese geringen Intensitätserhöhungen, während der neural (retrokochleär) Schwerhörige – und auch der Schallleitungsgestörte – keine oder sehr wenige registriert. Die Auswertung geschieht in Prozent:
0 bis 25 % (der Amplitudensprünge gehört)
= **negativ** (Hinweis auf **retrokochleäre** Schwerhörigkeit),
75 bis 100 %
= **positiv** (Hinweis auf **kochleäre** Innenohrschwerhörigkeit).
Der Zwischenbereich von 25 bis 75 % erlaubt keine Aussage (relativ selten).
Prüfung des **Metz-Rekruitment:**ĆBegriff aus dem Bereich der **Stapediusreflexmessung**, der besagt, dass sich der Abstand zwischen der Hörschwelle und der Stapediusreflexschwelle bei Haarzellschaden mit zunehmendem Hörverlust verkleinert (normal: etwa 85–90 dB, bei Innenohrschwerhörigkeit oft nur 20–30 dB). Wichtiger Hinweis auf **Haarzellschaden.**
Bei der überschwelligen Audiometrie weiterhin von Bedeutung sind die Begriffe **Pathologische Adaptation** und **Hörermüdung:**
Während das normalhörige Ohr nur eine geringe, **physiologische Adaptation** an einen akustischen Reiz zeigt, ist die **pathologische Adaptation** Ausdruck einer **gestörten Sinneszellfunktion**, die **Hörermüdung** Hinweis auf eine Funktionsstörung im Bereich des **Hörnervs** oder der **zentralen Bahnen.**
Beides bedeutet in der Praxis, dass sich das Ohr an einen schwellennah angebotenen Ton schnell adaptiert und der Patient ihn bald nicht mehr wahrnimmt, sodass dieser Ton – um wieder gehört zu werden – am Audiometer um 5 dB lauter gestellt werden muss. Auf diese Weise wandert die Hörschwelle für den geprüften Ton mehr oder weniger stark ab, und dieses **Ausmaß der Hörschwellenabwanderung** ist die Bewertungsgrundlage beim **Tonschwellenschwund-** (bzw. Tone-decay-) oder **Carhart-Test:**
Der Patient gibt an, wie lange er einen an der Hörschwelle angebotenen Ton hört. Hört er ihn nicht mehr, so wird der Tonpegel angehoben, bis der Ton wieder gehört wird. Das Verfahren wird fortgesetzt, bis der Patient den Ton mindestens eine Minute lang hört oder bis die Leistungsgrenze des Audiometers erreicht ist.
Auswertung: Musste nur **wenige Male** (bis max. 15 dB) nachgeregelt werden, bis der Ton 1 min lang gehört wurde, so wird dies als **normale** Adaptation gewertet. Musste **häufiger**, aber doch **begrenzt** (bis max. 25 dB) nachgeregelt werden, gilt dies als „pathologische Adaptation" und damit als Hinweis auf eine **Haarzellschädigung** im Innenohr. Dagegen ist eine **starke** und **schnelle** Schwellenabwanderung, bei der u. U. bis zur Leistungsgrenze des Audiometers in vielen Schritten nachgeregelt werden muss, ohne dass der Patient den Ton dauerhaft hören würde, im Sinne einer **„Hörermüdung"** verdächtig auf eine Schädigung des **Hörnervs.**
Auf einer ähnlichen Grundlage wird der **Reflex-decay-Test** ausgewertet:

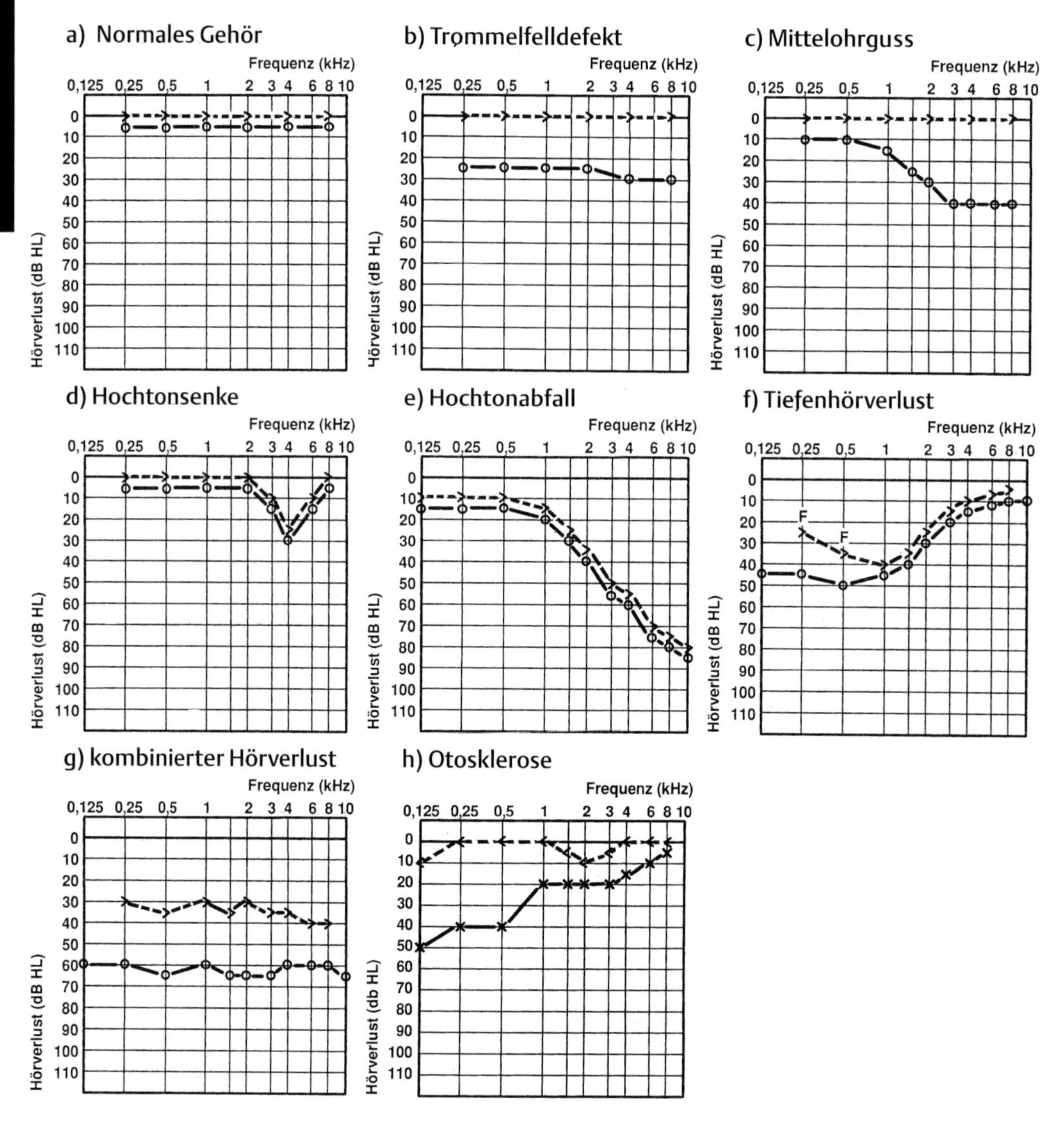

Abb. 1.3 Beispiele für Tonschwellenaudiogramme (modifiziert nach Mrowinski, D., Gerull, G., Schultz, G., Thoma, J.: Audiometrie, Eine Anleitung für die HNO-Praxis, Georg Thieme Verlag Stuttgart, 1994)

>–>= Knochenleitungskurve rechts
x–x= Luftleitungskurve
<–<= Knochenleitungskurve links
o–o= Luftleitungskurve

a) normales Gehör
b) Trommelfelldefekt (Schallleitungsstörung)
c) Mittelohrerguss (Schallleitungsstörung)
d) Hochtonsenke (Schallempfindungsstörung, z. B. bei Lärmschaden)
e) Hochtonabfall (Schallempfindungsstörung, z. B. bei Presbyakusis)
f) Tieftonhörverlust (Schallempfindungsstörung, z. B. bei M. Menière)
g) kombinierter Hörverlust (z. B. bei Cholesteatom)
h) Otosklerose (überwiegend Schallleitungsstörung, mit kleiner Schallempfindungsstörung als „Carhart-Senke" bei 2 kHz)

Hierbei wird die schnelle **Ermüdung des Stapediusreflexes** bei 500 und 1000 Hz Reizfrequenz – gemessen am schnellen Absinken der durch die Kontraktion des Musculus stapedius hervorgerufenen **Impedanzänderung** – als typisch für das Vorliegen von Schäden im Verlauf des gereizten **Hörnervs** angesehen (wichtiger Test bei der Diagnostik eines **Akustikusneurinoms**).
Ein weiterer überschwelliger Test ist die **Geräuschaudiometrie** nach **Langenbeck**:
Es soll festgestellt werden, ob ein überschwelliger Prüfton bei **gleichzeitig am gleichen Ohr angebotenem Geräusch** gehört wird oder nicht.
Beim Innenohrschwerhörigen genügt auch im Frequenzbereich des Hörschadens zwischen 1 und 4 kHz die Lautstärke der Hörschwelle, um trotz des Geräusches gleichzeitig den Ton zu hören.
Bei **neuraler** Hörstörung sind im Geräusch Prüftöne mit deutlich **höherem Pegel** erforderlich.
Obwohl der Test gut verwertbare Aussagen erlaubt, wird er relativ selten durchgeführt.
Der Unterscheidung zwischen **kochleären** und **retrokochleären** Hörschäden, aber auch zur Diagnostik bei **Simulation, psychogener** Hörstörung oder Aggravation sowie der Überprüfung des Tonaudiogramms dient die **Békésy**-Audiometrie:
Hierbei wird die Hörschwelle bestimmt, indem der Patient selbst den Pegel der Töne steuert. Wird ein Ton gehört, so muss der Patient eine Taste drücken, die den Ton leiser stellt. Wird dann der Ton nicht mehr gehört, soll die Taste losgelassen werden, wodurch der Ton wiederum lauter wird. Diese **automatische Audiometrie** kann entweder bei einzelnen Frequenzen (**frequenzkonstant**) oder über einen breiten Frequenzbereich streichend (**frequenzgleitend**) durchgeführt werden. Grundlage der Auswertung ist der Verlauf der erhaltenen Hörschwelle jedes Ohres einerseits für einen **Dauerton**, andererseits für einen **Impulston**. Der Verlauf der zackenförmigen Kurven und ihr Verhalten zueinander wird durch verschiedene Größen wie die Hörermüdung und die Intensitätsunterschiedsschwelle modifiziert. Beim Normalhörenden verlaufen Dauerton- und Impulstonkurve gleichartig, die Zackenhöhe (= Breite der Hörschwelle) liegt zwischen 6 und 9 dB. Für die Auswertung von Békésy-Audiogrammen werden fünf für bestimmte Schädigungen charakteristische Typen unterschieden. Bei retrokochleären Störungen sinkt die Kurve des Dauertons schnell gegenüber der Impulstonkurve ab (**Separation** der Kurven als Ausdruck einer Hörermüdung; Typ III in der Békésy-Audiometrie).
Beachte: Für die Unterscheidung zwischen kochleärer und retrokochleärer Hörstörung hat heute in der Klinik außer dem Reflex-decay-Test (Stapediusreflexermüdung, s.o.) die **Hirnstammaudiometrie** (ERA = **E**lectric **R**esponse **A**udiometry) mit Abstand die größte Aussagekraft und Bedeutung. Dies ist eine **objektive Hörprüfung**, bei der über Elektroden vom Schädel aus dem EEG **akustisch evozierte Potenziale** herausgemittelt werden. Eine einseitige Latenzzeitverzögerung der Reizantwort im Seitenvergleich zeigt eine retrokochleäre Hörstörung an (u.a. große Bedeutung bei der Suche nach einem Akustikusneurinom).

→ **Frage 1.22:** Lösung B

Gezeigt ist das typische Audiogramm bei Otosklerose vom Mittelohrtyp mit Schallleitungsstörung und der charakteristischen kleinen Senke der Knochenleitungsschwellenkurve bei 2000 Hz (sog. Carhart-Senke).
Zu **(A):** Die häufigste Komplikation einer Mittelohrentzündung ist die Mastoiditis. Da es sich um eine fortgeleitete Entzündung aus der Paukenhöhle in das pneumatische System handelt, ist eine Hörminderung in Form einer Schallleitungsstörung zu erwarten, sofern nicht eine zusätzliche Labyrinthitis auch eine Störung der Schallempfindung begründet. Der Erguss in die Paukenhöhle bei Mastoiditis führt häufig zu einer Schallleitungsstörung mit Betonung der tiefen Frequenzen.
Zu **(C):** Beim frühkindlichen Hirnschaden, der auch das Ohrorgan betreffen kann, kommt es in der Regel zur kochleären oder neuralen Schallempfindungsstörung und nicht zur Schallleitungsstörung.
Zu **(D):** Bei der Lärmschwerhörigkeit findet sich im Audiogramm zu Beginn eine sog. c^5-Senke (Innenohrsenke bei 4 kHz), in der Regel binaural symmetrisch ausgebildet. Danach tritt eine Schwellenerhöhung in den darüber liegenden Frequenzen auf und zuletzt weitet sich die Senke gegen die Sprachfrequenzen hinaus. Es handelt sich um eine Schallempfindungsstörung, nicht um eine Schallleitungsstörung.
Zu **(E):** Bei der Presbyakusis (= Altersschwerhörigkeit) zeigt sich eine meist beidseitige Gehörabnahme, zunächst im hohen, danach auch im mittleren Frequenzbereich im Sinne einer Schallempfindungsschwerhörigkeit, nicht Schallleitungsstörung.

→ **Frage 1.23:** Lösung B

Der **Stenger**-Test ist ein gängiger Simulationstest: Wird einem einseitig tauben Patienten auf der geschädigten Seite ein lauter, auf der gesunden Seite ein leiser Ton angeboten, so hört der Patient – wegen der Taubheit – nur den leisen Ton auf der gesunden Seite. Der Simulant hört jedoch (wie jeder Normalhörige) **nur den lauten** Ton (auf der angeblich schwerhörigen Seite) und gibt an, gar nichts zu hören – daran wird er erkannt.

H90

→ **Frage 1.24:** Lösung A

Im gezeigten Sprachaudiogramm wird bei der Prüfung mit Wörtern nur eine Verständlichkeit von 65% erreicht, die bei zunehmender Sprachlaut-

stärke sogar wieder abnimmt. Dagegen wird bei einer reinen Schallleitungsschwerhörigkeit (B) bei der Prüfung mit einsilbigen Wörtern immer eine Verständlichkeit von 100% erreicht.
Zu **(C)**: Der kuppel- oder helmförmige Verlauf der Kurve für die einsilbigen Wörter wird als Zeichen für ein positives Rekruitment gewertet. Allerdings gibt es zahlreiche Ausnahmen von dieser Regel.
Zu **(D)**: Der für die Schallempfindungsstörung typische Kurvenverlauf spricht gegen eine Simulation. Grundsätzlich eignet sich das Sprachaudiogramm nicht zur gezielten Aufdeckung der Vortäuschung einer Hörstörung.
Zu **(E)**: Bei sensorischen Aphasien kann es vorkommen, dass der Patient angebotene Wörter eingeschränkt versteht und nicht nachsprechen kann. Diese Störung wäre aber nicht lautstärkeabhängig wie im vorliegenden Sprachaudiogramm.

→ **Frage 1.25:** Lösung A

Zu **(1)**: Es werden **Korneoretinalpotenziale** gemessen.
Zu **(3)**: Beim ENG ist **keine** Lokalanästhesie erforderlich.

H88
→ **Frage 1.26:** Lösung A

Das dargestellte Ergebnis einer thermischen Spülung zeigt bezüglich der Richtung der als Reizantwort erhaltenen Nystagmen zunächst keine Besonderheiten: Auf beiden Ohren bewirkt die Kaltspülung einen Nystagmus zur Gegenseite, die Warmspülung einen ipsilateral gerichteten Nystagmus. Auffallend ist aber, dass die Summe der linksgerichteten Nystagmusreaktionen sehr viel größer ist, als die der rechtsgerichteten Nystagmusschläge (graphisch durch den kräftigeren Pfeil dargestellt). Dies ist als Hinweis auf eine zentralvestibuläre Störung zu werten.

F99
→ **Frage 1.27:** Lösung D

Die **Tuba auditiva** oder **Eustachische Röhre** stellt die Verbindung von der Paukenhöhle und dem pneumatischen System des Felsenbeins zum Epipharnyx her. Nur über die Tube kann auf physiologische Weise die für die normale Mittelohrfunktion unerlässliche **Belüfung der Mittelohrräume** stattfinden. Störungen der Tubenfunktion ziehen Folgeschäden mit Störung des Hörvermögens nach sich.
Die Tubenwände liegen im Ruhezustand aneinander, d.h. die Tube ist geschlossen. **M. tensor veli palatini** und **M. levator veli palatini** heben den Gaumen und öffnen beim Schlucken die Tube, besonders der M. tensor veli palatini. Ursachen eines **Tubenverschlusses** können sein:

- **vergrößerte Rachenmandel** (hyperplastische Adenoide), die die pharyngeale Tubenöffnung verschließt; häufig bei Kindern, selten bei Erwachsenen
- **entzündliche Tubenschleimhautschwellung**
- **Funktionsstörung** des M. tensor veli patalini (z.B. bei Fehlbildungen wie *Gaumenspalten*)
- Wachstum eines **Tumors** im Nasenrachenraum

Der so ausgelöste Tubenverschluss zieht schnell einen **Unterdruck in der Paukenhöhle** nach sich. Dies führt zu

- einer **Retraktion** des Trommelfells,
- einem **Erguss** im Mittelohr und
- einer **Schleimhautschwellung** im Mittelohr.

Später kann ein zunächst dünnflüssiger Mittelohrerguss **(Serotympanon)** an Viskosität zunehmen **(Mukotympanon)**, und es können sich Cholesteringranulome bilden.
Ein akut auftretender, vor allem entzündlicher Tubenverschluss mit oben genannter Symptomatik, Schallleitungsstörung, Völlegefühl im Ohr, eventuell Rauschen im Ohr, wird auch als **Tubenkatarrh** bezeichnet.
Ein lange bestehendes Sero-Mukotympanon, auch chronischer Tubenmittelohrkatarrh oder chronisch seromuköse bzw. **sekretorische Otitis media** genannt, kann als Spätfolge in einem **Adhäsivprozess** (Verkleben des stark nach innen eingezogenen und ausgedünnten Trommelfells mit der medialen Paukenwand), in einer **Paukensklerose** (Tympanosklerose; sklerotische Kalkeinlagerungen in der Pauke und Versteifung der Gehörknöchelchenkette) oder einer **Otitis media chronica** enden. In diesen Fällen besteht eine *Schallleitungsschwerhörigkeit*.

Prüfung der Tubenfunktion:

Valsalva-Versuch:
Der Patient presst nach tiefem Einatmen bei geschlossenem Mund und zugehaltener Nase Luft „in die Ohren". Otoskopisch ist eine Trommelfellbewegung erkennbar, der Patient hört ein Knackgeräusch.

Toynbee-Test:
Wie Valsalva-Versuch, jedoch schluckt der Patient hierbei und bewirkt damit bei genügender Tubenöffnung einen Unterdruck in der Paukenhöhle.

Politzer-Verfahren:
Durch Zusammendrücken eines auf ein Nasenloch gesetzten Gummiballons kann die Luft in die Tube gepresst werden, wenn gleichzeitig der Nasenrachenraum durch Sprechen eines K-Lautes („Coca Cola") oder durch Schlucken abgeschlossen und das andere Nasenloch zugehalten wird.

Tubenkatheterismus:
Transnasales Einführen eines Röhrchens in das Tubenostium, danach Lufteinblasung durch dieses Röhrchen. Dieses Verfahren wird seltener angewendet.

Tympanometrie:
Indirekte Tubenfunktionsprüfung durch Messung des akustischen „Widerstandes" von Trommelfell und Mittelohr (= **Impedanz**).
Prinzip: Ein auf das Trommelfell treffender Ton wird zum Teil reflektiert. Der reflektierte Anteil des Schalls wird gemessen. Ist das Trommelfell versteift (Unterdruck, Erguss), wird der Ton stärker reflektiert (höhere Impedanz) und umgekehrt. Bei Änderung der Impedanz durch Druckänderung im äußeren Gehörgang erhält man typische Kurven (**Tympanogramm**), deren Auswertung insbesondere berücksichtigt:

- den Druck, bei dem ein **Maximum** erreicht wird,
- die **Amplitude** und die **Form** des Tympanogramms.

Z.B. erhält man bei Unterdruck ein Maximum bei negativen Werten, bei Erguss typischerweise eine flache Kurve ohne Maximum, bei Unterbrechung der Gehörknöchelchenkette eine stark überhöhte Amplitude (große Impedanzänderung).
Zur **Behandlung** von Tubenfunktionsstörungen und der damit verbundenen Schallleitungsschwerhörigkeit muss versucht werden, die Ursache der gestörten Tubenfunktion zu beseitigen (z.B. **Adenotomie**, Schleimhautabschwellung usw.) oder die Belüftung der Pauke auf andere Weise zu bewerkstelligen. Dazu geeignet ist eine Inzision des Trommelfells (**Parazentese**) mit Absaugung des Mittelohrergusses und Einsetzen eines kleinen **Röhrchens** in das Trommelfell. Über dieses Röhrchen wird dann die Pauke belüftet, bis sich die Tubenfunktion normalisiert hat.
Bei der pathologisch **„offenen Tube"** (klaffende Eustachische Röhre) hört der Patient ständig sein eigenes Atemgeräusch sowie ein Dröhnen und Klirren der eigenen Stimme (**„Autophonie"**). Beim Schreiben einer Impedanzkurve wird in diesem Fall eine atemsynchrone **Schlangenlinie** aufgezeichnet.

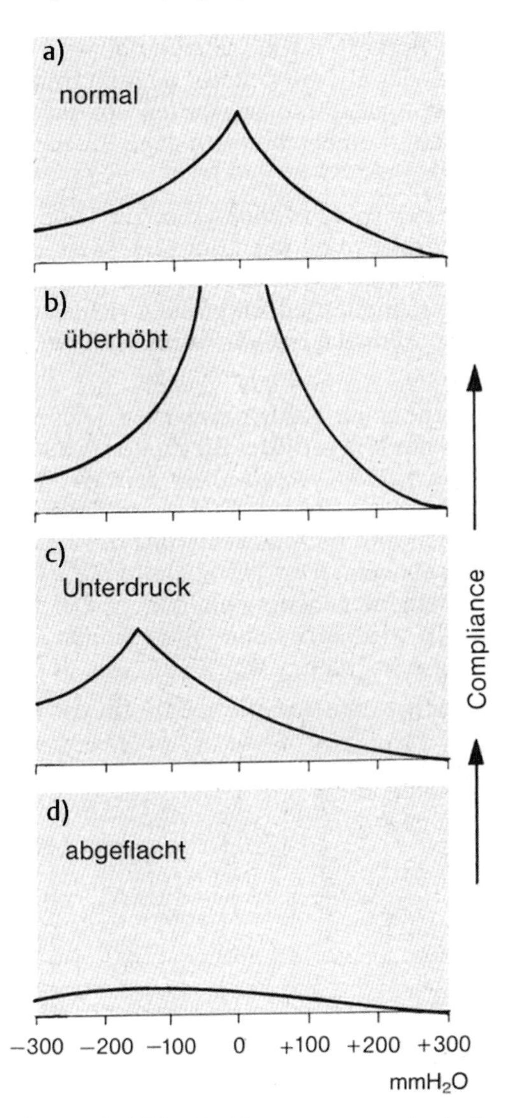

Abb. 1.4 Beipiele für Tympanogramm (nach E. Lehnhardt; aus: Becker, W., Neumann H.H., Pfaltz, C.R.: HNO-Heilkunde, 4. Auflage, Georg Thieme Verlag, Stuttgart, 1989)
a) normal
b) überhöhte Compliance, z.B. Gehörknöchelchenunterbrechung
c) Unterdruck, z.B. Tubenkatarrh
d) abgeflacht, z.B. Paukenerguss

H91
→ **Frage 1.28:** Lösung B

Im Gegenteil – es kommt zur Hyperakusis, weil die Innervation des M. stapedius fehlt. Dies führt zum Ausfall der Dämpfung des Schalldrucks durch den Stapesmuskel.
Zu **(A)**: Orbicularis-oculi-Reflex: Beim Klopfen auf die Glabella bei geschlossenen Augen kommt es zur reflektorischen Kontraktion beider Augenringmuskeln. Der Reflex fehlt bei Fazialisparese, weil eine fehlende Innervation des M. orbicularis oculi vorliegt.
Zu **(C)**, **(D)** und **(E)**: Weitere typische Symptome bei peripherer Fazialisparese, begründet durch Ausfall der Chorda tympani (C, D) bzw. des motorischen Astes zum Platysma (E).

F90
→ **Frage 1.29:** Lösung C

Der normale äußere Gehörgang beschreibt eine angedeutete S-Form. Durch den Zug an der Ohrmuschel wird der Gehörgang begradigt, sodass das Einführen des Trichters erleichtert wird. Danach ist weiteres Ziehen an der Ohrmuschel nicht mehr erforderlich!

1.3 Klinik

H96

→ **Frage 1.30:** Lösung D

Zu **(D)**: **Abstehende Ohren** (**Apostasis otum**) sind die häufigsten Stellungsanomalien des äußeren Ohres. Damit sind deutliche Abweichungen vom Ohr-Kopf-winkel gemeint, der normalerweise 30° beträgt. Dieser Winkel ist bei der Apostasis deutlich größer. Außerdem findet sich in der Regel eine mangelhafte Anthelixfaltung, verbunden mit einer starken Conchawölbung. Therapie: chirurgische Anlegung der Ohrmuschel (Otoklisis), meist am günstigsten um das 5. Lebensjahr.

Zu **(A)**, **(B)** und **(C)**: Mehr als 50% der Missbildungen im HNO-Bereich betreffen die Ohrregion. Anotie (fehlende Ohrmuschel) und Mikrotie (abnorme Kleinheit der Ohrmuschel) sind häufig mit einer Stenose oder Atresie des äußeren Gehörganges sowie mit einer Missbildung des Mittelohres und/oder Innenohres kombiniert. Daher gehört im Rahmen der Diagnostik immer eine Überprüfung des Hörvermögens dazu. Die Häufigkeit der Mikrotie beträgt bei Neugeborenen ungefähr 0,2%.

Zu **(E)**: Kongenitale Ohrfisteln können ein- oder doppelseitig vorkommen und sind meist präaurikulär, aber auch über dem Tragus zu finden. Ursächlich liegt eine Störung in der Verschmelzung der Kiemenbögen vor. Der Fistelgang reicht meist in den darunterliegenden Knorpel hinein. Klinisch entleert sich bei Druck oft Flüssigkeit oder zäher Detritus aus der Fistelöffnung. Daneben können Ohrfisteln auffallen durch rezidivierende Entzündungen bis hin zur Abszessbildung.

F96

→ **Frage 1.31:** Lösung B

Zu **(A)**, **(B)**, **(C)**, **(D)** und **(E)**: Bei der **Otitis externa maligna** handelt es sich um eine Osteomyelitis der Pars tympanica des Schläfenbeins. Typischerweise beginnt sie im Bereich des äußeren Gehörganges, deshalb „Otitis externa". Der Zusatz „maligne" ist eigentlich irreführend, da es sich hier nicht um eine maligne Neoplasie handelt, sondern vielmehr um einen „malignen Aspekt", bedingt durch die destruktive Ausbreitung der Entzündung. Sie kommt klassischerweise bei älteren Diabetikern vor, der Erreger ist typischerweise Pseudomonas aeruginosa.

Die Erkrankung ist stark schmerzhaft, typisch ist eine fötide Eiterung aus dem Ohr, im Gehörgang findet man Granulationen und Knochennekrosen. Im Verlauf tritt zunächst eine Parese des N. facialis auf, später kommt es zu weiteren Lähmungen kaudaler Hirnnerven.

Alle genannten Antwortmöglichkeiten (Plattenepithelkarzinom des knorpeligen Gehörgangsanteils, Mittelohrkarzinom, therapieresistente Pilzinfektion des äußeren Gehörganges, leukämisches Infiltrat im Bereich des knöchernen Gehörgangsanteils) müssen aufgrund einer ähnlichen Anamnese und des ähnlichen klinischen Befundes differenzialdiagnostisch einbezogen werden, sind aber nicht die Ursache der Veränderung.

Gesichert wird die exakte Diagnose durch einen Gehörgangsabstrich und eine gezielte Probeexzision sowie den Nachweis eines Diabetes mellitus.

Außer der operativen Ausräumung kommt die systematische und lokale Antibiotikatherapie in Betracht (Azlocillin, Gyrasehemmer, Aminoglykoside).

H06

→ **Frage 1.32:** Lösung C

Zu **(C)**: Bei einem 12-jährigen Jungen kommt es zehn Tage nach einer akuten Otitis media, die antibiotisch behandelt wurde, zu einer druckdolenten Schwellung hinter dem betroffenen Ohr. Hinsichtlich der Vorgeschichte, des Untersuchungsbefundes und der erhöhten Entzündungsparameter ist eine Mastoiditis sehr wahrscheinlich. Bei der **Mastoiditis** handelt es sich um eine **eitrige Einschmelzung der knöchernen Zellen im pneumatischen Warzenfortsatz**, gelegentlich auch der Zellen des Jochbogenansatzes (Zygomaticitis) oder der Zellen der Felsenbeinspitze (Petrositis, Petroapicitis). Die Mastoiditis und der Subperiostalabszess (nach Durchbruch des Eiters durch das Planum mastoideum) sind die häufigsten Komplikationen bei einer akuten Otitis media im Kindesalter. Eine Mastoiditis muss bedacht werden, wenn eine akute Otitis media nach 2–4 Wochen nicht ausgeheilt ist, wobei die Entstehung der Mastoiditis durch einen erschwerten Sekretabfluss, Virulenz der Erreger, schlechte Abwehrlage und eine inadäquate oder verzögerte antibiotische Therapie begünstigt wird. **Typische Befunde** der Mastoiditis sind die **teigige Schwellung auf dem Warzenfortsatz**, das **Verstreichen der hinteren Ohrmuschelfalte**, die starke **retroaurikuläre Druckdolenz** und später **Rötung und Abszessbildung hinter dem Ohr** mit Abstehen der gleichseitigen Ohrmuschel.

Eine Ausbreitung der Mastoiditis ist in folgende Strukturen möglich:

- das **Labyrinth** (Labyrinthitis: Nystagmus, Schwindel)
- den **Sinus sigmoideus** (Sinusthrombose, Sepsis)
- die **Hirnhäute** (Meningitis, Empyem)
- das **Gehirn** (otogener Hirnabszess)
- den **Fazialiskanal** (Fazialisparese)

Zu **(A)**: Eine Ausbreitung bis zur Parotis ist ausgesprochen selten, wenn auch möglich. Dort bildet sich dann aber **keine Parotitis**, sondern ein Parotisabszess.

Zu **(B)**: Die **Sinusthrombose** kann als Komplikation der Mastoiditis auftreten. Die Sinusthrombose entsteht nach Knochenarrosion der Sinusschale und

Fortleitung der Entzündung auf den Sinus sigmoideus. Septisches Fieber, Schüttelfrost sowie sehr schlechtes Allgemeinbefinden sind richtungsweisend.
Zu (D): Beim **Cholesteatom (chronische Knocheneiterung)** ist das Trommelfell der betroffenen Seite nicht geschlossen und trübe, sondern zeigt in der Regel eine randständige Perforation.
Zu (E): Bei der **Zygomatizitis**, ebenfalls eine Komplikation der akuten Otitis media, kommt es zu eitrigen Einschmelzungen der Zellen im Bereich des Jochbogenansatzes. Hier besteht eine Schwellung und Druckdolenz vor dem Ohr, Lidödeme und eine Kieferklemme können hinzutreten.

H06

→ **Frage 1.33:** Lösung D

Zu (D): Bei einer 42-jährigen Frau, die seit dem Vortag über Drehschwindel, Übelkeit und Erbrechen ohne Hörminderung oder Tinnitus klagt, sprechen die Symptome für das Vorliegen eines Vestibularisausfalles links. Ein **Vestibularisausfall** tritt typischerweise plötzlich isoliert ohne Hörminderung und/oder Tinnitus auf und ist durch eine **Fallneigung im Romberg-Versuch zur erkrankten Seite** (in diesem Fall links) gekennzeichnet. Beim Vestibularisausfall im Sinne einer peripher-vestibulären Gleichgewichtsstörung ist in der Regel ein **richtungsbestimmter, reproduzierbarer Horizontalnystagmus mit rotatorischer Komponente** vorhanden. Dabei schlägt der Nystagmus spontan bei Ausfall eines Vestibularorgans **in Richtung des gesunden Ohres** (hier rechts). Eine Verstärkung des Nystagmus durch Kopfschütteln und eine Verschlechterung des Schwindels durch Kopf- oder Körperbewegungen sind charakteristisch.
Zu (C): Bei einem **Vestibularisausfall rechts** bestünde im Romberg-Versuch eine Fallneigung nach rechts. Unter der Frenzelbrille wäre ein horizontal-rotatorischer Spontannystagmus nach links zu beobachten.
Zu (A): Eine **Kanalolithiasis** ist Ursache eines benignen paroxysmalen Lagerungsschwindels. Zu (B): Bei einem **paroxysmalen Lagerungsschwindel** tritt der Drehschwindel plötzlich bei einem Lagewechsel auf, geht mit Übelkeit und Erbrechen einher, aber hält nur wenige Sekunden bis maximal eine Minute an.
Zu (E): Das **Wallenberg-Syndrom** ist eine ischämisch bedingte Läsion der dorsolateralen Medulla oblongata. Hierbei kommt es zu Schwindel, einem zur Herdseite schlagenden Nystagmus mit rotatorischer Komponente sowie Ausfällen vor allem der kaudalen Hirnnerven. Ein Horner-Syndrom, ein Trigeminusausfall, eine Gaumensegelparese und eine Hemiataxie können hinzutreten.

H05

→ **Frage 1.34:** Lösung D

Geschildert werden die **typische Anamnese** und der **typische Befund** bei einem **Zoster oticus (Ramsay-Hunt-Syndrom)**. Die Erkrankung geht typischerweise mit stechenden **Schmerzen** einher, die dem klinischen Bild (gruppierte, schmerzhafte Bläschen im Bereich der Ohrmuschel und des Gehörganges) auch vorausgehen können. Außerdem bestehen häufig Neuritiden, die neben dem N. facialis auch die Nn. cochlearis und vestibularis, seltener auch die Nn. trigeminus und glossopharyngeus betreffen können.
Zu (A): Die Pilzinfektion im Bereich des äußeren Gehörganges (**Ohrmykose**) ist meist durch Aspergillusarten verursacht. Klinisch imponieren **weiße, gelbe oder grün-schwarze Membranen** und ein **Pilzrasen** von watteähnlicher Konsistenz, die den gesamten Gehörgang ausfüllen können. Klinisch werden vor allem **Juckreiz und Völlegefühl im Ohr** angegeben, Schmerzen hingegen sind selten und nur gering ausgeprägt. Eine Fazialisparese tritt in der Regel nicht auf.
Zu (B): Die Myringitis bullosa ist eine **Trommelfellentzündung** mit Blasenbildung. In der Regel ist sie viralen Ursprungs, tritt aber auch bei bakteriellen Mittelohrentzündungen und Gehörgangsentzündungen auf. Auch Haemophilus influenzae-verursachte Otitiden können eine bullöse Myringitis zeigen. Für die Grippeotitis durch Influenzaviren sind dagegen Blutblasen charakteristisch.
Da die **Begriffe Myringitis bullosa und Grippeotitis** (haemorrhagische, bullöse akute Mittelohrentzündung) **nicht selten auch synonym** verwendet werden, ist im geschilderten Fall („Mittelohrbefund unauffällig") die Lösung (B) falsch.
Zu (C): Das **Othämatom** entsteht überwiegend durch tangential wirkende Scherkräfte. Hierbei kommt es meist im Bereich der Vorderseite der Ohrmuschel zum Décollement von Perichondrium und Knorpel, wobei sich dann subperichondral das Hämatom ausbildet. Typisch ist die prall-elastische, **rötlich-livide Vorwölbung der Vorderseite der Ohrmuschel.**
Zu (E): Das **Erysipel (Wundrose)** wird meist durch β-hämolysierende Streptokokken ausgelöst und ist eine auf dem Lymphweg zur Ausbreitung neigende Entzündung der Haut und des Unterhautgewebes. Die Erkrankung kann mit Schüttelfrost und hohem Fieber einhergehen und zeigt **scharf begrenzte, schmerzhafte, ödematöse Rötungen mit flammenförmigen Ausläufern**, nicht selten mit Bläschen oder Blasen kombiniert. Seltener tritt eine Gangrän oder ein massives Vordringen in die Subkutis auf. Im Bereich des äußeren Ohres ist in der Regel die **gesamte Ohrmuschel einschließlich Ohrläppchen betroffen.** In der Fragestellung findet sich jedoch kein Hinweis auf eine Rötung der Haut, sodass Antwort (E) hier falsch ist.

H05

→ **Frage 1.35:** Lösung E

Die **Kombination** aus mechanischem **Trauma**, großem **Blutkoagel** im Gehörgang, **Schwerhörigkeit (Weber nach links** lateralisiert weist auf eine **Innenohrschwerhörigkeit rechts** hin!) und **Schwindel** weist auf eine Verletzung im Sinne einer **Penetration der Haarnadel in die Perilymphräume des Innenohres** hin und erfordert eine umgehende Exploration.
Zu **(A)–(D)**: Die hier genannten Maßnahmen sind nicht indiziert, da ohne die umgehende explorative Operation die mögliche Gefahr einer Ertaubung nicht zu verhindern ist.

H05

→ **Frage 1.36:** Lösung E

Charakteristische Symptome beim **M. Menière** sind anfallsartiger **Drehschwindel** (Minuten bis Stunden), **fluktuierendes Gehör** (typisch: Hörverlust im Tief- und/oder Mittelfrequenzbereich), **Tinnitus** und **Druckgefühl** im betroffenen Ohr.
Zu **(A)**: Dagegen tritt beim **Akustikusneurinom** eine meist einseitige **progrediente Schallempfindungsschwerhörigkeit** auf. Nur etwa 50% der Patienten zeigen eine geringe vestibuläre Symptomatik.
Zu **(B)**: Der **Hörsturz** ist eine plötzlich auftretende, meist **einseitige Schallempfindungsschwerhörigkeit**, zeitweise mit **Tinnitus** und/oder subjektivem Schwindel (ca. 30%) einhergehend.
Zu **(C)**: Ein **akuter Vestibularisausfall** präsentiert sich mit heftigstem Drehschwindel, Übelkeit und Erbrechen ohne kochleäre Symptomatik.
Zu **(D)**: Beim benignen paroxysmalen Lagerungsschwindel **(Cupulolithiasis)** kommt es zu einem **anfallsartigen** Auftreten von **Drehschwindelanfällen** in Abhängigkeit von Kopfbewegungen. Meist findet sich kein Dauerschwindel, sondern eine anfallsartige Charakteristik mit typischer Zunahme und Abklingen über 10–20 s, **kein Hörverlust** und **kein Tinnitus.**

H05

→ **Frage 1.37:** Lösung E

Beim **Akustikusneurinom** (Schwannom im Bereich des **8. Hirnnerven**) können die Patienten über einseitigen **Tinnitus**, einseitige progrediente **Schallempfindungsschwerhörigkeit** und nur geringfügige vestibuläre Symptomatik klagen. Als Komplikationen können mit zunehmendem Tumorwachstum Ausfälle des N. facialis (Parese), des N. trigeminus (Schmerzen, Hyp- oder Anästhesie) und Hirndrucksymptome (Kopfschmerzen, Erbrechen) auftreten. **Hemianopsien** (Störungen im Bereich des **2. Hirnnerven**) gehören **nicht** zu den typischen Symptomen eines Akustikusneurinoms, sondern kommen bei Befunden bzw. Herden am Chiasma opticum, im Tractus opticus sowie in der zerebralen Leitungsbahn und im Sehzentrum vor.

H06

→ **Frage 1.38:** Lösung D

Zu **(D)**: Das akute Auftreten von **Drehschwindel, Übelkeit, Erbrechen, Ohrensausen** und **plötzlicher Hörminderung** ist typisch für einen **Morbus Menière.** Beim Morbus Menière handelt es sich um eine Innenohrerkrankung, die durch die Symptomtrias Schwindel, Tinnitus und Schwerhörigkeit gekennzeichnet ist und anfallsweise auftritt. Im akuten Stadium sind die betroffenen Patienten stark beeinträchtigt. Pathogenetisch bestimmender Faktor für die Auslösung der Beschwerden ist ein **endolymphatischer Hydrops.**
Zu **(A)**: Die **Otitis media** ist eine Entzündung des Mittelohres. Im konkreten Fall liegen keine Zeichen einer Entzündung (Calor, Dolor, Rubor) vor. Leitsymptom sowohl der akuten als auch der chronischen Otitis media ist die **Schallleitungsschwerhörigkeit.** Schwindel und Tinnitus (und Innenohrschwerhörigkeit) als Ausdruck einer Innenohraffektion (Labyrinthitis!) können als Komplikationen bei unbehandelten, meist chronischen Mittelohrentzündungen oder bei akuten Otitiden durch hochpathogene Keime infolge einer toxischen Schädigung des Innenohres auftreten. Die berichtete Trias aus Schwindel, Hörverlust und Tinnitus tritt bei Mittelohrentzündungen jedoch nicht typischerweise auf.
Zu **(B)**: Die **Neuronitis vestibularis** ist durch einen **isolierten, plötzlich auftretenden Schwindel ohne Tinnitus und Hörminderung** gekennzeichnet.
Zu **(C)**: Die Symptome eines **Meningeoms** sind abhängig von dessen Sitz und können damit sehr vielgestaltig sein. Meist äußern sich Meningeome nicht durch plötzlich auftretende Beschwerden, sondern es kommt durch das langsame Tumorwachstum schleichend zu nervalen Ausfällen. Der Tinnitus ist häufig ein erstes Zeichen. Hörverlust, Schwindel und Tinnitus sind bei einem Meningeom jedoch nicht typischerweise miteinander vergesellschaftet.
Zu **(E)**: Eine **Subarachnoidalblutung** führt bei leichterem Verlauf zu Kopfschmerz, meningealen Reizsymptomen, Anisokorie und Hirnnervenausfällen, dabei ggf. auch Ausfall des N. vestibulocochlearis mit Schwindel und Hörminderung. Im konkreten Fall litt der Patient jedoch nicht unter Kopfschmerzen und Nackensteife. Bei schwerem Verlauf kommt es zu einer Bewusstseinsstörung durch die Hirndrucksteigerung sowie zu neurologischen Ausfällen.

H05

→ **Frage 1.39:** Lösung E

Unter einem Cholesteatom (sog. Perlgeschwulst) versteht man geschichtete, avitale Epithelmassen, die von einer Schicht aus verhornendem Plattenepithel umgeben sind. Das primäre Cholesteatom entsteht in der Paukenhöhle des Mittelohres (kongenitale Form (D)). Bei der sekundären Form schiebt sich Plattenepithel aus dem äußeren Gehörgang über einen Trommelfelldefekt als Folge einer chronischen Otitis media (A) in das Mittelohr hinein (B). Die langsame Expansion führt in erster Linie zu entzündlichen Begleiterscheinungen im Bereich des Trommelfelles und des Mittelohres. Dabei kann es zur Zerstörung der Gehörknöchelkette ebenso kommen wie zur Zerstörung des Labyrinths (C). Die sich ergebenden entzündlichen Komplikationen können lokal in den intrakraniellen Raum fortgeleitet zu einem Hirnabszess führen. Eine entzündliche Beteiligung des Innenohres im Sinne einer Labyrinthitis kann ebenso resultieren.
Zu **(E)**: Das Cholesteatom ist keine Geschwulst. Vielmehr handelt es sich um eine chronisch-entzündliche Erkrankung. Es besteht weder die Tendenz zur neoplastischen Transformation noch darüber hinaus zur malignen Entartung.

F07

→ **Frage 1.40:** Lösung B

Zu **(B)**: Die **Otosklerose** ist gekennzeichnet durch Umbauprozesse der knöchernen Labyrinthkapsel mit **Bildung von atypischem Knochen** im Bereich des ovalen Fensters, was zu einer **Fixierung der Steigbügelfußplatte** und einer **Schallleitungsstörung** führt. Frauen sind häufiger betroffen, vorzugsweise zwischen dem 2. und 4. Lebensjahrzehnt. In bis zu 30% der Fälle tritt die Otosklerose beidseitig auf. Eine **schubartige Verschlechterung in der Schwangerschaft ist typisch.** Im Audiogramm besteht meist eine deutliche (im geschilderten Fall von 35 dB), alle Frequenzen betreffende Schallleitungsstörung oder eine kombinierte Schwerhörigkeit mit zusätzlicher, wannenförmiger Senke der Knochenleitungskurve bei etwa 2 kHz („Carhart-Senke").
Zu **(A)**: Das **Cholesteatom** (Otitis media chronica epitympanalis) geht typischerweise mit fötider Ohrsekretion und Schallleitungsschwerhörigkeit einher. Ohrentzündungen wurden jedoch im geschilderten Fall nicht angegeben.
Zu **(C)**: Die **Tympanosklerose** oder Paukensklerose ist durch einen **fibrotischen Umbau der Mittelohrschleimhaut** und folgenden Tubenfunktionsstörungen gekennzeichnet. Hierbei besteht jedoch keine Verschlechterung während der Schwangerschaft. Bei Patienten mit einer Tympanosklerose findet man anamnestisch häufig Mittelohrentzündungen. Die Patientin im vorliegenden Fall war aber nie an Ohrenentzündungen erkrankt.
Zu **(D)** und **(E)**: Sowohl die **Hammerkopffixation** (D) als auch die **aseptische Nekrose des langen Ambossschenkels** (E) können Folgezustände einer chronischen Otitis media sein. Dabei kommt es einerseits zu einer narbigen Fixation des Hammerkopfes und andererseits zu schweren narbigen Veränderungen des gefäßführenden, subepithelialen Bindegewebes mit der Folge einer Gefäßobliteration und Ernährungsstörungen benachbarter Knochengewebe. Die beschriebene Patientin litt aber nie an Ohrenentzündungen.

F07

→ **Frage 1.41:** Lösung D

Zu **(D)**: Die knappe Anamnese und Befundbeschreibung sprechen am ehesten für ein **Akustikusneurinom links.** Hierbei handelt es sich um einen gutartigen, vom N. vestibularis ausgehenden Tumor im Kleinhirnbrückenwinkel oder inneren Gehörgang mit langsamem Wachstum, dessen Symptomatik sich durch den Druck auf die umliegenden Strukturen erklärt: **zunehmende retrokochleäre Schallempfindungsschwerhörigkeit, Tinnitus** (oft missachtetes Erstsymptom), **zunehmende einseitige, vestibuläre Mindererregbarkeit** (wegen des langsamen Tumorwachstums oft ohne gravierende Schwindelsymptomatik, häufig nur diskrete Gleichgewichtsstörung, da meist eine zentrale Kompensation möglich ist), **später Facialisparese, Abduzensparese, Trigeminusirritation.** Bei stärkerem Größenwachstum kann auch eine Kleinhirn- und Hirndrucksymptomatik hinzutreten. Bei der **Hörprüfung nach Weber** wird eine angeschlagene Stimmgabel (440 Hz oder 512 Hz) auf die Scheitelmitte aufgesetzt. Dadurch wird dem Ohr der Schall über Knochenleitung zugeführt. Der Patient gibt die Schalllokalisation an. Bei Normalhörigkeit oder bei seitengleicher Schwerhörigkeit wird der Ton in der Kopfmitte gehört. Bei einer einseitigen Schallleitungsschwerhörigkeit wird der Ton besser im kranken, bei einer einseitigen Schallempfindungsschwerhörigkeit besser im gesunden Ohr wahrgenommen. Es kommt zu einer sog. Lateralisation. Auf diese Weise erlaubt der Weber-Versuch eine grobe Differenzierung zwischen einer Schallleitungsschwerhörigkeit und einer Schallempfindungsschwerhörigkeit. Bei dem geschilderten **Hörverlust links** und **Weber-Lateralisation nach rechts** ist daher eine **Schallempfindungsschwerhörigkeit links** wahrscheinlich.
Zu **(A)**, **(B)**, **(C)** und **(E)**: Die **Tympanosklerose** (A), der **Paukenerguss** (B), das **Cholesteatom** (C) und die **chronische Otitis media** (E) weisen in der Regel eine **Schallleitungsschwerhörigkeit** auf. Liegt ein **linksseitiger Befund** vor, müsste daher bei der **Hörprüfung** nach Weber **nach links lateralisiert** werden.

H91

→ **Frage 1.42:** Lösung C

Zu **(A)**: Diese Beschreibung könnte auf einen Morbus Menière zutreffen. Charakteristischer für ein Akustikusneurinom ist eine zunehmende Hochtonschwerhörigkeit und ein negatives Rekruitment, seltener auch ein Hörsturz-ähnliches Ereignis.
Zu **(B)**: Meistens **allmählich zunehmende**, neurale Hörstörung.
Zu **(C)**: Man bewertet u.a. die Latenz der Welle V oder die sog. Inter-Peak-Latenz zwischen den Wellen I und V.
Zu **(D)**: Spricht eher für einen Morbus Menière.
Zu **(E)**: Sofern bei einem Akustikusneurinom überhaupt ein Spontannystagmus auftritt (selten), müsste er als Zeichen des Labyrinthausfalls auf der Tumorseite zur **Gegenseite** des schwerhörigen Ohres schlagen.

H04

→ **Frage 1.43:** Lösung A

Eine **Tympanoplastik** ist ein operativer **Eingriff am Schallleitungsapparat**, der in der Regel dem Verschluss eines Trommelfelldefektes und/oder der Hörverbesserung dient. **Nach Wullstein werden fünf Typen der Tympanoplastik unterschieden:**

- **Typ I** (A) bezeichnet den einfachen Trommelfelldefektverschluss mit einem Transplantat.
- Beim **Typ II** werden bei Beschädigung der Kette (z.B. bei der Ambossluxation) Teile der Gehörknöchelchen zum Wiederaufbau benutzt.
- Beim **Typ III** wird eine direkte Verbindung zwischen Trommelfell und dem Steigbügel geschaffen. Üblicherweise wird hierbei ein allogenes Implantat aus Keramik oder Titan zwischen Trommelfell und Steigbügel eingesetzt, es kann aber auch das Trommelfell direkt an den Steigbügel angelagert werden (sog. „flache Pauke"). Eine **Schallempfindungsstörung ist tympanoplastisch-operativ nicht zu verbessern** (C).
- Die Operation nach Wullstein **Typ IV** beinhaltet eine direkte Anheftung des Trommelfells an das ovale Fenster ohne Gehörknöchelchenkette. Die **Antrotomie** dient nicht der Hörverbesserung, sondern ist **Bestandteil der Sanierung chronisch entzündlicher Prozesse.**
- Der **Typ V** ist eine extrem selten angewendete Operation, bei der bei Vernarbungsprozessen oder Fehlbildungen im Bereich des ovalen Fensters ein künstliches Fenster zum horizontalen Bogengang angelegt wird.

Biologisch kompatible alloplastische Materialien erlauben heute jede Variation der Rekonstruktion des schallleitenden Apparates, sodass die klassische Einteilung nach Wullstein nicht mehr notwendig ist.

F90

→ **Frage 1.44:** Lösung E

Das **Othämatom** entsteht überwiegend durch tangential wirkende Scherkräfte. Schmerzen sind nicht typisch. Meist ist die Vorderseite der Ohrmuschel betroffen. Zur Knorpelnekrose kommt es erst, wenn sich das Othämatom entzündet und eine abszedierende Perichondritis entsteht (seltene Komplikation).
Erfahrungsgemäß ist die Punktion oder Inzision allein als Therapie nicht immer ausreichend. Man muss dann von dorsal ein kleines „Fenster" aus dem Knorpel ausschneiden, das Serom ablassen und – unterstützt durch Matratzennähte – eine Verklebung und Vernarbung zwischen ventraler und dorsaler Hautbedeckung der Ohrmuschel herbeiführen.

F91

→ **Frage 1.45:** Lösung C

Zu **(4)**: Beim **Tubenmittelohrkatarrh** besteht (noch) **keine** Trommelfellperforation. Daher kann auch kein Sekret aus dem Entzündungsbereich in den äußeren Gehörgang gelangen.
Zu **(5)**: Der **Tragusdruckschmerz** ist ein typisches Zeichen der **Otitis externa.**

H98

→ **Frage 1.46:** Lösung D

Neben den genannten Komplikationsmöglichkeiten der Mastoiditis (subperiostaler Abszess des Planum mastoideum, Thrombose oder Thrombophlebitis des Sinus sigmoideus, Epiduralabszess, Kleinhirnabszess) können auch noch Schläfenlappenabszesse, eine Labyrinthitis, eine Fazialisparese, eine Sepsis und ein Bezold-Abszess auftreten. Eine Ausbreitung bis zur Glandula parotis (D) ist möglich, jedoch sehr selten. Dort bildet sich dann aber keine phlegmonöse Entzündung, sondern ein Parotisabszess.

H88

→ **Frage 1.47:** Lösung D

Typisch für die **Zygomatizitis** ist – wie bei der Mastoiditis – eine dreistellige Beschleunigung der Blutkörperchensenkungsgeschwindigkeit, das erneute Auftreten von Temperaturen nach einer (scheinbar) bereits abgelaufenen Mittelohrentzündung und die Schwellung im Ohrbereich, die bei der Zygomatizitis entsprechend dem Sitz der Eiterung (Jochbein) vor dem Ohr liegt, während die Mastoiditis eine Schwellung hinter dem Ohr hervorruft.

H85

→ **Frage 1.48:** Lösung A

Bei einer frischen, traumatischen Perforation ohne Zeichen der Superinfektion wird in örtlicher Betäubung eine **Trommelfellschienung** durchgeführt: Auskrempeln der in die Pauke eingeklappten Defektränder, Aufkleben von z.B. einem Stückchen papierdünnem Hautpflaster („Steristrip"), Zigarettenpapier o.ä.

H85

→ **Frage 1.49:** Lösung E

Wird nur der Trommelfelldefekt mit einem Faszientransplantat gedeckt, dann handelt es sich um eine **Tympanoplastik „Typ I"** *(Myringoplastik)*.

H00

→ **Frage 1.50:** Lösung A

Zu **(A):** Im Gegensatz zum primären Cholesteatom kommt es beim sekundären Cholesteatom zunächst zu einer randständigen Trommelfellperforation und dann erst zum Einwachsen von Plattenepithel in die Paukenhöhle.
Zu **(B):** Langerhanszellen finden sich in der Epidermis in suprabasaler Lage. Sie dienen als Vorposten des Immunsystems in der Haut und führen nach Allergenaufnahme zur weiteren Aktivierung des Immunsystems durch so genannte Antigenpräsentation. Das sekundäre Cholesteatom hingegen geht aus den **ortsfremden Keratinozyten** hervor.
Zu **(C):** Es besteht keinerlei Zusammenhang zwischen einem Cholesteatom und einer Hypercholesterinämie.
Zu **(D):** Bei den Cholesteatomen handelt es sich um selbstunterhaltende chronische Entzündungsprozesse, also keine Neoplasien. Aufgrund des Erscheinungsbildes kann manchmal jedoch die klinische Abgrenzung eines Cholesteatoms von einem malignen Mittelohrprozess schwierig sein. Dies muss im Zweifelsfall histologisch erfolgen.
Zu **(E):** Unbehandelte Cholesteatome können „böse" Folgen haben, sie entarten aber nicht im Sinne einer malignen Neoplasie.

H96

→ **Frage 1.51:** Lösung B

Zu **(B):** Bei der genannten Lösungsmöglichkeit muss die Wortfolge „in jedem Fall" beachtet werden. In der überwiegenden Zahl der Fälle geht ein Cholesteatom mit fötider Sekretion und Schallleitungsstörung einher. Das seltene, genuine, auch „wahres" oder „echtes" Cholesteatom genannt (embryonale Keimversprengung durch fehlerhafte Entwicklung des Keimblattes im Sinne eines Epidermoides) kann sich hinter einem intakten Trommelfell entwickeln. Dabei fehlt dann das klassische Symptom einer fötiden Sekretion.

Zu **(A):** Neben dem Temporallappenabszess kann es bei fortgesetztem Cholesteatomwachstum mit zunehmender Destruktion umgebender Strukturen zu folgenden Komplikationen kommen: Arrosion der knöchernen Labyrinthwand mit nachfolgender Schallempfindungsstörung, Arrosion des Knochenmantels des horizontalen Bogenganges mit Labyrinthfistel und Drehschwindel, Thrombose des Sinus sigmoideus, Epiduralabszess, Meningitis, Kleinhirnabszess und periphere Parese des N. facialis.
Zu **(C):** Jedes Cholesteatom ist operationspflichtig (!), da eine konservative Behandlung praktisch immer erfolglos bleibt.
Zu **(D):** Typisch für das Cholesteatom ist eine Schallleitungsschwerhörigkeit (= Mittelohrschwerhörigkeit), bei zunehmendem Wachstum kann eine Schallempfindungsschwerhörigkeit hinzutreten.
Zu **(E):** Cholesteatome finden sich bei Kleinkindern selten, bei Säuglingen extrem selten. In diesem Alter dominieren in aller erster Linie Tubenventilationsstörungen mit Ausbildung eines Mukoserotympanons.

→ **Frage 1.52:** Lösung B

Hauptziel der notwendigen operativen Therapie ist die vollständige Entfernung des Cholesteatoms einschließlich Matrix. Dabei wird nicht selten bei größeren Cholesteatomen neben dem enauralen Vorgehen eine zusätzliche Antrotomie bzw. Mastoidektomie (2-Wege-OP) erforderlich.
Zur Entfernung eines Cholesteatoms ist jedoch keineswegs immer eine Mastoidektomie nötig. Dagegen wird immer die Rekonstruktion des Schallleitungsapparates im Mittelohr angestrebt, was einer Tympanoplastik (während oder im Anschluss an die eigentliche Cholesteatomausräumung) entspricht.
Zu **(A):** „Parazentese" ist ein Trommelfellschnitt; er wird nicht selten in Kombination mit Einlage eines Paukenröhrchens als Maßnahme zur Belüftung der Pauke bei Tubenfunktionsstörungen durchgeführt. Diese Belüftungssicherung erfolgt z.B. auch bei einer Mastoiditis zusätzlich zur Mastoidektomie, nicht aber bei Otosklerose oder Cholesteatom, wo die Maßnahme für die Heilung nicht hilfreich ist.

→ **Frage 1.53:** Lösung C

Das klassische operative Verfahren bei Otosklerose ist die vollständige oder teilweise Entfernung des otosklerotisch fixierten Steigbügels und sein Ersatz durch eine Prothese aus Draht, Kunststoff oder Edelmetall (Platin oder Gold), wodurch eine Normalisierung des Hörvermögens (Beseitigung der Schallleitungsstörung!) in über 95% der Fälle erreicht werden kann.
Zu **(E):** Die Fensterungsoperation (= Fensterung des horizontalen Bogenganges) ist eine früher viel angewandte Technik zur Hörverbesserung bei Oto-

sklerose. Sie kommt heute nur noch ausnahmsweise bei besonders ungünstigen anatomischen Verhältnissen oder extrem schweren Befunden der Otosklerose in Betracht, wenn die Stapesplastik nicht durchführbar ist.

F99

→ **Frage 1.54:** Lösung E

Glomustumoren des Mittelohres sind seltene, sehr gefäßreiche Tumoren, welche von den chemorezeptorischen, nicht chromaffinen Paraganglionzellen des Glomus caroticum, Bulbus venae jugulare (Glomus jugulare), N. petrosus minor oder Plexus tympanicus (Glomus tympanicum) ausgehen. Sie können zu Knochendestruktionen bis hin zu einer intrakraniellen Ausbreitung führen.
Symptome: **pulssynchrones Ohrgeräusch**, Hörminderung bis Taubheit, vestibuläre Störungen Hirnnervenausfälle (N. trigeminus, facialis, glossopharyngeus, vagus, hypoglossus), Ohrenschmerzen sind nicht typisch.

→ **Frage 1.55:** Lösung B

Schwarzwerden vor den Augen ist – wie etwa auch das Sternchensehen – kein vestibuläres, sondern meist ein **Kreislaufsymptom** im Sinne einer orthostatischen Störung oder Hypotonie.

F85

→ **Frage 1.56:** Lösung B

Zu **(B):** Bei der **Otosklerose (Fixierung des Steigbügels** im ovalen Fenster durch atypischen Knochen) kommt zwar sehr selten auch eine reine Schallempfindungsstörung mit positivem Rekruitment vor; typisch ist aber eine **Schallleitungsstörung,** evtl. mit einer Senke der Knochenleitungskurve bei etwa 2000 Hz **(„Carhart-Senke").**

H92

→ **Frage 1.57:** Lösung D

Beim Zoster oticus handelt es sich um einen Virusinfekt. Das neurotrope Virus befällt in der Regel mehrere Nerven gemeinsam (N. facialis, N. vestibulocochlearis, seltener zusammen mit N. glossopharyngeus, N. vagus). Da es sich um einen Nervenbefall handelt, speziell um den Befall des Ganglion spirale und/oder vestibuli, ist eine retrokochleäre Hörstörung zu erwarten, welche bei der überschwelligen Audiometrie typischerweise zu einem negativen Rekruitment führt.
Zu **(A)**, **(B)**, **(C)** und **(E):** Bei den anderen genannten Antwortmöglichkeiten (Knalltrauma, Morbus Menière, Hörsturz, Caisson-Krankheit) handelt es sich um kochleäre Funktionsstörungen mit positivem Rekruitment.

F91

→ **Frage 1.58:** Lösung C

Bei dem benignen paroxysmalen Lagerungsschwindel (**„Cupulolithiasis"**) kommt es – wahrscheinlich durch Verlagerung eines Otolithen in eine Bogengangsampulle – bei Umlagerung (z.B. Hinlegen) zu kurz dauernden, heftigen Schwindelzuständen mit Nystagmus. Eine Hörstörung gehört nicht zum Krankheitsbild.

→ **Frage 1.59:** Lösung D

Das dargestellte Audiogramm zeigt eine reine **Schallempfindungsstörung** (keine Separation von Knochen- und Luftleitungskurve) mit muldenförmigem Hörverlust im Tief- und Mittelfrequenzbereich.
Zu **(A):** Typisch für **Otosklerose** wäre eine deutliche, in der Regel alle Frequenzen betreffende Schallleitungsstörung, wenngleich auch eine **kombinierte** Schwerhörigkeit mit wannenförmiger Senke der Knochenleitung bei etwa 2000 Hz **(„Carhart-Senke")** vorkommt. Ganz selten ist eine reine Schallempfindungsstörung mit positivem Rekruitment (aber eben nicht typisch).
Zu **(B):** Bei **Lärmschwerhörigkeit** typischerweise Schallempfindungsstörung mit Senke der Knochenleitungskurve im Hochtonbereich, und zwar bei 4000 Hz **(„c^5-Senke");** positives Rekruitment.
Zu **(C):** Bei **Knalltrauma** (im Gegensatz zum Explosionstrauma **ohne** Trommelfellperforation) ebenfalls Schallempfindungsstörung mit c^5-Senke und positivem Rekruitment.
Zu **(E):** Altersschwerhörigkeit oder **Presbyakusis:** Symmetrischer, bogenförmiger Abfall der Knochenleitungskurve zum Hochtonbereich hin; meist positives Rekruitment als Hinweis auf **Haarzell**schädigung, andererseits sind auch Degenerationen im retrokochleären Bereich beteiligt.

→ **Frage 1.60:** Lösung C

Morbus Menière: Anfallsweise Hörminderung und Schwindel, plötzlich auftretend, Minuten bis Tage anhaltend, mit Übelkeit, Erbrechen, Ohrensausen, Druckgefühl im Ohr und Schallempfindungsschwerhörigkeit.
Zu **(B): Otosklerose:** Langsam zunehmende Schallleitungs- bzw. kombinierte Schwerhörigkeit ohne Schwindel durch Bildung von atypischem Knochen im Bereich der Umrandung des ovalen Fensters. Schallleitungsschwerhörigkeit durch Fixierung der Steigbügelfußplatte im ovalen Fenster. Dabei oft auch Senke der Schallempfindungskurve im Audiogramm. Auftreten zwischen dem 2. und 4. Lebensjahrzehnt, meist beidseitig, Frauen häufiger betroffen als Männer.
Zu **(D): Lärmschwerhörigkeit:** Tritt auf nach chronischer Lärmexposition als Schallempfindungsstö-

rung mit typischer **c^5-Senke** im Audiogramm, d. h. maximaler Hörverlust bei etwa 4000 Hz. Es handelt sich um einen Haarzellschaden mit positivem Rekruitment.
Zu **(E)**: **Labyrinthfistel:** Eher plötzliches Ereignis mit kurzem Verlauf und starker Gleichgewichtsstörung. Positives Rekruitment.

H98
→ **Frage 1.61:** Lösung C

Neben Ohrgeräuschen (Tinnitus: häufig als erstes Symptom) findet man typischerweise eine zunehmende neurale Schallempfindungsschwerhörigkeit und eine zunehmende vestibuläre Mindererregbarkeit mit oft nur diskreter Gleichgewichtsstörung. Da der Tumor im inneren Gehörgang – ausgehend von der Pars vestibularis des N. vestibulochochlearis – wächst, bestehen zunächst diese mit dem 8. Hirnnerv assoziierten Symptome.
Zu **(A)**: Die Diplopie kann ein Initialsymptom von anderen intrakraniellen Tumoren sein, häufig jedoch in Verbindung mit weiteren Zeichen einer Hirndrucksteigerung, also meist bei fortgeschrittenem Größenwachstum. Zu den typischen Initialsymptomen beim Akustikusneurinom gehören **Doppelbilder nicht.**
Zu **(B)**: Der **Lage**nystagmus wird durch das Einnehmen einer bestimmten Körperlage hervorgerufen. Das Auftreten spricht in der Regel für eine zentrale vestibuläre Störung. Zu den typischen Initialsymptomen beim Akustikusneurinom gehört er nicht, allenfalls ist im Spätstadium mit zusätzlicher Hirndrucksymptomatik ein derartiger Nystagmus denkbar.
Zu **(D)**: Ein okzipital betonter Kopfschmerz kann Ausdruck einer intrakraniellen tumorösen Raumforderung sein (dann meist mit Zeichen der Hirndrucksteigerung), ist jedoch häufiger mit Ausstrahlung über den Hinterkopf hinaus in die Scheitelgegend die Folge von protrahierten Muskelkontraktionen und -verspannungen im Nacken-Schulter-Rückenbereich.
Zu **(E)**: Tränenträufeln ist ein mögliches Symptom einer Fazialisparese (mangelnder Lidschluss durch Ausfall des M. orbicularis oculi mit fehlender Kontrolle einer gleichmäßigen Tränenflüssigkeitsverteilung). Auch wenn im fortgeschrittenen Stadium bei Akustikusneurinomen eine Fazialisparese auftreten kann, gehört das Tränenträufeln nicht zu den typischen Symptomen.

H87
→ **Frage 1.62:** Lösung A

Zu **(A)-(D)**: Das Akustikusneurinom ist ein **gutartiger**, vom Nervus vestibularis ausgehender **Tumor im Kleinhirnbrückenwinkel oder inneren Gehörgang** mit langsamem Wachstum, dessen Symptomatik sich durch den Druck auf die Strukturen im inneren Gehörgang oder Kleinhirnbrückenwinkel erklärt: Zunehmende **Schallempfindungsschwerhörigkeit**, **Ohrensausen** (Tinitus; oft missachtetes *Erstsymptom*), zunehmende einseitige **vestibuläre Mindererregbarkeit** (wegen des langsamen Tumorwachstums oft ohne gravierende Schwindelsymptomatik, häufig nur diskrete **Gleichgewichtsstörung**, da meist eine zentrale Kompensation möglich ist), später Fazialisparese, Abduzensparese, Trigeminus-Irritation. Bei stärkerem Größenwachstum auch Kleinhirn- und Hirndrucksymptomatik.
Zu **(E)**: Die Eiweißerhöhung im Liquor fehlt im Allgemeinen bei kleinen Neurinomen.

F98
→ **Frage 1.63:** Lösung D

Zu **(A)**: Die Flüssigkeitsansammlung (serös-schleimig) im Mittelohr verursacht eine Mittelohrschwerhörigkeit = Schallleitungsschwerhörigkeit.
Ein unbehandeltes Seromukotympanon kann zu Adhäsivprozessen und zur Tympanosklerose führen und somit letztendlich zu einer permanenten Schallleitungsschwerhörigkeit.
Zu **(B)** und **(C)**: Die vielfach großen adenoiden Vegetationen im Kleinkindalter bedingen häufig eine Tubendysfunktion mit nachfolgender Paukenminderbelüftung, Seromukotympanonbildung und Schwerhörigkeit.
Zu **(D)**: Übergänge vom Seromukotympanon in eine akute Mittelohrentzündung sind bei Infektion möglich. Auch eine chronische Otitis media kann als langfristige Folge eines Seromukotympanons entstehen. Eine Labyrinthitis ist hingegen eine typische Komplikation der unbehandelten chronischen epitympanalen Otitis media (z. B. bei Bogengangsarrosion) oder auch Folge einer Otitis media acuta (Frühlabyrinthitis durch Eindringen von Toxinen oder eitrige Labyrinthitis bei Erregereinbruch).
Zu **(E)**: Aufgrund fehlender oder inadäquater auditiver Rückkopplung bei seromukotympanonbedingter Schwerhörigkeit kann die Sprachentwicklung deutlich verzögert verlaufen.

H00
→ **Frage 1.64:** Lösung C

Zu **(C)**: Die **häufigste Komplikation** ist der hier nicht erwähnte **Subperiostalabszess** am Mastoid. Der **Epiduralabszess** kann bei putrider Durchwanderung des Knochens als Folge einer Mastoiditis auftreten.
Zu **(A)**: Möglich ist eine Thrombophlebitis des **Sinus sigmoideus.**
Zu **(B)**: Manchmal kann eine mögliche Zygomatizitis eine **Parotitis vortäuschen.**
Zu **(D)**: Eine zentrale Trommelfellperforation wird sich bei einer Mastoiditis wesentlich häufiger als ein Epiduralabszess nachweisen lassen. Sie ist jedoch keine Komplikation einer Mastoiditis, sondern Folge der nicht abgeheilten oder wieder zunehm-

enden Otitis media (die ja die Mastoiditis nach sich ziehen kann).
Zu **(E)**: Eine Perichondritis ist keine Komplikation der Mastoiditis.

H04

→ **Frage 1.65:** Lösung C

Zu **(C)**: Im Rahmen akuter und chronischer Mittelohrentzündungen oder auch nach Traumen mit Innenohrbeteiligung kann als Komplikation eine Labyrinthitis entstehen, welche in erster Linie durch Schwindel, Erbrechen und rasch zunehmende Schwerhörigkeit bis Taubheit erkennbar ist.
Die meist plötzlich auftretende Hörverschlechterung bzw. Ertaubung im Rahmen der entzündlichen Innenohrbeteiligung kann durch einen **Wechsel der Lateralisation beim Weber-Versuch zum gesunden Ohr** nachgewiesen werden. Während bei einer akuten Otitis media ohne Innenohrbeteiligung der Stimmgabelton beim Weber-Versuch aufgrund der begleitenden Schallleitungsschwerhörigkeit ins erkrankte Ohr lateralisiert wird, wechselt die Lateralisation ins gesunde Ohr bei Auftreten einer Labyrinthitis aufgrund der abnehmenden bzw. erloschenen Innenohrfunktion der erkrankten Seite.
Zu **(A)**: **Hohes Fieber** ist typisch für eine bakterielle Infektion wie z. B. die **akute Mittelohrentzündung**. Die Komplikation der akuten Mittelohrentzündung im Sinne einer serösen Labyrinthitis durch Toxinübertritt ins Innenohr ist in der Regel durch den Hörverlust und nicht durch hohes Fieber gekennzeichnet.
Zu **(B)**: **Kopfschmerzen** sind bei akuter Otitis media möglich, das Ausstrahlen in den Hinterkopf zählt jedoch nicht zu den typischen Zeichen einer Labyrinthitis. Dieses Symptom ist **eher bei einer Mastoiditis** zu erwarten, welche ebenfalls zu den Komplikationen einer akuten Otitis media zählt.
Zu **(D)**: Aufgrund der entzündlichen Innenohrbeteiligung bei einer serösen Labyrinthitis kann ein Spontannystagmus zunächst als Reiznystagmus zum erkrankten Ohr oder bei Funktionsausfall als anschließender Ausfallsnystagmus zum gesunden Ohr auftreten. Ein **Lagerungsnystagmus**, welcher als typisches Zeichen eines paroxysmalen benignen Lagerungsschwindels gilt, ist nicht wahrscheinlich.
Zu **(E)**: Ein **positives pressorisches Fistelsymptom** kann bei einer Arrosion der Bogengänge oder bei einer Eröffnung des Labyrinths auftreten, was z. B. **im Rahmen eines Cholesteatoms möglich** ist. Bei einer Labyrinthitis als Komplikation einer akuten Otitis media besteht keine offene Verbindung zum Innenohr, sodass ein positives Fistelsymptom nicht nachweisbar ist.

H99

→ **Frage 1.66:** Lösung A

Zu **(A)**: Nach anfänglicher Hyperämie des Trommelfells, zunächst als Hammergriff-, dann auch als radiäre Gefäßinjektion, kommt es im weiteren Verlauf der akuten Otitis media zur typischen Vorwölbung des Trommelfells im hinteren oberen Quadranten sowie zur Entdifferenzierung.
Zu **(B)**: Meist handelt es sich um eine aufsteigende Infektion aus dem Nasenrachenraum über die Tube.
Zu **(C)**: Die Schleimhaut der Warzenfortsatzzellen ist bei einer akuten Otitis media immer mitbetroffen.
Zu **(D)**: Tragusdruckschmerz ist ein typisches Zeichen für die Otitis *externa*.
Zu **(E)**: Durch den erst serösen, dann eitrigen Erguss kommt es zu einer Schallleitungsschwerhörigkeit. Nur bei der gefürchteten Komplikation der Innenohrbeteiligung kommt es im Audiogramm zu einem Hörverlust auch in der Knochenleitung.

F02

→ **Frage 1.67:** Lösung D

Eine Entzündung der Knorpelhaut (Perichondritis) ist in ihrer Lokalisation streng an das Vorhandensein von Knorpel gebunden. So gelten als typische Symptome der **Ohrmuschelperichondritis** eine diffuse Rötung, Schwellung und Druckschmerzhaftigkeit der knorpeligen Ohrmuschel. Der knorpelfreie Lobulus bleibt im Gegensatz zum differentialdiagnostisch abzugrenzenden **Erysipel** (B) ausgespart.
Zu **(A)** und **(C)**: Zu den **abakteriellen Entzündungen** der Ohrmuschel zählen z. B. virale Infektionen (Herpes zoster oticus, Herpes-simplex-Virus etc.) oder allergisch ausgelöste Ekzeme. Die Erscheinungsbilder sind vielgestaltig, jedoch kommt es im Gegensatz zur Perichondritis in der Regel zu einer umschriebenen, nicht die gesamte Ohrmuschel einbeziehenden, schmerzhaften Bläschen- und Krustenbildung. Hierbei kann es ebenfalls zur **Blasenbildung**, ggf. auch isoliert, **auf der Ohrmuschelrückseite** kommen. Zusätzlich zur Ohrmuschelsymptomatik ist bei viralen Infektionen eine Beteiligung des Trommelfells (entzündliche Bläschen) und des Innenohres (Hörminderung, Schwindel) sowie des Nervus facialis möglich.
Auch Mykosen sind von einer Perichondritis abgrenzbar, da eine weniger schmerzhafte bzw. eher juckende Rötung und Schwellung vorliegt und meist ein typischer Pilzrasen sichtbar ist.
Zu **(E)**: Bei einem **Übergreifen entzündlicher Veränderungen auf den knöchernen Gehörgang** liegt meist eine bakteriell ausgelöste Otitis externa diffusa mit Tragusdruckschmerz vor. In seltenen Fällen ist auch eine Otitis externa maligna bei älteren Diabetikern abzugrenzen. Im Bereich des Einganges des Gehörganges und im Cavum conchae kommt es zu einer schmerzhaften Rötung mit Otorrhoe,

jedoch ist im Gegensatz zur Perichondritis nicht die gesamte Ohrmuschel einbezogen. Auch bleibt bei der Perichondritis der knöcherne Gehörgang entzündungsfrei.

H02

→ **Frage 1.68:** Lösung A

Die **Otitis externa chronica** ist eine durch Bakterien, Pilze oder allergische Reaktionen ausgelöste Entzündung der äußeren Gehörgangshaut. Die chronische Gehörgangsentzündung macht sich zunächst durch Juckreiz im Gehörgang bemerkbar. Später können Schmerzen im Gehörgang auftreten, welche durch Druck auf den Ohrmuscheltragus, Kauen oder Zug an der Ohrmuschel verstärkt werden. Eine entzündungsbedingte Schwellung und Sekretion des Gehörganges kann zu einer Schallleitungsschwerhörigkeit führen.
Zu **(B)**: Die häufigsten **Ursachen für eine Otitis externa chronica** sind Verletzungen der Gehörgangshaut (z.B. Reinigung mit Wattestäbchen), allergische Reaktionen z.B. auf bestimmte Waschmittel und Gehörgangsexostosen. Sehr selten ist ein Gehörgangsfurunkel die Ursache für die Entstehung einer Otitis externa chronica. Meist liegen dann aber Wundheilungsstörungen vor, z.B. im Rahmen einer reduzierten Immunkompetenz oder bei Diabetes mellitus.
Zu **(C)**: Die Otitis externa chronica greift in der Regel nicht auf das Mittelohr über. Bei Vorliegen bestimmter Risikofaktoren (z.B. Diabetes mellitus, geschwächte Abwehr) kann sich die Entzündung zum Gehörgangsabszess oder zum Parotisabszess ausdehnen.
Zu **(D)**: Die häufigsten **Erreger einer Otitis externa chronica** sind Pseudomonas aeruginosa, Candida albicans, Staphylococcus aureus, Proteus vulgaris, Streptococcus spezies und Aspergillus niger. Clostridien spielen als Erreger einer Otitis externa chronica keine Rolle.
Zu **(E)**: Der genaue Entstehungsmechanismus von **Gehörgangsexostosen** ist nicht bekannt. Beobachtet werden Gehörgangsexostosen hauptsächlich bei Schwimmern und Surfern. Wahrscheinlich werden sie durch den chronischen Reiz des kalten Wassers oder der kalten Luft ausgelöst.

Fallstudie 1

→ **Frage 1.69 F1:** Lösung E

In der Otoskopie stellt sich das **gesunde Trommelfell** typischerweise von hinten-oben-außen nach vorne-unten-innen geneigt dar. D. h.: das hintere Trommelfell liegt dem Betrachter näher als die vorderen Anteile. Insgesamt hat das Trommelfell die Form eines flach nach innen gerichteten Trichters ((E) falsch). Man unterscheidet einen großen unteren gespannten Teil – die **Pars tensa** – und einen kleinen oberen schlaffen Teil – die **Pars flaccida** (D). Zwischen Pars tensa und Pars flaccida ist der vorspringende kurze Fortsatz des **Hammers** gut erkennbar. Dieser Fortsatz setzt sich in den nach unten und innen verlaufenden Hammergriff fort (B). Sein unteres Ende entspricht dem Umbo (Nabel) des Trommelfells (C). Vom Umbo ausgehend sieht man den dreieckigen **Lichtreflex**, der mit der Basis nach vorne unten gerichtet ist (A). Dieser Lichtreflex kommt durch das Licht bei der Spiegeluntersuchung, wobei in diesem dreieckigen Trommelfellbezirk bei normaler Trommelfellstellung das Licht senkrecht auffällt.

→ **Frage 1.70 F1:** Lösung E

Zu **(E)**: Eine chronische Tonsillitis mit unter Umständen ausgeprägter Hyperplasie der Tonsillen führt gelegentlich zu einer Belüftungsstörung der Atemwege, jedoch selten durch eine Beeinträchtigung der Velumfunktion zu einer Mittelohrbelüftungsstörung.
Zu **(A) – (D)**: Hyperplastische Adenoide (A) bedingen in aller Regel eine behinderte Nasenatmung (C) und zählen zu den häufigsten Ursachen einer Mittelohrbelüftungsstörung mit möglicherweise nachfolgender Otitis media.
Grundsätzlich können auch eine angeborene Tubenstenose (B) und eine Choanalatresie (D) zu Mittelohrerkrankungen führen, sind jedoch wesentlich seltener.

→ **Frage 1.71 F1:** Lösung C

Zu **(C)**: Eine Infektion mit einem typischen Darmkeim am Kopf erscheint schon aus quasi topographischen Gründen eher unwahrscheinlich – wenn auch sicher nicht unmöglich. Fest steht aber, dass Enterokokken an einer Otitis media ausgesprochen selten beteiligt sind.
Zu **(A)**, **(B)**, **(D)** und **(E)**: Die **Otitis media** ist zu 90% **monomikrobiell** durch **Streptokokken, Pneumokokken, Haemophilus influenzae** oder **Staphylokokken** verursacht. Häufig hat sich die bakterielle Infektion auf eine virale „Vorläufer-Otitis" aufgepfropft. Bei Kindern sind Pneumokokken und Haemophilus influenzae die häufigsten Erreger.

→ **Frage 1.72 F1:** Lösung C

Der **Weber** (Aufsetzen der Stimmgabel in Schädelmitte) wird ins schallleitungsgestörte Ohr lateralisiert: Otitis media acuta rechts = Weber nach rechts.
Der **Rinne** (Aufsetzen der Stimmgabel auf das Mastoid, danach wird die Stimmgabel vor den Gehörgang gehalten) wird im schallleitungsgestörten Ohr

negativ (= besseres Hören über Knochenleitung vom Mastoid aus als über Luftleitung): Otitis media acuta rechts = Rinne rechts negativ.

→ **Frage 1.73 F1:** Lösung A

Zu **(A):** Bei intaktem Trommelfell erreichen antibiotikahaltige **Ohrentropfen** nicht die Paukenhöhle, sind also bei Otitis media acuta sinnlos.
Zu **(B):** Schleimhautabschwellende **Nasentropfen** (z.B. Imidazolinderivate wie Privin, Wirkstoff Antazolin) können ein Abschwellen der Nasen- und Tubenschleimhäute und damit eine Besserung der Tuben- und Paukenbelüftung bewirken. Eine bei Otitis media acuta sehr wichtige Maßnahme.
Zu **(C):** Die Befundkontrolle und die weitere Betreuung des Kindes sollte beim HNO-Arzt erfolgen (Gefahr der Ausbildung einer Mastoiditis; bei rezidivierender Otitis media acuta Klärung der Frage, ob eine Adenotomie indiziert ist).
Zu **(D):** Bei Kindern Amoxycillin, bei Erwachsenen auch Tetracyclin. Bei starken Schmerzen und stark vorgewölbtem Trommelfell kann die Therapie durch eine Stichinzision des Trommelfells ergänzt werden (Parazentese, bei Kindern in Maskennarkose).
Zu **(E):** Eine Überweisung zu einem HNO-Arzt kann durchaus sinnvoll sein. Die *sofortige* Überweisung zum HNO-Arzt ist nur dann angezeigt, wenn Verdacht auf Komplikationen einer Otitis besteht.

→ **Frage 1.74 F1:** Lösung D

Zu **(D):** Ein Hörsturz ist ein Ereignis, das typischerweise „aus heiterem Himmel" und ohne vorhergehende Infektion auftritt. Diskutiert werden psychische und immunologische Faktoren als Ursache. Eine Assoziation zur Otitis media besteht nicht.
Zu **(A):** Eine Mastoiditis kann als Komplikation einer eitrigen, vor allem rezidivierenden oder chronischen, Otitis media entstehen.
Zu **(B):** Eine der gefürchtetsten Komplikationen einer Otitis media ist die Sinusvenenthrombose.
Zu **(C):** Bei Durchbruch eines Eiterungsprozesses durch das Felsenbein kann es auch zu einer Meningitis im Gefolge der Otitis media kommen.
Zu **(E):** Eine mögliche Folge einer Otitis media kann auch ein Hirnabszess sein – diese Komplikation tritt aber, ebenso wie die Meningitis oder die Sinusthrombose, insgesamt nur sehr selten auf.

→ **Frage 1.75 F1:** Lösung B

Zu **(B):** Die Lateralisation nach links anlässlich der Kontrolluntersuchung am nächsten Tag deutet auf eine nun eingetretene Schallempfindungsstörung durch Innenohrschädigung rechts hin. Ein derartiger Verlauf ist typisch für eine Labyrinthitis bei Otitis media und besonders häufig im Zusammenhang mit einer Grippeotitis. Außer der Schallempfindungsstörung kann es bei der Labyrinthitis auch zu Nystagmus und Schwindel kommen.
Zu **(A):** Eine Trommelfellperforation würde zu einer Schallleitungsstörung führen, die Untersuchung nach Weber ergibt dann eine Lateralisation nach rechts.
Zu **(C):** Bei einer Tendenz zur Besserung oder auch bei vollständiger Ausheilung der Otitis media acuta dürfte im Verlauf der Weber-Versuch allenfalls mittelständig sein, aber nicht zur Gegenseite lateralisiert werden.
Zu **(D):** Beim Hörsturz liegt eine Schallempfindungsstörung vor, sodass bei einem Hörsturz links keinesfall der Weber-Versuch nach links lateralisiert würde.
Zu **(E):** Simulation ist zwar grundsätzlich nicht auszuschließen, bei der vorliegenden Sachlage richtet sich der Verdacht aber zunächst auf die wahrscheinlichste Ursache, d.h. auf die Labyrinthitis.

→ **Frage 1.76 F1:** Lösung E

Parazentese ist die Schlitzung des Trommelfells zum Herstellen einer Abflussmöglichkeit für den Eiter oder Schleim; sie wird in den unteren Quadranten des Trommelfells durchgeführt (vorne unten). Damit wird neben einer Schmerzlinderung durch Druckentlastung die Minderung der Gefahr von Komplikationen (u.a. Labyrinthitis, Mastoiditis, Fazialisparese) der Otitis media acuta erreicht. Druckempfindlichkeit am Mastoid kann ein harmloses Symptom sein, aber auch das erste Zeichen einer Mastoiditis.

→ **Frage 1.77 F1:** Lösung B

Bei Durchführung einer Parazentese im oberen Bereich des Trommelfells besteht die Gefahr der Verletzung von Gehörknöchelchen und Gefahr der Ertaubung bei Tangieren des Stapes!

→ **Frage 1.78 F1:** Lösung D

Typisch für die **Zygomatizitis** ist – wie bei der Mastoiditis – eine dreistellige Beschleunigung der Blutkörperchensenkungsgeschwindigkeit, das erneute Auftreten von Temperaturen nach einer (scheinbar) bereits abgelaufenen Mittelohrentzündung und die Schwellung im Ohrbereich, die bei der Zygomatizitis entsprechend dem Sitz der Eiterung (Jochbein) vor dem Ohr liegt, während die Mastoiditis eine Schwellung hinter dem Ohr hervorruft.

Akute Mittelohrentzündung, Otitis media acuta

Definition:
Meist **eitrige, fieberhafte Mittelohrentzündung** mit Ohrenschmerzen, Schwerhörigkeit, pulsierenden Ohrgeräuschen, klopfempfindlichem Warzenfortsatz. Häufig Eiterabfluss durch spontane Trommelfellperforation, daraufhin Rückgang der Schmerzen und des Fiebers.
Erreger:
Streptokokken, Pneumokokken, Haemophilus influenzae, Staphylokokken, E. coli.
Klinik:
Im Vordergrund stehen Ohrenschmerzen, die sich insbesondere bei Kindern aber auch in Form von unspezifischen Symptomen, wie Reizbarkeit, Erbrechen und Durchfall, bemerkbar machen können. Daneben tritt häufig Fieber auf. Eine Otorrhoe ist Hinweis auf eine bereits stattgefundene Trommelfellperforation. Die Schleimhaut der Warzenfortsatzzellen ist im Sinne einer unkomplizierten *„Begleitmastoiditis"* immer mitbetroffen.
Therapie:
Während die unkomplizierte Otitis media acuta mit **Antibiotika, abschwellenden Nasentropfen** (zur Sicherstellung der Tubenöffnung) und eventuell **Parazentese** (Trommelfellinzision im vorderen oder hinteren, unteren Quadranten zur Eiterentlastung) behandelt wird, muss bei eitriger Mastoiditis mit Zelleinschmelzungen und subperiostalem Abszess eine **Mastoidektomie** (operative Ausräumung des Warzenfortsatzes und Herstellung eines breiten Zugangs zum Antrum mastoideum) durchgeführt werden.
Komplikationen:
Etwa drei bis vier Wochen **nach** dem akuten Krankheitsgeschehen kann es als Komplikation zu einer echten eitrigen **Mastoiditis** mit Einschmelzung der knöchernen Zellwände im Warzenfortsatz und **Subperiostalabszess** kommen (Schwellung und Rötung hinter dem Ohr, erneute Schmerzen, Fieber, Leukozytose, meist dreistellig erhöhte BSG). Das gleiche gilt für **weitere Komplikationen:** Eiterausbreitung in die Pyramidenspitze **(Petrositis)**, in das Os temporale **(Schläfenbeinosteomyelitis)**, in den Ansatz des Musculus sternocleidomastoideus durch die Spitze des Warzenfortsatzes **(Bezold-Mastoiditis)**, Einbruch in den Jochbogenansatz **(Zygomatizitis)**.
Die Diagnostik dieser otogenen Spätkomplikationen besteht neben der Audiometrie **(Schallleitungsstörung)** in einer Röntenaufnahme nach **Schüller** (Einschmelzung von Zellsepten, Verschattung des Mastoids) und der **Blutsenkungsgeschwindigkeit** (typischerweise dreistellig erhöht).

Aus der Mastoiditis als Spätkomplikation, bei perakutem Verlauf zum Teil aber auch als Frühkomplikation, können durch Ausbreitung von Toxinen oder Eiter bei eitriger Otitis media folgende Strukturen von der Erkrankung erfasst werden:
- das Labyrinth **(Labyrinthitis: Nystagmus, Schwindel!)**
- der Sinus sigmoideus **(Sinusthrombose, Sepsis)**,
- die Hirnhäute **(Meningitis, Empyem)**,
- das Gehirn **(otogener Hirnabszess)**,
- der Fazialiskanal **(Fazialisparese)**.

Die genannten Komplikationen können als **otogene Komplikationen** auch bei aufsteigenden Infekten nach Felsenbeinfrakturen oder im Zusammenhang mit einer Otitis media **chronica** epitympanalis (Cholesteatom) auftreten. Sie erfordern in aller Regel die **chirurgische Herdausräumung**; bei der diffusen Labyrinthitis durch die Diffusion von Toxinen durch das runde oder ovale Fenster (Schwindel, Übelkeit, Tinnitus, zusätzliche Schallempfindungsstörung bis zur Taubheit) kann zunächst auch konservative Therapie gerechtfertigt sein.
Besondere Formen von akuter Mittelohrentzündung:
„Grippeotitis":
Blutig-seröse Mittelohrentzündung bei oder nach Virusinfekt mit Blutbläschen am Trommelfell. Geht bei perakutem Verlauf häufig auch mit Schallempfindungsstörung und Schwindel **(Labyrinthitis)** und anderen otogenen Komplikationen einher.
Mukosus-Infektion:
Durch Streptococcus mucosus (= Pneumokokkus Typ III) hervorgerufene, symptomarm und schleichend verlaufende Otitis media.
Säuglingsmastoiditis:
Kann mit starken Allgemeinsymptomen (Fieber, zerebraler und **gastrointestinaler (!)** Symptomatik usw.) ohne auffallende Lokalbefunde ablaufen. Bei ungünstigem Verlauf Entstehung einer periantralen Osteomyelitis **(okkulte Säuglingsantritis)** mit **Dyspepsie** und allgemeinen Intoxikationserscheinungen.
Scharlach-Otitis:
Im Zusammenhang mit Scharlach akut auftretende, ausgedehnte (subtotale) Trommelfellperforation mit nekrotisierender Entzündung der Gehörknöchelchen und Gefahr der Schläfenbeinosteomyelitis (selten).

Fallstudie 2

→ **Frage 1.79 F2:** Lösung A

Zu **(A)**: Das **Trommelfell** lässt sich mit einer Linie entlang des **Hammergriffs** und einer Linie senkrecht hierzu durch den Umbo in vier Quadranten einteilen (vorderer oberer, vorderer unterer, hinterer oberer, hinterer unterer).
Zu **(B)**: Der **Steigbügel** ist nicht durch das Trommelfell sichtbar. Er ist mit dem Amboss gelenkig verbunden und überträgt den Schall auf das ovale Fenster des Innenohrs.
Zu **(C)**: Auch der **Ambosskörper** ist nicht durch das Trommelfell sichtbar, lediglich der Ambossschenkel scheint im hinteren oberen Quadranten leicht durch.
Zu **(D)**: Die **Fenestra cochleae**, also das ovale und das runde Fenster, sind als Innenohrteile nicht am Trommelfell auszumachen.
Zu **(E)**: Die **Pars flaccida** (Shrapnell-Membran) ist der obere, kleine, schlaffe Teil des Trommelfells. Den größeren straffen Teil nennt man Pars tensa.

→ **Frage 1.80 F2:** Lösung B

Zu **(B)**: Bei einem randständigen Trommelfelldefekt ist der Rand des Trommelfells (Limbus, Anulus fibrosus) an mindestens einer Stelle nicht mehr erhalten. Eine derartige Trommelfellperforation spricht für eine chronische Knocheneiterung (Cholesteatom). Die Pars flaccida des Trommelfells befindet sich hinten oben in der Peripherie des Trommelfells. Deshalb spricht man auch hier von einem randständigen Defekt, obwohl der Limbus an dieser Stelle fehlt (fehlende mittlere Trommelfellschicht, die sich ansonsten in der Pars tensa nach lateral zum Limbus verdichtet).
Zu **(A)**: Der Defekt liegt zwar peripher im Verhältnis zur Trommelfellmitte, aber **nicht** peripher des Limbus, welcher auch **nicht** intakt ist.
Zu **(C)**: Es besteht der Verdacht auf eine chronische **Knochen-**, nicht Schleimhauteiterung.
Zu **(D)**: Bei einer traumatischen Perforation kommt es fast immer zu einem zentralen Defekt in der Pars tensa des Trommelfells (ein Knalltrauma führt nicht zur Perforation, sondern zur Innenohrschädigung). Traumen können selten auch zu randständigen Defekten führen, zunächst ist aber immer eine chronische Knocheneiterung **wahrscheinlich.**
Zu **(E)**: Die Parazentese (Trommelfell-Schlitzung) wird üblicherweise vorn unten im Bereich der Pars tensa des Trommelfells durchgeführt. Somit ist diese in der Abheilungsphase auch in der Pars tensa und nicht im Bereich des Limbus oder der Pars flaccida zu identifizieren. Nur im Ausnahmefall kann eine Parazentese eine randständige Defektbildung nach sich ziehen.

→ **Frage 1.81 F2:** Lösung B

Zu **(B)**: Das **Cholesteatom** (Otitis media chronica **epitympanalis**) ist eine **chronische** Mittelohrentzündung mit typischerweise **randständiger Trommelfellperforation, fötider Otorrhoe** und Schallleitungsschwerhörigkeit. Bei ausgedehnten Befunden können Arrosionen des Vestibularsystems mit Drehschwindel auftreten. Weitere Komplikationen können eine Fazialisaffektion, endokranielle Komplikationen und eine Thrombose des Sinus sigmoideus sein.
Zu **(A)**: **Trübung und Vorwölbung** des Trommelfells sind typische Befunde der **akuten Otitis media.**
Zu **(C)**: Der **zentrale Trommelfelldefekt** ist für die **chronische Schleimhaut**eiterung, die Otitis media chronica **meso**tympanalis, **typisch.**
Zu **(D)**: Der **Tragusdruckschmerz** ist der typische Befund für die **akute Gehörgangsentzündung** (Otitis **externa**, „Badeotitis“).
Zu **(E)**: Das Tympanogramm ist beim Cholesteatom wegen des Trommelfelldefektes meist überhaupt nicht zu registrieren, es lässt sich kein Druck im Gehörgang aufbauen. Wenn das Cholesteatom den Trommelfelldefekt vollständig ausfüllt, lässt sich bisweilen aber doch eine Tympanogrammkurve abnehmen. Die Diagnose des Cholesteatoms wird üblicherweise jedoch otoskopisch gestellt. Asymmetrische, abgeflachte, **mehr nach links verschobene Kurven** sind für **Paukenergüsse und Adhäsivprozesse** typisch.

→ **Frage 1.82 F2:** Lösung D

Das **Cholesteatom** (Otitis media chronica epitympanalis) kann durch lokale Destruktion die laterale Labyrinthkapsel und den horizontalen Bogengang eröffnen. In einem solchen Fall übertragen sich Druckänderungen im Mittelohr (z. B. durch Manipulation oder Lufteinblasung) mühelos auf den Bogengang, was einen Nystagmus und Drehschwindel auslöst *(Fistelsymptom).*

→ **Frage 1.83 F2:** Lösung C

Voraussetzung für die Entstehung eines Cholesteatoms ist der direkte Kontakt des proliferativ wachsenden verhornenden Plattenepithels im äußeren Gehörgang und im Bereich des Trommelfellrandes mit dem entzündlich veränderten Mukoperiost des Mittelohres. Die unter (A), (D) und (E) genannten Möglichkeiten sind histopathologisch demnach nicht als ursächlich für die Cholesteatomentstehung anzusehen.
Zu **(B)**: Die chronische Knocheneiterung ist eher die *Folge* des Cholesteatoms, keine Voraussetzung. Häufig werden beide Begriffe synonym verwendet.

→ **Frage 1.84 F2:** Lösung E

Zu **(E)**: Meist wird zuerst der lange Ambossschenkel und damit das Gelenk zwischen Amboss und Steigbügel zerstört, sodass eine Unterbrechung der Gehörknöchelchenkette resultiert.
Zu **(A)**: Dies trifft für die **Otosklerose** zu.
Zu **(B)** und **(D)**: Diese Faktoren begünstigen die Schallleitungsstörung, „hauptsächlich" aber wird sie durch (E) hervorgerufen.
Zu **(C)**: Die Bildung einer Labyrinthfistel stellt eine **gelegentlich** vorkommende Komplikation des Cholesteatoms dar, wodurch neben einer Schallempfindungsstörung auch vestibuläre Symptome auftreten. Zuvor besteht aber praktisch immer schon die typische Schallleitungsstörung durch Destruktion der Gehörknöchelchen.

→ **Frage 1.85 F2:** Lösung C

Zu **(C)**: Operiert werden sollte grundsätzlich jedes Cholesteatom. Bei Fazialisparese oder Nystagmus muss aber ein Prozess angenommen werden, der den Fazialiskanal bzw. das knöcherne Labyrinth arrodiert hat. Hier ist dann eine sofortige Operation zur Rettung der betroffenen Strukturen indiziert.
Zu **(A)**: Eine konservative Behandlung ist beim Cholesteatom praktisch immer erfolglos.
Zu **(B)**: Eine zunehmende Sekretion ist nicht unbedingt ein Zeichen besonderer Aggressivität des Cholesteatoms.
Zu **(D)**: Es müsste hier genauer angegeben sein, ob eine Schallleitungs- oder Schallempfindungsstörung eingetreten ist. Erstere gehört fast immer zum Cholesteatom, während bei einer plötzlich auftretenden Schallempfindungsstörung auch an eine Arrosion des Labyrinths gedacht und eine sofortige Operation erwogen werden müsste!

→ **Frage 1.86 F2:** Lösung A

Außer bei chronischer Mittelohrentzündung kommt eine **Tympanoplastik** auch in Betracht bei **traumatischer Trommelfellzerreißung** (wenn sich die Perforation nicht spontan schließt) oder bei traumatischer **Unterbrechung der Gehörknöchelchenkette**. Bei der Tympanoplastik werden Defekte am Trommelfell oder der Gehörknöchelchenkette korrigiert.
Nach **Wullstein**: Tympanoplastik
Typ I (Myringoplastik) = Verschluss eines Trommelfelldefektes z. B. mit Muskelfaszie.
Typ II = Rekonstruktion der Gehörknöchelchenkette (z. B. durch Verwendung von konservierten Gehörknöchelchen).
Typ III = Herstellung einer unmittelbaren Verbindung zwischen Trommelfell und Steigbügel *(Columella-Effekt)*.
Typ IV = Abdeckung des runden Fensters, im übrigen Schalldruckübertragung ohne Vermittlung von Gehörknöchelchen über ein Luftpolster direkt auf das ovale Fenster.
Typ V = extrem selten angewendete Operation, bei der bei Vernarbungsprozessen oder Fehlbildungen im Bereich des ovalen Fensters ein künstliches Fenster zum horizontalen Bogengang angelegt wird.
Zu **(B)**: Eine Trommelfellperforation wird z. B. mit einem Faszientransplantat verschlossen, aber nicht mit Kunststoff.
Zu **(C)**: Die Fensterung des lateralen Bogenganges wurde früher bei Otosklerose durchgeführt, um – wegen des fixierten Stapes – eine Schalldruckübertragung unmittelbar auf das operativ angelegte Fenster im Bogengang und damit auf das Labyrinth zu erreichen. Zwar wurde dieses Verfahren als „Tympanoplastik Typ V" in die Literatur eingeführt, ist aber seit den fünfziger Jahren zugunsten der Stapesplastik verlassen worden und zählt daher heute nicht mehr zu den Tympanoplastiken.
Zu **(D)**: Wenn bei einer **Mikrotie** das äußere Ohr aufgebaut wird (was durchaus unter Implantation von Kunststoff erfolgen kann), dann spricht man von Ohrmuschelaufbau oder Otoplastik. Wird bei einer Mikrotie der Trommelfell-Gehörknöchelchen-Apparat, der dann häufig fehlgebildet ist, rekonstruiert, so kann allerdings diese Operation eine Tympanoplastik genannt werden.
Zu **(E)**: Eine „mikrochirurgische Rekonstruktion der Scala tympani" ist auch mit den modernsten Mitteln nicht möglich.

→ **Frage 1.87 F2:** Lösung E

Zu **(E)**: Bei der Tympanoplastik Typ IV wird operativ eine Situation geschaffen, bei der die Schallübertragung direkt zum ovalen Fenster erfolgt. Durch die Lage des Trommelfelltransplantates wird eine sehr kleine Pauke gebildet. Die Indikation für diese Art der Tympanoplastik ist ein subtotaler Trommelfelldefekt mit fast vollständigem Fehlen der Gehörknöchelchenkette. Die Stapesfußplatte muss erhalten, aber beweglich sein, da sonst eine direkte Schallübertragung zum Innenohr via ovales Fenster nicht möglich wäre. Das Operationsverfahren ist heute kaum noch gebräuchlich.
Zu **(A)**: Bei allein fixierter Steigbügelfußplatte im Sinne einer Otosklerose finden Operationsverfahren wie die Stapedektomie oder Stapedotomie Anwendung.
Zu **(C)**: Hierbei kommt z. B. eine Tympanoplastik Typ II zur Anwendung (Verwendung eines Ersatzgehörknöchelchens oder einer Keramikprothese zum Ersatz des fehlenden Kettenteils).
Zu **(D)**: In diesem Fall wäre operativ eine Tympanoplastik Typ III erforderlich (direkte Übertragung der Schallwellen vom Trommelfell auf den Steigbügel durch Interposition einer Metall-, Kunststoff- oder Keramikprothese).

Chronische Mittelohrentzündungen

Otitis media chronica mesotympanalis

Chronische Mittelohrentzündung mit chronisch rezidivierender **„Schleimhauteiterung"** auf der Grundlage einer gestörten Tubenfunktion und einer minderwertigen Paukenschleimhaut bei gestörter und verminderter Pneumatisation des Felsenbeins. Sie geht immer einher mit einem **zentralen Trommelfelldefekt** in der Pars **tensa**, der typischerweise nierenförmig oder rundlich ist, der Rand des Trommelfells **(Limbus)** ist immer allseits erhalten.

Klinik:

Außer **Schallleitungsstörung** und rezidivierender schleimiger **Otorrhoe**, die nur gelegentlich bei bakterieller Infektion eitrig wird, findet sich meist keine nennenswerte Symptomatik. In einigen Fällen kommt es zur Destruktion von Teilen der Gehörknöchelchenkette (oft des langen Ambossschenkels, was zur Kettenunterbrechung führen kann), im Übrigen aber keine knöchernen Destruktionen, sondern Beschränkung der Entzündung auf die Schleimhaut. Gelegentlich bilden sich **Schleimhautpolypen** des Mittelohrs, die auch durch die Trommelfellperforation hindurch in den äußeren Gehörgang dringen können.

Therapie:

Das Ziel der **Therapie** ist der operative Verschluss der Trommelfellperforation (Myringoplastik) und/oder die Wiederherstellung der Schallleitungskette zur Verbesserung des Gehörs (**Tympanoplastik**; nach **Wullstein** Einteilung in fünf Typen, die aber heute nicht mehr alle gebräuchlich sind). Vor operativem Eingriff eventuell *„Trockenlegung"* der Pauke mit konservativen Maßnahmen, Sanierung von Entzündungen der Nebenhöhlen, evtl. auch Septumplastik, um aufsteigende Infektionen zu verhindern bzw. die Tubenbelüftung zu verbessern.

Otitis media chronica epitympanalis (Cholesteatom)

Im Gegensatz zur chronisch-mesotympanalen Otitis ist hier die Entzündung nicht auf die Schleimhaut beschränkt, sondern es handelt sich um eine „chronische **Knocheneiterung**". Zugrunde liegt das Einwachsen von ortsfremdem Plattenepithel (aus dem Gehörgang) in die Paukenhöhle mit lokalem enzymatischem und osteoklastischem **Knochenabbau.** Histologisch besteht das Cholesteatom aus geschichteten Hornlamellen, es erfüllt aber trotz der Knochendestruktion keinesfalls die Kriterien eines malignen Tumors.

Einteilung:

Man unterscheidet drei Arten des Cholesteatoms:

1. Das (seltene) **genuine**, „wahre" oder „echte" Cholesteatom, bei dem es sich um eine embryonale Keimversprengung durch fehlerhafte Entwicklung des Keimblattes im Sinne eines Epidermoids handelt. Hierbei ist das Trommelfell oft intakt. Manche Autoren benutzen hier auch die Begriffe „okkultes" und „kongenitales" Cholesteatom.
2. Das **primäre** oder **Flaccida**-Cholesteatom (leider von einigen Autoren ebenfalls genuines Cholesteatom genannt). Dieses entsteht in der Pars flaccida (Shrapnell-Membran) des Trommelfells und ist in erster Linie ein Kuppelraum-Cholesteatom. (Alter Merksatz: **Erst** das Cholesteatom, dann die Perforation.)
3. Das **sekundäre** oder **Tensa**-Cholesteatom. Dieses entsteht im Bereich einer randständigen Perforation der Pars tensa des Trommelfells. (Erst die Perforation, dann – *sekundär* – das Cholesteatom.)

(Die beiden zuletzt genannten Cholesteatome werden von einigen Autoren im Gegensatz zum echten, kongenitalen, genuinen Cholesteatom auch *Pseudo*-Cholesteatome genannt).

Klinik:

Klinisch gehen primäres und sekundäres Cholesteatom mit **fötider Sekretion** und **Schallleitungsstörung** einher. Bei fortgesetztem Wachstum des Cholesteatoms mit zunehmender Destruktion umgebender Strukturen können weitere Symptome und typische Komplikationen hinzutreten:

- Bei **Arrosion der knöchernen Labyrinthwand** kann ein Innenohrschaden mit **Schallempfindungsstörung** auftreten (Umschlagen des **Weber**-Versuchs von der betroffenen auf die gesunde Seite!).
- Bei einer Arrosion des Knochenmantels des **horizontalen Bogengangs** kann es zu einer **Labyrinthfistel** kommen mit gelegentlichem Drehschwindel und positivem **Fistelsymptom:** Bei Aufsetzen eines Gummiballons auf den Gehörgang der betroffenen Seite kann bei Kompression des Ballons durch Druckübertragung über den Gehörgang und den Trommelfelldefekt auf das Labyrinth ein **Nystagmus** zur kranken Seite ausgelöst werden, bei Aspiration ein Nystagmus zur anderen Seite. Manchmal genügt zur Auslösung eines Schwindels auch ein Fingerdruck auf den Tragus.

Weitere, **seltenere Komplikationen** beim Wachstum eines Cholesteatoms:

- **Thrombose des Sinus sigmoideus,**
- **Epiduralabszess,**
- **Meningitis,**

- **Hirnabszess,** insbesondere Schläfenlappenabszess,
- **Kleinhirnabszess,**
- **periphere Parese des Nervus facialis.**

Diagnostik:
Die **Diagnose** des Cholesteatoms wird in erster Linie bereits bei der **Otoskopie** gestellt: **Randständiger** Trommelfelldefekt, **fötide** Sekretion, Cholesteatomschuppen (**„Perlgeschwulst"**). Die Röntgenaufnahme nach **Schüller** zeigt eine **gehemmte Pneumatisation;** eine eventuelle **Arrosion der Labyrinthkapsel** kann auf der Aufnahme nach **Stenvers** erkennbar sein. Die Aufnahme nach **Mayer** kann eine Destruktion der lateralen Attikwand zeigen.
Therapie:
Jedes Cholesteatom ist **operationspflichtig** (!): Die **Therapie** hat die vollständige Entfernung des Cholesteatoms mit seiner Matrix zum Ziel. Dies kann mit konservativen Behandlungsmaßnahmen nicht erreicht werden, sondern nur mit einer Operation. Kleine Cholesteatome können durch den Gehörgang hindurch (endaural) operativ angegangen werden; bei größeren wird eine zusätzliche **Antrotomie** bzw. Mastoidektomie erforderlich („Zwei-Wege-Operation"). Große und insbesondere die häufig rezidivierenden Cholesteatome werden mit einer **Radikaloperation** behandelt. Hierbei wird zwischen der Operationshöhle, die der einer Mastoidektomie entsprechen kann, und dem äußeren Gehörgang durch *Wegnahme der hinteren Gehörgangswand* eine breite Verbindung hergestellt. Hierdurch entsteht eine einheitliche Höhle (**„Radikalhöhle"**). Neben der vollständigen Ausräumung des Cholesteatoms wird auch (zweitrangig) die Rekonstruktion des Schallleitungsapparates im Mittelohr angestrebt; hierzu kann während oder nach der Cholesteatom-Ausräumung eine **Tympanoplastik** durchgeführt werden.

Fallstudie 3

→ **Frage 1.88 F3:** Lösung E

Zu **(E)**: Bei einer Unterhaltung in ruhiger Umgebung (45 dB (A)) liegt der **Sprachschallpegel** in **1 m Abstand** bei ruhiger bis mittlerer Sprechweise etwa bei **55 dB (A)**.
Zu **(A)–(D)**: Ein Schallpegel von 10 dB (A) kommt (außer in einer Audiometriekabine) in unserer Umwelt nicht vor. Ein Schallpegel von 20 dB (A) wird von leisem Blätterrauschen erzeugt. Flüstersprache liegt bei Pegeln um 30 bis 40 dB (A).

→ **Frage 1.89 F3:** Lösung E

Das Trommelfell dient als Schalldruckempfänger und Schalldrucktransformator. Über die Gehörknöchelchenkette gelingt darüber hinaus eine Impedanzanpassung (Impedanz = akustischer Widerstand) zwischen Mittelohr (Medium Luft) und Innenohr (Medium Flüssigkeit) mittels Schalldrucktransformation.
Notwendig ist dieser Transport bzw. die Transformation deshalb, weil die Übertragung der Schallwellen aus dem gasförmigen Medium Luft auf das flüssige Medium des peri- und endolymphatischen Raumes infolge Dichtezunahme einen beträchtlichen Kraftzuwachs erfordert. Hierbei tritt eine Druckerhöhung von 1:17 (Verhältnis Oberfläche Trommelfell:Stapesfußplatte) und von 1:1,3 (Untersetzung Hammer-Amboss-Gelenk) ein, insgesamt eine totale Schalldruckerhöhung an der Steigbügelfußplatte um das mehr als Zwanzigfache gegenüber dem Trommelfell.

→ **Frage 1.90 F3:** Lösung B

Zu **(D)**: Dies passt z.B. zu einer Otitis media chronica.
Zu **(E)**: **Fazialistic** bezeichnet unwillkürliche, plötzlich einschießende, stereotype, umschriebene Muskelzuckungen im Gesicht. Es findet sich meist kein organischer Befund, ein gehäuftes Austreten ist bei seelischer Anspannung zu beobachten. Hiervon abzugrenzen ist der Fazialiskrampf (**Spasmus facialis**), ein klonischer Krampf der vom Fazialisnerven versorgten Muskeln.

→ **Frage 1.91 F3:** Lösung A

Neben der progredienten Schwerhörigkeit (klassischerweise und typisch: Schallleitungsschwerhörigkeit) gehören konstante, progrediente Ohrgeräusche zu den häufigen Symptomen der Otosklerose. Ohrfluss hingegen oder Schmerzen und Fieber sind nicht typisch, Schwindel extrem selten.

→ **Frage 1.92 F3:** Lösung C

Zu **(A)** und **(C)**: Der **Stapediusreflex** wird normalerweise bei einer **Reflexschwelle zwischen 70 und 90 dB** ausgelöst und führt über den afferenten Schenkel Innenohr und Hörnerv nach Umschaltung (Nucleus cochlearis, oberer Olivenkomplex und Fazialiskern) über den efferenten Schenkel (N. facialis) zur **beidseitigen** Kontraktion des M. stapedius.
Die Kontraktion des Muskels führt zur Spannung des Trommelfells und damit zur Erhöhung des akustischen Widerstandes (Impedanzerhöhung).
Zu **(B)**: Bei der Stapediusreflexprüfung werden die Impedanzänderungen des Trommelfells, nicht die Summenaktionspotenziale des M. stapedius erfasst.
Zu **(D)** und **(E)**: Der Stapediusreflex wird unter physiologischen Bedingungen nach einseitiger (ipsila-

teraler) akustischer Reizung prinzipiell auf beiden Seiten (ipsi- und kontralateral) ausgelöst.

→ **Frage 1.93 F3:** Lösung B

Zu **(B)**: Zur Durchführung des **Gellé-Versuch** wird mit Hilfe eines Politzer-Ballon Druck auf das Trommelfell ausgeübt. Der Ton einer auf den Schädelknochen aufgesetzten Stimmgabel wird bei nachlassender Kompression des Trommelfells (und Fixation der Gehörknöchelchen) von einem Gesunden als zunehmend lauter empfunden. Bei fixierter Kette der Gehörknöchelchen (Otosklerose) wird die Lautstärke als gleichbleibend empfunden (Gellé-Versuch negativ).
Zu **(C)**: Einseitiger Vestibularisausfall tritt z. B. bei Morbus Menière oder „Neuropathia" vestibularis auf.
Zu **(D)**: **Lärmschwerhörigkeit** kommt nach chronischer Exposition im Lärm als Schallempfindungsstörung mit typischer c^5-Senke im Audiogramm (maximaler Hörverlust bei etwa 4000 Hz) vor. Es handelt sich um einen Haarzellschaden mit positivem Rekruitment.
Zu **(E)**: Bei Otosklerose besteht eine **gute** Pneumatisation der Schläfenbeine. Eine schlechte **Pneumatisation** ist typisch bei Otitis media chronica.

→ **Frage 1.94 F3:** Lösung E

Die **Otosklerose** entsteht durch Bildung von atypischem Knochen, meist im Bereich der Umrandung des ovalen Fensters, der dann durch Fixierung der Steigbügelfußplatte zur Schallleitungsstörung führt, die oft mit einer Senke der Schallempfindungskurve im Audiogramm kombiniert ist. Die Erkrankung tritt zwischen dem 2. und 4. Lebensjahrzehnt in bis zu 30% beidseitig auf. Frauen sind häufiger betroffen als Männer. Die Ursache ist nicht bekannt, häufig kommt es zu einer Verschlechterung in der Schwangerschaft.

→ **Frage 1.95 F3:** Lösung C

Zu **(E)**: Bei der schwarzen Rasse und bei Chinesen kommt die Otosklerose sehr viel seltener vor als bei Weißen.

→ **Frage 1.96 F3:** Lösung C

Die **Behandlung der Otosklerose** erfolgt **in der Regel operativ** als sog. **Stapesplastik**. Der im Detail unterschiedlich ausführbare Eingriff hat die Überbrückung des, durch einen Verknöcherungsprozess an der Steigbügelfußplatte fixierten, Stapes zum Ziel. Es wird hierbei eine Gehörknöchelchenprothese („Piston") fest mit dem langen Ambossschenkel verbunden und durch ein zuvor angelegtes Loch in der Stapesfußplatte in Kontakt mit dem Innenohr gebracht. Die Operation hat Erfolgsaussichten von >90%. Bei rasch progredienter Hörverschlechterung kann jedoch ein konservativer **Therapieversuch mit Natriumfluorid** (C) unternommen werden. Hierbei erhofft man sich eine forcierte Verkalkung otospongiöser Erweichungsherde, die Wirksamkeit dieser Therapie ist jedoch umstritten.
Die Genese der Otosklerose ist nach wie vor nicht eindeutig geklärt, molekulargenetische Ergebnisse deuten jedoch auf eine Masernvirus-assoziierte Entzündungsreaktion hin. Unter dieser Annahme sind auch systemische Kortikoidgaben zur konservativen Therapie vorgeschlagen worden, mit jedoch ebenso nicht bewiesenem positiven Effekt. Lösung (E) kann somit zumindest nicht als völlig falsch angesehen werden.
Die anderen Lösungen (A), (B) und (D) sind keine klinisch etablierten Behandlungsmethoden.

→ **Frage 1.97 F3:** Lösung C

Zu **(C)**: Der otosklerotisch fixierte **Steigbügel** wird bei der Stapedektomie vollständig entfernt und durch eine Prothese ersetzt (frühere, sog. Schuknecht-Technik). Bei der heutigen Stapedotomie (Stapesplastik) wird der Steigbügel teilweise entfernt und die Fußplatte im ovalen Fenster mit feinen Instrumenten oder dem Laser perforiert. Als Steigbügelersatz dient dabei eine am Amboss fixierte, stempelförmige Prothese („Piston"), die Schwingungen durch die Perforation auf das Vestibulum überträgt.
Zu **(A)**, **(B)** und **(D)**: Da die Otosklerose im Mittelohr den Steigbügel betrifft, ist die Entfernung bzw. der prothetische **Ambossersatz nicht sinnvoll**. Ebenso kann eine verbleibende fixierte Stapesfußplatte auch mit einer Prothese die Schwingungen nicht effektiv übertragen.
Zu **(E)**: Alleiniges Auskratzen der otosklerotischen Herde ist keine Therapiemethode.

Otosklerose

Es handelt sich um enzymatisch beeinflusste **Umbauprozesse der knöchernen Labyrinthkapsel** mit Bildung von atypischem Knochen im Bereich des ovalen Fensters, die zu einer **Fixierung der Steigbügelfußplatte** führt. Die Ursache ist nicht bekannt, es besteht eine erbliche Disposition. Die Erkrankung tritt zwischen dem zweiten und vierten Lebensjahrzehnt in bis zu 30% beidseitig auf. Frauen sind häufiger betroffen als Männer. Typisch ist eine schubartige Verschlechterung in der Schwangerschaft.
Diagnostik:
Die Röntgenaufnahmen nach Schüller zeigen eine gute Pneumatisation. Im Audiogramm besteht meist eine deutliche, in der Regel alle Frequenzen betreffende **Schallleitungsstörung**. Das Tympanogramm ist meist etwa normal, wegen Fixierung des Stapes ist aber der **Stapedius-Reflex nicht auslösbar**.

Pathologischer **Gellé-Versuch:** Es wird die Beweglichkeit der Gehörknöchelchenkette geprüft. Eine Stimmgabel wird auf den Schädel gesetzt und vermittelt so einen Ton. Bei Druck auf das Trommelfell durch Zusammendrücken eines auf den Gehörgang aufgesetzten Gummiballons ändert sich die Lautstärke, wenn die Kette intakt und frei beweglich ist. Bei fixierter Kette bzw. fixiertem Stapes ändert sich dagegen der Ton nicht.
Außer der reinen Schallleitungsstörung kommt auch eine **kombinierte** Schwerhörigkeit mit wannenförmiger Senke der Knochenleitungskurve bei etwa **2000 Hz („Carhart-Senke")** vor. Diese ist darauf zurückzuführen, dass die Resonanzfrequenz der Schwingung des Trommelfell-Gehörknöchelchen-Apparates gerade bei 2000 Hz liegt; bei der Otosklerose fällt diese Komponente durch die Fixierung des Stapes aus, wodurch sich die Knochenleitungshörschwelle bei 2000 Hz verschlechtert. Diese Erklärung macht auch verständlich, dass die Innenohrsenke nach Operation der Otosklerose oft verschwindet. Selten kommt auch eine reine Schallempfindungsstörung (mit positivem Rekruitment) vor, sie ist aber für eine Otosklerose nicht typisch (= *Kapselotosklerose*).
Therapie:
Die Behandlung der Schallleitungsstörung besteht in einer **Stapesplastik:** Entnahme des otosklerotisch fixierten Steigbügels und Ersatz durch eine Draht- oder Kunststoffprothese. Hierdurch normalisiert sich das Hörvermögen in über 95% der Fälle.

Fallstudie 4

→ **Frage 1.98 F4:** Lösung D

Zu **(D):** Die **Lärmschwerhörigkeit** gehört zu den Innenohrschwerhörigkeiten, bei denen typischerweise das Phänomen des **positiven Recruitments** nachgewiesen werden kann (z.B. mit Hilfe des **SISI-Tests** oder der Stapediusreflexaudiometrie).
Zu **(A):** Der **Rinne-Versuch** dient zur groben Differenzierung zwischen Schallleitungs- und Schallempfindungsschwerhörigkeit. Eine schwingende Stimmgabel wird auf das Mastoid hinter dem Ohr des Patienten aufgesetzt und dann, wenn der Ton nicht mehr gehört wird, vor die Ohrmuschel gehalten. Der Mittelohrschwerhörige hört über die Knochenleitung besser als über die Luftleitung (Rinne negativ). Der Innenohrschwerhörige (und auch der Normalhörige) kann nach Verklingen des Tones über die Knochenleitung den Ton vor dem Ohr wieder hören, weil die Luftleitung empfindlicher ist als die Knochenleitung (Rinne positiv).
Zu **(B):** Eine **herabgesetzte Hörschwelle für Luftleitung** bei **normaler Hörschwelle für Knochenleitung** ist ein Indiz für eine **Schallleitungsstörung** (Mittelohrschwerhörigkeit).
Zu **(C):** Bei der Lärmschwerhörigkeit handelt es sich um eine Degeneration der Haarzellen; das **Gleichgewichtsorgan ist nicht betroffen**.
Zu **(E):** Der **Fowler-Test** stellt eigentlich die **klassische Recruitmentprüfung** dar. Er ist grundsätzlich nur dann sinnvoll, wenn eine **einseitige Schwerhörigkeit** besteht. Er beruht darauf, dass bei einer Innenohrschwerhörigkeit die subjektive Lautheitsempfindung auf dem schwerhörigen Ohr rascher zunimmt als auf dem gesunden Ohr. Dann spricht man von einem positiven Fowler-Test. Da die Lärmschwerhörigkeit in den allermeisten Fällen beidseitig auftritt, ist dieser Test diagnostisch irrelevant.

→ **Frage 1.99 F4:** Lösung A

Zu **(A):** Die Veränderung des Visus ist normalerweise keine Reaktion auf Lärm.
Zu **(B) – (E):** Die hier aufgezeigten Zusammenhänge belegen die Bedeutung von Lärm als Stressfaktor.

→ **Frage 1.100 F4:** Lösung E

Zu **(E):** Ein **Hörgerät** besteht technisch aus einem Mikrofon, einem Transistorverstärker und einem Hörer (= Lautsprecher). Im Prinzip hat jedes Hörgerät neben dem Ein-/Ausschalter einen Lautstärkeregler, mit welchem die Verstärkung individuell eingestellt werden kann. Dabei ist der Frequenzgang, d.h. das Ausmaß der Verstärkung in den verschiedenen Frequenzbereichen variabel. Auf dem Markt sind z.B. Hörgeräte, die schwerpunktmäßig den Tieftonbereich oder den Hochtonbereich verstärken, oder solche, die einen nahezu linearen Frequenzgang aufweisen. Darüber hinaus kann fast bei jedem Gerät der Frequenzgang individuell eingestellt werden.
Zu **(A):** **Kochlearimplantate** sind Geräte zur direkten elektrischen Stimulation des Hörnerven. Sie kommen in Betracht bei beidseitig Tauben mit erloschener Innenohrfunktion, aber noch erhaltenem, funktionstüchtigem Hörnerven. Akustische Eindrücke werden dabei durch einen Elektrodenträger in der Schnecke und direkte elektrische Reizung des Hörnerven übermittelt.
Zu **(B):** In erster Linie richtet sich die **Wahl des Hörgerätes** nach seinen elektroakustischen Eigenschaften, welche in Beziehung zur patientenindividuellen Schwerhörigkeit zu setzen sind. Bei den Hörgeräten werden verschiedene Bauarten angeboten, und zwar Taschengeräte, HdO-Geräte (Hinter-dem-Ohr-Geräte), IO-Geräte (Im-Ohr-Geräte) und Hörbrillen. Der Vorteil von Taschen- oder Kästchengeräten liegt vor allem darin, dass ohne störenden

Rückkopplungseffekt hohe Verstärkungen (bis 80 dB) erzielt werden können. Die Bedienung ist durch die Größe der Geräte, die Verwendung nicht allzu kleiner Bauteile und großer Batterien einfach. Der Vorteil von HdO-Geräten liegt in der kosmetisch befriedigenden Tragemöglichkeit, eben „hinter dem Ohr". Technisch sind auch hier mittlerweile recht hohe Verstärkungsleistungen möglich. Bei nicht exakt schalldicht abgeschlossenem Gehörgang durch ein suboptimal sitzendes Ohrpassstück lässt sich jedoch gelegentlich ein störendes Rückkopplungspfeifen nicht ganz vermeiden. Generell sollte für jeden Patienten entsprechend dem Hörverlust das individuell am besten passende und sinnvollste Gerät gewählt und verordnet werden.
Zu **(C)**: Normalerweise erfolgt die Indikationsstellung zur **Hörgeräteversorgung** und die anschließende Anpassung nach den Ergebnissen der Ton- und Sprachaudiometrie auf dem besseren Ohr. Heutzutage wird allgemein die beidseitige Versorgung angestrebt.
Zu **(D)**: Die Indikation zur Hörgeräteanpassung ergibt sich immer dann, wenn eine entsprechend ausgeprägte Schwerhörigkeit nicht durch operative Maßnahmen behoben oder verringert werden kann, insbesondere also in der Regel bei einer Schallempfindungsschwerhörigkeit, aber auch u.U. bei einer Schallleitungsstörung. Bei letzterer soll die Verwendung eines Knochenleitungshörers geprüft werden.
Grundsätzlich stellt eine Trommelfellperforation keine Kontraindikation für ein konventionelles Hörgerät dar. In diesen Fällen muss jedoch auf eine peinlich genaue Gehörgangspflege zwecks Vermeidung entzündlicher Komplikationen (feuchte Kammer aufgrund der Ohrsekretion durch den Trommelfelldefekt) geachtet werden.

→ **Frage 1.101 F4:** Lösung C

Zu **(C)**: Bei der Lärmschwerhörigkeit wird kein negatives, sondern ein **positives Recruitment** vorausgesetzt! Die Schädigung des Gehörs durch Lärm führt typischerweise zu einer **Innenohrschwerhörigkeit** aufgrund einer Zerstörung der äußeren Haarzellen im Corti-Organ. Die differenzialdiagnostische Abgrenzung der cochleären von der retrocochleären Schädigung wird über den Nachweis des **positiven Recruitments** geführt. Eine Reihe von Tests steht hierfür zur Verfügung: z.B. SISI-Test, Prüfung der Stapediusreflexschwellen in Verbindung mit der Tympanometrie oder Langenbeck-Geräuschaudiometrie.
Zu **(A)**: Es mutet recht anachronistisch an, eine gehörschädigende Lärmbelastung am Arbeitsplatz mit dem Begriff **„chronische Lärmeinwirkung"** zu belegen und dann auch noch mit einer Dezibelangabe zu schmücken, ohne diese auch nur im Ansatz zu konkretisieren (Maximalpegel? Impulsschallpegel? Mittelungspegel? Beurteilungspegel?). Wenn es um die Anerkennung einer Lärmschwerhörigkeit als Berufskrankheit geht, ist deutlich mehr Präzision gefragt, denn erstens geht es um die Gesundheit und zweitens um Geld. De facto kann hier nur der **Beurteilungspegel L_r** gemeint sein, denn zur Erfassung und Bewertung der Gehörschädlichkeit von Arbeitslärm wird der Beurteilungspegel angegeben. Voraussetzung für die Anerkennung einer Hörstörung als beruflich bedingte Lärmschwerhörigkeit (Berufskrankheit) ist allerdings ein Beurteilungspegel **von mindestens 85 dB(A)**. In der Unfallverhütungsvorschrift der Berufsgenossenschaften BGV-Nr. B3 (früher VBG 121 Lärm) heißt es zu § 2 Abs. 1: **Bei Lärm mit Beurteilungspegeln von weniger als 85 dB(A) sind lärmbedingte Gehörschäden nicht wahrscheinlich.** (Unter Gehörschaden versteht man einen Hörverlust von mehr als 40 dB bei 3 kHz). Wenn der **Beurteilungspegel von 85 dB(A) geringfügig** unterschritten wird, sind lediglich lärmbedingte Hörminderungen als Vorstufe von Gehörschäden zu erwarten. Diese stellen aber keine Berufskrankheit dar, weil lärmbedingte Hörminderungen in der Regel nicht mit einer relevanten Einschränkung der Hörfähigkeit verbunden sind.
Zu **(B)**: Da Arbeitslärm in der Regel diffus auf den Menschen einwirkt, wird bei Berufsbedingtheit eine **doppelseitige Schwerhörigkeit** unterstellt. Je nach Position der Schallquelle am Arbeitsplatz können trotzdem deutliche Seitenunterschiede vorkommen.
Zu **(D)**: Lärm führt zu einer Schädigung der hohen Frequenzen. Im Audiogramm findet man eine **Hochtonsenke** mit einem Maximum des Hörverlustes meist in der Region um c^5.
Zu **(E)**: Ausgehend von der Hochtonsenke breitet sich bei fortgesetzter Exposition der Hörverlust zu den hohen und den tiefen Frequenzen über Jahre hinweg aus. Wenn der Hörverlust den Bereich um 2 kHz in Mitleidenschaft zieht, wird die Kommunikationsfähigkeit zunehmend beeinträchtigt. In der Vergangenheit sollte bei einem Hörverlust von mindestens **40 dB bei 2 kHz** (bzw. von min. 40 dB bei 3 kHz bei Vorliegen einer Stütz-MdE) eine BK-Anzeige erstattet werden, weil dann der **Verdacht auf Vorliegen einer entschädigungspflichtigen Berufskrankheit** besteht. Nach neueren Empfehlungen soll generell bei einem Hörverlust von min. 40 dB bei 3 kHz eine Meldung erfolgen. Für die **Anerkennung als Berufskrankheit** benötigt man jedoch etwas profundere Untersuchungsergebnisse als nur den Hörverlust in einer einzigen Frequenz. Zur Beurteilung des Schwerhörigkeitsgrades muss der **prozentuale Hörverlust im Sprachaudiogramm** ermittelt werden. Nur wenn mangels hinreichender Kenntnisse der deutschen Sprache das Sprachaudiogramm keine zuverlässigen Werte liefert oder wenn der Hörverlust im Sprachaudiogramm unter 20% liegt, dann kann hilfsweise das Tonaudio-

gramm herangezogen werden. Der aus dem Tonaudiogramm ermittelte prozentuale Hörverlust für die Ermittlung des Schwerhörigkeitsgrades basiert aber auf einer Gewichtung der **Hörverluste der Frequenzen 1, 2 und 3 kHz** und nicht auf der Einzelfrequenz 2 kHz!

→ **Frage 1.102 F4:** Lösung C

Zu **(C)**: Bei der Messung von Schallstärken bedient man sich unterschiedlicher Maße; dazu gehört auch die genannte Lautstärke-Pegelangabe in dB(A), die hohe Frequenzen stärker wichtet als tiefe. A kennzeichnet bei der Lärmmessung (z. B. bei der Feststellung von gehörschädigendem Lärm bei Lärmschwerhörigkeiten) einen einheitlichen Filter, welcher tiefe Frequenzen dämpft und somit die schädlichen höheren Frequenzen mehr bewertet. Der mit diesem Filter gemessene Schall(Druck)-Pegel wird als A-bewerteter Schallpegel oder A-Schall bezeichnet und in dB(A) angegeben.
Zu **(A)** und **(D)**: Bei der Sone-Skala entspricht eine Verdopplung der Empfindungsstärke auch einer Verdopplung des Messwertes (im Gegensatz zur Messung in dB(A), da nur Messwertänderung um 10% bei Verdopplung der Empfindungsstärke). Die Einheit der Lautheit ist das Sone; die Lautheit ist ein Maß für die Empfindung der Lautstärke eines Tons.
Zu **(B)**: Die Einheit der Lautstärke (Schallintensität) ist das Phon. Mit dem Dezibel (dB) hingegen wird das logarithmische Verhältnis zweier Größen (P und P0) angegeben, das mit „Pegel“ bezeichnet wird. Phon und Dezibel (dB) stimmen bei 1000 Hz zahlenmäßig überein. Unterhalb und oberhalb von 1000 Hz differieren die Werte. Um diese Differenz quasi auszugleichen und übersichtlicher zu gestalten, wurde ein logarithmisches Maß der Schallintensität in dB als Bezugswert gewählt. Dabei wird der Schalldruckpegel L als 20 log P/P0 in dB (SPL = sound pressure level) angegeben. P entspricht dem Schalldruck eines Geräusches in Pascal (P) und P0 dem Bezugsschallpegel ($2 \cdot 10^{-5}$Pa).
Zu **(E)**: Hier handelt es sich um den Hörpegel, der als logarithmische Größe in dB (HL = hearing level) angegeben wird (L = log P/P1 dB (HL)). P ist dabei der Schalldruck des Prüftons in Pascal (Pa). P1 ist der Schalldruck des Prüftons, den Normalhörende unter gleichen Bedingungen gerade noch hören = Normalhörschwelle. Eine entsprechende Kurve (im Verhältnis zu 0 dB = Normalhörschwelle) wird beispielsweise im Tonschwellenaudiogramm aufgezeichnet.

→ **Frage 1.103 F4:** Lösung D

Zu **(D)**: **Subjektiv** wird eine Pegelverminderung um **10 dB(A) als halb so laut empfunden**: 80 dB(A) sind also halb so laut wie 90 dB(A).

Lärmschwerhörigkeit (BK 2301)

Lärm hoher Intensitäten schädigt das Gehör. Das Risiko beginnt bei Beurteilungspegeln (L_r) von etwa 85 dB(A) und ist bis 90 dB(A) noch relativ gering, ab 90 dB(A) jedoch zunehmende Gefährdung. Man schätzt, dass bei einem L_r von 95 dB (A) nach 10 Jahren etwa 5% und bei 100 dB(A) nach 10 Jahren rund 22% der Exponierten einen Hörverlust von ≥ 40 dB beidseits bei 3 kHz (subjektiv empfundene Hörminderung) aufweisen. Bei sehr hohen Schallpegeln (≥ 120 dB(A)) entwickelt sich die Gehörschädigung oft schon nach wenigen Tagen oder Wochen. Die Lärmschwerhörigkeit ist seit vielen Jahren die häufigste mit einer Rente entschädigte Berufskrankheit (rund 1.200 Fälle/Jahr).

Pathogenese:
Die typische Lärmschädigung ist eine Zerstörung der äußeren Haarzellen des Corti-Organs, am stärksten in der Region um 4 kHz (c^5-Senke genannt, da c^5 in der Musik einer Frequenz von 4096 Hz entspricht); von dort Ausbreitung auf die benachbarten Frequenzen.

Klinik:
Der sich langsam entwickelnde Hochtonhörverlust wird in den ersten Jahren subjektiv nicht bemerkt, da die Sprachverständigung im Zweiergespräch lange unbeeinträchtigt bleibt. Erst bei Hörverlusten auch im mittelfrequenten Bereich kommt es zu einer Behinderung der Sprachverständigung, da Sprache zunehmend stark verzerrt wahrgenommen wird. Dies äußert sich am stärksten bei angehobenem Hintergrundpegel, z. B. bei Familienfeiern, Gaststättenbesuch, Vorträgen oder Lautsprecherdurchsagen. In etwa 5% der Fälle gesellt sich ein lästiges Ohrgeräusch hinzu. Der Schweregrad der Lärmschwerhörigkeit liegt in der Regel zwischen knapp gering- bis höchstens mittelgradiger Schwerhörigkeit. An Taubheit grenzende Schwerhörigkeit oder sogar Taubheit sind untypisch.

Diagnostik:
- Klinisch: große Differenz zwischen Umgangs- und Flüstersprache
- Tonaudiogramm: Hörverlust in Form einer Senke bei c^5 (4096 Hz); am Anfang relativ spitz, bei weiterem Fortschreiten Verbreiterung. Nachweis des Lautheitsausgleichs **(Recruitment)** mit überschwelligen Tests (z. B. SISI-Test, Langenbeck-Geräuschaudiometrie, Stapediusreflexaudiometrie).
- Sprachaudiogramm: bei leichteren Schwerhörigkeitsgraden (beginnend/knapp geringgradig) meist kein Hörverlust feststellbar; erst bei höheren Graden Hörverluste für das Zahlen- und Einsilberwortverständnis.

Therapie:
Der Untergang der Haarzellen ist irreversibel! Ein weiteres Fortschreiten kann durch Absenken der Lärmbelastung verhindert werden (Arbeitsplatzwechsel oder konsequentes Tragen von Gehörschutz); ggf. Hörgerät.

Prävention (vorgeschrieben durch UVV „Lärm"):

- Technisch: **Geräuschminderung** an der Schallquelle, Dämmung, Kapselung. **Kennzeichnung der Lärmbereiche:** Bereiche, in denen der ortsbezogene L_r 85 dB(A) überschreitet, gelten als Lärmbereich. **Ab 90 dB (A)** müssen diese als Lärmbereich im Betrieb gekennzeichnet werden. Bei L_r > 85 dB(A) muss der Arbeitgeber kostenlos Gehörschutz (Watte, Stöpsel, Kapselgehörschützer usw.) zur Verfügung stellen; ab 90 dB(A) sind die Beschäftigten verpflichtet, diesen zu benutzen.
- Arbeitsmedizinisch: **Gehörvorsorgeuntersuchungen** nach BG-Grundsatz **G20 – Lärm: Erstuntersuchung** vor Tätigkeitsaufnahme. Bei $L_r \geq 90$ dB(A) erste **Nachuntersuchung** schon nach einem Jahr, dann alle drei Jahre, damit ein lärmempfindliches Gehör relativ früh erkannt werden kann. Bei L_r 85–89 dB(A) alle 5 Jahre Nachuntersuchung.

Fallstudie 5

→ **Frage 1.104 F5:** Lösung A

Beim Tinnitus handelt es sich um ein subjektiv zumeist äußerst unangenehmes und störendes Ohrgeräusch, das ohne erkennbare äußere Geräuschquelle entsteht und Betroffene unter Umständen ununterbrochen oder mit nur kurzen Unterbrechungen dauernd quält.
Zu **(A)** Menstruationsbeschwerden kommen als Ursache für Tinnitus normalerweise nicht in Betracht.
Zu **(B):** Ein **Zervikalsyndrom** führt des öfteren zu Schwindel und Tinnitus.
Zu **(C): Medikamente**, die die Durchblutung beeinflussen, können immer auch einen Tinnitus und/oder Schwindel auslösen. Das gilt übrigens auch für Alkohol.
Es gibt auch eine Reihe direkt **ototoxischer** Medikamente, die **sowohl Schwerhörigkeit als auch Tinnitus** auslösen können. Dazu gehören diverse **Antibiotika** (u.a. Gentamycin), **Schleifendiuretika** in hoher Dosierung, Salizylate (rasch reversible Schäden), einige **Zytostatika**, mehrere **Tuberkulostatika** (z.B. Rifampicin, Streptomycin) sowie vermutlich einige Antidepressiva und andere Medikamente, über die z.T. nur Einzelberichte vorliegen.
Zu **(D): Akustische Traumen** (Schallstärken von 130 bis 160 dB über mehrere Minuten) lösen charakteristischerweise einen hochfrequenten Tinnitus aus.
Zu **(E):** Viele Schwerhörigkeit auslösende Ursachen lösen auch Tinnitus aus. Dazu gehören auch alle schmerzhaften **entzündlichen Erkrankungen** des Mittelohrs und der Tuben. **Tubenventilationsstörungen** im Rahmen einer Erkältung mit oder ohne Tubenmittelohrkatarrh machen sich durch **Schmerzen, Hörminderung** und häufig auch **Tinnitus** bemerkbar.

→ **Frage 1.105 F5:** Lösung C

Als Morbus Menière wird eine Innenohrerkrankung mit typischerweise anfallsartig auftretender Symptomtrias (Drehschwindel, Tinnitus, Hörminderung) bezeichnet. Ursache ist ein Hydrops des **Endolymphschlauches.** Somit dringt kaliumreiche Endolymphe in den Perilymphraum ein.

→ **Frage 1.106 F5:** Lösung D

Schwartze-Zeichen: durch das Trommelfell hindurch erkennbar vermehrte Gefäßzeichnung der Schleimhaut als Hinweis auf eine **Otosklerose.**

→ **Frage 1.107 F5:** Lösung A

Zu **(A):** Da es sich beim Morbus Ménière um eine kochleäre Hörstörung handelt, ist das Rekruitment **positiv.**

→ **Frage 1.108 F5:** Lösung E

Zu **(E):** Mit der Applikation des vestibulotoxischen Aminoglykosidantibiotikums Gentamycin in die Paukenhöhle durch ein Trommelfellröhrchen wird die **Ausschaltung des Labyrinthes unter Erhalt der Hörfunktion** angestrebt. Dieses operative Verfahren kommt immer dann in Betracht, wenn der Patient bei schwerer Belastung durch den Morbus Menière medikamentös (per os oder intravenös) nicht ausreichend behandelt werden kann.
Zu **(A):** Durch Ausschaltung des Ganglion stellatum mit einem Lokalanästhetikum und damit Lähmung des Halssympathikus sollten über eine Gefäßerweiterung im Innenohrbereich und eine so verbesserte Durchblutung Symptomlinderungen bei Innenohrerkrankungen erreicht werden. Die Methode hat sich nicht bewährt, ist veraltet und hat heute keine klinische Bedeutung mehr.
Zu **(B):** Die durchblutungsfördernde Therapie im Sinne einer Verbesserung der Fließeigenschaften des Blutes durch die Hemmung der Erythrozytenaggregationsneigung wird üblicherweise **intravenös** verabreicht.

Zu (C) und (D): Zur **Entlastung** eines **Endolymphhydrops** wird bei der Saccotomie der **Saccus** endolymphaticus geschlitzt und **drainiert** (nicht das runde Fenster! – Patient sonst taub!). Es wird auch nicht das endolymphatische System unterbrochen oder das gesamte Innenohr drainiert (Patient sonst ebenfalls taub!).

→ **Frage 1.109 F5:** Lösung E

Bei der Saccotomie erfolgt eine Schlitzung und Drainage des Saccus endolymphaticus zur Entlastung des Endolymphhydrops. Die Labyrinthektomie bedeutet die operative Entfernung des gesamten Bogengangsystems. Die Neurektomie (Durchtrennung und Resektion) des Gleichgewichtsnerven wird in letzter Zeit neben der Ausschaltung des peripheren Gleichgewichtsorgans durch Instillation von vestibulotoxischen Antibiotika (z.B. Gentamycin) in die Pauke bevorzugt durchgeführt.
Zu (A): Die Elektrokoagulation des **Ganglion trigeminale** (frühere Bezeichnung: Ganglion GASSERI) und **nicht des Ganglion spirale** kann bei Versagen der konservativen Therapie bei **Trigeminusneuralgie** durchgeführt werden.
Zu (B): **Colchicin** wird in der Behandlung akuter **Gichtanfälle** eingesetzt. Beim Morbus Ménière kann durch Instillation eines vestibulotoxischen **Aminoglykosid-Antibiotikums** (z.B. **Gentamycin**) in die Paukenhöhle das Labyrinth ausgeschaltet werden.
Zu (C) und (D): Es erfolgt beim Morbus Ménière die Entlastung eines Hydrops im Bereich des Saccus endolymphaticus. Eine Druckentlastung der Kochlea durch Drainage des Ductus cochlearis oder eine operative Schaffung einer Verbindung zwischen Scala vestibuli und Scala tympani werden therapeutisch nicht angewendet.

Morbus Menière

Typische Symptomentrias: anfallsweiser Drehschwindel, Tinnitus, Schallempfindungsschwerhörigkeit.
Ätiologie:
Ursache ist ein **Hydrops des Endolymphschlauches** im Labyrinth aufgrund einer Resorptionsstörung der kaliumreichen Endolymphe. Kommt es zur Ruptur der Membran, so wird der Perilymphraum mit Kalium überschwemmt, was eine Depolarisation von Hör- und Gleichgewichtsnerv zur Folge hat.
Klinik:
Die rezidivierend und plötzlich auftretenden Drehschwindelattacken können Minuten bis Tage dauern und gehen mit Übelkeit, Erbrechen, Ohrensausen, Druckgefühl und Schwerhörigkeit einher.
Diagnostik:
Die Schallempfindungsstörung beginnt meist im Tieftonbereich. Sie nimmt mit der Anzahl der Anfälle in der Regel zu, bis alle Frequenzen schließlich etwa gleichmäßig betroffen sind. Sie kann sich zwischendurch aber auch bessern (**fluktuierndes** Hörvermögen) und zeigt **positives Rekruitment**. Zeichen der vestibulären Störung im Anfall ist der **Spontannystagmus**.
Therapie:
Im Anfall ist die **Therapie symptomatisch** (Ausgleich des Flüssigkeitsverlusts bei Erbrechen, Antiemetika, Antivertiginosa); Verbesserung der Labyrinthdurchblutung mit Pentoxifyllin oder niedermolekularen Dextranen. Als Langzeittherapie Versuch mit Betahistinpräparaten. Bei starker Beeinträchtigung des Patienten durch die wiederholten Anfälle kann eine **Ausschaltung des peripher-vestibulären Organs** erwogen werden (Durchtrennung des Gleichgewichtsnerven; Applikation von vestibulo-toxischen Medikamenten unmittelbar vor das Labyrinth (rundes Fenster); eventuell auch Ausräumung des gesamten Labyrinthes).

2 Nase, Nebenhöhlen und Gesicht

2.1 Anatomische und physiologische Grundlagen

→ **Frage 2.1:** Lösung C

Blutversorgung der Nasenschleimhaut:
- A. nasalis ant., A. ethmoidalis ant. und post. aus der A. ophathalmica (Ast der A. carotis interna).
- A. nasalis post. septi aus der A. sphenopalatina (Ast der A. maxillaris aus der A. carotis externa).
- A. nasales post. laterales aus der A. sphenopalatina oder der A. palatina descendens.
- A. palatina ascendens.
- kleine Äste aus der A. facialis.

Zu (E): „A. maxillaris **interna**" ist ein älterer, selten gebrauchter chirurgischer Begriff (= A. maxillaris). Dagegen (veraltet): A. maxillaris **externa** = A. facialis.

→ **Frage 2.2:** Lösung C

Zu **(4)**: Der Ausführungsgang des Sinus sphenoidalis (Keilbeinhöhle) mündet hinter der oberen Muschel. In den unteren Nasengang mündet der Ductus nasolacrimalis.

F91

→ **Frage 2.3:** Lösung C

Zur Wand der Keilbeinhöhle haben ferner der N. opticus und die A. carotis interna topografische Beziehung, weshalb bei Operationen in diesem Bereich besondere Vorsicht geboten ist.

F92

→ **Frage 2.4:** Lösung E

Zu **(A)**: Da bei abfallender Außentemperatur die Nasenmuscheln anschwellen, **erhöht** sich damit der Atmungswiderstand. Dies dient unter anderem der Erwärmung der Atemluft.
Zu **(B)**: Der nasale Anteil macht bei Ruheatmung deutlich mehr als 10% des Gesamtatemwiderstandes aus.
Zu **(C)**: Mit dem Atemzeitvolumen steigt der Nasenatmungswiderstand an, weshalb bei stärkeren Belastungen (Sport) Mundatmung unvermeidlich wird.
Zu **(D)**: Als **nasaler Zyklus** wird eine reflektorische, vegetativ gesteuerte, wechselseitige Erhöhung und Erniedrigung des nasalen Atemwegswiderstandes auf jeder Nasenseite bezeichnet. Dabei bleibt im Idealfall der Atemwegswiderstand der gesamten Nase konstant. Ein Zyklus dauert individuell unterschiedlich ca. zwei bis sechs Stunden. Synchron zu diesen zyklischen Schwankungen nimmt man einen Wechsel in der Aktivität der Hirnhemisphären an.
Zu **(E)**: Aus den direkt messbaren Parametern der Atemströmung (nasaler Differenzdruck (Delta p = Druckdifferenz zwischen Naseneingang und Nasenrachen) und Volumenströmung (V = Luftvolumen, das in der Zeiteinheit die Nase durchströmt)) wird der Nasenwiderstand bestimmt. Hieraus lassen sich dann objektive Hinweise auf die Luftdurchgängigkeit bzw. den Atemwiderstand beider Nasenhälften getrennt gewinnen.

2.2 Untersuchungsmethoden

H07

→ **Frage 2.5:** Lösung C

Zu **(C)**: Die Kombination aus blutig-borkiger nekrotisierender Rhinitis und Chondritis mit Septumperforation ist typisch für eine **Wegener-Granulomatose**. Zur ätiologischen Abklärung ist die Untersuchung auf **antineutrophile zytoplasmatische Antikörper (ANCA)** wegweisend.

Zu **(A)**: Der **Lupus vulgaris** der Nase (**Organtuberkulose der Nase**) mit Zerstörung der Nasenhaut und der darunter liegenden Knorpelstrukturen entwickelt sich nach hämatogener, lymphogener oder lokaler Ausbreitung von Mykobakterien. Klinisch dominieren Ulzerationen und Granulationen in den vorderen Nasenanteilen. Hinweise auf andere Organmanifestationen oder eine durchgemachte Primär-Tuberkulose fehlen im geschilderten Fall, so dass eine **Untersuchung des Abstriches auf Mykobakterien** nicht vorrangig ist.
Zu **(B)** und **(D)**: Die bildgebenden Verfahren **CT** (B) **und/oder MRT** (D) **der Nasennebenhöhlen** sind hilfreich im Rahmen der **Ausbreitungsdiagnostik.**
Zu **(E)**: Die ACE (**angiotensin-I-converting enzyme**)-Hemmer spielen in der Therapie der arteriellen Hypertonie eine wichtige Rolle. Im HNO-Bereich sind beim **ACE-Hemmer-induzierten Angioödem** vor allem **Zungen- und Larynxeingangsschwellungen** kennzeichnend. Auch bei einem potenziellen ACE-Hemmer induzierten Angioödem würde man die Aktivität von ACE im Serum eher nicht bestimmen.

F06

→ **Frage 2.6:** Lösung A

Eine **frontobasale Fraktur** ist Folge von Gewalteinwirkungen oder Unfällen im Bereich der oberen Gesichtshälfte unter Mitbeteiligung der Nasennebenhöhlen, der Lamina cribrosa und der vorderen Schädelbasis. Durch Zerreißen der Dura kann eine **Rhinoliquorrhoe** auftreten. Da sich der Liquor von dem klarem Nasensekret makroskopisch nur schwer unterscheidet, ist häufig der objektive Nachweis bzw. Ausschluss einer Rhinoliquorrhoe erforderlich.
Als **Nachweismethoden** kommen zum Einsatz: **Rhinoskopie, Zucker-Eiweißprobe, β_2-Transferrin-Bestimmung, Liquorszintigraphie.**
Zu **(A)**: **β_2 -Transferrin** findet sich nur im **Liquor**, in der Amnion- und Synovialflüssigkeit.
Im Serum, Nasen- und Wundsekret, in der Tränenflüssigkeit und im Speichel findet sich hingegen **β_1-Transferrin.**
Zu **(B)** und **(C)**: Erythrozyten und Leukozyten sind zur Differenzierung zwischen Liquor und Nasensekret ungeeignet.
Zu **(D)**: Das **Beta-Amyloidprotein** bildet im Gehirn von **Alzheimerkranken** große Plaques. Seit kurzem kann man im normalen **Blutserum** das **Serumamyloid-P** nachweisen. Es hält wie ein Klebstoff die schädlichen Ablagerungen im Gehirn zusammen. Derzeit konzentriert man sich darauf, dieses Serumamyloid-P im Blut abzufangen und den Abbau möglichst zu beschleunigen.
Zu **(E)**: **Makroglobulin** ist ein **Bluteiweiß** und hemmt Proteasen. Es spielt in der Liquordiagnostik keine Rolle.

F00

→ **Frage 2.7:** Lösung C

Vanille ist wie Zimt, Kaffee, Lavendel und Terpentin ein reiner Riechstoff.
Zu **(B)** und **(D)**: Chloroform und Pyridin sind Mischreizstoffe mit Geschmackskomponenten. Chloroform wird als süß und Pyridin als bitter geschmeckt.
Zu **(A)** und **(E)**: Menthol und Salmiak werden als Mischreizstoffe wahrgenommen.

H90

→ **Frage 2.8:** Lösung A

Formalin und Ammoniak sind Trigeminusreizstoffe. Die unter (1), (3) und (4) genannten Nerven tragen nicht zur Geruchsempfindung bei.

→ **Frage 2.9:** Lösung C

Zu **(A)**: Die nicht einmal ganz eindeutige leichte Verschattung der linken Stirnhöhle erklärt sich schon durch die **Minderbelüftung** bei Verlegung der linken Nasenhaupthöhle und der Siebbeine.
Zu **(B)**: Das knöcherne Septum ist nicht nach rechts, sondern eher etwas nach **links** deviiert.
Zu **(E)**: Die Stirnhöhlen sind nicht klein, sondern vielleicht sogar etwas übernormal **groß**.
Der Befund könnte z. B. eine **Mukozele** mit partieller Destruktion der Kieferhöhlenwand darstellen, es kommt aber auch ein **Malignom** in Betracht.

2.3 Klinik

F04

→ **Frage 2.10:** Lösung B

Zu **(B)**: Die doppelseitige Choanalatresie (angeborener, bindegewebiger und/oder knöcherner **Verschluss der hinteren Nasenöffnung = Choane**) führt zur stark behinderten Nahrungsaufnahme, da während des Trinkens die Luftzufuhr zum hochstehenden Larynx blockiert bzw. durch die Nase nicht gewährleistet werden kann. Als Folge drohen Aspiration und Erstickungsgefahr.
Zu **(A)**: **Nicht die Mund**-, sondern die **Nasen**atmung **ist behindert**.
Zu **(C)**: Da durch die nicht behinderte Mundatmung die Luftzufuhr zum Kehlkopf gegeben ist, ist eine Asphyxie beim Schreien unwahrscheinlich.
Zu **(D)**: **Nicht die Schluckmotorik**, sondern die Nasen**atmung** ist blockiert.
Zu **(E)**: Mögliche Entzündungen, die durch einen mangelnden Sekretabfluss begünstigt werden, sind eher **vor** der atretisch verschlossenen Choane zu erwarten, also z. B. als Rhinitis in der Nase, oder als Sinusitis in der Kieferhöhle.

F05

→ **Frage 2.11:** Lösung C

Hier wird die **typische Anamnese eines Nasenfremdkörpers** mit andauernder, zumeist **einseitiger**, eitriger Nasensekretion geschildert. Hingegen sind die allergische Rhinitis (A), die Ozaena (B), die Nasenmuschelhyperplasie (D) und Nasenpolypen (E) in der Regel **beidseitig** lokalisiert.

H91

→ **Frage 2.12:** Lösung B

Zu **(B)**: **Mukozelen** entstehen durch Verlegung eines Ausführungsganges einer Nebenhöhle und Retention des Sekrets im Sinus. Als adäquate Therapie kann die betroffene Nebenhöhle operativ saniert werden im Sinne einer vollständigen Entfernung der Zele (Sekret und Schleimhaut) und Schaffung einer weiten Kommunikation zur Nasenhaupthöhle. Bei großen Zelen wird besser auf die Entfernung verzichtet und nur eine breite Öffnung geschaffen, sodass eine „Nebenbucht" der Nasenhaupthöhle entsteht.
Zu **(A)**: Bei Belassen der Schleimhaut und ohne breite Verbindung zur Nasenhaupthöhle ist relativ schnell ein Rezidiv zu erwarten.
Zu **(C)**: Eine Mukozele allein über das kleine Loch einer Beck-Bohrung zu entfernen, ist nicht praktikabel.
Zu **(D)**: Da nach Entfernen des Drains eine erneute Okklusion des Ausführungsganges erwartet werden muss, ist auch hier ein Rezidiv zu erwarten.
Zu **(E)**: Hier verbleibt die Schleimhaut ebenfalls ohne entsprechend geschaffene gute Belüftungssituation im Sinus, was ein Rezidiv relativ schnell wahrscheinlich werden lässt. Ein „Mukolytikum" löst Schleim, aber keine Schleimhaut, sodass das Lumen nicht verödet werden könnte.

F98

→ **Frage 2.13:** Lösung D

Zu **(D)**: Die **Rhinitis atrophicans cum foetore** ist charakterisiert durch atrophe Nasenschleimhaut mit Absonderung von zähem Schleim und Krustenbildung. Durch Zersetzungsprozesse kommt es zu aashaftem Gestank (Ozaena = Stinknase). Die Ursache der Ozaena ist weiterhin ungeklärt. Nasenpolypen gehören nicht zum Krankheitsbild.
Zu **(A)**: Relativ häufig wird durch eine chronische Sinusitis (Polyposis nasi) im Sinne eines sinubronchialen Symptomenkomplexes z. B. durch abfließenden Schleim eine Bronchitis mit hervorgerufen bzw. ungünstig beeinflusst. Ca. 20–40% der Patienten mit Nasenpolypen leiden an Asthma bronchiale oder asthmoider Bronchitis.
Zu **(B)**: Im Rahmen von allergischen Reaktionen, z. B. bei der Pollenallergie oder aber bei einer Analgetikaintoleranz (Pseudoallergie), kann es an der

Nebenhöhlenschleimhaut zu chronisch entzündlichen Veränderungen kommen. Ca. 10% der Patienten mit Nasenpolypen leiden an einer Allergie, ca. 30% der Patienten mit Nasenpolypen an einer Analgetikaintoleranz.
Zu **(C)**: Im HNO-Bereich stehen bei der Mukoviszidose (exokrine Drüsenfunktionsstörung mit Produktion von besonders zähem Sekret) chronisch entzündliche Sinusitiden im Vordergrund. Bei den Mukoviszidose-Patienten (meist Kinder) können in bis zu 3 der Fälle teilweise ausgeprägte und stark rezidivierende Nasenpolypen bestehen.
Zu **(E)**: Trotz schleimhautschonender endoskopisch-mikroskopischer OP-Techniken ist besonders bei Allergien, Analgetikaintoleranz und der Mukoviszidose mit Rezidiven zu rechnen. Ansonsten hat sich durch die intensive, mehrwöchige Nachbetreuung zur Lösung von Synechien, lokalen Behandlung von Schleimhautgranulationen und Applikation von topischen Corticoiden in Kombination mit modernen, mikro-endoskopischen Operationstechniken die Rezidivneigung spürbar zurückgebildet.

F98

→ **Frage 2.14:** Lösung A

Zu **(A)**: Die **Sinus-cavernosus-Thrombose** ist auch heute noch eine lebensgefährliche Komplikation des Nasenfurunkels. Glücklicherweise ist sie durch die rechtzeitige, erregerspezifische Antibiotikatherapie (häufigste Erreger: Staphylokokken) selten geworden.
Zu **(B)**: Gelegentlich ist bei einem ausgeprägten Befund des Nasenfurunkels auch eine Weichteilschwellung der Augenregion nachweisbar. Auch eine Phlegmone ist möglich (und häufiger), aber letztlich nicht so gefährlich wie (A). Typisch ist die Orbitalphlegmone jedoch als Komplikation einer Sinusitis.
Zu **(C)** und **(D)**: Die Entzündung beim Nasenfurunkel (meist von den Haarbälgen des Vestibulum nasi oder der Oberlippe ausgehende Pyodermie) ist auf die **Haut** beschränkt. Die mit Schleimhaut ausgekleideten Nasennebenhöhlen und das schleimhautausgekleidete Naseninnere sind somit in aller Regel nicht in den Entzündungsprozess involviert. Bei massiver Entzündungsreaktion, eventuell in Kombination mit nasaler Obstruktion und Sekretverhalt durch Schwellungen sowie verschleppte Infektion und/oder verzögerter oder inadäquater Antibiotikatherapie können Eiterungen von umgebenden Strukturen vorkommen. Diese gelten jedoch als weniger gefährlich im Vergleich zur Sinus-cavernosus-Thrombose.
Zu **(E)**: Eine Fazialislähmung kommt beim Nasenfurunkel nicht vor.

H01

→ **Frage 2.15:** Lösung A

Das juvenile Nasenrachenraum-Angiofibrom kommt **nur bei Knaben** im Alter von 8–18 Jahren vor. Der gutartige Tumor ist gefäßreich, die **Faserkomponente wirkt jedoch konsistenzbestimmend** (E). Die Verlegung des Nasenrachenraums führt zur Nasenatmungsbehinderung, Mundatmung, Kopfschmerzen, geschlossenem Näseln und gelegentlich **eitriger Rhinorrhoe** (C). Nicht selten tritt **rezidivierendes Nasenbluten auf** (B). Durch die Tubenverlegung kann eine Tubenfunktionsstörung mit nachfolgender **Schallleitungsstörung** entstehen (D).

F07

→ **Frage 2.16:** Lösung C

Zu **(C)**: Im vorliegenden Fall handelt es sich am wahrscheinlichsten um einen **Nasopharynxtumor.** Hierfür sprechen die derben Anschwellungen hinter dem rechten M. sternocleidomastoideus **(Halslymphknotenmetastasen)** sowie die **einseitige** (vermutliche) **Schallleitungsschwerhörigkeit** (bei der Hörprüfung nach Weber wird nach rechts lateralisiert!) als Zeichen einer **Tubenbelüftungsstörung** mit zu vermutendem Paukenerguss. Dies sind typische Befunde bei einem **Nasenrachenkarzinom bzw. Nasopharynxtumor.** Der Tumor verlegt frühzeitig das nasopharyngeale Tubenostium.
Zu **(A)** und **(B)**: Sowohl die **Otosklerose** (A) als auch der **Tubenkatarrh** (B) gehen nicht mit Lymphknotenschwellungen einher.
Zu **(D)**: Bei einer Erkrankung aller Nebenhöhlen einer Seite spricht man von einer **Pansinusitis.** Es besteht in der Regel eine Nasenatmungsbehinderung durch eine Schleimhautschwellung oder Polypenbildung (Polyposis nasi). Meist besteht ein trübes, gering eitriges, aber auch klares Nasensekret. Nicht selten ist auch eine Riechstörung auffällig. Eine ausgedehnte Pansinusitis kann den Nasopharynxbereich mit einbeziehen und Beschwerden wie bei einem Tubenkatarrh verursachen. In der Regel bestehen dabei aber keine isolierten, derben Lymphknotenschwellungen nuchal.
Zu **(E)**: Die **Glomus-tympanicum-Tumoren** des Mittelohres sind seltene, sehr gefäßreiche Tumoren, welche von den chemorezeptorischen, nicht chromaffinen Paragangliomzellen des Glomus caroticum, Bulbus venae jugulare, N. petrosus minor oder Plexus tympanicus ausgehen. Sie können zu Knochendestruktionen bis hin zu einer intrakraniellen Ausbreitung führen. Typischerweise besteht ein pulssynchrones Ohrgeräusch, verbunden mit einer Hörminderung bis Taubheit sowie vestibulären Störungen. Im weiteren Verlauf können Hirnnervenausfälle hinzutreten. Der Hinweis auf ein pulssynchrones Ohrgeräusch oder vestibuläre Störungen fehlt im geschilderten Fall.

H05

→ **Frage 2.17:** Lösung A

Zu **(A)**: Ein Choanalpolyp ist die Folge einer chronischen Sinusitis in ihrer serös-polypösen Form. Die polypöse Schleimhaut wächst dabei durch die jeweiligen Nebenhöhlenostien in die Nasenhaupthöhle ein (Polyposis nasi). Große gestielte Polypen können sich bis in den Nasenrachen entwickeln. Dabei ist der häufigste Ursprungsort der Sinus maxillaris (Kieferhöhle). Die unmittelbare Nachbarschaft zu den Choanae hat zur Namensgebung geführt.

H05

→ **Frage 2.18:** Lösung A

Die Abbildung zeigt den rechten Sinus maxillaris und Sinus frontalis unauffällig mit normaler Röntgentransparenz, der linke Sinus maxillaris ist „verschattet" (im Röntgenbild also „heller", „dichter"). Das heißt, dass eine Schleimhautschwellung oder vollständige Sekretfüllung des linken Sinus maxillaris vorliegt. Meiner Meinung nach ist auch der linke Sinus frontalis wandständig verschattet, was für eine Mitbeteiligung dieses Sinus spricht. Eine „Pansinusitis", d.h. eine Entzündung aller Nasennebenhöhlen, liegt jedoch nicht vor.
Zu **(D)** und **(E)**: Die Lage der Verschattung und die Beschwerden der Patientin sind untypisch für Meningeome.

H05

→ **Frage 2.19:** Lösung D

Die **Bellocq-Tamponade** ist eine hintere Nasentamponade bei **Epistaxis** mit Blutungsquelle in den hinteren Nasenabschnitten.

H06

→ **Frage 2.20:** Lösung A

Zu **(A)**: Bei einer Patientin im 50. Lebensjahr mit einseitig behinderter Nasenatmung und schleimiger, nicht fötider Rhinorrhoe kommen verschiedene Differentialdiagnosen in Frage. Die beschriebene CT-Aufnahme mit einseitigen Verschattungen in den Ethmoidalzellen, der Stirnhöhle und Keilbeinhöhle, randständiger Verschattung der gleichseitigen Kieferhöhle und verlegter Nasenhaupthöhle legt ein **invertiertes Papillom** als Ursache der Erkrankung nahe, zumal bereits über rezidivierende operative „Polypen"-Entfernungen berichtet wurde. Das invertierte Papillom ist durch eine ausgesprochen **hohe Rezidivneigung** gekennzeichnet und tritt **typischerweise streng einseitig** auf. Da es sich um eine primär gutartige Neoplasie handelt, die jedoch maligne entarten kann, sind keine Lymphknotenschwellungen nachweisbar.
Zu **(B)**: **Kraniopharyngeome** treten im Alter zwischen 10 und 20 Jahren auf und befinden sich in der Region der Sella bzw. darunter. Streng einseitige NNH-Verschattungen sind somit nicht zu erwarten.
Zu **(C)**: **Mukozelen der Stirnhöhle** entstehen posttraumatisch oder postoperativ in der Stirnhöhle. Eine Mukozele entspricht einem abgeschotteten, von eingedicktem Schleim ausgefüllten und von Schleimhaut ausgekleideten Kompartiment. Sie ist auf eine Nebenhöhle beschränkt, kann sich jedoch durch Größenzunahme und Ausdünnung der Stirnhöhlenwände in die angrenzenden Strukturen vorwölben. Eine nahezu komplette Verschattung aller Nebenhöhlen einer Seite tritt dabei nicht auf. Es besteht in der Regel keine Rhinorrhoe. Nach kompletter Entfernung sind Rezidive nicht wahrscheinlich.
Zu **(D)**: Bei einer **odontogenen Sinusitis** ist lediglich die Kieferhöhle der betroffenen Seite verschattet und es treten Schmerzen sowie schleimig-eitrige Rhinorrhoe auf.
Zu **(E)**: Ein **Fremdkörper** als Ursache der beschriebenen Beschwerden tritt im Regelfall bei Kindern auf. Typisch ist die fötide einseitige Rhinorrhoe. Nach einmaliger Entfernung sind Rezidiveingriffe nicht notwendig, sofern kein neuer Fremdkörper eingebracht wird.

H04

→ **Frage 2.21:** Lösung C

Die Abbildung stellt ein recht ausgedehntes, **kongenitales Larynxdiaphragma auf Glottisebene** dar. Da die Glottisebene betroffen ist, kommt es zur **eingeschränkten Stimmproduktion** („tonlose Stimme") und zur **Einengung des oberen Luftweges** bei Anstrengung (inspiratorischer Stridor).
Kongenitale Larynxdiaphragmata stellen die zweithäufigste Entwicklungsstörung im Larynx dar. **Meist** sind die Diaphragmata **zwischen den Stimmlippen in unterschiedlicher Stärke** von einem sehr zarten Segel bis zur massiven bindegewebigen Verwachsung **lokalisiert.** Der Großteil persistiert zwischen den Stimmlippen. Sie beginnen an der vorderen Kommissur (deshalb (B) falsch) und dehnen sich in unterschiedlichem Ausmaß nach dorsal aus. Der hintere Bereich von den medialen Stellknorpelflächen bis zur Hinterwand bleibt in der Regel frei.
Das Larynxlumen entwickelt sich aus 3 verschiedenen Zonen: dem dreieckigen Blindsack mit Lamina epithelialis am Vorderdarm zwischen dem Epiglottiswulst und den Arytaenoidwülsten, dem aus der Laryngotrachealrinne entstehenden infraglottischen Bereich und der primär pulmonalen Anlage unterhalb davon. Alle Lumina vereinigen sich schließlich. Der Übergang der Lumina entspricht dem späteren supraglottischen, glottisch-subglottischen bzw. dem subglottisch-trachealen Grenzbereich. Störungen dieser Entwicklungen können

Fehlbildungen nach sich ziehen, zu denen das kongenitale Larynxdiaphragma, Larynxstenosen, Larynxatresien, kongenitale Laryngozelen und Larynxzysten zählen.
Zu **(D)** und **(E)**: Die Segel- bzw. die Diaphragmabildung ist auf **Glottisebene lokalisiert** und **nicht** im Bereich der **Taschenfalte** und ebenso **nicht** im Bereich der **Subglottis.**
Zu **(A)**: Mit „Folgezustand" nach Papillomatose der Stimmbänder ist vermutlich ein „postoperativer Folgezustand" gemeint. **In seltenen Fällen** kommt es nach operativer Behandlung von Larynxpapillomen zu einer **narbigen Synechie.** Diese liegt jedoch **meist im Bereich der vorderen Kommissur** und umfasst nicht den gesamten membranösen Stimmlippenanteil.

H96

→ **Frage 2.22:** Lösung A

Zu **(A)**: Eine Blow-out-Fraktur ist eine Fraktur des Orbitabodens mit Absinken von Orbitainhalt in das Kieferhöhlenlumen infolge stumpfer Gewalteinwirkung in axialer Richtung gegen den Bulbus oculi (Roheitsdelikte, Sport- und Verkehrsunfälle), gelegentlich mit Fraktur des Jochbeins oder des Infraorbitalrandes (Canalis n. infraorbitalis) kombiniert. Die Symptomatik setzt sich aus einer klassischen Trias zusammen (Enophthalmus, Doppelbildsehen, Sensibilitätsstörungen N. V_2), zu Beginn fehlt jedoch häufig jegliche Symptomatik.
Zu **(B)**: Die exponierte Lage des Jochbeins und Jochbogens erklärt die nicht geringe Verletzungshäufigkeit mit 30–35% aller Mittelgesichtsfrakturen.
Zu **(C)**: Frakturen des Mittelgesichtes können je nach Ort, Richtung und Aufprallfläche von Gewalteinwirkungen sehr verschiedene Frakturlinienverläufe aufweisen. Die von LeFort gefundene Systematik der Frakturverläufe bei Absprengungsfrakturen zwischen Mittelgesicht und Schädelbasis hat im Prinzip auch heute noch Gültigkeit, wird jedoch nach topographischen Gesichtspunkten ergänzt (vgl. *Berghaus, Rettinger und Böhme (1996)).*
Dementsprechend werden zentrale, laterale und zentro-laterale Frakturtypen unterschieden. Für die Alveolarfortsatzfraktur, die LeFort I- und die LeFort II-Fraktur gilt als Definition, dass verschieden große Anteile des Zahn tragenden Oberkiefers abgesprengt werden, bei der LeFort III-Fraktur handelt es sich um eine komplette Absprengung des Mittelgesichtes von und mit möglicher Beteiligung der vorderen Schädelbasis.
Zu **(D)**: Die Impressionsfraktur der Stirnhöhlenvorderwand kommt isoliert gelegentlich bei sehr kleinflächiger Gewalteinwirkung eher selten vor. Sie ist aber im Rahmen der so genannten Nasenpyramidenkomplexfraktur (starke zentrale Gewalteinwirkung von vorne mit Einstauchung der gesamten Pyramide, mit Beteiligung der Stirnhöhle, der Siebbeinzellen, der Frontobasis und der Orbita) häufiger festzustellen.
Zu **(E)**: Als Folge einer Mukozele kann es in der betroffenen Nebenhöhle zu einer Erweiterung derselben und zu einer Ausdünnung/Verschmälerung der umgebenden, knöchernen Begrenzung kommen. Unter Umständen kann dann, auch bei einem nicht adäquaten Trauma, diese möglicherweise sehr dünne knöcherne Wand frakturieren.
Eine Fraktur der Kieferhöhlenvorderwand nennt man aber nicht Blow-out-Fraktur, sondern unter diesem Begriff versteht man eine klar definierte Fraktur der Orbita.

→ **Frage 2.23:** Lösung B

Bei **frontobasalen Frakturen** kann es durch Zerreißen der Dura zu einer Rhinoliquorrhoe kommen, die weiterbesteht, wenn Knochensplitter oder Hirnmasse den Spontanverschluss des Defektes verhindern. Die Therapie besteht in der chirurgischen Exploration und Deckung des Duradefekts. Aber eine Rhinoliquorrhoe ist auch bei Felsenbeinquerbruch möglich (Abfluss des Liquors über die Tube).

H90

→ **Frage 2.24:** Lösung D

Zu **(A)** und **(B)**: Der Ausfall des Gleichgewichts- bzw. Hörorgans auf der betroffenen Seite ist nur selten reversibel.
Zu **(C)**: Die sofort nach dem Trauma auftretende **Fazialisparese** (**Sofortparese** des N. facialis) spricht für eine Zerreißung oder Knocheneinspießung in den Gesichtsnerven. Sie hat damit eine schlechte Prognose hinsichtlich der spontanen Reversibilität und sollte chirurgisch versorgt werden (Nervennaht, Nerveninterposition). Die mit einer Verzögerung von vielen Stunden oder gar Tagen auftretende periphere Fazialisparese bei otobasalen Frakturen ist dagegen häufiger durch ein perineurales Ödem bzw. Hämatom hervorgerufen **(Spätparese).** Diese Lähmungen können sich mit dem Schwinden der umgebenden Schwellung spontan zurückbilden, müssen aber auch operativ versorgt werden, wenn sich keine Besserungstendenz zeigt.

→ **Frage 2.25:** Lösung B

Zu **(B)**: Die LeFort-I-Fraktur ist eine tiefe maxilläre Querfraktur. Dabei wird der obere Alveolarkamm abgesprengt.
LeFort-Frakturen beziehen in der Regel beide Gesichtshälften mit ein. Immer sind dabei wenigstens die Kieferhöhlen frakturiert, oft auch weitere Nasennebenhöhlen (Diagnostik: Rö.-NNH oder NNH-CT) und zum Teil die vordere Schädelbasis (Hinweis: **Liquorrhö**).
Zu **(A)**: Dieser Frakturtyp wird selten isoliert beobachtet, kommt aber zum Beispiel als Teilfraktur-

linie bei einer LeFort-II-Fraktur vor (Abriß des Oberkiefers unter Frakturbeteiligung der Nasenbeine, der Stirnfortsätze der Maxilla, des medialen Orbitabodens und der Sutura zygomaticomaxillaris).
Zu **(C)** und **(D)**: Jochbogen- und isolierte Nasengerüstfrakturen sind laterale bzw. zentrale Mittelgesichtsfrakturen.
Zu **(E)**: Bei lateralen Mittelgesichtsfrakturen handelt es sich in der Regel um kombinierte Brüche, die sowohl das dreiarmige Jochbein und den Jochbogen, den Orbitarand und den Orbitaboden betreffen. Sehr oft ist die Kieferhöhle in Mitleidenschaft gezogen.

H04
→ **Frage 2.26:** Lösung D

Bei direkter Gewalteinwirkung auf die Orbita kann eine Fraktur des Orbitabodens resultieren (auch **Blow-out-Fraktur** genannt), bei welcher oft Orbitainhalt (z.B. orbitales Fettgewebe, Augenmuskeln) in die Kieferhöhle prolabiert. Der Prolaps von Orbitainhalt führt häufig zur Funktionsbeeinträchtigung bzw. Einklemmung der kaudalen Augenmuskeln (meist M. rectus inferior), was Doppelbilder beim Blick nach oben zur Folge hat, und nahezu regelhaft zu einem Enophthalmus. Weiterhin sind oft ein Monokelhämatom und Sensibilitätsstörungen im Versorgungsbereich des N. infraorbitalis nachweisbar.
Zu **(D)** und **(E)**: Nur durch die **operative Rekonstruktion** des frakturierten Orbitabodens einschließlich der Reposition des prolabierten Orbitainhaltes kann die reguläre Augenmotilität und damit Sehfähigkeit wieder hergestellt und ein kosmetisches Defizit vermieden werden. Der Orbitaboden kann dabei von außen über einen transkonjunktivalen, subziliaren oder transmaxillären (durch die Kieferhöhle) Zugang erreicht werden. Ein Vorgehen **transnasal** über den oberen Nasengang ist **nicht möglich**, da aus anatomischen Gründen der Orbitaboden hierüber nicht erreicht werden kann.
Zu **(A)**: Eine **Visusprüfung** ist erforderlich, um Seheinschränkungen zu erkennen und damit ggf. zusätzliche Schäden des Auges auszuschließen. Da jedoch durch den Enophthalmus und die Doppelbilder visusunabhängige Einschränkungen bestehen, ist auch bei normalen Visuswerten das operative therapeutische Vorgehen notwendig.
Zu **(B)** und **(C)**: Eine **Reposition des Bulbus oculi durch Unter- oder Überdruck** ist **nicht sinnvoll**, da zum einen die Ursache des Enophthalmus nicht beseitigt wird und der Bulbus in jedem Fall wieder in seine eingesunkene Ausgangsposition zurückfällt. Weiterhin kann ein Unterdruck Schäden am Bulbus (Ödem, Einblutung, Zerrung des Sehnerven etc.) auslösen und ist daher als obsolet zu betrachten. Ebenso ist die Ausübung eines **Valsalva-Manövers** zu vermeiden, da hierbei zusätzliche Komplikationen durch das Einpressen von Luft und/oder Infektionserregern aus der Nase in das Wundgebiet und damit die Provokation eines Emphysems oder einer Orbitalphlegmone möglich sind.

H98
→ **Frage 2.27:** Lösung C

Bei einer zentrolateralen Mittelgesichtsfraktur vom Typ LeFort III kommt es zur Absprengung des Mittelgesichtes von und mit möglicher Beteiligung der vorderen Schädelbasis. Bei massiver Gewalteinwirkung (meist Verkehrsunfälle) wird bei einem Frakturlinienverlauf durch das **Siebbein**, die **Orbita** und die **Nasenwurzel** das Mittelgesicht unter Einschluss der Jochbeine abgesprengt. Die Frakturlinien können in die Stirnhöhlenhinterwand und knöcherne Schädelbasis ausstrahlen.
Zu **(A)**: Ist bei einer Fraktur nur der Processus alveolaris betroffen, spricht man von einer Alveolarfortsatzfraktur.
Zu **(B)**: Die Kieferhöhlen bzw. der Oberkiefer sind vornehmlich bei der LeFort I und II-Fraktur betroffen oder bei lateralen Mittelgesichtsbrüchen.
Zu **(D)**: Die Stirnhöhle ist meist bei den frontobasalen Frakturen (Einteilung nach Escher) betroffen.
Zu **(E)**: Das Mastoid ist vornehmlich bei Felsenbeinfrakturen (laterobasalen Schädelbasisfrakturen) betroffen.

H00
→ **Frage 2.28:** Lösung A

Zu **(A)** und **(B)**: Das Septumhämatom entwickelt sich meist nach einem stumpfen Nasentrauma oder einem operativen Eingriff **zwischen Perichondrium und Knorpel** und kann je nach Gewalteinwirkung ein- und beidseitig auftreten.
Zu **(C)**: Der gefäßlose Knorpel wird über Diffusion der Nährstoffe aus dem Perichondrium versorgt. Ein unbehandeltes Septumhämatom führt durch Abhebung des Knorpels vom Perichondrium zur Ernährungsstörung des Knorpels und letztlich zur Knorpelnekrose, eine spontane Resorptionstendenz kann nicht beobachtet werden. Dagegen ist ohne suffiziente Therapie, d.h. **operative Ausräumung** des Hämatoms innerhalb der ersten 24 Stunden mit systemischer Antibiotikagabe, häufig die Entwicklung eines Septumabszesses durch Infizierung des Hämatoms zu beobachten. In diesen Fällen kommt es innerhalb kürzester Zeit zur Zerstörung des knorpligen Nasengerüstes und damit zu bleibenden Deformitäten (Sattelnase) und Funktionsstörungen der Nase.
Zu **(D)** und **(E)**: Das Nasenseptum besteht aus einem vorderen knorpligen und einem hinteren knöchernen Abschnitt. Zwischen Perichondrium und Knorpel besteht eine relativ lockere Verbindung, sodass durch Gewalteinwirkungen auf die Nase leicht eine Abscherung des verformbaren Knorpels

vom Perichondrium und nachfolgend eine Einblutung erfolgen kann. Das Periost des knöchernen Septumabschnittes, der auch durch den knöchernen Gesichtsschädel besser geschützt liegt, sitzt fester auf dem Knochen. Scherkräfte, die zu einem Abheben der Knochenhaut führen könnten, treten in diesem Bereich so gut wie nie auf. Der hintere knöcherne Septumbereich ist aus diesem Grund in der Regel nicht betroffen und das Hämatom bleibt auf den **vorderen knorpligen** Septumbereich beschränkt.

→ **Frage 2.29:** Lösung D

Zusätzlich antibiotikahaltige Salben. Im allgemeinen keine Inzision! Nicht ausdrücken! Evtl. Sprechverbot.
Zu **(5):** Ruhigstellung der Oberlippe, um eine Ausbreitung der Entzündung zu verhindern. Bei aufsteigender Infektion über eine Thrombophlebitis der V. angularis und V. ophthalmica Gefahr einer lebensgefährlichen Thrombose des Sinus cavernosus mit Meningitis.

→ **Frage 2.30:** Lösung C

Dagegen allergische **Rhinitis:** beidseitig, serös;
Ozaena: beidseitig, trocken, fötide (Stinknase);
Nasenmuschelhyperplasie: Nasenatmungsbehinderung, kein Eiter, häufiger beidseits, aber wechselseitig.

F99
→ **Frage 2.31:** Lösung D

Die Ozaena (Rhinitis atrophicans cum foetore) ist gekennzeichnet durch Schleimhautatrophie mit konsekutiver Trockenheit der Nase, mit zähem Sekret oder Krustenbildung. Eine sekundäre Keimbesiedlung und eitrige Entzündung (A) ist möglich, aber definiert nicht die Ozaena.
Zu **(B):** Bei vasomotorischer Rhinopathie wässrige Sekretion; Störung der Gefäßmotorik der Nasenmuscheln.
Zu **(E):** Synonym: Polyposis nasi et sinuum.

F00
→ **Frage 2.32:** Lösung A

Entzündungen des Siebbeins (**Sinusitis ethmoidalis**) können über die dünne Lamina papyracea auf die Orbita übergreifen. Solche **orbitalen Komplikationen** sind seltener durch eine Sinusitis frontalis und noch seltener durch eine Sinusitis maxillaris ausgelöst. Eine solche Komplikation erfordert die chirurgische Sanierung!
Zu **(B):** Eine der lebensbedrohlichen Komplikationen der eitrigen Mastoiditis ist der Kleinhirnabszess.
Zu **(C):** Die Anosmie kann durch eine Sinusitis ethmoidalis ausgelöst werden. Sie ist im Vergleich zu den orbitalen Komplikationen deutlich seltener.
Zu **(D):** Bei der Thrombophlebitis der V. jugularis interna handelt es sich um eine durch hämatogene Keimverschleppung hervorgerufene und lebensbedrohliche Komplikation bei abszedierender Halsentzündung oder eine absteigende, otogene Thrombophlebitis des Bulbus venae jugularis und Sinus sigmoideus.
Zu **(E):** Eine Mukozele (Schleimansammlung in einem zystischen Hohlraum) kann in der Folge einer Entzündung entstehen. Sie ist jedoch häufiger Folge von Abflussbehinderungen, Operationen und Unfällen im Bereich der Stirnhöhle und der Siebbeinzellen.

F98
→ **Frage 2.33:** Lösung A

Die **Sinus-cavernosus-Thrombose** ist auch heute noch eine lebensgefährliche Komplikation des Nasenfurunkels. Glücklicherweise ist sie durch die rechtzeitige, erregerspezifische Antibiotikatherapie (häufigste Erreger: Staphylokokken) selten geworden.
Zu **(B):** Gelegentlich ist bei einem ausgeprägten Befund des Nasenfurunkels auch eine Weichteilschwellung der Augenregion nachweisbar. Auch eine Phlegmone ist möglich (und häufiger), aber letztlich nicht so gefährlich wie (A). Typisch ist die Orbitalphlegmone jedoch als Komplikation einer Sinusitis.
Zu **(C)** und **(D):** Die Entzündung beim Nasenfurunkel (meist von den Haarbälgen des Vestibulum nasi oder der Oberlippe ausgehende Pyodermie) ist auf die **Haut** beschränkt. Die mit Schleimhaut ausgekleideten Nasennebenhöhlen und das schleimhautausgekleidete Naseninnere sind somit in aller Regel nicht in den Entzündungsprozess involviert. Bei massiver Entzündungsreaktion, eventuell in Kombination mit nasaler Obstruktion und Sekretverhalt durch Schwellungen sowie verschleppter Infektion und/oder verzögerter oder inadäquater Antibiotikatherapie können Eiterungen von umgebenden Strukturen vorkommen. Diese gelten jedoch als weniger gefährlich im Vergleich zur Sinus-cavernosus-Thrombose.
Zu **(E):** Eine Fazialislähmung kommt beim Nasenfurunkel nicht vor.

H98
→ **Frage 2.34:** Lösung A

Bei der relativ selten isoliert auftretenden **Sinusitis sphenoidalis** handelt es sich um eine akute oder chronische Entzündung der Keilbeinhöhlen. Leitsymptom ist wie bei den Sinusitiden in den anderen Nasennebenhöhlen der Kopfschmerz, der bei

Sinusitis sphenoidalis typischerweise in den Hinterkopf bzw. den Scheitelbereich projiziert wird.
Zu **(B)**: Die Protrusio bulbi ist bereits das klinische Zeichen einer sinugenen *Komplikation* (orbitale sinugene Komplikation). Meist geht diese Komplikation von einer Sinusitis frontalis oder Sinusitis ethmoidalis aus.
Zu **(C)** und **(D)**: Es kommt nicht zu einer Abnahme, sondern zu einer Schmerz**verstärkung** beim Bücken und Pressen infolge einer intrakraniellen Druckerhöhung.
Zu **(E)**: Typisch wäre eine Eiterstraße im **oberen** Nasengang und/oder auch an der Rachenhinterwand. Da das Keilbeinhöhlenostium sehr klein ist, sieht man in den meisten Fällen isolierter Sinusitis sphenoidalis gar keinen Eiter.

H86

→ **Frage 2.35:** Lösung D

Nach einer Nasenseptumoperation oder einem Nasentrauma durch Stoß oder Schlag kann es – auch wenn keine Frakturen des knöchernen Gerüstes nachweisbar sind – im weiteren Verlauf zu einer Einblutung zwischen Septumknorpel und Perichondrium kommen. Dieses **Septumhämatom** macht sich durch zunehmende Nasenatmungsbehinderung bemerkbar und wird durch Inzision, Absaugen des Blutes und Tamponade behandelt. Gelegentlich infiziert sich das Hämatom, wodurch ein äußerst schmerzhafter **Septumabszess** entsteht. Dann wird eine Rötung vor allem der Nasenspitze bei starker Berührungsempfindlichkeit und Fieber erkennbar. Die Therapie besteht in der Drainage der Abszesshöhle und systemischer Antibiotikagabe in hoher Dosierung. Ohne ausreichende Behandlung besteht die Gefahr der eitrigen Knorpelnekrose mit entstellenden Deformierungen der Nase (z. B. *Sattelnase*).

H92

→ **Frage 2.36:** Lösung D

Osteome finden sich bevorzugt im Stirnhöhlen- und Siebbeinbereich. Insgesamt sind gutartige Knochentumoren der Nase und der Nasennebenhöhlen selten.
Die Kopfschmerzen erklären sich durch eine auf das Osteom zurückzuführende Belüftungsstörung des betroffenen Sinus.
Zu **(A)**: Hier würde man eher an entzündliche oder maligne Erkrankungen denken. Ein Osteom ist aber ein gutartiger Tumor und metastasiert nicht in die Halslymphknoten.
Zu **(B)** und **(C)**: Hier handelt es sich um Symptome der Sinusitis, eines Fremdkörpers oder Malignoms, die durch ein Osteom nur ausnahmsweise bedingt sein können.

Differenzialdiagnose der Nasenatmungsbehinderung

- **ursächlich in der Nase selbst** (Follikulitis, Nasenfurunkel, Rhinosinusitis, Trauma, Fremdkörper – auch: Z. n. Nasentamponade; nasale Intubation bei Intensivpflegepatienten – begleitend bei Sluder-Neuralgie; schlaffe Nasenflügel, Naseneingangsverengung, Narbenbildung und Synechien posttraumatisch und postoperativ, Rhinitis sicca anterior, Septumdeviation, Muschelhyperplasie, chronische Rhinosinusitis, Medikamentennebenwirkungen, Nasenschleimhautveränderungen durch gewerbliche oder klimatische Einwirkungen, Mukoviszidose, blutender Septumpolyp, Wegener-Granulomatose, Rhinosklerom, Tumore, Choanalatresie, Fehlbildungen der äußeren und inneren Nase);
- **ursächlich durch Nasenrachenraumveränderungen** (Angina retronasalis, Retropharyngealabszess, adenoide Vegetationen, juveniles Nasenrachenfibrom und andere Tumore des Nasenrachens, bis in den Nasopharynx reichender Choanalpolyp);
- **Ursache außerhalb der Nase:** Z. n. Laryngektomie und Tracheotomie

Zu **(E)**: Nasenbluten hat sehr vielfältige Ursachen. Im Zusammenhang mit Geschwülsten der Nase und der Nasennebenhöhlen ist dabei eher an maligne Tumoren zu denken als an ein Osteom.

H95

→ **Frage 2.37:** Lösung A

Da Nasenbluten nicht immer harmlos ist, müssen zur Kreislaufüberwachung immer Blutdruck und Puls kontrolliert werden. Ein dabei evtl. als Ursache aufgedeckter erhöhter Blutdruck kann durch medikamentöse Behandlung gesenkt werden. Kalte Umschläge im Nacken führen über eine reflektorische Gefäßverengung zur Reduktion der zugeführten Blutmenge und tragen somit zur Blutstillung bei.
Zu **(1)**: Um einen vermehrten Blutandrang im Kopf-Hals-Gebiet zu vermeiden, sollte der Patient halbaufrecht sitzend mit Blick geradeaus positioniert werden. Gleichzeitig werden durch diese Haltung lokal blutstillende Therapiemaßnahmen durch den behandelnden HNO-Arzt erleichtert. Ferner wirkt die aufrechte Position dem unerwünschten Verschlucken des Blutes besser entgegen.
Zu **(3)**: Das konsequente **Zusammendrücken der Nasenflügel** über mindestens 10 Minuten führt bei einer Blutungsquelle im Bereich des Locus Kiesselbachi sehr oft zur suffizienten Blutstillung. Schleimhautschäden sind dadurch nicht zu erwarten.
Zu **(5)**: Eine fortlaufende Nasentamponade bei heftiger Epistaxis muss immer beidseitig gelegt werden, weil das knorpelige Septum dem Druck einer einseitigen Tamponade ausweicht, sodass keine ausreichende Kompression zustande kommt.

Die dadurch in der Tat behinderte Nasenatmung muss für die Dauer der Tamponade (ca. 2–3 Tage) im Verhältnis zum Verblutungsrisiko in Kauf genommen werden. Zur Vermeidung einer Infektion der paranasalen Sinus ist in der Regel eine Antibiotikaprophylaxe erforderlich.

H96

→ **Frage 2.38:** Lösung B

Zu **(B):** Bei der **Septumplastik** werden im Prinzip möglichst viele knorpelige und knöcherne Teile der Nasenscheidewand – nach der notwendigen Verlagerung und Umgestaltung – belassen bzw. reimplantiert. Das Vorgehen im Einzelnen ist von dem operativen Befund abhängig. Dieses moderne Prinzip (nach Cottle) hat das früher gebräuchliche Verfahren der Septumresektion (nach Killian) abgelöst, bei dem großzügig deviierte Septumanteile entfernt wurden (vgl. (A)).
Zu **(A):** Die endonasale Resektion der verkrümmten Knorpel und Knochen bei der so genannten submukösen Septumresektion nach Killian führt häufig zur Entstehung von Septumperforationen (= Defekten), weshalb man die Methode weitgehend verlassen hat.
Zu **(C):** Die laterale Osteotomie des knöchernen Nasenskeletts wird typischerweise bei einer *Rhinoplastik* zur Verschmälerung der Nase durchgeführt.
Zu **(D):** Der Tränennasenkanal verläuft in der seitlichen Nasenwand und mündet unter der unteren Muschel in das Naseninnere und wird somit bei der Septumchirurgie nicht berührt.
Zu **(E):** Eine alleinige Re-Frakturierung der verkrümmten Nasenscheidewand wird in aller Regel im Heilungsverlauf erneute Verkrümmungen und Verbiegungen hervorrufen und ist deshalb eine ungeeignete Technik, selbst bei frakturbedingten Septumdeviationen.

Fallstudie 1

→ **Frage 2.39 F1:** Lösung D

Zu **(D):** Eine komplette Ertaubung hingegen ist typisch für eine Pyramidenquerfraktur (syn. Felsenbeinquerfraktur) mit vorwiegender Innenohrbeteiligung bzw. Labyrinthausfall.
Zu **(A)**, **(B)**, **(C)** und **(E):** Bei der Pyramidenlängsfraktur (syn. Felsenbeinlängsfraktur) verläuft die Bruchlinie längs der Pyramidenachse mit vorwiegender Mittelohrbeteiligung. Daher finden sich typischerweise eine Schallleitungsstörung und eine Blutung oder Liquorrhoe aus dem äußeren Gehörgang durch einen Riss des Trommelfells; eine Fazialisparese wird in ca. 20% der Fälle beobachtet.

→ **Frage 2.40 F1:** Lösung A

Felsenbeinlängsbruch: Blutung oder Liquorrhoe aus dem äußeren Gehörgang durch Riss des Trommelfells. Schallleitungsstörung. Fazialisparese möglich. Diagnose röntgenologisch durch Aufnahmen nach Schüller (und Mayer).
Felsenbeinquerbruch: Trommelfell intakt, Hämatotympanon. Über die Tube Blutung oder Liquorrhoe in den Nasenrachenraum, evtl. aus der Nase. Labyrinthausfall (Taubheit und Ausfall des Vestibularorgans mit Schwindel, Erbrechen, Übelkeit). Fazialisparese häufiger als beim Längsbruch. In der Röntgenaufnahme nach Stenvers sichtbar.
(B), (C) und (E) stehen nicht im Zusammenhang mit Felsenbeinfrakturen.

→ **Frage 2.41 F1:** Lösung B

Die Röntgenaufnahme nach **Schüller** ist eine Darstellung von Warzenfortsatz, Antrum mastoideum, Sinus sigmoideus, äußerem und innerem Gehörgang (übereinander projiziert) und Kiefergelenk. Die Aufnahme ist indiziert bei Mastoiditis, Cholesteatom (Knocheneinschmelzung? Defekt? Pneumatisation?) und bei Felsenbeinlängsfraktur.
Die zweite häufig durchgeführte Röntgenaufnahme ist die Einstellung nach **Stenvers**. Sie dient der Darstellung von innerem Gehörgang, horizontalem und oberem Bogengang und Pyramidenspitze. Indiziert ist sie zur Beurteilung der Pyramidenoberkante und der Weite des inneren Gehörgangs (bei Akustikusneurinom erweitert) sowie bei Verdacht auf Destruktion oder Arrosion des Labyrinths z.B. bei Cholesteatom; bei Felsenbeinquerfraktur.

→ **Frage 2.42 F1:** Lösung C

Bei Felsenbeinfrakturen schließt sich der schlitzförmige Duradefekt häufig selbst. Geschieht dies nicht (persistierende Liquorrhoe), so muss auch hierbei eine operative Exploration mit Duraplastik erfolgen.

→ **Frage 2.43 F1:** Lösung C

Der N. facialis verlässt die Basis cranii durch das Foramen stylomastoideum, welches zwischen Processus mastoideus und Processus stylohyoideus liegt.

→ **Frage 2.44 F1:** Lösung D

Zu **(D):** **Otoakustische Emissionen** (OAE) sind Schalle, die innerhalb der Cochlea durch funktionsfähige äußere Haarzellen erzeugt werden. Sie sind Ausdruck einer aktiven Innenohrfunktion und werden unabhängig vom N. facialis produziert. Da der N. facialis im inneren Gehörgang (meatale und labyrinthäre Verlaufsstrecke) zusammen mit dem N. vestibulocochlearis verläuft und im Bereich der

tympanalen Verlaufsstrecke eine enge Lagebeziehung zum Mittelohr aufweist, können verschiedene Fazialisparesenursachen (z.B. Entzündungen, Traumen, Tumore im Mittel- und Innenohr, inneren Gehörgang) auch zu einem Hörschaden führen und dann ein pathologisches Messergebnis der OAE hervorrufen. Zur Abklärung der Parese trägt die Untersuchung jedoch nicht bei.
Zu **(A)**, **(B)**, **(C)** und **(E)**: Sinnvoll bei der Fazialisdiagnostik sind der **Schirmer-Test** (A) zur Prüfung der Tränensekretion als Funktion des N. petrosus major, die **Stapediusreflexmessung** (C) zur Überprüfung des N. stapedius und die **Geschmackstestung** (Gustometrie (E)) zur Erfassung von Funktionsstörungen der Chorda tympani, welche Geschmacksfasern von den vorderen zwei Dritteln der Zunge zum N. facialis führt. Diese Untersuchungen können einen Hinweis auf den Ort der Schädigung geben. Durch die **Elektromyographie** (B) erhält man eine Aussage zum Schweregrad und Verlauf der Parese.

→ **Frage 2.45 F1:** Lösung B

Zu **(B)**: Die traumatische Sofortparese des N. facialis nach einem Schädeltrauma (typischerweise Felsenbeinquer- oder Längsbrüche) erfordert eine operative Freilegung des Nervenverlaufes mit ggf. Entfernung von Knochensplittern, Nervenscheidenschlitzung bei Hämatomen und Nervennaht ggf. mit Interponat bei Durchtrennungen.
Zu **(A)** und **(E)**: Bei Felsenbeinfrakturen kommt es zur Einblutung in die Mittelohrräume, was bei intaktem Trommelfell als Hämatotympanon imponiert. Bei zusätzlicher Trommelfelleinreißung und Einstrahlung der Frakturlinie in den äußeren Gehörgang kommt es hingegen zur blutigen Otorrhoe. Beides stellt keine OP-Indikation dar. Nur selten kommt es zu massiven Blutungen über den Gehörgang, z.B. bei Verletzungen des Sinus sigmoideus, die eine operative Versorgung erfordern. Gelegentlich muss allerdings eine bleibende Trommelfellperforation im Intervall operativ versorgt werden.
Zu **(C)** und **(D)**: Translabyrinthäre Felsenbeinfrakturen können zu einem sofortigen irreversiblen Ausfall des Labyrinthes mit Taubheit, Drehschwindel und Erbrechen führen. Eine operative Therapiemöglichkeit ist nicht gegeben.
Als Sonderfall ist die traumatisch bedingte, aber auch spontan auftretende Labyrinthfistel mit Perilymphfluss auf dem Boden einer Ruptur der Rundfenstermembran anzusehen. Bei der dadurch bedingten, akut auftretenden einseitigen hochgradigen Schwerhörigkeit oder Taubheit wird eine Tympanoskopie empfohlen und ggf. eine Abdeckung der Innenohröffnung mit Bindegewebe durchgeführt.

→ **Frage 2.46 F1:** Lösung B

Im Einzelfall muss insbesondere berücksichtigt werden, inwieweit die Funktion des Auges bzw. der Lidschluss beeinträchtigt ist.

Otobasale (latero-basale) Frakturen, Felsenbeinbrüche

Felsenbeinlängsfraktur (syn. Pyramidenlängsbruch):
Fraktur in Längsrichtung zur Pyramidenachse (nicht etwa zur Körperachse). Vorwiegend **Mittelohr**beteiligung: Blutung oder Liquorrhoe aus dem äußeren Gehörgang durch Riss des Trommelfells. Stufe im äußeren Gehörgang, **Schallleitungsstörung**. Fazialisparese möglich, häufiger Spätparesen. Diagnose röntgenologisch durch Aufnahmen nach **Schüller** (und Mayer) oder **Tomographie (CT)**.
Felsenbeinquerfraktur (syn. Pyramidenquerbruch):
Vorwiegend **Innenohr**beteiligung (nur selten reversibel), Trommelfell intakt, gelegentlich Hämatotympanon. Über die Tube Blutung oder **Liquorrhoe** in den Nasenrachenraum, eventuell aus der Nase (**Rhinoliquorrhoe**). **Labyrinthausfall:** Taubheit und Ausfall des Vestibularorgans mit Schwindel, Erbrechen, Übelkeit, Nystagmus zum gesunden Ohr. **Fazialisparese** (ca. 50% der Fälle) viel häufiger als beim Längsbruch, wobei Sofortparesen (Zerreißung, Knocheneinspießung) von Spätparesen (nach vielen Stunden oder Tagen, bedingt durch Ödem oder Hämatombildung) unterschieden werden. Röntgendiagnostik: mit der Aufnahme nach **Stenvers** oder der **Tomographie (CT)**.
Bei beiden Frakturtypen häufig **Durariss** mit Liquorrhoe, Gefahr der aufsteigenden Meningitis. In solchen Fällen kann neben der hohen antibiotischen Abdeckung die chirurgische Intervention (Mastoidektomie) indiziert sein, ebenso bei Persistieren der Liquorrhoe (Duraplastik) sowie bei Fazialisparese (bevorzugt bei Sofortparesen, ggf. auch bei fehlender Besserungstendenz im Zusammenhang mit Spätparesen) zur Dekompression bzw. Naht des Nerven.

Fallstudie 2

→ **Frage 2.47 F2:** Lösung D

Zu **(D)**: **Lidemphysem:** Aufblähung der Augenlider durch subkutan eingedrungene Luft. Bei Palpation deutlich spürbares Knistern. Das Lidemphysem ist häufig der einzige Hinweis auf eine (meist harm-

lose) Siebbeinfraktur, die auch im Röntgenbild nicht immer nachweisbar ist.
Zu **(A)**: Endokrine **Ophthalmopathie:** Protrusio bulbi, die bei Morbus Basedow vorkommt.
Zu **(B)**: Gasbildende Erreger können zwar ebenfalls Lidemphyseme hervorrufen. Dies ist aber nicht die „häufigste" Ursache, sondern sehr selten.

→ **Frage 2.48 F2:** Lösung A

Zu **(A)**: Der N. infraorbitalis ist durch seinen Verlauf (aus dem N. maxillaris (V_2) durch die Fossa orbitalis inferior verlaufend, dann im Sulcus und Canalis infraorbitalis ziehend und durch das Foramen infraorbitale austretend) im Mittelgesicht besonders gefährdet und deshalb am häufigsten geschädigt.
Zu **(B)**: Der N. facialis ist vorwiegend bei Felsenbeinfrakturen mitbetroffen (bei Felsenbeinlängsfrakturen ist in ca. 20%, bei Felsenbeinquerfrakturen in ca. 40–50% eine Fazialisschädigung anzutreffen).
Zu **(C)**, **(D)** und **(E)**: Der N. opticus, N. lingualis und der N. glossopharyngeus werden aufgrund ihres anatomischen Verlaufes nur selten im Rahmen einer Mittelgesichtsfraktur verletzt.

→ **Frage 2.49 F2:** Lösung C

Zu den reinen **Olfaktorius-Reizstoffen** zählen reine Geruchsstoffe wie Kaffee (E), Vanille (B), Wachs (D), Zimt (A) sowie Lavendel oder Terpentinöl. **Salmiak** (C) zählt zu den Trigeminus-Reizstoffen neben Menthol, Formalin und Essigsäure. Bei einem Ausfall des Riechvermögens werden weiterhin noch die Trigeminus-Reizstoffe sowie Reizstoffe mit einer Geschmackskomponenten (Glossopharyngeus-Reizstoffe) wahrgenommen. Die Untersuchung zur Geruchsprüfung erfolgt für jedes Nasenloch einzeln. Die Rezeptoren der Riechschleimhaut befinden sich in Teilen der Nasenschleimhaut, der Nasenscheidewand und den oberen Muscheln.

→ **Frage 2.50 F2:** Lösung E

Zu **(E)**: Typische Frakturverläufe der Frontobasis (vordere Schädelbasis und benachbarte Nasennebenhöhlen) werden nach Escher I–IV klassifiziert. Sie entstehen nach Gewalteinwirkung auf die oberen Nasennebenhöhlen oder das obere Stirnbein.
Escher Typ I (ausgedehnte Frontobasisfraktur, „hohe Fraktur"): Komplexe, frontale Zertrümmerung mit oft multiplen oder sternförmigen Frakturlinien, die von der Kalotte in die Stirnhöhlenhinterwand einstrahlen.
Escher Typ II (lokalisierte Frontobasisfraktur): Meist feine Mikrofraktur. Die Frakturen sind im Bereich der Riechplatte („mittlere Fraktur") oder am Siebbein- und Keilbeinhöhlendach („tiefe Fraktur") lokalisiert.
Escher Typ III (Frontobasisfraktur mit Gesichtsschädelabriss): Hierbei ist der Gesichtsschädel im Rahmen einer Le-Fort-II- oder Le-Fort-III-Fraktur betroffen und gegen die Basis imprimiert. Die Kalotte bleibt intakt.
Escher Typ IV (Frontoorbitale Frontobasisfraktur): Ausgehend von lateralen Basisanteilen strahlt die Frakturlinie in das Orbitadach ein. Eine unter Umständen damit einhergehende Duralücke oder auch ein Hirnprolaps sind nicht selten durch Orbitainhalt verlegt, jedoch nicht stabil abgedichtet und auch nicht gegen aufsteigende Infektionen geschützt. Da im Frühstadium orbitale Symptome im Vordergrund stehen, werden diese Basisverletzungen sehr leicht verkannt.
Zu **(A)**: Nach Kazanjian und Converse 1974 werden 7 Typen von Nasenbein- bzw. Septumfrakturen angegeben.
Zu **(B)** und **(D)**: Oberkieferquerfrakturen werden zumeist in der Le-Fort-Klassifikation als Le-Fort-I-Fraktur bezeichnet (tiefe, zentrale Mittelgesichtsfraktur). Oberkiefersagittalfrakturen (Längsfrakturen) treten gelegentlich im Rahmen von Le-Fort-Frakturen in Form einer zusätzlichen Sprengung beider Oberkiefer auf. Die Frakturlinie verläuft dabei seitlich unweit der Rhaphe palatina. Häufig bricht dann das knöcherne Nasenseptum, und der knorpelige Nasenscheidewandanteil wird aus der maxillären Verankerung gerissen.
Alle genannten Frakturen des Mittelgesichts können einseitig und kombiniert auftreten.
Zu **(C)**: Die lateralen Mittelgesichtsfrakturen werden klassifiziert (nach Spiessl und Schroll 1972, Becker und Austermann 1981) in

1. isolierte Jochbogenfrakturen,
2. nicht dislozierte Jochbeinfrakturen,
3. dislozierte Jochbeinfrakturen ohne Diastase am lateralen Orbitarand (mit Median- und Lateralrotation),
4. dislozierte Jochbeinfrakturen mit Diastase am lateralen Orbitarand (mit Median- und Lateralrotation, oder dorsokaudaler Abscherung),
5. Jochbeintrümmerfrakturen und
6. Frakturen 2 bis 5 mit Einbruch des Orbitabodens.

Die exponierte Lage des Jochbeins erklärt die nicht geringe Verletzungshäufigkeit mit 30 bis 35% aller Mittelgesichtsfrakturen.

→ **Frage 2.51 F2:** Lösung A

Da sich Liquor von klarem Nasensekret schlecht unterscheidet, kann der objektive Nachweis einer Rhinoliquorrhoe schwierig sein. In der Liquorszintigraphie erkennt man den Flüssigkeitsaustritt in der Nase. Als weiterhin geeignet gilt der Nachweis von α_2-Transferrin. Außerdem kann der Nachweis des Zuckergehaltes der aus der Nase tretenden Flüssigkeit diagnostisch hilfreich sein („Glukostix").

→ **Frage 2.52 F2:** Lösung C

Bei frontobasalen Schädelbrüchen handelt es sich um Verletzungen der vorderen Schädelbasis (Rhinobasis) und der benachbarten Nasennebenhöhlen. Bei primärer Gewalteinwirkung auf die oberen Nebenhöhlen kommt es dabei meistens zu Biegungs- und Impressionsfrakturen. Bei primärer Gewalteinwirkung auf das obere Stirnbein finden sich sekundär im Bereich der Nasennebenhöhlen (über Bruchspalten fortgesetzt) oft Berstungsbrüche. Für die Frakturen gibt es typische Verläufe, die nach Escher I–IV klassifiziert werden. Da es sich beim Siebbeinzellsystem im Verhältnis zur Keilbeinhöhlenbasis, zum Keilbeinhöhlendach und zur Stirnhöhlenhinterwand um einen dünnwandigen Knochen handelt und im Bereich der Lamina cribrosa eine bereits präformierte Verbindung ins Endokranium besteht und hier der Knochen weniger kompakt ist, ist überwiegend in diesen Regionen mit Frakturverläufen inklusive Duraverletzung zu rechnen.

→ **Frage 2.53 F2:** Lösung D

Endokranielle Komplikationen bei frontobasaler Fraktur sind endokranieller Fremdkörper, Pneumatozephalus. Meningitis, Liquorrhoe und Hirnabszess. In diesen Fällen ist eine operative Freilegung der Schädelbasis und der Nebenhöhlen zum frühestmöglichen Zeitpunkt zur Sanierung notwendig.

→ **Frage 2.54 F2:** Lösung B

Verletzungen der Zähne, insbesondere der oberen Frontzähne, zählen zu den häufigsten Verletzungen im Kiefer-Gesichtsbereich. Formal unterscheidet man Zahnfrakturen (Kronen- und/oder Wurzelfrakturen) und Verletzungen der Wurzelhaut (Kontusion, Subluxation oder Luxation). Beide Formen können auch kombiniert vorkommen.
Die in der Anamnese angegebene Verletzung ist mit dem Begriff „ausgeschlagener Zahn" leider etwas unpräzise. Wahrscheinlich ist aber eine totale Luxation gemeint, d. h. der Zahn ist als ganzes aus seiner Alveole herausgebrochen. Wichtig ist weiterhin, dass es sich um einen jugendlichen Patienten handelt.
Zu **(B)**: Wenn ein Zahn komplett ausgeschlagen ist, kann eine Versorgung nicht mehr mit einem Stiftzahn erfolgen. Die künstliche Krone des Stiftzahnes wird nämlich über einem Stift im Wurzelkanal verankert. Lösung (B) ist also falsch.
Alle anderen Lösungsmöglichkeiten sind korrekt.
Zu **(A)**: Ein vollständig ausgeschlagener Zahn kann replantiert werden, wenn seine Alveole noch intakt ist. Er sollte nach dem Trauma feucht aufbewahrt werden. Entscheidend ist der Zeitfaktor: Wird der Zahn innerhalb von 40 Minuten replantiert, sind die Erfolgsaussichten günstig. Liegen mehr als 2 Stunden zwischen Trauma und Replantation, besteht kaum noch eine Chance auf Einheilung. Der Zahn wird nach der Replantation geschient. Da der Zahn durch das Trauma seine Gefäßversorgung verloren hat, stirbt er ab und muss wurzelbehandelt werden. Dies kann vor der Replantation oder nach dem Einheilen erfolgen. Obwohl replantierte Zähne häufiger wieder durch Resorption ihrer Wurzel verlorengehen, ist diese Maßnahme eine gute Übergangstherapie, da sie nicht weiter invasiv ist.
Zu **(C)**: Ein Implantat ersetzt die Zahnwurzel. Nachdem die Knochenwunde verheilt ist, wird es in den Kieferknochen eingebracht. Möglich ist auch die Verwendung eines Sofortimplantates, das direkt nach dem Trauma in die Alveole eingebracht wird und schneller zu einer fertigen Restauration führt. Seine Anwendung ist jedoch mittlerweile umstritten. Wichtig ist das Alter des Patienten. Generell gilt, dass das Kieferwachstum vor einer Implantation abgeschlossen sein sollte. Ist das, wie hier bei einem 9-Jährigen, noch nicht der Fall, muss bis zur Implantation die Lücke erst provisorisch versorgt werden.
Zu **(D)**: Beim kieferorthopädischen Lückenschluss wird mit einer festsitzenden Apparatur der seitliche Schneidezahn in die Lücke bewegt, was vor allem bei Kindern und Jugendlichen gut funktioniert. Im Erwachsenenalter würde diese Möglichkeit wegen der schlechteren Reaktionsbereitschaft des Gewebes ausscheiden.
Zu **(E)**: Als prothetische Lösung kann die Lücke mit einer konventionellen Frontzahnbrücke versorgt werden. Dazu müssen jedoch die beiden Nachbarzähne präpariert werden. Sind sie bei einem Kind noch kariesfrei, wird unnötig viel gesunde Zahnsubstanz geopfert. Eine moderne Alternative bietet hier die Adhäsivprothetik. In Form einer „Klebebrücke" wird die Restauration mit Kunststoff von palatinal an den gesunden Nachbarzähnen befestigt. Die Nachbarzähne werden dafür nur minimal beschliffen.

Fallstudie 3

→ **Frage 2.55 F3:** Lösung B

Der **Sinus frontalis** ist die Nasennebenhöhle im Stirnbein. Der Ausführungsgang des Sinus frontalis mündet unter der mittleren Nasenmuschel in die Nasenhöhle. Die untere Nasenmuschel kann zwar durch die Rhinoscopia anterior eingesehen werden, die Stirnhöhle selbst ist aber nicht sichtbar (B).
Mit der Spiegeluntersuchung der Nasenhaupthöhle vom Naseneingang aus **(Rhinoscopia anterior)** können bei gesenktem Kopf des Patienten der **Nasenboden,** die **untere Nasenmuschel, Septumanteile** (A) bzw. die **laterale Nasenwand** (D) beurteilt werden.

Bei zurückgelegtem Kopf gelingt der Einblick in den **mittleren Nasengang**, die **mittlere Muschel** (E) und die **oberen Septumanteile**.

→ **Frage 2.56 F3:** Lösung C

Der Flimmerschlag der Zilien der Schleimhaut der Kieferhöhle ist auf das natürliche Kieferhöhlenostium hin gerichtet. Dieses befindet sich im oberen Anteil (also **gegen** die Schwerkraft, deshalb ist (A) falsch) der medialen Kieferhöhlenwand und mündet im hinteren Anteil des Infundibulum ethmoidale (**mittlerer** Nasengang; deshalb sind (D) (unterer Nasengang) und (E) (oberer Nasengang) falsch).

→ **Frage 2.57 F3:** Lösung E

Zu **(E):** Halsschmerzen können im Rahmen eines Infektes zwar hinzukommen, sind aber kein typisches Symptom einer Sinusitis maxillaris.
Zu **(A) – (D):** Ganz typisch sind Klopfschmerz über den Kieferhöhlen (A) und eine eitrige Nasensekretion (D). Daneben kommt es durch die Schwellungen der homolateralen Muscheln selten auch zur Verlegung der Öffnung des Tränennasenkanals im unteren Nasengang und damit zum Tränenaufstau und konsekutiv zum Tränenträufeln (B). Zusätzlich auftretende Ohrenschmerzen (C) sind durch den entzündlich bedingten Schwellungszustand im Bereich der Nasenhaupthöhle mit Nasenatmungsbehinderung und Tubenmittelohrkatarrh erklärlich.

→ **Frage 2.58 F3:** Lösung E

Bei **Sinusitis** können periorbital Druckgefühl und Schmerzen auftreten. Bei Sinusitis maxillaris können die Schmerzen in die Ohren ausstrahlen, bei der selteneren Sinusitis sphenoidalis (= Keilbeinhöhlenentzündung) nach okzipital. Fast immer sind die Austrittspunkte der Nn. supra- und infraorbitales druckschmerzhaft. Bei Vorbeugen des Kopfes verstärken sich die Schmerzen über den Nebenhöhlen, vor allem bei Sinusitis frontalis.
Zu **(E):** Die **Glaskörpereinblutung** ist in der Regel ein schmerzloses Geschehen. Die Patienten klagen über „Rußregen".
Zu **(A):** Bei der idiopathischen („echten") **Trigeminusneuralgie** handelt es sich dagegen um einseitige, „einschießende" Schmerzattacken, die wenige Sekunden anhalten, sehr stark ausgeprägt sind und häufig durch Kauen, Temperaturwechsel etc. ausgelöst werden können („triggerbare" Schmerzen). Entzündungszeichen fehlen.
Zu **(B):** Beim **Zervikalsyndrom** kommt es aufgrund von Halswirbelsäulenerkrankungen zu Schmerzen in Schulter und Arm sowie über den Nacken ausstrahlend in den Hinterkopf, aber auch in der unteren Körperhälfte.
Zu **(C):** Die **Arteriitis temporalis** ist eine granulomatöse Riesenzellentzündung der A. temporalis (gelegentlich auch weiterer Arterien), wahrscheinlich auf allergisch-hyperergischer Grundlage. Es kommt zum Druckschmerz der tastbar verhärteten Schläfenarterien, migräneartigen Kopfschmerzen, erhöhter Temperatur und BSG-Beschleunigung.
Zu **(D):** Symptome, die im Zusammenhang mit unkorrigierter **Kurzsichtigkeit** auftreten können (leichter Augendruck), führen in der Praxis nur sehr selten zu differenzialdiagnostischen Schwierigkeiten bei der Abgrenzung gegen eine Sinusitis.
Zu **(E):** Bei der **Migräne** handelt es sich hauptsächlich um anfallsweise, sich periodisch wiederholende, ganz überwiegend halbseitige Kopfschmerzen mit oder ohne neurologische Begleitsymptomatik, nicht selten mit Übelkeit und Brechreiz. Entzündungszeichen fehlen.

→ **Frage 2.59 F3:** Lösung D

Zu **(D):** Zu **80%** findet man bei einem Harnwegsinfekt **E. coli**, das regelmäßig im Dickdarm nachzuweisen ist. Im Nasenrachenbereich findet sich E. coli praktisch nie als Erreger.
Zu **(A)** und **(B): Streptokokken** der Gruppen A und B, zu denen sowohl Streptococcus pneumoniae als auch Streptococcus pyogenes gehören, sind häufige Besiedler des **Rachen- und Nasenraumes**. Sie kommen daher als Auslöser einer Sinusitis in Betracht.
Zu **(C): Staphylokokken** besiedeln auch die Haut gesunder Menschen und können bei entsprechender Veränderung der lokalen Abwehrlage z.B. Furunkel, Abszesse oder Pyodermien auslösen. Sie sind häufige Keime bei Eiterprozessen an verschiedensten Organen und kommen durchaus auch als Keimbesiedlung bei einer Nebenhöhlenentzündung in Frage. Staphylokokken sind übrigens vielfach resistent und sollten bei schweren Erkrankungen mit einer Antibiotika-Zwei- oder Dreifachkombination behandelt werden.
Zu **(E): Haemophilus influenza** und **parainfluenza** sind die wichtigsten Vertreter der Haemophilus-Bakterien. Infektiös werden sie meist erst bei **schlechter Abwehrlage**, typischerweise z.B. als Folgekrankheit nach durchgemachter Virusgrippe. Sie finden sich hauptsächlich im **Nasen-Rachen-Raum** sowie in der **Lunge** als Erreger. Typischerweise können sie auch Mittelohr- und Nasennebenhöhlenentzündungen auslösen.

→ **Frage 2.60 F3:** Lösung A

Zu **(C): Mayer:** Äußerer Gehörgang, Aditus ad antrum, Antrum mastoideum, Kiefergelenk. Meist angefertigt zur Feststellung des Ausmaßes der knöchernen Destruktionen bei Cholesteatom.
Zu **(D): Axiale Schädelbasisaufnahme:** Siebbeinzellen, Keilbeinhöhle, Felsenbeinpyramiden.

→ **Frage 2.61 F3:** Lösung A

Zu **(A)**: Neben einem entzündlichen Durchbruch von der **Stirnhöhle in die Orbita** (orbitale Komplikation) über den Stirnhöhlenboden kann es vor allem **auch vom Siebbein** aus über die dünne knöcherne Begrenzung der vorderen Siebbeinzellen (Lamina papyracea) zu **orbitalen Komplikationen** (Ödem, Lidabszess, subperiostaler Abszess, Orbitaphlegmone) kommen.
Zu **(B)**, **(C)** und **(E)**: Komplikationen ausgehend von einer **Keilbein**höhlenentzündung sind im Gegensatz zum komplizierten Verlauf einer Sinusitis frontalis (vorwiegend endokranielle Komplikationen, aber auch orbitale Komplikationen) oder Sinusitis ethmoidalis (vorwiegend orbitale Komplikationen) insgesamt selten. Zu nennen sind eine Orbitaspitzensymptomatik bzw. eine Neuritis des Nervus opticus sowie endokranielle Komplikationen (Meningitis, epiduraler Abszess, subdurales Empyem, Hirnabszess, Enzephalitis, Thrombose des Sinus cavernosus), die über eine rarefizierende Osteitis oder durch Fortleitung über Gefäße (Blut- und Lymphgefäße) entstehen.
Die räumliche Distanz der Keilbeinhöhle zum Processus alveolaris (zahntragender Teil des Oberkiefers mit den Zahnfächern) und zur **Fossa mandibularis** (Gelenkpfanne für das Kiefergelenk) sowie der recht dicke Knochen in Richtung hintere Schädelgrube erklären die wenig wahrscheinlichen Komplikationsmöglichkeiten.
Eine Fossa **retro**mandibularis wurde bisher nicht beschrieben.
Zu **(D)**: Sinus cavernosus-Thrombosen entstehen meist durch entzündliche Fortleitung auf venösem Weg, sind insgesamt selten und gehen als endokranielle Komplikation häufiger vom Sinus frontalis oder den Ethmoidalzellen aus.
Typische, wenn auch seltene Komplikationen einer **Kieferhöhlen**entzündung sind orbitale Komplikationen und die Oberkieferosteomyelitis (besonders beim Kleinkind mit Abstoßung von Zahnkeimen), ggf. mit subperiostalem Abszess bzw. Wangenabszess.

→ **Frage 2.62 F3:** Lösung A

Bei der seltener durchgeführten **stumpfen** Spülung wird das natürliche Ostium im mittleren Nasengang aufgesucht. Punktieren bedeutet aber: **scharf** eröffnen. Dies geschieht im unteren Nasengang, indem man die seitliche Nasenwand durchsticht und auf diesem Weg in die Kieferhöhle gelangt.

→ **Frage 2.63 F3:** Lösung D

Zu **(D)**: Mukozelen im Bereich der Nasennebenhöhlen sind mit **Schleim gefüllte, abgeschlossene Schleimhautsäcke**, die sich durch einen Knochendefekt in die angrenzenden Weichteile, meist in die Orbita, seltener in die Hautweichteile oder in die Nasenhöhle erstrecken. Sie entstehen am häufigsten **postoperativ** nach narbigem Verschluss des Ausführungsganges der Nasennebenhöhle, seltener nach Traumen oder postentzündlich.
Zu **(A)**: Da es sich um abgeschlossene Schleimhautzysten handelt, besteht typischerweise keine Schleimsekretion.
Zu **(B)**: Am **häufigsten gehen Mukozelen von der Stirnhöhle (ca. 90%)** und vom Siebbeinzellsystem aus.
Zu **(C)**: Geeignete operative Verfahren sind die **Exstirpation oder die breite Drainage** (Marsupialisation) der Mukozele. Alleiniges Absaugen auch mit anschließender Verödung ist nicht erfolgversprechend, da weder eine breite Abflussmöglichkeit noch eine Entfernung der kranken Schleimhaut erfolgt.
Zu **(E)**: Eine Septumdeviation wäre nur bei extremer Ausprägung denkbar, welche dann aber auch andere Teile des Gesichtsschädels (z.B. Wangenauftreibung, Orbitasymptome) mit einbeziehen müsste.

Akute und chronische Nebenhöhlenentzündung (Sinusitis)

Akute Sinusitis

Bei katarrhalischen oder akut-eitrigen Nebenhöhlenentzündungen sind im Erwachsenenalter vorwiegend die **Kieferhöhlen** (Sinus maxillaris) betroffen, aber auch das **Siebbein** (Sinus ethmoidalis), die **Stirnhöhle** (Sinus frontalis) und relativ selten die Keilbeinhöhle (Sinus sphenoidalis). Im Kindesalter erkrankt besonders häufig das Siebbein.

Klinik:

Es bestehen Gesichtsschmerz, Druckschmerz und Klopfempfindlichkeit über dem betroffenen Sinus; seröse, schleimige oder eitrige Rhinorrhoe, Schleimhautschwellung, Nasenatmungsbehinderung.

Therapie:

Therapeutisch muss ein **Abfluss** für das entzündliche Sekret geschaffen werden. Dies kann mit konservativen Maßnahmen (Schleimhautabschwellung, Wärme, Dampfbäder usw.) versucht werden. Bei eitriger Sinusitis erfolgt nach Abstrichuntersuchung mit Antibiogramm evtl. auch eine lokale oder systemische Antibiotikaapplikation, insbesondere bei Befall der Stirnhöhle oder der Siebbeinzellen.
Sind in den **Röntgenaufnahmen** der Nasennebenhöhlen **(okzipito-frontale, okzipito-mentale** Projektion) Verschattungen durch Eiteransammlung erkennbar – insbesondere durch Darstellung eines **Spiegels** oder einer **Total**verschattung der betroffenen Nebenhöhle –, ohne dass der Eiter ausreichend spontanen Abfluss hat, so

muss die betroffene Nebenhöhle **eröffnet** werden. Dies trifft besonders für Kiefer- und Stirnhöhle zu. Die **scharfe Spülung (Punktion)** der **Kieferhöhle** wird vom *unteren* Nasengang aus durchgeführt und ist gleichzeitig eine **diagnostische** (Gewinnung des Nebenhöhleninhalts zur Untersuchung) und eine **therapeutische** Maßnahme (Druckentlastung, Spülung). Bei der **stumpfen** Spülung der Kieferhöhle wird das natürliche Ostium im *mittleren* Nasengang aufgesucht und durch dieses mit einer stumpfen Sonde die Ausspülung vorgenommen.
Bei akut eitriger Sinusitis **frontalis** mit **Spiegelbildung** im Röntgenbild erfolgt die Eröffnung der Stirnhöhle manchmal über eine **Beck-Bohrung**. Dabei wird von der Stirn aus ein Bohrloch zur Stirnhöhle angelegt und dann durch ein Spülröhrchen Sekret aspiriert und die Spülung bzw. Applikation von Medikamenten durchgeführt. Das Ziel ist die baldige Öffnung des natürlichen Ostiums der Stirnhöhle (Spülflüssigkeit gelangt in die Nase). Wird dies nicht innerhalb einiger Tage erreicht, so ist zur Vermeidung von Komplikationen eine Nebenhöhlenoperation meist unumgänglich.
Sonderform einer akuten Sinusitis maxillaris ist die **dentogene** Kieferhöhlenentzündung, die von erkrankten Zahnwurzeln ausgeht bzw. nach Extraktion oder bei Zustand nach Wurzelspitzenbehandlung entsteht und mit auffallend **übel riechendem Foetor** einhergeht. Hierbei ist gleichzeitig eine Zahnbehandlung bzw. der Verschluss einer Fistel zwischen Kieferhöhle und Mundhöhle („Mund-Antrum-Fistel") erforderlich.

Chronische Sinusitis:

Klinik:
Die chronischen Entzündungen der Nebenhöhlen gehen häufig ohne Schmerzen einher, die nur bei akuter Exazerbation als Druckgefühl auftreten können. Im Übrigen besteht eine **Nasenatmungsbehinderung** durch Schleimhautschwellung oder Polypenbildung **(Polyposis nasi)** insbesondere bei chronischer Sinusitis ethmoidalis oder auch Sinusitis maxillaris. Die ödematös verdickte, entzündliche Schleimhaut der betroffenen Nebenhöhle bildet Polypen, die in die Nasenhaupthöhle prolabieren. Meist trübes, gering eitriges, aber auch klares Nasensekret. Riechstörung.

Diagnostik:
In den **Röntgenaufnahmen** der Nasennebenhöhlen Verschattung des betroffenen Sinus durch Schleimhautschwellung bzw. Sekret. Die beste Darstellung ergibt sich in einem koronaren („a.-p.-geschichteten") **Computertomogramm.** Bei einer Erkrankung aller Nebenhöhlen einer Seite spricht man von einer **Pansinusitis.**

Therapie:
Für die **Entstehung** einer chronischen Nebenhöhlenentzündung spielen neben Entzündungserregern und Schleimhautdisposition auch die Belüftungsverhältnisse der Nase und der Nebenhöhlen eine wichtige Rolle, was bei der **operativen Behandlung** berücksichtigt wird. Diese wird erforderlich, wenn konservative Maßnahmen (siehe oben) einschließlich wiederholter Spülungen (bei Befall der Kieferhöhle) keinen Erfolg zeigen. Die **Kieferhöhlen**schleimhaut wurde früher durch die Operation nach **Caldwell-Luc** ausgeräumt, wobei auch ein **Knochenfenster zum unteren Nasengang** angelegt wurde. Heute bevorzugt man die **endonasale** Operation nach Anlage eines derartigen Kieferhöhlenfensters, welches der Belüftung und Drainage des operierten Sinus dient.
Die **Siebbeinzellen** können transnasal **(endonasal)** oder (seltener) **von außen** (Hautschnitt im medialen Augenwinkel) operiert werden.
Die **Stirnhöhle** wird nur noch selten über einen Zugang **von außen** operiert (Techniken nach Jansen-Ritter, Killian, Riedel, mit Schnittführungen über Nasenwurzel und medialem Augenwinkel; **osteoplastische** Technik mit Schnittführung hinter der Haargrenze und Bildung eines Knochendeckels).
Bei der chirurgischen Behandlung chronisch-polypöser Sinusitiden wird heute ein schonendes, mikroskopisch oder endoskopisch kontrolliertes, **endonasales Operieren** bevorzugt, dessen vordringliches Ziel die Befreiung des mittleren Nasenganges und der natürlichen Nebenhöhlenostien ist. Ggf. werden Septumdeviationen und Muschelhyperplasien gleichzeitig mitkorrigiert.
Die **Keilbeinhöhle** wird **transethmoidal** oder **transseptal** aufgesucht und ausgeräumt.

Komplikationen von Nebenhöhlenentzündungen:
ĆEine Entzündung eines Sinus kann auf die benachbarten Weichteile übergreifen **(Oberlid, Unterlid, Wange)**, was an einer Schwellung und Rötung dieser Strukturen erkennbar wird.
Besonders gefürchtet sind **orbitale** Komplikationen (Ödem, **Orbitalphlegmone oder Abszess**) sowie **endokranielle** Komplikationen (Abszesse, Meningitis, Thrombose des Sinus cavernosus) und die sich rapide ausbreitende **Osteomyelitis der Schädelknochen**, die vor allem bei Jugendlichen auftritt und fast immer von einer Sinusitis frontalis ausgeht.

Fallstudie 4

→ **Frage 2.64 F4:** Lösung B

Zu **(B)**: Das **Nasopharynxkarzinom** ist ein lymphoepitheliales Malignom, das eng mit dem Epstein-Barr-Virus vergesellschaftet ist. Die Inzidenz ist in Südchina und Hong Kong weltweit am höchsten. Symptome sind Halslymphknotenschwellung, Nasenatmungsbehinderung, einseitige Paukenergüsse und auch Nasenbluten.
Zu **(A)**: Die häufigste im Rachen auftretende maligne Neoplasie ist das Tonsillenkarzinom (Oropharynx).
Zu **(C)**: Im Nasenrachenraum kommen zu ca. 70% lymphoepitheliale Karzinome, d.h. Plattenepithelkarzinome mit einem hohen Anteil an T-Lymphozyten und Lymphoblasten vor. In weiteren etwa 20% treten maligne Lymphome auf. **Adenokarzinome** machen zusammen mit adenoidzystischen Karzinomen, malignen Melanomen, Sarkomen, dem Plasmozytom und Metastasen anderer Primärtumore nur ca. 10% aller Nasopharynxmalignome aus.
Zu **(D)**: Die Oberseite des harten Gaumens zählt anatomisch nicht zur Region des Nasopharynx, sondern zur Nasenhaupthöhle bzw. Kieferhöhle. Maligne Nasopharynxtumoren breiten sich im Rahmen ihres Wachstums zwar in die Region der Nase und ihrer Nebenhöhlen aus und können auch Knochenstrukturen infiltrieren, sind jedoch nicht überwiegend an der Oberseite des harten Gaumens lokalisiert.
Zu **(E)**: **Maligne Tumoren** haben die Eigenschaft, **infiltrierend und destruierend** zu wachsen, d.h. umgebendes Gewebe nicht in seiner Gesamtheit zu verdrängen, sondern hineinzuwachsen und sie zu zerstören. **Hingegen verdrängen gutartige Neubildungen typischerweise benachbarte Strukturen.**

→ **Frage 2.65 F4:** Lösung A

Zu **(A)**: Der Nasopharnyx ist der Nasenrachenraum. Somit kann von daher auf die Untersuchungstechnik bzw. deren Bezeichnung geschlossen werden. „Am besten geeignet" ist für die Inspektion des Nasopharynx die direkte Endoskopie mit transnasal geführter, starrer Optik (Durchmesser ca. 2,4 mm). Die Möglichkeit wird als Antwort nicht angeboten.
Zu **(B)**: Die Rhinoscopia anterior bezeichnet die Inspektion der vorderen Nasenabschnitte.
Zu **(C)** und **(D)**: Bei der Kehlkopfspiegelung wird entweder mit dem Spiegel (indirekt) oder mit Laryngoskop (direkt) untersucht.
Zu **(E)**: Die Antroskopie ist eine Sinuskopie, vor allem der Kieferhöhle. Sie wird mittels Staboptik entweder über die mediale Kieferhöhlenwand oder über den Mundvorhof durchgeführt.

→ **Frage 2.66 F4:** Lösung E

Das **Nasopharynxkarzinom** führt meist zunächst durch Verlegung der Tubenostien zu **Tubenbelüftungsstörung** mit den typischen Symptomen (Sero-/Mukotympanon, Schalleitungsschwerhörigkeit). Später kommen durch Tumorwachstum an der Schädelbasis Schädigungen des N. trigeminus, des N. vagus oder des N. glossopharyngeus sowie Lähmungen der Augenmuskeln hinzu.

→ **Frage 2.67 F4:** Lösung D

Außer der direkten Tumorinvasion in die Kaumuskeln kann auch eine perifokale Entzündung der Muskeln in der Umgebung des Karzinoms die Kieferklemme hervorrufen.

→ **Frage 2.68 F4:** Lösung C

Zwar sind die nuchalen Lymphknotenmetastasen beim Nasopharynxkarzinom im Vergleich zu anderen Kopf-Hals-Karzinomen besonders häufig, jedoch überwiegen auch hier Kieferwinkellymphknoten. Insgesamt sind Nasopharynxkarzinome vergleichsweise selten und werden spät entdeckt.

→ **Frage 2.69 F4:** Lösung C

Gemeint ist der **„Schmincke-Tumor"**, auch als anaplastisches Karzinom oder lymphoepitheliales Karzinom bekannt. Der enge Zusammenhang zwischen dem Auftreten dieser Nasopharynx-Karzinome und dem Nachweis von Epstein-Barr-Virus-Antigenen hat dazu geführt, dass solche Antigene zunehmend zur Diagnostik bzw. Verlaufskontrolle dieser Tumoren herangezogen werden.

→ **Frage 2.70 F4:** Lösung B

Die Behandlungsmethode der Wahl ist die Hochvoltstrahlentherapie, da Nasopharynxkarzinome äußerst strahlensensibel sind und die Diagnose in den meisten Fällen erst gestellt wird, wenn eine kurative operative Therapie nicht mehr möglich ist.

3 Mundhöhle und Pharynx

3.1 Anatomische und physiologische Grundlagen

→ **Frage 3.1:** Lösung B

Der Ausführungsgang der Glandula parotis (Stenon-Gang = Ductus stenonianus) ist ca. sechs Zentimeter lang, verlässt den Vorderrand der Drüse, überzieht den M. masseter, durchbohrt den M. buccinator und die Wangenschleimhaut. Sein Orifizium liegt gegenüber dem zweiten oberen Molaren im Vestibulum oris.

Zu **(A)** und **(C):** Der Zungenrücken ist mit einem modifizierten Epithel überzogen, das die Papillae filiformes (Zungenspitze), die Papillae fungiformes (Zungenspitze und -rand), die Papillae foliatae (seitliche und hintere Zunge) und die Papillae vallatae (Zungenrücken) enthält. In diesen Papillen sind in reichlicher Zahl Geschmacksknospen als Sinneszellen für das Schmecken vorhanden.

Zu **(D)** und **(E):** Die Ausführungsgänge bzw. das Ausführungsgangsystem der Glandula submandibularis und Glandula sublingualis sind auf jeder Seite an der Karunkula neben dem Frenulum der Zunge im Mundboden vereinigt.

H99

→ **Frage 3.2:** Lösung B

In der Vorbereitungsphase des pharyngealen Schluckaktes wird die Mundhöhle durch die Anhebung des Gaumensegels (M. tensor und levator veli palatini) sowie die Vorwölbung der hinteren Pharynxwand durch Kontraktion des oberen Schlundschnürers gegen den Nasenrachenraum abgedichtet. Fast gleichzeitig kommt es durch die Kontraktion der Mundbodenmuskulatur zur Anhebung von Zungenbein, Larynx und Trachea.

Zu **(C):** Der N. hypoglossus versorgt als rein motorischer Nerv die Zungenmuskulatur.

Zu **(D):** Die Rima glottidis wird während des Schluckaktes normalerweise geschlossen.

Zu **(E):** Während der pharyngealen Schluckphase beginnt der unwillkürliche Reflexablauf; die Afferenzen verlaufen über den N. glossopharyngeus und N. vagus. Die efferenten Neurone entstammen dem N. trigeminus, N. facialis, N. hypoglossus, N. vagus und den spinalen Segmenten C_1–C_3. Der im Kleinhirn gelegene Nucleus dentatus ist am Schluckreflex nicht beteiligt.

3.2 Untersuchungsmethoden

F06

→ **Frage 3.3:** Lösung D

Zu **(D):** Der **N. hypoglossus** ist ein rein motorischer Nerv für die Innervation der Binnenmuskulatur der Zunge und der drei von den benachbarten Skelettteilen in die Zunge einstrahlenden Muskeln (M. genioglossus, M. hyoglossus und M. styloglossus). Bei einer **einseitigen Lähmung** des N. hypoglossus findet sich eine **Hemiatrophie der Zunge der gelähmten Seite.** Beim **Herausstrecken der Zunge weicht diese zur gelähmten Seite ab**, weil die Muskelmasse der gesunden Zungenseite die Zunge zur erkrankten Seite **„rüberschiebt".**

Zu **(A):** Bei einer **Facialisparese** sind die mimische Gesichtsmuskulatur und evtl. Geschmacksfasern der Zunge betroffen; es kommt nicht zu einer Zungenbewegungsstörung.

Zu **(B):** Bei einer **Glossopharyngeusparese** kommt es zur Gaumensegellähmung.

Zu **(C):** Eine **Vagusparese** führt zur Gaumensegelschwäche (bedingt durch die Vagusbeteiligung an der Innervation des M. levator veli palatini und des M. palatopharyngeus), Schlucklähmung und Stimmlippenlähmung.

Zu **(E):** Der **N. lingualis (V3)** ist ein großer, **sensibler Ast** für die Versorgung der Schleimhaut des **Mundbodens und der vorderen 2/3 der Zunge.** Hierbei tritt bei einer entsprechenden Lähmung keine Zungenbewegungsstörung auf. Beachte: Für die sensible **Versorgung des Zungengrundes** ist der **N. vagus (X)** verantwortlich.

3.3 Klinik

H03

→ **Frage 3.4:** Lösung E

Zu **(A)**, **(B)** und **(E):** Die Symptomatik beschreibt die klassische Konstellation einer **Rachenmandelhyperplasie.** Schnarchen, Mundatmung und Paukenergüsse mit Schallleitungsschwerhörigkeit treten häufig auf. Besteht gleichzeitig eine Hyperplasie der Gaumenmandeln mit chronischer Entzündung, so ist die Indikation zur Adeno-Tonsillektomie gegeben. Zur Entlastung der Paukenergüsse und zur Hörverbesserung wird eine Parazentese durchgeführt. Das Auftreten von Apnoephasen verbietet eine abwartende Haltung ((A) deshalb falsch), ebenso zögert ein medikamentöser Behandlungsversuch mit Mukolytika die definitive Behandlung unnötig hinaus, zumal diese keine Wirkung auf die Gewebshyperplasie haben ((B) deshalb falsch).

Zu **(C)**: Die alleinige Tonsillektomie meint nur die Gaumenmandelentfernung, ein Effekt auf die Mittelohrbelüftung folgt daraus nicht.
Zu **(D)**: **Nicht Tuben**drainagen, **sondern Pauken**drainagen (Einlage eines Paukenröhrchens in den Trommelfellschnitt) werden zur längeren Mittelohrbelüftung oder bei erneut auftretenden Mittelohrergüssen durchgeführt.

H01

→ **Frage 3.5:** Lösung C

Zu **(C)**, **(B)** und **(D)**: Die häufigsten Erreger einer primären **akuten Pharyngitis** sind **Viren** verschiedener Arten; an zweiter Stelle steht wahrscheinlich die Streptokokkenpharyngitis, vorrangig ausgelöst durch β-hämolysierende Streptokokken der Gruppe A. Auch Chlamydien kommen öfter als Erreger in Betracht. Eine klinische Unterscheidung zwischen bakteriell und viral ausgelöster Pharyngitis ist schwierig bis unmöglich, zumindest zu Beginn der Erkrankung. Lymphknotenschwellung, Fieber und Leukozytose sind bei der bakteriellen Pharyngitis tendenziell ausgeprägter.
Zu **(A)**: Staphylokokken sind Erreger abszedierender Erkrankungen und gelten nicht als Auslöser von Hals- und Rachenentzündungen.
Zu **(E)**: Hämophilus influenzae gehört zu einer Gattung kleiner, gram-negativer Kokken, die auch auf gesunden Rachenschleimhäuten häufig vorkommen und im Regelfall nur bei Kindern und immun geschwächten Patienten zu schweren Erkrankungen führen. Die durch Hämophilus hervorgerufenen Erkrankungen sind vor allem Epiglottitis und Meningitis sowie Otitis media bei kleinen Kindern, auch Arthritis und Bakteriämien kommen vor; eine Pharyngitis wird im Regelfall nicht durch Hämophilus influenzae hervorgerufen.

H97

→ **Frage 3.6:** Lösung B

Zu **(B)**: **Typischerweise** tritt die **Plaut-Vincent-Angina** bei **jungen Männern** auf. Bei relativ gutem Allgemeinzustand fällt ein Foetor ex ore auf. Die Inspektion offenbart in der Regel einen **einseitigen** Tonsillenbefall mit grau-gelbem foetiden Belag.
Zu **(A)**: Die **Streptokokken-Angina** tritt am häufigsten um das 6. Lebensjahr auf. Schluckbeschwerden, Halsschmerzen und Fieber sind die typischen Beschwerden. Bei der Mundhöhleninspektion findet man bilateral gerötete Tonsillen mit Eiterpfröpfchen. Aus einer Streptokokkenangina kann sich Scharlach entwickeln.
Zu **(C)**: Als **Herpangina** wird ein viraler Tonsillen- und Gaumenbefall bezeichnet, der durch Bläschen und später Aphthen gekennzeichnet ist und mit Lymphknotenschwellung und hohem Fieber einhergeht. Häufig sind Coxsackieviren ursächlich.

Zu **(D)**: Eine Gingivostomatitis herpetica ist die **Primäraffektion des Herpes simplex.** Der Patient klagt über Halsschmerzen, und **starkes Krankheitsgefühl** und **Fieber** bis zu 40°. Zahnfleisch und Mundschleimhaut zeigen weißliche Bläschen, die aufplatzen und kleine schmerzhafte aphthenähnliche Läsionen hinterlassen. Oft findet sich eine generalisierte Adenopathie und selten eine leichte Milzschwellung. Die Unterscheidung zu (C) ist **klinisch** eigentlich **nicht** wichtig.
Zu **(E)**: Die **Diphtherie** geht mit starkem Krankheitsgefühl und Fieber einher, betrifft stets beide Tonsillen und führt zu **süßlichem, typischem Mundgeruch.** Sie kommt daher differenzialdiagnostisch nicht infrage.

F95

→ **Frage 3.7:** Lösung A

Zwar werden hyperplastische Rachenmandeln im Volksmund auch *„Polypen"* genannt, verdienen aber diese Bezeichnung nicht, weil es sich um hyperplastisches lymphatisches Gewebe handelt. Bei **Polyposis nasi** dagegen finden sich echte **Schleimhautpolypen.** Dieses Krankheitsbild wird operativ im Sinne einer Ausräumung der polypösen Schleimhäute und Drainage von Stirnhöhle, Kieferhöhle, Siebbeinzellsystem und Keilbeinhöhle behandelt.
Zu **(D)**: Die bedeutendste Komplikation der Adenotomie ist die Nachblutung, weshalb unbehandelte Gerinnungsstörungen prinzipiell als Kontraindikation dieses Eingriffs angesehen werden.

H89

→ **Frage 3.8:** Lösung B

Aufgrund dieser Lokalisation können Zungenkarzinome bei aufmerksamer Untersuchung relativ früh entdeckt werden. Häufig werden sie aber im Frühstadium mit Läsionen verwechselt, die durch Zahnkanten oder Prothesen hervorgerufen werden.

→ **Frage 3.9:** Lösung D

Außer der direkten Tumorinvasion in die Kaumuskeln kann auch eine perifokale Entzündung der Muskeln in der Umgebung des Karzinoms die Kieferklemme hervorrufen.

H84

→ **Frage 3.10:** Lösung C

Gemeint ist der sog. **Schmincke-Tumor,** auch als anaplastisches Karzinom oder lymphoepitheliales Karzinom bekannt. Der enge Zusammenhang zwischen dem Auftreten dieser Nasopharynx-Karzinome und dem Nachweis von Epstein-Barr-Virusantigenen hat dazu geführt, dass solche Antigene zunehmend zur Diagnostik bzw. Verlaufskontrolle dieser Tumoren herangezogen werden.

F06

→ **Frage 3.11:** Lösung C

Das **Plattenepithelkarzinom der Mundhöhle** gehört zu den zehn häufigsten malignen Tumoren. Prädisponierend für seine Entstehung sind v.a. **Tabak und Alkohol** (C), weiterhin schlechte Mundhygiene, Eisenmangelanämien und immunologische Störungen. Infektionen mit humanen Papillomaviren (B) oder Candida albicans spielen möglicherweise eine Rolle, zeigen jedoch keine signifikante Assoziation. Als mögliche Vorstufe des Plattenepithelkarzinoms der Mundhöhle wird die orale Leukoplakie angesehen.

Zu **(A)** und **(E)**: Betroffen sind v.a. Männer zwischen dem 50. und 70. Lebensjahr. Bevorzugte Lokalisationen sind die Zunge, der Zungengrund, die Lippe und die Wangenschleimhaut.

Zu **(D)**: Die meisten Karzinome können durch Inspektion diagnostiziert werden, sofern daran gedacht wird! Die Tumoren wachsen überwiegend ulzerös, als wenig differenzierte, schnelle metastasierende Form. Die seltenere verruköse Form entsteht aus Papillomen und zeigt ein eher langsames Wachstum. Die Metastasierung erfolgt vorwiegend per continuitatem oder lymphogen in die submentalen oder submandibulären Lymphknoten.

F06

→ **Frage 3.12:** Lösung C

Zu **(C)**: Die **meisten Karzinome des Hypopharynx** gehen vom **Sinus piriformis** und der seitlichen Hypopharynxwand aus. Nur 10% der Fälle der Hypopharynxkarzinome gehen von der Pharynxhinterwand oder der Postkrikoidregion aus.

Zu **(A)**: **Männer sind 8–10 mal** häufiger betroffen als Frauen.

Zu **(B)**: **Typisches Symptom** ist die **Dysphagie**, teilweise mit Schmerzen beim Schlucken (Odynophagie). **Dysphonie (Heiserkeit) und Dyspnoe (Luftnot) können hinzutreten**, je mehr der Larynx bei einer **Tumorprogredienz** involviert ist.

Zu **(D)**: Oft fällt zuerst eine **Schwellung am Kieferwinkel** auf, die auf einer **Halslymphknotenmetastase** des Karzinoms beruht. Die **nuchalen** Lymphknotenmetastasen hingegen treten **am häufigsten beim Nasopharynxkarzinom** auf.

H05

→ **Frage 3.13:** Lösung D

Eine Rachenmandelhyperplasie (adenoide Vegetationen) kann vor allem im (Klein-) Kindesalter den Nasenrachenraum verlegen. Daraus können ein Sero-Mukotympanon mit Schallleitungsstörung (SLS), eine erhöhte Infektneigung sowie durch ständige Mundatmung typische Gesichtszüge („Facies adenoidea") resultieren.

Therapeutisch führt man eine Adenotomie und eine Parazentese mit Einlage eines Paukenröhrchens zur schnelleren Behebung der SLS durch.

Zu **(A)**: Der **M. tensor veli palatini** spannt das Gaumensegel und öffnet die Tuba auditiva.

Zu **(B)**: Neben der **Adenotomie** ist zur Behandlung des **Paukenergusses** die Durchführung einer Parazentese mit Einsetzen eines **Paukenröhrchens in das Trommelfell** indiziert.

Zu **(C)**: Die **Choanalatresie** ist ein angeborener, knöcherner oder membranöser, ein- oder beidseitiger **Verschluss** der **hinteren Nasenöffnung**. Beim Neugeborenen kann es bei doppelseitigem Verschluss zu Atemnot kommen mit Indikation zur sofortigen operativen Durchstoßung und Korrektur.

Zu **(E)**: **Tonsillotomie** beschreibt die Kappung der Tonsillen bei **Tonsillenhyperplasie** (Vergrößerung der Gaumenmandeln).

H05

→ **Frage 3.14:** Lösung D

Die **Angina agranulocytotica** ist bedingt durch eine toxische, meist medikamentöse Knochenmarksschädigung (Differenzialdiagnose: akute Leukämie). Es handelt sich um eine schwere Allgemeinerkrankung mit starkem Krankheitsgefühl, Fieber, starken Halsschmerzen, Nasenbluten und Foetor ex ore. Oft beginnen **schwärzliche ulzerierende, nekrotische Beläge** einseitig auf den Tonsillen und greifen auf die Gaumenbögen und die Gingiva über. Die regionären Lymphknoten sind in der Regel nicht vergrößert.

Zu **(A)**, **(B)**, **(C)** und **(E)**: Alle genannten Möglichkeiten (chronische Tonsillitis mit Schluckbeschwerden, Peritonsillarabszess, rezidivierende Anginen, extreme Tonsillenhyperplasie) stellen Indikationen für eine Tonsillektomie dar.

H05

→ **Frage 3.15:** Lösung B

Die **Behandlung** des **obstruktiven Schnarchens** basiert auf der konservativen bzw. operativen Therapie. Zuerst versucht man, durch eine **Verhaltensänderung** des Patienten eine Verbesserung zu erreichen (Gewichtsreduktion, seitliche Schlafposition, Reduktion des Nikotin- und Alkoholkonsums, Einschränkung von Sedativa, Psychopharmaka und Muskelrelaxantien). Bei der **Pharmakotherapie** macht man sich den Effekt von Theophyllin zu nutze. Es soll darunter die Kontraktilität der Atemmuskulatur erhöht werden und der Erschöpfung der Zwerchfellatmung entgegengewirkt werden. Bei **ausgeprägten Schlafapnoe-Syndromen mit hohen RDI-Indices** ist die **medikamentöse Therapie nicht zu empfehlen**. Die **Rachenchirurgie** dient im Wesentlichen der **Reduktion der Schnarchlautstärke**, nicht der etwaigen Beseitigung von Atemaussetzern.

Bei **schweren „Apnoikern"** stellt die **CPAP-Beatmung** (B) immer noch die Methode der ersten Wahl dar.
Zu **(A)**: **Methylphenidat** ist ein zentrales Sympathomimetikum („Weckamin"), z. B. Ritalin®.
Diese Medikamente werden unter strengster Indikationsstellung mit individueller Dosierung beim **hyperkinetischen Syndrom im Kindesalter** eingesetzt.

→ **Frage 3.16:** Lösung C

Zu **(A)** und **(C)**: Die Dysphagie infolge der velopharyngealen Insuffizienz (vor allem Trinkschwierigkeiten beim Säugling durch den behinderten Gaumenabschluss bei großen Spalten) und das Seromukotympanon können Symptome schon des Säuglings und Kleinkindes sein. Im Schulalter ist das Seromukotympanon u. U. sogar ein diagnostischer Hinweis auf die versteckte submuköse Gaumenspalte.

Differenzialdiagnose der Dysphagie:

- **Ursachen im Bereich der Mundhöhle, des Pharynx, Larynx und des Halses:**
  Glossitis, Zungengrund-Mundbodenabszess, Stomatitis, Tonsillitis, Pharyngitiden, Peritonsillarabszesse, Quincke-Ödem, Epiglottitis, Laryngitis, Larynxperichondritis, Kehlkopf-Tbc, Verätzung, Verbrennung, traumatisch, posttraumatisch, postoperativ, Fremdkörper, Hypopharynxdivertikel, Narbenstenosen, Tumoren, Makroglossie, Fehlbildungen, Zungengrundstruma, Akromegalie, Zysten, Ranula, Laryngozele, Xerostomie, Siccasyndrom, radiogen, neurogen, durch Muskelerkrankungen, psychogen, HWS bedingt, internistisch bedingt, dermatologisch bedingt.
- **Ursachen im Bereich des Oesophagus:**
  Oesophagitis, Refluxoesophagitis, Barrett-Syndrom, Soor, Ulzera, Plummer-Vinson-Syndrom, entzündliche und narbige Stenosen, Hiatushernie, Medikamentennebenwirkungen, radiogen, Verätzung, Verbrennung, traumatisch, posttraumatisch, Fremdkörper, diffuser Ösophagusspasmus, Achalasie, Muskeldystrophie, postoperativ nach Vagusdurchtrennung, Ösophagusvarizen, Kompression oder Bedrängung aus der unmittelbaren Umgebung, Presbyoesophagus, Globus, Fehlbindungen, tracheo-oesophageale Fistel, neurogen, Tumore, internistisch bedingt; dermatologisch bedingt.
- **Ursache außerhalb des Schluckweges:**
  Choanalatresien bei Säuglingen

Zu **(B)**: Bei der Gaumenspalte kommt es zur Rhinophonia **aperta**, nicht clausa.
Zu **(D)**: Die Dyspnoe ist kein typisches Symptom im Rahmen einer Gaumenspalte, auch wenn es aufgrund einer gestörten Atemphysiologie zu rezidivierenden Infekten der oberen und unteren Luftwege und bei ausgeprägter Dysphagie zu Aspirationen kommen kann.
Zu **(E)**: Unter Dakryozystitis versteht man die bakterielle Entzündung des Tränensackes, hauptsächlich bei Verlegung des Tränensackausführungsganges oder des Tränennasenkanals. Für eine Gaumenspalte ist sie nicht typisch.

→ **Frage 3.17:** Lösung B

Carotis-interna-Aneurysmen sind seltene, meist posttraumatisch, gelegentlich auch im Rahmen einer Lues oder spontan entstehende pulsierende Tumoren, die auch äußerlich, meist von dem M. sternocleidomastoideus tastbar und sichtbar sein können.
Zu **(A)**, **(C)** und **(D)**: Diese Raumforderungen pulsieren nicht. Das Nasen-Rachen-Angiofibrom ist zwar ein gefäßreicher Tumor, in dem jedoch die Faserkomponente zumeist konsistenzbestimmend ist (**derber** Palpationsbefund; Cave: keine Probeexzision ohne Op.-Bereitschaft). Der retropharyngeale Abszess wölbt meist die gesamte Rachenhinterwand vor und kann fluktuieren, nicht jedoch pulsieren.
Zu **(E)**: **Glomus-jugulare-Tumoren** gehören zu den nicht-chromaffinen Paragangliomen des Parasympathikus. Die häufigsten Entstehungsorte sind der Bulbus venae jugularis, der Plexus tympanicus und der N. petrosus minor. Daraus ergeben sich auch die unterschiedlichen Symptome. Typisch sind ein einseitiges pulsierendes Ohrgeräusch, eine einseitige Hypakusis mit Druckgefühl, Gleichgewichtsstörungen und in späteren Stadien auch kaudale Hirnnervenausfälle. Der pulsierende gefäßreiche Tumor ist otoskopisch zumeist hinter den unteren Trommelfellanteilen sichtbar, nicht jedoch an der lateralen Pharynxwand.

→ **Frage 3.18:** Lösung D

Zu **(3)**: Die psychogene Globusempfindung äußert sich oft nur in einem unbestimmten Kloßgefühl oder Fremdkörpergefühl ohne eigentliche Schluckstörung.
Siehe auch Tabelle 3.1 zur Differenzialdiagnose der Dysphagie.

→ **Frage 3.19:** Lösung E

Zu **(A)**, **(C)**, **(D)** und **(E)**: Die **multiplen**, linsengroßen, hellen Bläschen finden sich bevorzugt an den Übergangszonen von Haut zu Schleimhaut (Lippen, Naseneingang), aber auch in der gesamten Mundhöhle. Die Bläschen gehen über in oberflächliche kreisrunde oder ovale Ulzerationen mit rotem Hof. Das Krankheitsbild tritt oft auf im Zusammenhang mit fieberhaften Allgemeininfekten oder intensiver Sonneneinwirkung. Kennzeichnend sind die starke Schmerzhaftigkeit der Läsionen, die schmerzhafte Schwellung der regionalen Lymphknoten und vor allem der Speichelfluss, das zu Beginn meist hohe

Fieber und der Foetor ex ore. Die Bläschen heilen innerhalb von 1–2 Wochen mit Borkenbildung, aber **ohne** Narben ab.
Zu **(B)**: Bei der habituellen Aphthose handelt es sich vermutlich nicht um eine Virusinfektion, sondern um eine so genannte trophoneurotische Störung bei Kindern und jüngeren Erwachsenen, wobei auch hier eine Auslösung durch Allgemeininfekte, hormonelle Faktoren und bestimmte Nahrungsmittel beobachtet wird. Es treten in Schüben **einzelne** 1–5 mm große Aphthen an der Mundhöhlenschleimhaut auf, verbunden mit starker Schmerzhaftigkeit und Schwellung der regionalen Lymphknoten.
Im Gegensatz zur Stomatitis aphthosa herpetica fehlen jedoch Fieber, Foetor ex ore sowie Speichelfluss, auch die Zahl der Bläschen (multiple Bläschen bei Herpes simplex-Stomatitis, geringere Zahl bei habituellen Aphthen) ist ein differenzialdiagnostisches Kriterium. Auch bei der habituellen Aphthose heilen die Läsionen innerhalb von 1–3 Wochen narbenlos ab.

→ **Frage 3.20:** Lösung C

Monozytenangina = Infektiöse Mononukleose = Pfeiffer-Drüsenfieber.
Zu **(1)**: Einseitig = Angina Plaut Vincenti.
Zu **(2)**: Eiterstippchen = A. lacunaris oder follicularis.
Zu **(4)**: Die Monozytenangina wird durch Viren ausgelöst, die man aber nicht im Abstrich nachweisen kann.

→ **Frage 3.21:** Lösung D

Sie wird typischerweise durch Borrelia vincenti und Fuso bacterium Plaut-Vencinti (fusiforme) verursacht.

→ **Frage 3.22:** Lösung A

Auch Staphylokokken und Pneumokokken kommen gelegentlich als Erreger einer Angina tonsillaris vor, sind aber nicht typisch.

H95
→ **Frage 3.23:** Lösung C

Die **Angina agranulocytotica** ist bedingt durch eine toxische, meist medikamentöse Knochenmarkschädigung (DD: akute Leukämie). Es handelt sich um eine schwere Allgemeinerkrankung mit starkem Krankheitsgefühl, Fieber, starken Halsschmerzen, Nasenbluten und Foetor ex ore. Oft beginnen ulzerierende, nekrotische Beläge einseitig auf den Tonsillen und greifen auf die Gaumenbögen und die Gingiva über. Die regionären Lymphknoten sind in der Regel nicht vergrößert.
Zu **(A)**: Die **Scharlach-Angina** wird durch β-hämolysierende Streptokokken der Gruppe A hervorgerufen. Auffallend sind **tiefrote** Mandeln mit einer anfangs katharrhalischen, später follikulären oder selten auch pseudomembranösen Tonsillitis und **tiefrote** Rachenschleimhaut (Enanthem), daneben eine Himbeerzunge, ein feinfleckiges, am Oberkörper beginnendes Exanthem und eine periorale Blässe. Schmutzige Nekrosen gehören nicht zum Krankheitsbild der Scharlach-Angina.
Zu **(B)**: Die **Herpangina** wird durch Coxsackie-A-Viren hervorgerufen. Der **Lokalbefund** ist **wenig auffällig**. Man findet flüchtige Bläschen auf den vorderen Gaumenbögen, die später in aphthöse Erosionen übergehen. Hingegen auffallend ist eine ausgeprägte Allgemeinsymptomatik mit hohem Fieber, ausgesprochenem Krankheitsgefühl, Halsschmerzen und Lymphknotenschwellungen. Ein starker Fötor gehört im Allgemeinen nicht zu den Hauptsymptomen.
Zu **(D)**: Die **spezifische Angina bei Lues II** ist eine selten vorkommende Anginaform (ca. 8–10 Wochen nach der Primärinfektion). Sie ist gekennzeichnet durch weißliche Schleierbeläge und/oder Papeln im Bereich der Mundschleimhaut und der Tonsillen (Plaques opalines, Plaques muqueuses) sowie derbe, indolente, regionäre Lymphknotenschwellungen. Nekrosen oder Foetor ex ore gehören im Allgemeinen nicht zu den Hauptsymptomen.
Zu **(E)**: Das **Tonsillenkarzinom** gehört zu den häufigsten Malignomen des Oropharynx. Meist handelt es sich um Plattenepithelkarzinome (ungefähr 75%). Die Inspektion ergibt meist eine **einseitige** Ulzeration, welche jedoch bei Erstuntersuchung nur selten noch auf die verhärtete Tonsille begrenzt ist, sondern schon den weichen Gaumen, die seitliche Pharynxwand und den Zungengrund erfasst hat. Durchaus richtungsweisend kann dabei auch ein tumorös bedingter Foetor ex ore sein.
Differenzialdiagnose der Schmerzempfindung im Hals- und Mundbereich:

- Angina tonsillaris, lingualis, retronasalis, lateralis; Angina ulceromembranacea; Angina specifica; Angina agranolocytotica; Scharlachangina; Herpangina; Tonsillitis bei Diphtherie; Tonsillitis bei Leukämie
- Infektiöse Mononukleose
- Peritonsillarabszess
- Retropharyngealabszess
- Zungengrund- und Mundbodenabszess
- Epiglottis und Epiglottisabszess
- Styalgie; stylokeratohyoidales Syndrom
- Karotidynie
- Akute Pharyngitis
- Trauma des Pharynx und der Mundhöhle, der Speicheldrüsen
- Tumore des Pharynx und der Mundhöhle, der Speicheldrüsen
- Cheilitis
- Stomatitis durch Viren, Bakterien, Pilze, Protozoen und Zoonosen

- Andere Schleimhautentzündungen durch Medikamente, toxische Substanzen, allergische und Unverträglichkeitsreaktionen, gewerbliche Substanzen
- Im Zusammenhang mit akuten Ödemen der Schleimhaut
- Insektenstich
- Zungenbrennen
- Rezidivierende habituelle Aphthen
- Ostitis/Osteomyelitis der Kiefer; Fraktur der Mandibula
- Speicheldrüsenentzündungen und -abszesse, Sialolithiasis
- Neuralgisch (N. trigeminus, N. intermedius, N. glossopharyngeus, N. vagus)
- Halsweichteilprozesse (Lymphadenitis, Abszess, Phlegmone; Fasciitis; Jugularvenenthrombophlebitis; Bezold-Mastoiditis; Follikulitis, Furunkel)

→ **Frage 3.24:** Lösung D

Siehe Kommentar zu Frage 3.23.

→ **Frage 3.25:** Lösung B

Siehe Kommentar zu Frage 3.27.

→ **Frage 3.26:** Lösung A

Dagegen Plaques muqueuses: bei Lues II. Einseitige, ulzeröse Tonsillitis: Angina Plaut-Vincenti.
Siehe Kommentar zu Frage 3.23.

H97 H85
→ **Frage 3.27:** Lösung C

Zu **(C)**: Der Befund einer einseitig vergrößerten Tonsille mit auffallender Leukoplakie weist auf ein Oropharynxkarzinom hin und sollte immer histologisch abgeklärt werden. Bis zum Vorliegen eines histologischen Befundes kann nur eine **Verdachtsdiagnose** genannt werden.
Zu **(A)**: Etwa 8 Wochen nach der Primärinfektion kann sich eine spezifische Angina (Lues II) mit schleierartigen, weißlichen Belägen zeigen. Da sich eine Lueserkrankung sehr vielgestaltig manifestieren kann, sollte bei histologisch ausgeschlossenem Neoplasma die Syphilis immer in die Differenzialdiagnose miteinbezogen werden.
Zu **(B)**: Die Rachentuberkulose führt zu flachen Ulzera mit granulierenden Rändern. Bei einem diesbezüglichen Verdacht sollte daher immer ein Abstrich, eine Biopsie (spezifische granulomatöse Entzündungsreaktion) sowie eine Röntgenaufnahme des Thorax durchgeführt werden.
Zu **(E)**: Bei Diphtheriebelägen handelt es sich um weißliche, fibrinöse Beläge, die bei der Berührung leicht bluten. Diese reichen meist über die Tonsille hinaus. Der Foetor ex ore hat einen süßlichen Charakter. Bei Verdacht sollte sofort ein Abstrich erfolgen und unverzüglich mikrobiologisch untersucht werden. Bei klinisch dringendem Verdacht und/ oder mikrobiologischer Bestätigung muss die sofortige Gabe von Diphterieserum und danach die Gabe von Antibiotika (Penicillin) erfolgen.
Zu **(D)**: Die Angina Plaut-Vincenti zeigt sich durch eine meist einseitige Ulzeration der Tonsille, Foetor ex ore und eine Lymphknotenschwellung, meist im Kieferwinkel, bei wenig gestörtem Allgemeinbefinden. Diagnostische Klarheit bringt eine Biopsie.

H99
→ **Frage 3.28:** Lösung B

Geschildert sind typische Symptome der Leberzirrhose im Zungen- und Lippenbereich sowie an den Händen. Man spricht bei der lackartig glänzenden, glatten, trockenen und auch roten Zunge (mit Blaustich) von der sog. „Leberzunge“. Neben den Lacklippen ist auch eine Gelbfärbung der Mundschleimhaut sowie eine bräunlich fahle Gesichtsfarbe auffällig. Daneben können Allgemeinbeschwerden im Vordergrund stehen.
Zu **(A)**: Gebräuchlicher als der Begriff progressive Systemsklerose ist der Begriff der progressiven Sklerodermie. Es handelt sich um eine zu den Kollagenosen zählende Autoimmunerkrankung mit ausgeprägter Neigung zur Fibrosierung des Bindegewebes. Im Bereich der Hände kommt es anfänglich zu anfallsweisem Erstarren einzelner Finger wie beim Raynaud-Syndrom. Es folgen ödematöse Schwellungen, später eine straffe Atrophie der Haut, die wachsartig hart wird. Die Finger werden zunehmend dünn (Madonnenfinger), unbeweglich und in Beugestellung fixiert. Die Fingerkuppen können Ulzerationen zeigen. Langsam greifen die Veränderungen auf die proximalen Teile der Gliedmaßen und auf den Stamm über. Im Gesichtsbereich dominiert ein Maskengesicht mit Teleangiektasien und Mikrostomie. Die Zunge ist grau, bewegungsbehindert und trocken. Nach anfänglichem Zungenödem kommt es später zur Zungenschrumpfung und zunehmender Starre. Weiterhin ist eine Dysphagie und Artikulationsbehinderung sowie eine Mundtrockenheit auffällig. Zungenbrennen besteht in der Regel nicht. Bei der Sklerodermie sind oft auch innere Organe mitbefallen (Speiseröhre, Lunge, Herz, Dünndarm).
Zu **(C)**: Beim Vitamin-C-Mangel (Präskorbut), noch ausgeprägter beim heute allerdings sehr seltenen Vollbildskorbut, stehen im Gesichtsbereich neben einem rissigen wunden Mund Blutungen aus dem Zahnfleisch und daneben düster rote Verfärbungen und Anschwellungen der Interdentalpapillen im Vordergrund. Geschwüre und Nekrosen an der Zahnschleimhaut (Stomatitis skorbutica) können auftreten. Letztendlich kann es zur Lockerung und

zum Ausfallen der Zähne kommen. Der Schleimhautaspekt insgesamt, einschließlich der Zunge, ist eher blass. An den Extremitäten bestehen sehr schmerzhafte Schwellungen, besonders in der Nähe von Gelenken mit ausgedehnten, oft nur punktförmigen, manchmal auch streifenförmigen Blutungen. Ein Zungenbrennen ist nicht typisch.
Zu **(D)**: Beim Vitamin-B_{12}-Mangel handelt es sich um das Erkrankungsbild der perniziösen Anämie mit Hunter-Glossitis. Weitere Befunde zeigen sich im Blutbild (megalozytäre, hyperchromatische, anisopoikilozytotische Anämie), im Verdauungstrakt (Zottenatrophie im Dünndarm, chronisch atrophische Korpusgastritis) sowie im Nervensystem (funikuläre Myelose in 95% der Fälle). Die Hunter-Glossitis, auch Möller-Hunter-Glossitis genannt, ist durch eine oberflächliche, chronische Entzündung und Zungenbrennen gekennzeichnet. Durch wechselnde purpurrote Bezirke in Kombination mit blauen Arealen wirkt die Zungenoberfläche gefleckt, ist aber insgesamt glatt. Im Rahmen der chronischen Entzündung kommt es teilweise zu geschwollenen Papillen, andererseits zu einer zunehmenden Schleimhautatrophie mit Papillenverlust. Zusätzlich bestehen Geschmacksstörungen, Parästhesien und eine allgemeine Mundtrockenheit.
Im Bereich der Hände dominieren Parästhesien (Ameisenkribbeln).
Zu **(E)**: Die Hypothyreose kann sich im Gesichtsbereich durch ein myxödematöses Ödem bei trockener und rauher Haut mit gelblicher Verfärbung zeigen. Die Lippen sind oft recht dick und wulstig, und es besteht eine große Zunge (Makroglossie). Hinsichtlich der Farbe und Oberflächenbeschaffenheit sind in der Regel keine Auffälligkeiten vorhanden. Zungenbrennen wäre ebenfalls nicht typisch. Darüber hinaus kann die Hypothyreose durch eine trockene und deutlich struppige Kopfbehaarung sowie durch eine ziemlich tiefe, rauhe und heisere Stimme auffallen.

H96

→ **Frage 3.29:** Lösung A

Zu **(A)**: Bei den Kiefergelenkfortsatzfrakturen unterscheidet man Collum- oder Basisfrakturen von den Capitulum(Condylus-)frakturen. Bei der Collumfraktur verläuft die Frakturlinie *unterhalb* des Ansatzes des M. pterygoideus lateralis, bei der Capitulumfraktur verläuft die Frakturlinie *cranial* des Ansatzes des M. pterygoideus lateralis. Klinisch besteht eine schmerzhafte Beeinträchtigung der Artikulationsbewegung. Daneben treten Druck- und Stauchungsschmerz über den betroffenen Gelenken sowie eine Kieferklemme auf. Ein in den äußeren Gehörgang eingestauchtes Kieferköpfchen kann zur Fraktur der Gehörgangsvorderwand mit nachfolgender Gehörgangsblutung führen. Besondere Beachtung müssen Prellmarken an der Kinnregion finden. Bei der einseitigen Fraktur kommt es auf der betroffenen Seite zu einer Kontraktion des großen und kleinen Fragmentes gegeneinander mit Verkürzung des aufsteigenden Astes. Dadurch entsteht ein Abkippen des Unterkiefers aus seiner stabilen Mittellage mit Verschiebung der Unterkiefermitte zur *kranken* Seite und fehlender Okklusion auf der *gesunden* Seite. Hinzu kommt die Verstärkung der Seitabweichung zur kranken Seite bei der Kieferöffnung.
Zu **(B)**: Die gedeckte Zerreißung der Ohrspeicheldrüse ist kaum mit einer Abweichung des Unterkiefers, einer Kieferklemme oder mit einem klassischen Stauchungsschmerz vereinbar. Die Okklusion ist nicht gestört. Sehr wohl treten dabei jedoch eine Schwellung im Bereich der Ohrspeicheldrüse und auch ein hier lokalisiertes Schmerzempfinden auf.
Zu **(C)** und **(D)**: Allgemein ist bei Oberkieferfrakturen im Sinne einer faziofazialen und/oder kraniofazialen Absprengung das Mittelgesicht abgeflacht, verlängert und abgesunken (so genanntes „Dish face"). Bei den mehr lateralen Frakturen (laterale Mittelgesichtsfrakturen, Frakturen des zygomaticoorbitalen Komplexes) zeigt sich inspektorisch häufig der für die Impression typische Befund einer Mittelgesichtsasymmetrie, hervorgerufen durch die Abflachung der Wangenprominenz. Dabei können sowohl Okklusionsstörungen als auch eine Kieferklemme beobachtet werden, wobei letztere meist reflektorisch ist und auf einer Einblutung in den M. temporalis und M. masseter beruht. Die Abweichung des Unterkiefers nach einer Seite und der präaurikulär empfundene Stauchungsschmerz des Unterkiefers hingegen gehören nicht zum Bild einer Oberkieferfraktur.
Bei einer lateralen Schädelbasisfraktur im Sinne einer otobasalen Fraktur/Pyramidenlängsfraktur kann bei Gehörgangsbeteiligung mit Gehörgangsstufenbildung und Blutung aus dem Ohr gelegentlich die Differenzialdiagnose zur Gelenkfortsatzfraktur mit Gehörgangsvorderwandbeteiligung schwierig sein. In aller Regel ist aber eine otobasale Fraktur mit einem entsprechenden Ohr-Befund, z.B. Hämatotympanon und Schwerhörigkeit oder Schwindel verbunden. Dagegen fehlen Unterkieferabweichungen und Okklusionsstörungen.
Zu **(E)**: Einseitige Kiefergelenkluxationen können sich bei einer schlaffen Gelenkkapsel und extrem weiter Mundöffnung ausbilden. Am häufigsten tritt das Kieferköpfchen nach ventral über das Tuberculum articulare, um hier „federnd fixiert" zu stehen. Dabei sind sowohl die Kieferöffnung als auch der Kieferschluss behindert. Die Gelenkpfanne ist leer und die bedeckende Haut erscheint eingezogen. Die Unterkiefermitte ist *zur Gegenseite* abgedrängt und im äußeren Erscheinungsbild entsteht ein pseudoprogener Aspekt.

→ **Frage 3.30:** Lösung B

Bei der **submukösen Gaumenspalte** findet sich eine knöcherne Dehiszenz unter unauffälliger Schleimhaut.
Da der weiche Gaumen in diesen Fällen intakt ist, und die Spalte nur unter der Schleimhaut im Knochen getastet werden kann, kommt es nicht zu Schluckstörung oder Aspirationsgefahr.

→ **Frage 3.31:** Lösung D

Zungenbrennen muss nicht immer mit einem organischen Befund oder einer pathologischen Veränderung korreliert sein. Es sind zahlreiche lokale (chemisch), externe (chemisch, radiogen) und interne (gastrointestinal, endokrinologisch, medikamentös) Ursachen möglich.
Nicht selten ist Zungenbrennen Begleitsymptom einer subklinischen (Alters-)Depression, oft verbunden mit Xerostomie.
Eine **Haarzunge** macht keine Beschwerden.
Bei **Anaemia perniciosa:** Hunter-Glossitis.
Plummer-Vinson-Syndrom = Eisenmangelanämie.

F97 H86

→ **Frage 3.32:** Lösung C

Zu **(A):** Entfernung der Zungenmandel: Resektion der Tonsillae linguae.
Zu **(B):** Entfernung der Gaumenmandel: Tonsillektomie.
Zu **(D):** Entfernung eines pleomorphen Adenoms der Parotis: partielle Parotidektomie.
Zu **(E):** Ausschälung eines Schilddrüsenadenoms: Adenektomie, partielle Strumektomie.

F98

→ **Frage 3.33:** Lösung B

Nasopharynxkarzinome machen sich typischerweise durch eines oder mehrere der unter (B) genannten Symptome bemerkbar.
Zu **(A):** Kopfschmerzen und Geruchsstörungen können bei Nasopharynxkarzinomen auftreten. Sie sind jedoch meist Zeichen eines schon fortgeschrittenen Tumorwachstums.
Zu **(C):** Austritt von Flüssigkeit aus der Nase spricht für einen mangelnden velopharyngealen Abschluss während des Schluckaktes, z. B. bei Gaumenspalten, nach pharyngealen Tumorresektionen oder durch Gaumensegellähmungen.
Zu **(D)** und **(E):** Hustenanfälle und Trigeminusneuralgie sind keine typischen Symptome beim Nasenrachenkarzinom. Sie weisen vielmehr auf eine bronchiale oder neurologische Grunderkrankung hin.

→ **Frage 3.34:** Lösung E

Das **Nasopharynxkarzinom** führt meist zunächst durch Verlegung der Tubenostien zu **Tubenbelüftungsstörung** mit den typischen Symptomen (Sero-/Mukotympanon, Schalleitungsschwerhörigkeit). Später kommen durch Tumorwachstum an der Schädelbasis Lähmungen des N. trigeminus, der Augenmuskeln oder des N. vagus und des N. glossopharyngeus hinzu.

H96

→ **Frage 3.35:** Lösung C

Zu **(C):** Halslymphknotenmetastasen, insbesondere nuchale, aber auch im Kieferwinkel, sowie einseitiger therapieresistenter Paukenerguss als Zeichen einer Tubenbelüftungsstörung mit Schallleitungsschwerhörigkeit sind typische Befunde bei einem Nasenrachenkarzinom. Das Karzinom verlegt frühzeitig das nasopharyngeale Tubenostium.
Zu **(A):** Die Rekurrensparese ist bei einem endolaryngealen Karzinom ein *spätes* Zeichen und charakterisiert bereits die tiefere Karzinominfiltration. Als Frühzeichen gilt bei glottischen Karzinomen eine therapieresistente Heiserzeit.
Zu **(B):** Die Ausprägung der intralaryngealen Lymphkapillaren beeinflusst die Häufigkeit der regionären Lymphknotenmetastasen. Im Gegensatz zur Glottis sind supraglottisch besonders reichlich Lymphgefäße vorhanden, was die Ausbildung beidseitiger Metastasen begünstigt.
Zu **(D):** Die radiologische und operative Therapie haben bei Kehlkopfkarzinom – abhängig von Tumorlokalisation und -stadium – unterschiedliche Indikationen, sie werden oft auch kombiniert eingesetzt. Die Operation gilt als Therapie der Wahl. Die Radiotherapie zeigt ähnlich günstige Ergebnisse wie die Operation nur bei glottischen Tumoren der Klassifikation T1. Sie kann im Einzelfall postoperativ auch noch bei T2-Tumoren indiziert sein. Darüber hinaus wird sie unter palliativem Aspekt eingesetzt.
Zu **(E):** Die malignen Geschwülste der inneren Nase und/oder der Nebenhöhlen bleiben zunächst klinisch stumm, deshalb ist eine Frühdiagnose erschwert. Die Tumoren machen sich aber schließlich durch eine zunächst eher unspezifische Symptomatik bemerkbar (Nasenatmungsbehinderung, Rhinorrhoe). Wenn die diesbezüglichen Untersuchungen zur Diagnose führen, kann man aber nicht von einem „Zufallsbefund" sprechen. Prognostisch ist bei sachgemäßer Therapie im Hinblick auf diese Tumorlokalisation mit einer 30 bis 40%igen 5-Jahres-Überlebensrate zu rechnen. Bei diesen Überlebensraten spricht man allerdings nicht von einer „guten Prognose".

H05

→ **Frage 3.36:** Lösung A

Bei der Scharlacherkrankung wird die Scharlach-Angina durch β-hämolysierende Streptokokken der Gruppe A hervorgerufen. Auffallend sind **tiefrote** Mandeln mit einer anfangs katarrhalischen, später follikulären und selten auch pseudomembranösen Tonsillitis und einer **tiefroten** Rachenschleimhaut (Enanthem). Daneben ist eine **Himbeerzunge** (A) charakteristisch. Weiterhin tritt ein feinfleckiges, am Oberkörper beginnendes Exanthem und eine periorale Blässe auf.

Zu **(B)**: Als **Koplik-Flecken** bezeichnet man den Ausschlag der Wangenschleimhaut bei einer Maserninfektion. Dieser Ausschlag geht dem der äußeren Haut 1–3 Tage voraus und ist für eine frühe Diagnose wichtig. Es zeigen sich bläulich-weiße, leicht erhabene Flecken von 0,2–0,6 mm Durchmesser im Mittelpunkt einer linsengroßen Schleimhautrötung, meist jederseits 6–20 Flecken, besonders gegenüber den unteren Backenzähnen.

Zu **(C)**: Der **Herpes labialis** ist eine **Virus**infektion und wird durch Herpes-Simplex-Viren ausgelöst. Es entsteht zunächst ein Bläschen, bevorzugt an der Übergangszone von Haut zu Schleimhaut im Bereich der Lippe, was in oberflächliche kreisrunde oder ovale Ulzerationen mit rotem Hof übergeht. Nicht selten tritt das Krankheitsbild im Zusammenhang mit einer fieberhaften Allgemeininfektion oder intensiver Sonneneinwirkung auf. Kennzeichnend ist vor allem die **starke Schmerzhaftigkeit** der Läsion. Die Bläschen heilen innerhalb von 1–2 Wochen mit Borkenbildung, in der Regel aber ohne Narben ab.

Zu **(D)** und **(E)**: Ulzerierende **Erkrankungen des gesamten Zahnbettes** (Paradontium, bestehend aus: Alveole, Zahnfleisch, Wurzelhaut, Wurzelzement) oder **desquamative Zahnfleischentzündungen** (Gingivitis mit dystrophischen Veränderungen des Zahnfleischbindegewebes: unter leicht abschälbarem Epithel feuerrote, glänzende Defekte) sind **untypisch** für die Scharlach-Erkrankung.

Fallstudie 1

→ **Frage 3.37 F1:** Lösung A

Zu **(B)** – **(E)**: Foetor ex ore ist der Mundgeruch, der durch eine Erkrankung im Bereich der Mundhöhle oder des Nasen- und Rachenraumes hervorgerufen wird. Im Gegensatz dazu versteht man unter Halitosis den Mundgeruch, der von Geruchsstoffen aus tiefer liegenden Organen herrührt.

Allgemein kann Foetor ex ore verursacht werden durch:

1. den Konsum von Nahrungs- und Genussmitteln, Drogen oder Medikamenten
2. Erkrankungen im Bereich der Mundhöhle, wie eine Gangrän – Lösung (B), marginale Parodontopathien – Lösung (C), mangelhafte Mundhygiene – Lösung (D), eine trockene Alveole, eine Perikoronitis u. ä.
3. Entzündungen im Nasen- und Rachenraum, wie eine Tonsillitis – Lösung (E), Diphtherie, Mononukleose oder Angina Plaut-Vincenti.

Zu **(A)**: Auch die Pulpitis ist eine Erkrankung im Bereich der Mundhöhle. Als Ursache der Pulpitis kommen thermische, physikalische oder bakteriellen Noxen in Frage. Von den genannten Ursachen können lediglich die Stoffwechselprodukte der Bakterien zu Mundgeruch führen (v. a. von gramnegativen Anaerobiern). Da im Stadium der Pulpitis die Entzündung und die bakterielle Besiedelung (zunächst) auf den abgeschlossenen Pulparaum beschränkt ist, gelangen die Bakterienprodukte nicht in die Mundhöhle und können somit keinen Mundgeruch hervorrufen.

→ **Frage 3.38 F1:** Lösung D

Zu **(D)**: Ganz überwiegend wird die Angina tonsillaris durch β-hämolysierende Streptokokken hervorgerufen.

Zu **(A)**: Seltener sind auch Staphylokokken oder Pneumokokken beteiligt.

Zu **(C)** und **(E)**: Pyocyaneus (alter Name für Pseudomonas aeruginosa) und Proteus gelten als Problemkeime und sind nur ausnahmsweise z. B. bei immunsupprimierten Patienten für eine dann jedoch meist nicht isoliert die Tonsille betreffende Entzündung verantwortlich.

Zu **(B)**: α-hämolysierende Streptokokken gehören zur normalen Mundflora und sind in der Regel apathogen.

→ **Frage 3.39 F1:** Lösung B

Zu **(B)**: Penicillin V ist das Antibiotikum der Wahl zur oralen Gabe bei Infektionen mit β-hämolysierenden Streptokokken der Gruppe A.

Zu **(A)**: Benzathin-Penicillin G ist ein Depot-Penicillin, das z. B. bei Lues oder besonders zur Langzeitbehandlung des rheumatischen Fiebers gegeben wird.

Zu **(C)**: Dicloxacillin ist ein penicillinasefestes Penicillin, geeignet zur Behandlung von Staphylokokkeninfekten.

Zu **(D)**: Ampicillin ist ein Breitspektrumantibiotikum, das bei einer Angina mit als bekannt geltendem Erreger (Streptokokken) primär nicht indiziert ist.

Zu **(E)**: Carbenicillin-Indanylester ist wie Ampicillin zu beurteilen, das Spektrum ist noch breiter.

→ Frage 3.40 F1: Lösung C

Die genannten Erkrankungen rezidivierende Tonsillitis (A), chronische Tonsillitis (B), Tonsillenhyperplasie mit Dysphagie (D) und tonsillogene Sepsis (E) stellen allesamt Indikationen zur Tonsillektomie dar. Die *Pharyngitiden* hingegen (akut, chronisch, rezidivierend) werden in aller Regel symptomatisch und konservativ behandelt (warme oder kalte Halswickel, Rachenspülungen und Inhalationen mit Salbeitee, Rauchverbot, anästhesierende und desinfizierende Lutschtabletten, in der Regel keine lokalen Antibiotika).

→ Frage 3.41 F1: Lösung A

Zu **(A)**: Symptome eines Peritonsillarabszesses sind neben einer Kieferklemme: Vorwölbung des Gaumenbogens, Uvulaödem und Verdrängung der Uvula zur Gegenseite. Hinzu kommen oft ausgeprägte reaktive entzündliche Schwellungen der Halslymphknoten am Kieferwinkel der erkrankten Seite und allgemeine Entzündungszeichen, wie Abgeschlagenheit, Fieber, reduzierter Allgemeinzustand.
Zu **(B)**: Die Schwellung im Peritonsillarabszess führt nicht zum Verschluss des Nasenrachenraumes, deshalb tritt auch keine Rhinophonia clausa auf.
Zu **(C)**: Wenn eine Arterie durch einen Peritonsillarabszess eingeengt würde, so käme aufgrund der Lokalisation die A. carotis interna (nicht die A. carotis externa) in Frage.
Zu **(D)**: **Xerostomie** bedeutet **Mundtrockenheit** und ist ein Symptom bei Erkrankungen, die alle Speicheldrüsen betreffen (z. B. Morbus Sjögren).
Zu **(E)**: Eine Abweichung der herausgestreckten Zunge ist bei Schädigung des N. hypoglossus feststellbar, allerdings weicht sie dann zur betroffenen Seite ab.

→ Frage 3.42 F1: Lösung A

Als lokale Komplikation einer akuten Tonsillitis entsteht der Peritonsillarabszess am häufigsten einseitig im Bindegewebe zwischen Tonsillenkapsel und der dem M. constrictor pharyngis aufliegenden Fascia pharyngea. Narben z. B. nach. Mandelkappung begünstigen die bakterielle Einschmelzung.
Das Spatium parapharyngeum (D) liegt laterodorsal des M. constrictor pharyngis und kann ebenfalls, wenn auch seltener, als Abszesslokalisation auftreten. Besonders gefährlich ist die Bildung eines parapharyngealen Senkungsabszesses mit Ausbildung eines lebensbedrohlichen Mediastinalemphysems. Sehr selten tritt eine Abszedierung im Spatium retropharyngeum auf (E). Ursache dieser meist bei Kleinkindern vorkommenden Form sind oft eingeschmolzene Lymphknoten zwischen Rachenschleimhaut und prävertebraler Faszie. Der hintere Gaumenbogen (B) bzw. die Rachenhinterwand (C) sind beim Peritonsillarabszess im Rahmen des entzündlichen Geschehens geschwollen und mehr oder minder vorgewölbt, jedoch sind sie nicht als primäre Lokalisation des Eiterherdes zu nennen.

→ Frage 3.43 F1: Lösung A

Zu **(A)**: Geschildert ist der typische Befund einer tonsillogenen Sepsis als Allgemeinkomplikation nach akuter Tonsillitis. Sie ist heute sehr selten. Der Erregereinbruch in die Blutbahn kann hämatogen oder am häufisten lymphogen von den Kieferwinkellymphknoten mit Thrombophlebitis der diesen Lymphknoten anliegenden Vena jugularis interna erfolgen. Ferner kann über eine Abszess- oder Phlegmonenbildung im Spatium parapharyngeum, welche eine Thrombophlebitis der Vena jugularis interna hervorruft, eine Sepsis ausgelöst werden. Sepsisherd ist auch hier der infektiöse Thrombus.
Zu **(B)**: Das rheumatische Fieber gilt als Zweitkrankheit nach Streptokokkeninfekt im Sinne einer allergisch-hyperergischen Reaktion des Mesenchyms bei gleichzeitigem Vorhandensein eines sog. Rheumafaktors X. Es tritt auf nach einem beschwerdefreien **Intervall** von 1 – 3 Wochen und manifestiert sich vor allem in Form von Gelenk- und Herzbeschwerden (Polyserositis, Endo-, Myo- und Perikarditis).
Zu **(C)**: Bei einem retropharyngealen Senkungsabszess im Erwachsenenalter handelt es sich in der Regel um einen prävertebralen, „kalten" Senkungsabszess, ausgehend von einer Knochentuberkulose eines Halswirbelkörpers oder um die Senkung einer Eiterung bei Knochentuberkulose im Bereich des Felsenbeines. Von einer Tonsillitis ausgehende Senkungsabszesse sind selten, sie steigen mehr **para**pharyngeal ab.
Bei Kindern, bevorzugt in den ersten beiden Lebensjahren, handelt es sich in erster Linie um eine abszedierende Lymphadenitis der retropharyngeal gelegenen Lymphknoten nach Racheninfekten.
Bei einem Mediastinaleinbruch im Sinne einer akuten Mediastinitis dürften neben schwersten allgemeinen Symptomen vor allem Herz- und Atmungsbeschwerden auftreten sowie retrosternale Schmerzen, die in den Rücken ausstrahlen, und Schluckstörungen.
Zu **(D)**: Eine Thrombose des Sinus cavernosus ist mögliche Komplikation eines peri- oder paratonsillären Abszesses – nicht einer Angina lacunaris –, der sich nach Durchbruch in den Parapharyngealraum im Sinne einer aufsteigenden Infektion ausbreitet und auch zu endokraniellen Komplikationen wie Meningitis, Kavernosusthrombose und Hirnabszess führen kann. Dementsprechende klinische Zeichen sind in der Fallbeschreibung der Frage nicht aufgeführt.
Zu **(E)**: Wegen der anatomischen Nähe zwischen peritonsillärem Gewebe, Parapharyngealraum und

V. jugularis interna ist bei entzündlichen Veränderungen in diesem Bereich die Beteiligung der V. jugularis **interna** am wahrscheinlichsten. Die V. jugularis **externa** verläuft in Abstand zur Tonsille zwischen M. sternocleidomastoideus und der Haut.

Akute und chronische Mandelentzündung (Tonsillitis)

Akute Tonsillitis; Angina:
Eine Angina (tonsillaris) ist eine akute Entzündung, von der meist die Gaumenmandeln **(Tonsilla palatina)** oder die Seitenstränge **(Plicae tubopharyngicae)** betroffen sind. Zum **Waldeyer-lymphoepithelialen Rachenring** gehören weiterhin: Rachenmandel **(Tonsilla pharyngea)**, Tubenmandel **(Tonsilla tubaria)**, Zungengrundmandel **(Tonsilla lingualis)** sowie lymphoepitheliale Strukturen im Kehlkopfbereich.
Die akute Tonsillitis geht mit Fieber, Brennen und Schmerzen im Rachen, Schluckschmerzen mit Ausstrahlung ins Ohr, eventuell leicht behinderter Mundöffnung und gering kloßiger Sprache einher. Bei Angina **catarrhalis** bestehen Rötung und Schwellung der Gaumenmandeln; treten eitrige Stippchen hinzu, spricht man von Angina **follicularis**, bei eitriger Flecken von Angina **lacunaris.** Die Erreger sind meist β-hämolysierende **Streptokokken.** Bei **Pneumokokken-Angina** können Beläge auftreten, die die Tonsille überschreiten.
Eine akute Rachenmandelentzündung **(Angina retronasalis)** hat eine ähnliche Symptomatik; bei einer Zungengrundtonsillitis **(Angina lingualis)** besteht die Gefahr von Ödem und Abszessbildung im Kehlkopf. Eine Seitenstrangangina **(Angina lateralis)** kann gehäuft und verstärkt bei Patienten nach Entfernung der *Gaumen*mandeln auftreten.
Die **Behandlung** einer Angina tonsillaris ist einerseits **symptomatisch** (Bettruhe, Mundspülungen, Halswickel, Analgetika) und besteht andererseits in der Gabe von ausreichend dosierten Antibiotika (in erster Linie **Penicillin**).
Komplikationen bei Anginen:

- **Peritonsillarabszess:**
  Abszedierung im paratonsillären Gewebe, tritt mit kurzer Latenz nach abgeklungener Angina relativ häufig auf. Symptome sind: Zunehmende Kieferklemme, kloßige Sprache, zunehmende Schmerzen, starke Behinderung der Nahrungsaufnahme, Foetor ex ore, Temperaturanstieg, Vorwölbung des betroffenen Gaumenbogens, Ödem und Verdrängung der Uvula zur gesunden Seite. Behandlung: Abszesstonsillektomie (Entfernung der Mandeln bei bestehendem Abszess in Narkose) unter antibiotischem Schutz; oder Spaltung (Stichinzision) des Abszesses und Tonsillektomie im infektfreien Intervall. Unbehandelt Gefahr der Jugularvenenthrombose und Sepsis!
- **Tonsillogene Sepsis:**
  Entsteht durch kontinuierliche, lymphogene oder hämatogene (über die Vena facialis und Vena jugularis interna) Aussaat der Erreger in die Blutbahn. Seltenes, aber schweres Krankheitsbild mit Thrombophlebitis der Vena jugularis, septischen Temperaturen (eventuell Halsphlegmone). Erfordert sofortige Tonsillektomie, hochdosierte antibiotische Abdeckung und eventuell Unterbindung der Vena jugularis.
- **Retropharyngeal-Abszess:**
  Vorwiegend im Kindesalter von retropharyngealen Lymphknoten ausgehende Abszedierung mit Schwellung und Vorwölbung der Rachenhinterwand. Eröffnung unbedingt erforderlich.
  Bei Erwachsenen kalte, von einer Halswirbeltuberkulose oder einer Pyramidenspitzeneiterung ausgehende **Senkungsabszesse.** Sehr seltene Erscheinungsbilder.

Gelegentlich kommt es im Rahmen einer akuten Tonsillitis oder eines Tonsillarabszesses zu einem Larynxeingangsödem mit Stridor und Luftnot, selten zu einem Zungenabszess oder einer auf die Parotis, die Orbita oder die Meningen übergreifenden eitrigen Entzündung. Die ebenfalls seltene Mediastinitis durch Absenkung der Eiterung in das Mediastinum ist immer lebensbedrohlich.
Andere Anginaformen, die oft differenzialdiagnostisch in Erwägung gezogen werden müssen:

- **Herpangina:**
  Erreger sind **Coxsackie-Viren**. Es kommt zur flüchtigen Bläschenbildung, der Lokalbefund ist wenig auffällig, dagegen starke allgemeine Symptomatik, hohes Fieber und Halsschmerzen. Besonders bei Kindern und Jugendlichen.
- **Pfeiffer-Drüsenfieber** (Monozyten-Angina; infektiöse Mononukleose):
  Erreger ist das Epstein-Barr-Virus (EBV), welches eine allgemeine Lymphknotenschwellung, hohes Fieber, Vergrößerung von Milz und Leber und besonders stark vergrößerte, mit Fibrinbelägen bedeckte Tonsillen verursacht. Typische Befunde sind Blutbildveränderungen (atypische Lymphozytose), ein positiver Mononukleose-Schnelltest (IgM-Titer) sowie eine positive **Paul-Bunnell-Reaktion.** Bei schwerem Verlauf über längere Zeit mit starker Schluckstörung und Atemnot kann die Tonsillektomie indiziert sein.

- **Angina Plaut-Vincenti** (Angina ulceromembranacea):
  Borellia Vincenti und Fusobacterium Plaut-Vincenti sind als Erreger nachweisbar und verursachen ein meist **einseitiges** Tonsillenulkus mit Lymphknotenschwellung. Das Allgemeinbefinden ist nur gering beeinträchtigt, der Krankheitsverlauf ist kurz. Die Behandlung erfolgt antibiotisch und durch Ätzen, z.B. mit Chromsäure.
- **Scharlach-Angina:**
  Durch hämolysierende Streptokokken der Gruppe A hervorgerufen entstehen auffallend tiefrote Mandeln und tiefrote Rachenschleimhaut, Himbeerzunge, Exanthem am Oberkörper und periorale Blässe. Die Behandlung erfolgt mit Penicillin.
  Komplikationen nach Streptokokken-Angina: Rheumatisches Fieber, Karditis, Glomerulonephritis, Herdnephritis.
- **Angina agranulocytotica:**
  Bei der Agranulozytose handelt es sich um eine schwere Allgemeinerkrankung mit starker Schädigung des leukopoetischen Systems, die mit Fieber und erheblicher Beeinträchtigung des Allgemeinzustandes einhergeht. Obgleich die dabei gelegentlich auftretenden schmutzig-schwärzlichen Nekrosen und Ulzera im Tonsillen- und Pharynxbereich als „Angina agranulocytotica" benannt werden, steht diese Erscheinung doch im Hintergrund und wird im Sinne der absoluten Schonung des Patienten vor jeglicher Belastung keinesfalls chirurgisch behandelt. Starke Schluckbeschwerden. Die Therapie besteht in konservativer Mundschleimhautpflege und hochdosierter Penicillingabe in Kombination mit internistischen Maßnahmen, die die Grunderkrankung betreffen.
- **Angina bei Soor** (Candida-Mykose):
  Abwischbare, weiße, zum Teil großflächige Auflagerungen, die nicht nur die Tonsillen, sondern weite Bereiche des Oro- und Mesopharynx betreffen können. Behandlung mit Antimykotika.

Selten vorkommende Anginaformen sind:

- Spezifische **Angina bei Lues II:**
  Weißliche Schleierbeläge oder Papeln im Bereich der Mundschleimhaut und der Tonsillen (Plaques opalines, Plaques muqueuses).
- **Diphtherie:**
  Die Tonsillen überschreitende, feste „pseudomembranöse" Beläge, leicht blutend. Typisch süßlicher Geruch „wie Azeton".
- **Tuberkulose:**
  Oberflächliche, an den Rändern granulierende Ulzera.

Beachte:
Die **Tonsillenhyperplasie** (einfache Vergrößerung der Mandeln) hat für sich **keinen Krankheitswert** und erlaubt nicht die Diagnose „Tonsillitis". Nur bei extremer Vergrößerung mit Atem-, Schluck- oder Sprechstörung ist die Tonsillektomie gelegentlich indiziert.

Chronische Tonsillitis:
Zur **Diagnose** einer chronischen Tonsillitis werden verschiedene Parameter herangezogen, die nicht immer zusammen und in sehr unterschiedlicher Ausprägung auftreten. So spricht man von einer chronischen Mandelentzündung einerseits bei **häufig rezidivierenden fieberhaften Anginen** in der Anamnese, die aber nicht Bedingung sind. Andererseits kann auch der Befund der Mandeln allein Ausdruck einer chronischen Mandelentzündung sein, die im übrigen fast symptomfrei oder nur mit gelegentlichem Kratzen im Hals oder Schluckbeschwerden einhergehen kann: Man spricht von „schlecht luxierbaren", also in der Tonsillenloge **fixierten, „zerklüfteten", narbigen Tonsillen**, begleitet häufig von einer Gaumenbogenrötung und wiederholt auftretenden vergrößerten Kieferwinkellymphknoten. Die Mandeln können einerseits **vergrößert**, andererseits **aber auch atrophiert** erscheinen. Bei Spateldruck ist oft eitriges, flüssiges **Exprimat** nachweisbar.
Feste „Pfröpfe" in den Tonsillenkrypten sind kein krankhafter Befund. Es handelt sich um abgeschilferte Epithelien und Detritus, das Ausquetschen ist nicht erforderlich und stellt keine adäquate Therapie der chronischen Tonsillitis dar, ebensowenig das Absaugen der Mandeln.
Die **Indikation zur Tonsillektomie** bei chronischer Tonsillitis ergibt sich aus der Belastung des Patienten durch rezidivierend fieberhafte Anginen, aus der Beeinträchtigung durch die lokale Symptomatik mit ständigen Halsbeschwerden oder auch Mundgeruch. Die besondere Gefahr, die von einer chronischen Tonsillitis ausgeht, liegt aber in ihrer Bedeutung als potenzieller **Fokus** (Infektionsherd), besonders durch β-hämolysierende Streptokokken der Gruppe A. Als in dieser Weise fokusbedingte Erkrankungen gelten:

- der akute fieberhafte Gelenk- und Muskelrheumatismus **(rheumatisches Fieber)**
- die **Glomerulonephritis** und die **Herdnephritis**
- die **Iridozyklitis** (Augenentzündung)
- bestimmte Arten der **Karditis**
- chronische **Urtikaria** sowie weitere entzündliche Hauterkrankungen.

Der Verdacht, dass ein **Tonsillenfokus** vorliegt, kann erhärtet werden durch:

- erhöhten **Antistreptolysin-Titer** (AST über 400)
- beschleunigte **Blutsenkungsgeschwindigkeit**
- Entzündungszeichen im **Differenzialblutbild**
- Nachweis von **β-hämolysierenden Streptokokken** der Gruppe A im Abstrich.

Häufig sind aber diese Befunde alle negativ und dennoch erweist sich eine Tonsillektomie als hilfreich.
Das früher viel geübte **„Kappen"** der Mandeln **(Tonsillotomie)** bewirkte eine gefährliche Vernarbung der verbleibenden Resttonsille, die als Krankheitsherd zurückbleibt; das Verfahren gilt heute als **obsolet.**

4 Larynx und Trachea

4.1 Anatomische und physiologische Grundlagen

→ **Frage 4.1:** Lösung A

Siehe Kommentar zu Frage 4.2.

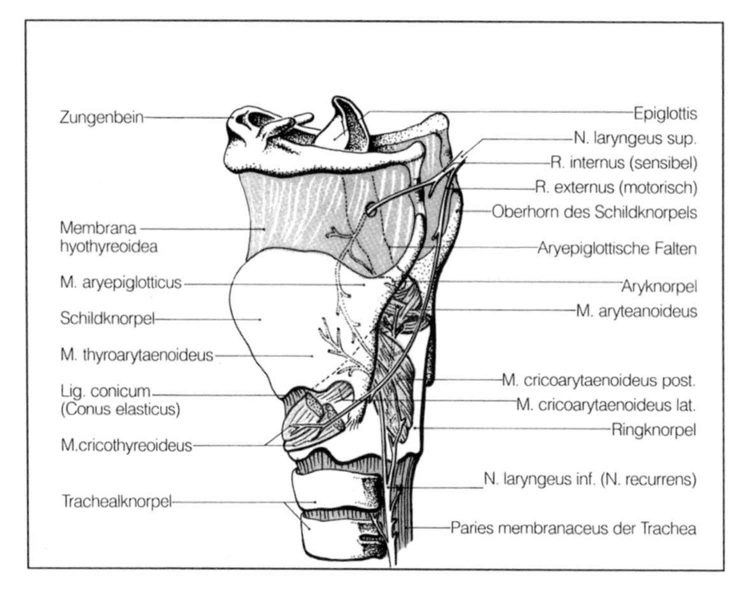

a

Abb. 4.1 b und c, siehe Seite 165

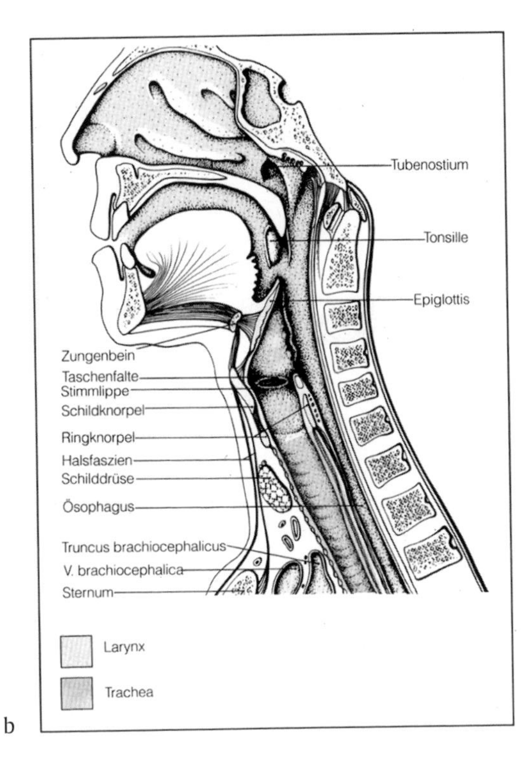

b

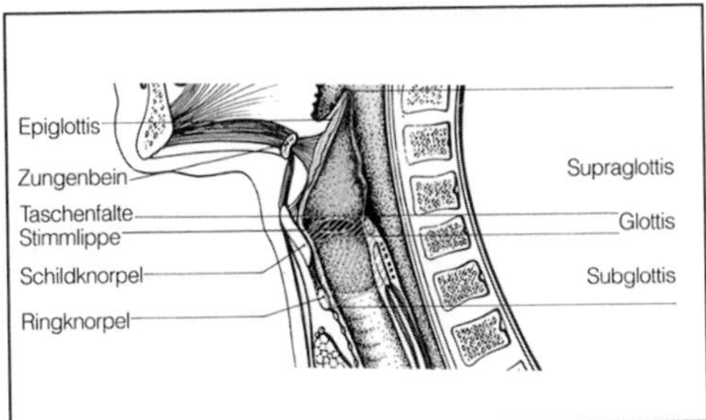

c

Abb. 4.1 a–c Darstellung von Larynx und Trachea mit Kehlkopfetagen, schematisch (aus: Berghaus, A., Rettinger, G., Böhme, G.: Hals-Nasen-Ohren-Heilkunde, Hippokrates Verlag, Stuttgart, 1996) b Sagittalschnitt, c Etagen des Larynx

→ **Frage 4.2:** Lösung D

Mit „fibrösem" Knorpel soll wohl Faserknorpel gemeint sein.
Temporomandibulargelenk: Faserknorpel
Äußeres Ohr: elastischer Knorpel
Epiglottis: elastischer Knorpel
Trachea: hyaliner Knorpel
Tuba auditiva: elastischer Knorpel

4.2 Untersuchungsmethoden

F92

→ **Frage 4.3:** Lösung D

Die formulierte Antwort stimmt nur, wenn die indirekte Laryngoskopie mit dem Kehlkopfspiegel gemeint ist. Mit dem um 90° abgewinkelten, starren Endoskop (Lupenlaryngoskop) erhält man ein Bild, bei dem die vordere Kommissur nach vorne bzw. unten zeigt.
Zu **(A)**: Zur Tracheostomabeurteilung eignet sich die indirekte Inspektion nicht, weil mit dem Kehlkopfspiegel die Trachea nur sehr eingeschränkt von innen betrachtet werden kann, die Entzündungszeichen aber außen am Hals beurteilt werden.
Zu **(B)**: Es kann – muss aber nicht – z.B. bei starkem Würgereiz eine **Oberflächen**anästhesie eingesetzt werden.
Zu **(C)**: Mit flexiblem Laryngoskop wird eine direkte Laryngoskopie durchgeführt.
Zu **(E)**: Die Mikrolaryngoskopie wird ebenfalls meist als direkte Laryngoskopie durchgeführt.

H07

→ **Frage 4.4:** Lösung C

Zu **(C)**: Der Befund der 28-jährigen Erzieherin spricht am ehesten für **Stimmlippenknötchen** (Phonationsverdickungen). Dies sind symmetrische, kleine knotige Verdichtungen (epitheliale Verdickungen und Bindegewebsvermehrungen) der Stimmlippen am Übergang vom vorderen zum mittleren Stimmlippendrittel. **Ursächlich** liegt eine **starke bzw. falsche Stimmbeanspruchung** zugrunde. Phonationsverdickungen können bei Kindern (**„Schreiknötchen"**), viel seltener bei Sängern („Sängerknötchen") oder bei unphysiologischen Stimmbelastungen in sprechintensiven Berufen (z.B. **Kindergärtnerin**), besonders bei jüngeren Frauen, vorkommen.
Zu **(A)**: Obwohl der Hinweis auf einen Kaiserschnitt einen Intubationsschaden vermuten lassen könnte, so sind **Intubationsgranulome** im Bereich der Aryknorpel (nicht im ligamentösen Stimmlippenanteil) meist medial des Processus vocalis lokalisiert und imponieren als weißlich bis rosige, breitbasig gestielte, rundliche tumoröse Gebilde mit glatter Oberfläche.
Zu **(B)**: **Leukoplakien** sind mehr oder weniger umschriebene, weißliche, das Schleimhautniveau kaum (jedenfalls **nicht knötchenartig**) überragende Unebenheiten, die matt und etwas atrophisch wirken. Sie gelten als Präkanzerose.
Zu **(D)**: **Keloide** sind echte Bindegewebsneubildungen, die über die Grenzen der vorausgegangenen Verletzung hinaus wachsen. Sie kommen **nach Hautverletzungen** vor. Als **Prädilektionsstellen** gelten die **Ohrmuscheln** und der **Hals**. Nach Intubationen sind

Kehlkopf- bzw. Stimmlippenverletzungen in Form von Schleimhautrissen, Hämatomen, Aryknorpelluxationen und in Einzelfällen auch Rekurrensparesen beschrieben worden. Spätere Folgen sind Intubationsgranulome und narbige Stenosen. Eine Heiserkeit kann die unmittelbaren wie auch die späteren Intubationsfolgen begleiten, manchmal auch nach Minimalverletzungen der Stimmlippen.
Zu **(E)**: Als **Transversusschwäche** (Insuffizienz des M. transversus arytaenoideus, zwischen den Aryknorpeln) bezeichnet man einen dreieckigen Spalt im hinteren Anteil der Stimmlippen zwischen den Aryknorpeln, der während der Phonation verbleibt.

F06
→ **Frage 4.5:** Lösung B

Die Abbildung zeigt einen typischen, einseitigen, recht breitbasig aufsitzenden, solitären, rötlichen **Stimmlippenpolypen** im Bereich des **vorderen Stimmlippendrittels.** Durch den Polypen kommt es zu einer Massendifferenz zwischen den beiden Stimmlippen und somit zu Schwingungsunregelmäßigkeiten und zur Rauhigkeit und Heiserkeit der Stimme. Der Polyp kann bei der Stimmgebung (Stimmlippen in Phonationsstellung) den Stimmlippenschluss behindern, aber auch bei stärkerem Anpressdruck nach oben oder unten „abgleiten", was dann in plötzlichen Stimmveränderungen („Überschlagen der Stimme") zum Ausdruck kommt.
Zu **(B)**: Stimmlippenpolypen sollten im Sinne einer stimmverbessernden Operation **chirurgisch abgetragen** werden.
Zu **(A)**: **Kontaktgranulome** sind rundlich-weißliche Gebilde, oft mit **zentralem Schleimhautulkus** und wallartigem, **leicht erhabenem Rand** im Bereich des **Processus vocalis.** Häufig finden sich korrespondierend auf der Gegenseite Epithelverdickungen mit geringer Rötung und Gefäßzeichnung. In der Abbildung ist jedoch der Befund im Bereich des vorderen Stimmlippendrittels zu sehen.
Zu **(C)**: Eine **logopädische Therapie** führt in den allermeisten Fällen einer **funktionellen Dysphonie** und nicht wie in der Abbildung gezeigt bei einer organischen Dysphonie zu einer Regredienz der Beschwerden.
Zu **(D)**: **Larynxpapillome**, an deren Pathogenese humane Papillomaviren beteiligt sind, zeigen im Gegensatz zu dem dargestellten Stimmlippenpolypen eine **fein- bis grobkörnige, weißlich bis rötliche Oberfläche.**
Zu **(E)**: Die Abbildung zeigt einen rundlichen, gut abgrenzbaren Stimmlippenbefund mit glatter, glasiger Oberfläche. Es **fehlen somit Hinweise** auf eine **maligne Entartung** wie z.B. diffuse, unscharf begrenzte, höckerige, weißliche Schleimhautverdickungen und/oder Schleimhautulzerationen.

H05
→ **Frage 4.6:** Lösung B

Geschildert wird die **typische Anamnese** (längere Heiserkeit, insbesondere nach stimmlicher Belastung) eines **hyperfunktionellen Phonationsantriebes** („hyperfunktionelle Dysphonie"), der zu sekundär-organischen Veränderungen in Form von Phonationsknötchen (= Phonationsverdickungen, früher auch Schreiknötchen genannt, **immer beidseitig!**) geführt hat.
Zu **(A)**: **Leukoplakien** sind weißliche, mehr flächige Schleimhautveränderungen an unterschiedlichen Regionen der Stimmlippen.
Zu **(C)**: **Granuloma pyogenicum** beschreibt ein reaktives teleangiektatisches Granulom mit schnellem Wachstum, weicher Konsistenz und Blutungsneigung an verschiedenen Stimmlippenregionen.
Zu **(D)**: Ein **beginnendes Larynxkarzinom** zeigt sich als meist einseitige, umschriebene, hyperplastisch-ulzeröse (**nicht knötchenartige**) Tumorbildung im Kehlkopf. Bei Befall der Stimmlippen tritt in der Regel anamnestisch früh eine **anhaltende** Heiserkeit auf, die sich bei geringer werdender Stimmbelastung in der Regel nicht reduzieren würde.
Zu **(E)**: **Kehlkopfpapillome** sind unterschiedlich große und unterschiedlich lokalisierte Neubildungen mit brombeerartiger oder feinkörniger Oberfläche (**nicht knötchenartig**).

4.3 Klinik

F04
→ **Frage 4.7:** Lösung A

Zu **(A)**: Die subglottische Stenose gilt als typische Komplikation nach Langzeitintubation. Nach initialer Schleimhautschädigung durch den besonders in Ringknorpelhöhe evtl. eng anliegenden Tubus können Schleimhautnekrosen entstehen, die anschließend narbig ausheilen. Als weitere Langzeitfolgen nach Intubation sind Intubationsgranulome, Stimmlippenlähmungen, Interarytaenoidfibrosen, glottische Brückensynechien, Kricoarytaenoidankylosen und Aryknorpelluxationen beschrieben worden.
Zu **(B)**: Stimmlippen**ödeme** können als **Akut**folge nach Intubationen beobachtet werden.
Zu **(C)**: Der M. cricothyroideus („Anticus") liegt zwischen Ringknorpel und Schildknorpel ventral außen vor dem Larynx und kann daher durch den endolaryngealen Intubationsschlauch nicht geschädigt werden.
Zu **(D)**: Neuralgien können idiopathisch, z.B. durch Anlagerung von Blutgefäßen an die Nervenwurzel, oder symptomatisch, z.B. im Rahmen einer Multiplen Sklerose, bei Tumoren oder im Zusammenhang mit Narbenprozessen, vor allem nach Entzün-

dungen oder Operationen, auftreten. Nach Langzeitintubation sind sie jedoch nicht typisch.
Zu **(E)**: Unter Laryngomalazie versteht man eine angeborene, abnorme Weichheit der Larynxknorpel. Sie kann Ursache, aber nicht Folge einer längeren Intubation sein.

H95

→ **Frage 4.8:** Lösung B

Zu **(B)**: Typisch für eine **Tracheitis** ist ein **wenig produktiver, oft schmerzhafter Husten** mit **retrosternalen Schmerzen.** Eine isolierte Tracheitis ist selten, meist ist sie mit einer Laryngitis oder einer Bronchitis vergesellschaftet. Auslöser sind meist Viren (Rhino-, Influenza-, RSV-, Corona-, Adeno-, ECHO-Viren). Im Zusammenhang mit einer bakteriellen Bronchitis kann es aber auch zu einer bakteriell bedingten Tracheobronchitis kommen.
Zu **(A)**: Heiserkeit lässt immer an eine Erkrankung des Kehlkopfes – also an eine Laryngitis – denken! Ebenso spricht ein hörbares Inspirium, insbesondere ein inspiratorischer Stridor, immer für eine **Laryngitis.**
Zu **(C)**: Nächtlicher geringgradiger Husten (Hüsteln) mit geringem Auswurf spricht, vor allem in Verbindung mit einer Belastungsatemnot oder einer Orthopnoe, für eine **Linksherzinsuffizienz.** Hinweisend kann hier natürlich das Alter des Patienten sein.
Zu **(D)**: Ein stark produktiver Husten (locker, mit reichlichem Auswurf) spricht für eine bakterielle Genese (oder auch für eine starke allergische Reaktion). Ein so genanntes **Dreischichtensputum** findet sich vor allem bei **Bronchiektasie** und foetider **Bronchitis:** In einem Sammelglas setzt sich unten der Eiter zusammen mit veschiedenen Zelltrümmern ab, darüber befindet sich eine Schicht gelblich-trüber Flüssigkeit, über der als oberste Schicht eine schaumige Masse abgesetzt ist.
Zu **(E)**: Ein anhaltender Husten mit rostbraun tingiertem Auswurf deutet immer auf Blutbeimischungen hin, z.B. bei Pneumonien im Stadium der Anschoppung. Dabei wären aber starke Allgemeinsymptome und stärkerer Husten zu erwarten. Bei einem leichten anhaltenden Husten mit rostbraun tingiertem Auswurf ist an ein **Linksherzinsuffizienz** mit so genannten Herzfehlerzellen im Sputum zu denken. Kann eine Herzinsuffizienz ausgeschlossen werden, wäre auch an einen Lungen-Tumor zu denken, da Bronchialkarzinome häufig wenig Allgemeinsymptome verursachen und als erstes durch blutig tingierten Husten auffallen. Der Husten kann dabei wechselnd intensiv sein – jeder länger als drei Wochen anhaltende Husten bei Personen > 50 Jahren, für den keine andere Ursache gefunden wird, ist als karzinomverdächtig anzusehen.

→ **Frage 4.9:** Lösung C

Zu **(C)**: **Subglottische** Karzinome sind bei Diagnosestellung meist schon fortgeschritten und in den Knorpel eingebrochen.
Zu **(A)**, **(B)**, **(D)** und **(E)**: **Thyreotomie** ist eine Längseröffnung des Schildknorpels. Diese stellt ebenso wie die anderen Antwortmöglichkeiten alleine keine Therapie dar und ist bei subglottischen Karzinomen nicht indiziert.

H05

→ **Frage 4.10:** Lösung B

Das Glottiskarzinom ist ein v.a. bei Männern vorkommendes Plattenepithelkarzinom, das ätiopathogenetisch in engem Zusammenhang zu Nikotinabusus steht. Ein Frühsymptom ist eine chronische Heiserkeit, im Verlauf kann es zu Hustenreiz, Schluckbeschwerden und Atemnot kommen. Beim richtigen Erkennen des Frühsymptoms „Dysphonie“ ist die Prognose des Glottiskarzinoms als relativ gut anzusehen.
Zu **(D)**: **Larynxkarzinome** metastasieren in die Halslymphknoten (**lymphogen**). Regionale Metastasen finden sich bei der Erstuntersuchung in bis zu 70% der supraglottischen Larynxkarzinome. Dagegen finden sich bei den glottischen Larynxkarzinomen zum Zeitpunkt der Diagnosestellung in der Regel keine Halslymphknotenmetastasen.

F90

→ **Frage 4.11:** Lösung D

Je nach der Geschwindigkeit und Ausprägung, mit der sich die Symptomatik entwickelt, kann aber durchaus zunächst auch die hochdosierte, intravenöse Gabe von **Corticoiden** angebracht sein (z.B. 500 bis 1000 mg). Bestehen keine Möglichkeiten für ein chirurgisches Vorgehen, ist selbstverständlich auch die **Intubation** als lebensrettende Maßnahme angezeigt, obwohl hierdurch die Gefahr bleibender Kehlkopfschäden in einem derartigen Fall größer wird.
Im Vergleich zur Tracheotomie ist die **Koniotomie** im Allgemeinen leichter und schneller durchführbar. Dabei wird aber der Kehlkopf eröffnet (Durchtrennung des Conus elasticus), sodass bei einer Verätzung die Gefahr der Perichondritis des Larynx entsteht. Deshalb sollte nach notfallmäßiger Intubation bzw. Koniotomie bei Larynxverätzung mit ausgeprägtem Ödem sobald wie möglich eine Tracheotomie angelegt werden, die bis zur völligen Ausheilung belassen bleibt.

→ **Frage 4.12:** Lösung C

Leukoplakie ist eine weißliche Verfärbung, die nicht wesentlich über das Stimmbandniveau hinausreicht, also keine Stenose hervorruft.
Zu **(A)**: Laryngitis hypoglottica = **Pseudokrupp.**

→ **Frage 4.13:** Lösung D

Zu **(1):** Da es sich in aller Regel um eine supraglottische Entzündung ohne Beteiligung der Glottis handelt, fehlt typischerweise eine Heiserkeit. Vielmehr ist die Stimme hell und leise mit meist kloßiger, verwaschener Aussprache.
Zu **(2)–(4):** Geschildert sind die typischen Symptome.

H97
→ **Frage 4.14:** Lösung E

Zu **(E):** Häufiger Erreger ist **Haemophilus influenzae.** Durch die mitunter ausgeprägte entzündliche Schwellung des Kehldeckels bei der Epiglottitis entsteht im Schluckweg ein deutliches Passagehindernis und führt zu einer schmerzhaften **Dysphagie.** Die Kinder können manchmal selbst ihren eigenen Speichel kaum schlucken, sodass eine Hypersalivation auftreten kann. Die Erkrankung ist lebensbedrohlich und erfordert eine stationäre Behandlung mit i.v. Antibiose, ggf. kombiniert mit antiödematöser Kortisontherapie. Bei Entwicklung eines Epiglottisabszesses ist die Abszessspaltung notwendig. Bei perakutem Verlauf kann eine Intubation zur Sicherung der Atmung erforderlich sein. Eine Tracheotomie ist nur in Ausnahmefällen angebracht.
Zu **(A):** Gerade **hohes Fieber,** daneben auch eine **Leukozytose** ist kennzeichnend für die Epiglottitis. Das Fehlen von Fieber wird hingegen häufiger bei der subglottischen Laryngitis (Pseudokrupp) beobachtet.
Zu **(B):** Da in aller Regel die supraglottische Region ohne Beteiligung der Glottis entzündlich verändert ist, fehlt typischerweise eine Heiserkeit. Die **Stimme** bzw. das Sprechen (die **Artikulation**) ist leise, verhalten, kloßig.
Zu **(D):** Giemen und Brummen als exspiratorische Atmungsgeräusche weisen in der Regel auf eine obstruktive Lungenerkrankung vornehmlich in den Bronchien, aber auch in der Trachea hin. Bei einer isolierten Epiglottitis ist jedoch meist der Auskultationsbefund über den Lungen und der Trachea unauffällig, weil sich der Krankheitsprozess weiter kranial abspielt.

H96
→ **Frage 4.15:** Lösung C

Der Begriff Reinke-Ödem kennzeichnet ein für die Stimmlippen typisches, subepitheliales, glasiges, polypös-lappiges Ödem. Es tritt überwiegend bei Rauchern und/oder starker Stimmbelastung auf.

H99
→ **Frage 4.16:** Lösung C

Die Tuberkulose kann, meist als sputogene Sekundärmanifestation bei offener Lungentuberkulose, den Kehlkopf befallen. Typischerweise an den Stimmlippen, aber auch an der laryngealen Epiglottisfläche oder anderen Stellen finden sich blassrote Infiltrate, flache Granulationen oder Ulzerationen. Alle angegebenen Lösungen können theoretisch als Monochorditis mit Husten imponieren, Nachtschweiß ist jedoch nur für die Tuberkulose typisch.
Zu **(A):** Stimmlippenkarzinome können laryngoskopisch sehr unterschiedlich imponieren. Heiserkeit und Hustenreiz sind typische Symptome, die den Patienten zum Arzt führen.
Zu **(B):** Aufgetriebene, gerötete, verdickt erscheinende Stimmlippen mit unregelmäßiger Oberfläche findet man bei einer chronischen Laryngitis. Die Veränderungen sind typischerweise beidseitig und gehen nicht mit Nachschweiß einher.
Zu **(D):** Die Kehlkopfpapillomatose des Erwachsenen imponiert laryngoskopisch meist als breitbasiger oder gestielter Prozess mit höckriger, brombeerartiger Oberfläche und eher rötlicher Farbe. Nach mikrolaryngoskopischer Abtragung und histologischer Sicherung muss der Patient über ein Rezidiv- und Entartungsrisiko aufgeklärt werden und einer regelmäßigen fachärztlichen Nachuntersuchung zugeführt werden.
Zu **(E):** Kugelige Verdickungen im Kehlkopf mit glattem, gelblich erscheinenden Schleimhautüberzug können einer Kehlkopfamyloidose entsprechen.

→ **Frage 4.17:** Lösung A

Zu **(1):** Bei Kehlkopf-Tbc: medikamentöse Therapie.
Zu **(2):** Bei Lymphadenitis colli tuberculosa: medikamentöse, evtl. operative Therapie.
Zu **(3):** Jugendliche Kehlkopfpapillomatose: operative Therapie, auch Laser-Abtragung.
Zu **(4):** Bei pleomorphem Adenom: operative Therapie (partielle Parotidektomie).

F91
→ **Frage 4.18:** Lösung A

Subglottische Schleimhautschwellung auf entzündlicher Basis (häufiger auslösender Erreger: Parainfluenza oder Influenza-Viren), gelegentlich mit Borken, tritt vorwiegend bei Ein- bis Fünfjährigen im Rahmen einer Erkältung akut auf mit trockenem, **bellendem Husten** sowie **Heiserkeit** und inspiratorischem, aber auch exspiratorischem **Stridor.** Bei starker Ausprägung auch **Atemnot** bis zur Zyanose.
Therapie: Sedierung des Kindes, Luftbefeuchtung, Kortison, Antibiotika. Im Falle drohenden Erstickens: **Beatmung**; evtl. Tracheotomie.
Ein Zusammenhang der Erkrankung mit zunehmender Luftverschmutzung wird noch diskutiert.

F91

→ **Frage 4.19:** Lösung C

Zu **(B):** Beide Erkrankungen führen zu inspiratorischem Stridor mit eventuell verlängertem Inspirium.
Zu **(C):** Initial wird üblicherweise bei akuter Epiglottitis ein Behandlungsversuch mit hochdosierten, intravenös gegebenen Antibiotika unternommen, eventuell kombiniert mit Glucocorticoiden zur Abschwellung. Bei Vorliegen eines Epiglottisabszesses erfolgt die Abszessspaltung und Eiterentlastung. Sind diese Maßnahmen erfolglos oder entwickelt sich das Krankheitsbild fulminant, wird man – wann immer möglich – heute die Intubation einer Tracheotomie vorziehen.

→ **Frage 4.20:** Lösung E

Der **N. laryngeus recurrens** ist ein Ast des N. vagus und zieht dementsprechend mit diesem durch das Foramen jugulare und dann in der Halsgefäßscheide zwischen V. jugularis interna und A. carotis interna (bzw. communis) nach caudal. Der Abgang des Astes liegt dann rechts vor der A. subclavia dextra, links vor dem Arcus aortae. Um diese Strukturen herum machen die N. recurrentes jeweils eine Kehrtwendung nach kranial (recurrens = „zurücklaufend"!), um dann bds. in einer Furche zwischen Trachea und Ösophagus zum Kehlkopf zu ziehen. Dabei gelangen die Nerven auch in topographische Nähe zur Schilddrüse.
Zu **(4):** „Idiopatisch" heißt eine Rekurrens- und auch eine Fazialisparese, wenn eine Ursache nicht gefunden werden kann.
Zu **(5):** Eine Lymphadenitis colli dürfte nur in Ausnahmefällen zu einer Rekurrensparese führen; dagegen ist sie bei einem karzinomatösen Lymphknotenbefall im Bereich der Halsgefäßscheide und des Mediastinums eher möglich.

F96

→ **Frage 4.21:** Lösung A

Zu **(A):** Die inneren Kehlkopfmuskeln werden vom N. laryngeus inferior innerviert, bleiben daher funktionsfähig.
Zu **(B):** Da die sensible Schleimhautinnervation des Kehlkopfes unterhalb der Rima glottidis vom N. laryngeus inferior gewährleistet wird, bleibt diese erhalten.
Zu **(C):** Beim Phonieren hoher Laute (z.B. „i" oder „hi") hebt sich der Kehlkopf und dabei richtet sich auch die Epiglottis auf (zu beobachten bei der indirekten Kehlkopfspiegelung). Diese Larynxbewegung, d.h. das Einnehmen der Phonationsstellung, wird neben der inneren und äußeren Kehlkopfmuskulatur wesentlich vermittelt über die Teile der suprahyoidalen Muskulatur, welche das Zungenbein und damit den Kehlkopf (bei durch die Kaumuskeln fixiertem Unterkiefer) nach **hinten** und oben führen (M. stylohyoideus, Venter posterior des M. digastricus).
Beachte hingegen: Die Einnahme der Schluckstellung des Kehlkopfes, also auch Hebung des Larynx, wird vermittelt über die Teile der suprahyoidalen Muskulatur, welche das Hyoid und damit den Larynx nach **vorn** und oben ziehen (M. mylohyoideus, M. geniohyoideus, Venter anterior des M. digastricus). Somit schlupft der Kehlkopf beim Schluckakt unter die Zunge, wobei der elastische Kehldeckel herabgedrückt und der Kehlkopfeingang verschlossen wird. Zusätzlich drückt beim Schlucken das zwischen Ligamentum thyreohyoideum und Kehldeckel eingelagerte Corpus adiposum präepiglotticum den Kehldeckel nach unten. Darüber hinaus wird eine geringe Senkung der Epiglottis durch die Funktion des M. aryepiglotticus und des M. thyroepiglotticus erreicht.
Die Bewegungen des Larynx und insbesondere der Epiglottis sind demnach eingebunden in ein komplexes Muskelzusammenspiel der Kau-, Schluck- und Phonationsmuskulatur. Ein Ausfall allein des N. laryngeus superior bedingt in der Regel daher nicht eine fehlende Epiglottisaufrichtung.
Der N. laryngeus superior versorgt mit dem Ramus externus den M. cricothyreoideus, mit sensiblen Fasern (durch das Ligamentum cricothyreoideum) den vorderen Teil der Stimmlippen und mit dem Ramus internus, der mit der A. und V. laryngea superior durch die Membrana thyreohyoidea zieht, die restliche Schleimhaut der Stimmlippen. Der N. laryngeus inferior (aus dem N. laryngeus recurrens) versorgt die übrigen Kehlkopfmuskeln und die Schleimhaut unterhalb der Stimmritze.
Zu **(D):** Eine Paramedianstellung findet sich typischerweise bei Ausfall bzw. Durchtrennung des N. laryngeus inferior.
Zu **(E):** Eine Atembehinderung bis zur Erstickung wird typischerweise hervorgerufen durch eine doppelseitige Nervenläsion des N. laryngeus inferior mit beidseitiger Paramedianstellung der Stimmlippen.

→ **Frage 4.22:** Lösung C

Zu **(A):** Rekurrensparesen führen nie zu Stammelfehlern (= Dyslalien, z.B. Sigmatismus, Gammazismus).
Zu **(B):** Besonders bei beidseitigen Rekurrensparesen meist nur geringe Heiserkeit.
Zu **(D):** Isolierte Rekurrensparesen machen in der Regel keine Schluckbeschwerden.

→ **Frage 4.23:** Lösung C

Zu **(2):** Die Papillome sitzen meist eher breitbasig auf der Unterlage.
Zu **(3):** Eine maligne Entartung ist extrem selten, jedoch möglich.

Die juvenile Kehlkopfpapillomatose ist eine den Hautwarzen verwandte Erkrankung, ausgelöst durch HPV 6 und 11. Sie äußert sich durch Dysphonie, Heiserkeit und Stridor. Betroffen sind überwiegend Kinder im Vorschulalter. Die Therapie erfolgt stets operativ.

→ **Frage 4.24:** Lösung D

Larynxpapillome beim Kind sind wahrscheinlich virusbedingt („Warzen der Stimmbänder"), haben eine starke Neigung zu Rezidiven, gelten aber im Gegensatz zum Papillom des Erwachsenen nicht als Präkanzerose.

→ **Frage 4.25:** Lösung C

Zu **(1)**: Kindliche Papillome rezidivieren häufig, sind aber **gutartig**; Papillome bei Erwachsenen sind **Präkanzerosen.**
Zu **(2)**: **Leukoplakien** müssen wegen der Gefahr der malignen Entartung regelmäßig kontrolliert und histologisch untersucht werden.
Zu **(3)**: Der **Morbus Bowen** (Erythroplasie) wird als intraepidermaler Stachelzellkrebs der Mundschleimhaut angesehen.
Zu **(4)**: Der **Morbus Plaut-Vincent** ist eine einseitige, ulzeröse Angina tonsillaris.

F97
→ **Frage 4.26:** Lösung A

Die Ersatzstimmbildung nach Laryngektomie wird durch mehr oder weniger hyperplastische Schleimhautfalten im Bereich des oberen Ösophagussphinkters vermittelt (so genannte „Rülpssprache", Ructus).
Zu **(B)**: Als Elektrolarynx (elektrischer Tongeber) wird ein äußerlich auf den Hals aufgesetzter Tongenerator bezeichnet, der einen Ton erzeugt, welcher im Prinzip dem primären Kehlkopfton entspricht. Durch artikulatorische Ausformung wird dann die Kommunikationsfähigkeit erreicht.
Zu **(C)**: Beim **Bauchreden** schwingen die Stimmlippen nur mit den Rändern und sind stark gespannt, der Resonanzraum wird durch Muskelkontraktionen verkleinert. Die Stimmlage ist erhöht (eine Oktave über der normalen Sprechstimmlage) bei minimalem Luftverbrauch. Voraussetzung ist ein gut trainierter Stimm- und Sprechapparat.
Zu **(D)**: Die psychogene Stimmstörung tritt als unabhängig von der Sprechbelastung hervorgerufene Dysphonie (Heiserkeit) auf. Bezeichnung: psychogene Dysphonie, psychogene Aphonie. Zu einer Ösophagusstimme bestehen keine Verbindungen.
Zu **(E)**: Jodeln als besondere Stimmform entsteht durch sprunghaften Wechsel vom Brustregister in das Kopf- oder Falsettregister (vorwiegende Jodelsilben: ha, dil, ri, ja, jo). Unter Register versteht man eine Reihe von aufeinanderfolgenden, unter sich gleichartigen Stimmklängen, die das musikalisch geübte Ohr von einer anderen, sich daran anschließenden Reihe (ebenfalls mit unter sich gleichartigen Klängen) an bestimmten Stellen der Tonleiter abgrenzen kann. Die gleichartigen Klänge beruhen auf analogem Obertonverhalten, auf jeweils gleicher Schwingungsweise der Stimmlippen, einem bestimmten Kopplungsmechanismus zwischen Kehlkopf, Ansatzrohr und Luftröhre, sowie charakteristischen Resonanz- und Abstrahlungsbereichen.

F93
→ **Frage 4.27:** Lösung A

Unter den Kopf-Hals-Malignomen beträgt die Häufigkeit des Larynxkarzinoms ungefähr 30%. Davon entfallen auf die Glottis etwa 65%, die Supraglottis 30% und die Subglottis 5%. Die besonders günstige Prognose bei kleinen Geschwülsten der Glottis (T_1 über 90% und auch noch T_2-Tumoren mit 70 bis 85%) liegt an der intralaryngealen Ausprägung der Lymphkapillaren, die im Bereich der Glottis sehr spärlich vorhanden sind. Das Ligamentum vocale besitzt als Strang aus elastischen Fasern keine Lymphkapillaren; erst am fibromuskulären Übergang an der Plica vocalis findet man sehr wenige Lymphkapillaren. Zudem fällt ein Glottiskarzinom sehr frühzeitig durch das Symptom Heiserkeit auf.
Zu **(B)**: Die 5-Jahres-Überlebensrate bie supraglottischen Karzinomen beträgt etwa 80% bei T_1- und T_2-Tumoren, 50% bis 60% bei T_3- und T_4-Tumoren.
Zu **(C)**: Die 5-Jahres-Überlebensrate bei subglottischen Karzinomen liegt unter 40%.
Zu **(D)**: Die 5-Jahres-Überlebensrate bei Hypopharynxkarzinomen beträgt lediglich 20 bis 30% bei T_1- und T_2-Tumoren. Ab T_3-Tumormanifestation liegt sie nur noch unter 20%.

→ **Frage 4.28:** Lösung D

Siehe Lerntext „Tracheotomie; Koniotomie".
Zu **(1)**: **Einseitige** Stimmlippenlähmung führt nicht zur Luftnot.

F91
→ **Frage 4.29:** Lösung D

Siehe Lerntext „Tracheotomie; Koniotomie".

H05
→ **Frage 4.30:** Lösung D

Die **Ruktusstimme** (= **Ösophagusersatzstimmbildung**) ist neben der Stimmprothesenimplantation und der elektronischen Sprechhilfe eines der drei Hauptrehabilitationsverfahren nach Laryngektomie (Kehlkopfexstirpation) zur Ersatzstimmbildung. Derzeit noch seltener angewandte Verfahren sind der Neolarynx (Rekonstruktion des Larynx mittels

Unterarmlappen oder Jejunumschlinge) oder eine Larynxtransplantation.
Zu **(A)**, **(B)**, **(C)** und **(E)**:
- **Balbuties** = Stottern
- **Stammeln** = Dyslalie = Artikulationsstörung = Laute oder Lautverbindungen werden weggelassen, durch andere Laute ersetzt oder fehlgebildet.
- **Singultus** = Schluckauf
- **Rhotazismus** = Dyslalie der R-Laute

Fallstudie 1

→ Frage 4.31 F1: Lösung A

Zu **(A)**: Die Arteria thyreoidea inferior entspringt aus dem Truncus thyreocervicalis (aus der Arteria subclavia) und orientiert sich im Verlauf auf die dorso-mediale Schilddrüsenunterhälfte. Sie liegt in unmittelbarer Nähe des Nervus recurrens.
Zu **(B)**: Die Vena jugularis interna liegt deutlich weiter latero-ventral in räumlicher Distanz zum Nervus recurrens.
Zu **(C)**: Der Lobus pyramidalis der Schilddrüse befindet sich ventral und nach oben ziehend zwischen den Schilddrüsenlappen.
Zu **(D)** und **(E)**: Die Eminentia laryngis (Adamsapfel) und die Cartilagines arytaenoideae (Stell-/Aryknorpel) bezeichnen Larynxknorpelstrukturen mit deutlicher räumlicher Distanz zum Nervus-recurrens-Verlauf.

→ Frage 4.32 F1: Lösung C

Der M. cricothyreoideus (= „Antikus") wird vom Ramus externus des N. laryngeus superior innerviert und behält daher seine Funktion. Alle anderen genannten Muskeln werden vom N. recurrens versorgt.

→ Frage 4.33 F1: Lösung E

Zu **(E)**: Der N. laryngeus **superior** (aus dem N. vagus) innerviert den **M. cricothyreoideus** („Antikus", „Grobspanner"). Zur Produktion hoher Töne (z. B. beim Aufwärtssingen) kontrahiert sich der Muskel, nähert Schild- und Ringknorpel aneinander an und führt so zu einer Anspannung und Verlängerung der Stimmlippen. Beim Ausfall kommt es daher **zur Einschränkung bis zum Verlust der Spannungsfähigkeit** der Stimmlippen und damit zu Intonationsstörung der hohen Töne, die besonders als Leistungsminderungen der Singstimme auffallen (Sänger und Sängerinnen!). Eine respiratorische Bewegungsstörung (Adduktion und Abduktion) der Stimmlippen besteht nicht.
Zu **(A)** und **(B)**: **Inspiratorischer Stridor** ist ein typisches Zeichen bei **beidseitiger** Schädigung des N. laryngeus **inferior** (N. recurrens) mit paramedian stillstehenden Stimmlippen, wohingegen **exspiratorischer Stridor** ein charakteristisches Symptom für eine Obstruktion der kleineren Atemwege (z. B. **Bronchiolenverengung beim Asthma bronchiale**) ist.
Zu **(C)** und **(D)**: Bei einer **einseitigen** Lähmung des N. laryngeus **inferior** (N. recurrens) findet sich ein Stimmlippenstillstand in Paramedianstellung, und es kommt zur zunehmenden **Stimmlippenatrophie**.

→ Frage 4.34 F1: Lösung E

Der **N. laryngeus recurrens** ist ein Ast des N. vagus und zieht dementsprechend mit diesem durch das Foramen jugulare und dann in der Halsgefäßscheide zwischen V. jugularis interna und A. carotis interna (bzw. communis) nach caudal. Der Abgang des Astes liegt dann rechts vor der A. subclavia dextra, links vor dem Arcus aortae. Um diese Strukturen herum machen die N. recurrentes jeweils eine Kehrtwendung nach kranial (recurrens = „zurücklaufend"!), um dann bds. in einer Furche zwischen Trachea und Ösophagus zum Kehlkopf zu ziehen. Dabei gelangen die Nerven auch in topographische Nähe zur Schilddrüse.
Zu **(D)**: „Idiopatisch" heißt eine Rekurrens- und auch eine Fazialisparese, wenn eine Ursache nicht gefunden werden kann.
Zu **(E)**: Eine Lymphadenitis colli dürfte nur in Ausnahmefällen zu einer Rekurrensparese führen; dagegen ist sie bei einem karzinomatösen Lymphknotenbefall im Bereich der Halsgefäßscheide und des Mediastinums eher möglich.

→ Frage 4.35 F1: Lösung D

Zu **(D)**: Bei der **Stroboskopie** wird die Bewegung der Stimmlippen bei Phonation durch intermittierende Beleuchtung mit Lichtblitzen als stehendes Bild oder „in Zeitlupe" sichtbar gemacht. Man erkennt die **Schwingungsfähigkeit**, die **Schwingungsamplitude** und sog. **Randkantenverschiebungen** der Stimmlippen.
Zu **(A)**: Einblick in die Kieferhöhle = **Antroskopie.**
Ć Zu **(B)**: Beurteilung der Tubenfunktion: **Valsalva**-Versuch, **Politzer**-Versuch, **Tubenkatheterismus, Tympanometrie.**
Zu **(C)**: Beurteilung der Bronchien: z. B. Bronchoskopie.
Zu **(E)**: Beurteilung der Funktion des weichen Gaumens: z. B. **Gutzman**-Probe, **Czermak**-Probe.

→ Frage 4.36 F1: Lösung A

Zu **(A)**: Im Rahmen einer Schilddrüsenoperation kann es zu **Rekurrens-Läsionen** kommen. Man unterscheidet die einseitige Läsion (wie im vorliegenden Fall) mit Heiserkeit jedoch ohne Atmungsprobleme von der doppelseitigen mit starker Atemnot. Bei der einseitigen Läsion wartet man vorerst eine spontane Rückbildung ab. Nach 8 Wochen sollte eine Kontrolle durch den HNO-Arzt und eine eventuelle

logopädische Therapie erfolgen. Bei der beidseitigen Läsion stellt sich meist schon kurz nach der OP eine schwere Atemnot ein. Sollte sich diese trotz Sedierung, O_2- und Cortisongabe nicht bessern, muss reintubiert und später ggf. tracheotomiert werden.
Zu **(B)**: Eine Tracheotomie ist nur bei bestehender schwerer Atemnot indiziert.
Zu **(C)**: Auch zu dieser Maßnahme besteht kein Anlass, da es der Patientin abgesehen von der Heiserkeit körperlich gut geht.
Zu **(D)**: Hier wird vermutlich auf die postoperative Gabe von Pyridostigmin angespielt, um vor der Extubation die Muskelrelaxation zu antagonisieren.
Zu **(E)**: Weder die Überweisung zum Neurologen noch die Durchführung einer Elektromyografie ist sinnvoll.

→ **Frage 4.37 F1:** Lösung B

Zu **(B)**: Die einseitige **Rekurrensparese** (häufigste Ursache: Strumaoperation) führt zur einseitigen Stimmlippenlähmung mit Heiserkeit (Atemnot nur bei beidseitiger Lähmung). In einigen Fällen normalisiert sich die Stimme durch eine kompensatorische Mehrbewegung der gegenseitigen Stimmlippe spontan, sodass die Lähmung letztlich unbemerkt bleibt. Tritt diese spontane Besserung jedoch nicht ein, so kann eine logopädische Therapie mit Stimmübungen hilfreich sein.
Zu **(A)** und **(E)**: Eine **Lateralfixation** (Erweiterung der Glottis durch Verlagerung einer Stimmlippe nach lateral) ist im Allgemeinen nur bei beidseitigen Lähmungen indiziert. Die Lateralfixation einer gesunden Stimmlippe sollte vermieden werden.
Zu **(C)**: Von einer Inhalationsbehandlung kann bei Lähmungen keine Besserung erwartet werden.
Zu **(D)**: Sprechverbot wäre eher schädlich, weil ein Stimmtraining erforderlich ist.

Rekurrensparesen

Der **Nervus laryngeus recurrens** ist ein Ast des Nervus vagus und zieht dementsprechend mit diesem durch das Foramen jugulare und dann in der Halsgefäßscheide zwischen Vena jugularis interna und A. carotis nach kaudal. Der Abgang des Astes liegt dann **rechts** vor der Arteria subclavia dextra, **links** vor dem Arcus aortae. Um diese Strukturen herum machen die Nervi recurrentes jeweils eine Kehrtwendung nach kranial (recurrens = „zurücklaufend"), um dann beidseitig in einer Furche **zwischen Trachea und Ösophagus** zum Kehlkopf zu ziehen. Dabei gelangen die Nerven auch in topographische Nähe zur Schilddrüse.
Der N. recurrens (bzw. N. laryngeus inferior) versorgt alle Muskeln des Kehlkopfes, außer dem M. cricothyreoideus.
Bei der **reinen** Rekurrensparese finden sich die Stimmlippen bei der Kehlkopfspiegelung in **Paramedianstellung** fixiert.
Eine **Intermediärstellung** (Lateralstellung) ist Hinweis auf eine **komplette** laryngeale Lähmung, die den **Nervus laryngeus superior** einschließt (Versorgung des **Musculus cricothyreoideus**).
Ursachen einer Rekurrensparese können sein:

- **Schilddrüsenoperationen, Struma maligna**
- maligne **Lymphknotenerkrankungen** und **Metastasen** im Bereich der Halsgefäßscheide und des Mediastinums
- **Bronchialkarzinome**
- **Lungentuberkulose**
- **Herzoperationen, Aortenaneurysmen**
- **Ösophaguskarzinome** und **Operationen** im Bereich von Hypopharynx und Ösophagus (z. B. Operationen an Zenker-Divertikeln).
- **Neurologische** Ursachen sind:
  Wallenberg-Syndrom (Durchblutungsstörungen im Bereich der Arteria vertebralis, basilaris und Arteria cerebelli inferior posterior, die außer zu Schwindel und Hörstörungen zur homolateralen Stimmlippenlähmung führen);
  Bulbärparalysen;
  Infektionen mit **neurotropen Viren;**
  Multiple Sklerose;
  Hirntumore;
  Apoplex;
  Tumoren und Metastasen der **Schädelbasis.**
- Eine Rekurrensparese, für die eine Ursache nicht gefunden werden kann, wird **„idiopathisch"** genannt.

Klinik:
Eine **einseitige** Rekurrensparese verursacht zu Beginn eine **Heiserkeit**, die sich später bessert. Eine Dyspnoe besteht nicht.
Bei der **beidseitigen** Rekurrensparese steht eine häufig sehr ausgeprägte **Luftnot** mit **inspiratorischem** Stridor im Vordergrund. Dabei auch Heiserkeit und Stimmschwäche.
Therapie:
Die Luftnot macht in solchen Fällen als Erstmaßnahme in der Regel eine Intubation, ggf. auch eine **Tracheotomie** erforderlich. Der Patient wird dann mit einer (Sprech-)Trachealkanüle versorgt. Je nach Ursache der Lähmung kann daraufhin zunächst abgewartet werden, ob sich eine Besserung mit zunehmender Beweglichkeit der Stimmlippen im Laufe von Monaten einstellt. Ist dies nicht der Fall, so kann nach etwa einem Jahr die Enge in Höhe der Stimmlippen durch eine Glottis-erweiternde Operation beseitigt werden (**Lateralfixation** einer Stimmlippe). Ist die Operation erfolgreich, kann das Tracheostoma wieder verschlossen werden.
Logopädische Behandlung ergänzt in vielen Fällen die chirurgischen Maßnahmen.

Fallstudie 2

→ Frage 4.38 F2: Lösung D

Zu **(D)**: **Heiserkeit** ist das Frühsymptom bei **Glottiskarzinom**, weiteres Symptom kann Reizhusten sein.
Zu **(A)** und **(B)**: Fremdkörper- oder Globusgefühl werden von Glottis-Tumoren in der Regel nicht ausgelöst.
Zu **(C)**: Bei fortgeschrittenem **Glottis-Karzinom** kommt es zwar zur **Atemnot** und Husten mit blutigem Auswurf, ein Stridor existiert aber meist nicht.
Zu **(E)**: Beim supraglottischen Karzinom sind Schluckbeschwerden und kloßige Sprache prominent.

→ Frage 4.39 F2: Lösung B

Zu **(B)**: **Mikrolaryngoskopie** = direkte Laryngoskopie oder Stützautoskopie. Das Laryngoskop stützt sich über ein Gestell auf Thoraxhöhe des narkotisierten Patienten ab und wird bis vor die Glottis (= Stimmlippenebene) eingeführt. Insbesondere nach Vorsetzen eines Mikroskops können diagnostische und therapeutische Maßnahmen am Kehlkopfinneren durchgeführt werden.
Zu **(A)**: Sichtbarmachen von Stimmlippenschwingungen ist mit der **Stroboskopie** möglich.
Zu **(C)**: Probeexzisionen aus dem Larynx werden über die Mikrolaryngoskopie entnommen, aber nicht **beurteilt.**

→ Frage 4.40 F2: Lösung A

Beim T_1 N_0 M_0-Larynx(Glottis)-Karzinom beschränkt sich der Tumor auf die Glottis, und zwar bedeutet T_{1a} = Befall **einer** Stimmlippe, T_{1b} = Befall beider Stimmlippen, wobei beide Stimmlippen normal beweglich sind.
Zu **(B)**: Es ist beim klinischen Befund eine tumoröse Neubildung an der Stimmlippe sichtbar, nicht nur eine Blässe der Stimmlippe.
Zu **(C)** und **(E)**: Der Tumor kann sehr vielgestaltig sein, z. B. polypös, ulzerös, flächenhaft oder submukös wachsend. Entscheidend ist die Histologie! Eine glasig-ödematöse Schwellung spricht eher für ein Reinke-Ödem.
Zu **(D)**: Gerade bei einem **glottischen** Larynxkarzinom ist die **Heiserkeit** das Frühsymptom und besteht schon zur Zeit der Diagnosestellung (Hinweis: jede länger als 3 Wochen bestehende Heiserkeit muss im Hinblick auf ein Larynxkarzinom abgeklärt werden).

→ Frage 4.41 F2: Lösung A

Stadium T_{1a}: auf die Glottis beschränkter einseitiger Tumorbefall einer Stimmlippe mit normaler Beweglichkeit.

→ Frage 4.42 F2: Lösung A

Zu **(A)**: Bei der Chordektomie wird die gesamte Stimmlippe der befallenen Seite chirurgisch entfernt. Sie gilt als Therapie der Wahl bei Stimmlippen-T_{1a}-Karzinom (Stadium T_{1a} = auf die Glottis beschränkter, einseitiger Tumorbefall einer Stimmlippe mit normaler Beweglichkeit).
Zu **(B)** und **(D)**: Vertikale Kehlkopfteilresektionen oder die Laryngektomie kommen in aller Regel bei größeren Larynxtumoren in Betracht (meist ab einer T_3-Klassifikation).
Zu **(C)**: Nicht die regelmäßige Beobachtung, sondern die regelmäßige **Nach**beobachtung im Anschluss an die Therapie ist bei allen malignen Tumoren notwendig.
Zu **(E)**: Bei einem T_{1a}-Larynxkarzinom ist laut Statistik bezüglich der Heilungsaussicht (über 90%) die Bestrahlung der Operation gleichwertig. Eine Chemotherapie kommt in der Regel bei einer T_{1a}-Klassifikation nicht infrage. Bei fortgeschritteneren Tumorstadien hingegen kann sie neben der Operation und Bestrahlung als weitere Therapiemaßnahme eingesetzt werden.

Präkanzerosen und bösartige Neubildungen der Stimmlippen

Präkanzerosen:

Leukoplakie: Umschriebene, weißliche, über das Schleimhautniveau nur gering erhabene, präkanzeröse Schleimhautveränderung, die nicht nur im Kehlkopf vorkommen kann. Die Entscheidung über das Ausmaß der Malignität des Befundes kann nur **histologisch** getroffen werden. Es liegt immer eine mehr oder weniger ausgeprägte **Akanthose** vor. Ob es sich bei einer Leukoplakie um ein Carcinoma in situ und damit einen „Vorläufer" oder „Ausläufer" eines Karzinoms handelt, wird histologisch am Ausmaß der **Dysplasie** entschieden (Zellatypien; hyperplastisches, akanthotisches Epithel, Parakeratose, Zellverhornungen, vermehrte Mitosen, atypische Kerne).
Während bei einem **Carcinoma in situ** die **Basalmembran nicht durchbrochen** ist, spricht man bei Zerstörung der Basalmembran von einem „Mikro-Karzinom" oder „mikroinvasiven Karzinom".
Für die **Pachydermie** (über die Oberfläche etwas erhabener wirkende Keratose, die im Hinblick auf ihre Malignität auch nur histologisch beurteilt werden kann) gilt das gleiche wie für die Leukoplakie (siehe oben). Als Sonderform ist die „Pachydermie rouge" **(Erythroplakie)** bekannt; hierbei mehr rötliche Oberfläche, die einen Polyp oder eine unspezifische Entzündung vortäuschen kann, aber histologisch praktisch immer ein Carcinoma in situ darstellt.

Auch die **Papillome des Erwachsenen** sind histologisch genau zu untersuchen, weil sie zu einem relativ hohen Prozentsatz maligne entarten. Patienten mit histologisch benignen Papillomen müssen zur Befundkontrolle regelmäßig laryngoskopisch nachuntersucht werden.
Larynxkarzinom:
Karzinome des Larynx sind die häufigsten Karzinome im Kopf-Halsbereich. Zum ganz überwiegenden Teil handelt es sich um **Plattenepithelkarzinome** mit unterschiedlich ausgeprägter Verhornung. Rauchen und Alkohol spielen bei der Krebsentstehung in diesem Fall eine wesentliche Rolle.
Klinik:
Das Erstsymptom ist vor allem bei glottischen Tumoren **Heiserkeit:** deshalb muss eine über drei Wochen andauernde Heiserkeit unbedingt fachärztlich untersucht werden. Bei Karzinomverdacht erfolgt dann eine gezielte **Probeexzision,** meist über eine **Stützautoskopie** (Mikrolaryngoskopie).
Therapie:
Unterschieden werden durch die Lokalisation **subglottische, glottische** und **supraglottische** Karzinome. Die besten Heilungsaussichten haben glottische Karzinome (= Tumoren der Stimmlippenebene), die zum Zeitpunkt der Diagnosestellung noch keine Halslymphknotenmetastasen aufweisen und durch vergleichsweise kleine Eingriffe mit guter Aussicht auf vollständige Entfernung reseziert werden können. Im Stadium T_1 (Tumor auf die Glottis beschränkt, Stimmlippen beweglich) ist laut Statistik bezüglich der Heilungsaussicht (über 90%) die Bestrahlung der Operation **(Chordektomie)** gleichwertig. Die Frage, ob bei T_2-Larynxkarzinomen primär nur bestrahlt oder operiert werden soll, wird – insbesondere bei den jeweiligen Fachvertetern – unterschiedlich beurteilt. Es gibt aber gute Gründe, die Operation (die als Larynxteilresektion in diesen Fällen häufig nicht den Verlust der Stimme bedeutet) der Radiatio vorzuziehen (u.a.: *Schwierigkeit der Erkennung von Rezidivtumoren* und Gefahr des späteren *Strahlenkarzinoms nach Bestrahlung*). In allen anderen Fällen wird allgemein die Operation als aussichtsreichere Maßnahme angesehen, eventuell in Kombination mit einer Radiatio. Der Umfang der Operation (Larynxteilresektion, Laryngektomie) richtet sich nach der Ausdehnung des Tumors und dem Vorhandensein oder auch der Wahrscheinlichkeit von Halslymphknotenmetastasen (Ergänzung durch Neck dissection). Auch die Behandlung mit Zytostatika (Chemotherapie) findet neuerdings vermehrt Anwendung, hat aber im Gegensatz zur chirurgischen Behandlung und Bestrahlung (noch) keinen festen Platz bei der Therapie von Larynxkarzinomen.

Fallstudie 3

→ **Frage 4.43 F3:** Lösung B

Intubationsschwierigkeiten gibt es in erster Linie bei anatomischen Veränderungen im Mund-Kiefer-Gesichts-Bereich (besonders Progenie, Prognathie, Makroglossie) sowie im Kehlkopf und der Halswirbelsäule. Dies lässt sich mit Score-Systemen erfassen, wobei alleine der recht einfache Mallampati-Score in der Klinik eingesetzt wird. Hierbei wird der Patient aufgefordert, den Mund maximal zu öffnen. Kann man weder Uvula noch Gaumenbögen sehen, ist die Wahrscheinlichkeit einer schwierigen Intubation erhöht. Ein Emphysemthorax ist eine anatomische Veränderung der unteren Luftwege und für eine schwierige Intubation irrelevant.

→ **Frage 4.44 F3:** Lösung A

Die **Blutgasanalyse** ist als apparativ-analytische Methode mit Probengewinnung und Analyse natürlich zu zeitaufwendig, nicht sensitiv genug, nicht direkt am Patienten anwendbar und damit **ungeeignet.** Von den genannten ist die einzige Methode, mit der eine Fehlintubation wirklich zuverlässig erkannt wird (neben der Bronchoskopie und der direkten laryngoskopischen Sicht auf den durch den Kehlkopf gehenden Tubus) die Messung der endexspiratorischen CO_2-Konzentration (kein CO_2 = Tubus ösophageal). Auskultation von Lunge und Magen, Beobachten der Thoraxbewegung oder auch das Beschlagen der Tubusinnenwand bei der Exspiration sind einfache, klinisch anwendbare Methoden, die aber keine absolute Sicherheit bieten.

→ **Frage 4.45 F3:** Lösung C

Akutschäden infolge einer Intubation lassen sich als Verletzungsfolgen infolge **innerer** Gewalteinwirkung auffassen. Hierzu zählen neben der **Aryknorpelluxation** (meist nach antero-medial in Richtung Glottislumen) **Schleimhautläsionen, vermehrte Gefäßzeichnungen, Stimmlippenhämatome** und **Druckstellen** im Bereich der Processus vocales oder Aryhöcker. In Einzelfällen sind auch **Rekurrensparesen** beschrieben worden.
Frakturen des Ring- (A) oder Schildknorpels (B), Abrisse des N. laryngeus superior (D) und die Zerreißung des Ligamentum conicum (E) sind in der Regel Verletzungsfolgen nach **äußerer** Gewalteinwirkung. Allerdings können nach externer Gewalteinwirkung neben einer Commotio/Contusio laryngis durchaus auch Distorsionen, Subluxationen, Nervenläsionen und myogene Schädigungen beobachtet werden.

→ **Frage 4.46 F3:** Lösung B

Bei der **orotrachealen Intubation** ist die Gefahr von Schleimhautschäden an Larynx und Trachea besonders groß, was zu späteren *laryngotrachealen Stenosen* führen kann. Dies liegt daran, dass ein durch die Mundhöhle gelegter Tubus besonders starken Bewegungen unterworfen ist. Im Gegensatz zur Formulierung des IMPP ist aber alternativ nicht nur an die Tracheotomie, sondern in erster Linie an die nasale Intubation zu denken, wenn eine Beatmung länger als 48 Stunden erforderlich ist. Wie lange eine nasotracheale Intubation ohne Risiko der Entstehung laryngotrachealer Schäden aufrechterhalten werden kann, ist heute noch sehr umstritten. Meist wird nach etwa sieben Tagen die Tracheotomie durchgeführt, wenn weiterhin eine Beatmung erforderlich ist.

→ **Frage 4.47 F3:** Lösung D

Häufig wird auch der Isthmus durchgetrennt und beidseits umstochen.

→ **Frage 4.48 F3:** Lösung A

Anhaltende Intubationsschäden wie Granulome der Stimmbänder sind nach kurzfristiger Intubation (wie im Rahmen von Operationen) selten, treten jedoch bei nicht tracheotomierten Langzeitbeatmeten relativ häufig auf. Subglottische und supraglottische Granulome sind nicht möglich (Lokalisation am Stimmband), die Beschreibungen als „unteres" und „oberes" Drittel der Stimmlippe sind anatomisch nicht korrekt (angebracht wäre dorsal und ventral). Endotracheale Tuben liegen meist auf Höhe der Processus vocales der Aryknorpel in der Stimmlippe und können dort durch Druckschädigung mit konsekutiver Durchblutungsstörung der Schleimhaut Granulome verursachen.

→ **Frage 4.49 F3:** Lösung D

Zu **(D)**: Falls keine spontane Rückbildung eintritt, ist eine chirurgische Entfernung (nicht zwingend mit dem Laser) indiziert.
Zu **(C)** und **(E)**: Weder ätzende Behandlungen noch Punktions- bzw. Verödungsmaßnahmen sind wirksame Therapiestrategien.
Zu **(A)** und **(B)**: Aufgrund der Anamnese (Intubation und mehrtägige Beatmung) und des Befundes ergibt sich **kein Anhalt für eine maligne Raumforderung** (bzw. Metastase der Grunderkrankung) **oder Keloide** (Auftreten nur im Bereich von meist unter Spannung stehenden **Haut**wunden), die Therapiemaßnahmen im Sinne einer PE oder einer niedrig dosierten Röntgenbestrahlung indizieren könnten.

Tracheotomie; Koniotomie

Tracheotomie und Koniotomie sind chirurgische Eingriffe, die durch die Schaffung einer Öffnung des Luftweges nach außen durch die Halshaut eine Atmung unter Umgehung des natürlichen Luftweges (via Kehlkopf) ermöglichen.
Die klassische **Indikation** für diese Eingriffe ist die Beseitigung einer Luftnot bei hochsitzender **Verlegung der Atemwege** durch

- **Tumoren,**
- entzündliche und ödematöse **Schleimhautschwellungen,**
- **beidseitige Stimmlippenlähmung** in Paramedianstellung (Rekurrensparese).
- **Traumen,**
- aspirierte laryngeale **Fremdkörper,**
- angeborene **Fehlbildungen** mit Atemwegsstenosen oder
- **Gefahr der Aspiration** (Ösophagotracheale Fistel).

Darüber hinaus ist eine häufige Indikation zur Tracheotomie die **Langzeitbeatmung** von z.B. komatösen, polytraumatisierten oder neurologisch erkrankten Patienten mit zentral-nervösen Schädigungen, insbesondere mit zentralen Atemstörungen und Schädel-Hirn-Traumen. Im Einzelfall ergeben sich weitere Indikationen immer dann, wenn langfristig eine Aspiration zu vermeiden oder die Tracheo-Bronchialtoilette ohne Tracheotomie nicht ausreichend gewährleistet ist.
Durch die Entwicklung neuartiger Intubationsschläuche aus weniger schleimhautschädigenden Materialien mit Niederdruckmanschetten ist zwar neuerdings die Intubation über längere Zeit als früher verantwortbar. Dennoch bedeutet eine Langzeitintubation ein Risiko bezüglich der späteren Entstehung einer Trachealstenose und einer Stimmstörung. Die Beatmungstubi führen häufig auch zu Schädigungen im Bereich der Nase, des Pharynx und insbesondere des Larynx, hier ebenfalls mit dem Risiko der Entwicklung einer Stenose. Da bei der Tracheotomie das Risiko der späteren Stenose erheblich geringer ist, muss sie bei jeder Langzeitbeatmung erwogen werden. Entscheidet man sich dennoch für eine Langzeitintubation, so sollte in kurzen Abständen wiederholt endoskopisch abgeklärt werden, ob beginnende Schädigungen (Nekrosen) durch den Druck des Tubus erkennbar sind, um dann noch rechtzeitig eine Tracheotomie durchzuführen.
Die **Koniotomie** ist eine **echte Notfallmaßnahme,** wenn bei Verlegung der Luftwege eine Intubation nicht mehr möglich ist. Hierbei wird zwischen Ringknorpel und Schildknorpel das Ligamentum cricothyreoideum (Conus elasticus) mit einem Trokar oder Skalpell eröffnet („not-

falls auch mit allem, was schneidet oder sticht"). Die so entstandene Öffnung wird mit einer Kanüle, einem Tubus oder ähnlichem offen gehalten; es besteht aber immer das Risiko der Entstehung einer laryngealen Stenose bzw. einer Perichondritis des Larynx, weshalb sobald wie möglich die Koniotomie verschlossen und durch eine regelrechte Tracheostomie ersetzt werden muss.
Bei der **Tracheotomie** wird prinzipiell eine *obere* (oberhalb des Isthmus der Schilddrüse), eine *mittlere* (mit Durchtrennung des Isthmus) und eine *untere* Schnittführung (unterhalb des Isthmus) unterschieden. Um Kontakt mit dem Ringknorpel (Perichondritisgefahr) zu vermeiden, muss die Tracheostomie unterhalb der ersten, besser noch zweiten oder dritten Trachealspange durchgeführt werden. Die obere Schnittführung kann in notfallähnlichen Situationen gewählt werden, da sie zeitsparend ist; die untere wird bei Kindern bevorzugt (hochstehender Schilddrüsenisthmus); im Regelfall wird die mittlere Tracheostomie mit Durchtrennung des Isthmus als risikoärmster Eingriff durchgeführt. Insbesondere zum Zweck der Langzeitbeatmung wird in vielen Kliniken mehr und mehr ein **epithelisierter Tracheostoma-Kanal** angelegt, bei dem die äußere Halshaut in die Schnittränder der Trachealöffnung eingenäht wird. Hierdurch reduzieren sich postoperative Komplikationen.

Fallstudie 4

→ **Frage 4.50 F4:** Lösung A

Leukoplakien sind nicht erblich; sie müssen wegen der Gefahr der malignen Entartung regelmäßig kontrolliert und histologisch untersucht werden.

→ **Frage 4.51 F4:** Lösung E

Larynxkarzinome metastasieren lymphogen in die Halslymphknoten. Diese Halslymphknotenmetastasen treten bei supraglottischen Karzinomen früher auf als bei glottischen. Subglottische Karzinome können in paratracheale Lymphknoten metastasieren.

→ **Frage 4.52 F4:** Lösung C

TNM-Klassifikation für Larynxkarzinome:
Primärtumor (T = Tumor)

Glottis

T_1 begrenzt/Stimmlippen beweglich
  T_{1a}: eine Stimmlippe betroffen
  T_{1b}: beide Stimmlippen betroffen
T_2 Ausbreitung auf Supra- oder Subglottis, eingeschränkte Stimmlippenbeweglichkeit
T_3 Stimmlippenfixation
T_4 Ausdehnung jenseits des Larynx

Supra- und Subglottis

T_1 begrenzt/Stimmlippen beweglich
T_2 Ausbreitung auf die Stimmlippen, Beweglichkeit der Stimmlippen erhalten
T_3 Stimmlippenfixation
T_4 Ausbreitung jenseits des Larynx

Lymphknotenmetastasen
(N = Nodus)

N_1 ipsilateral solitär < 3 cm
N_2 a: ipsilateral solitär über 3 bis 6 cm
  b: ipsilateral multipel < 6 cm
  c: bilateral/kontralateral < 6 cm
N_3 über 6 cm

Hämatogene **Fernmetastasen** (M = Metastasis)

M_0 ohne Fernmetastasen
M_1 mit Fernmetastasen

Zu **(A)**, **(C)**, **(D)** und **(E)**: Anhand der Tabelle lässt sich die Zuordnung mühelos vornehmen.
Zu **(B)**: Einteilung der **Hypopharynxmalignome:** Hier werden drei Bezirke unterschieden – 1. Sinus piriformis, 2. Postkrikoidbezirk, 3. Hypopharynxhinterwand.

T_1 Tumor auf einen Bezirk beschränkt
T_2 Tumor erstreckt sich über mehrere Bezirke, ohne mit benachbarten Strukturen fixiert zu sein
T_3 Tumor ausgedehnt auf mehrere Bezirke mit Fixation der Umgebung
T_4 Tumor mit Überschreiten des Hypopharynx und massivem Einbruch in die Umgebung

Gefragt war hier jedoch nach einem glottischen (Larynx!)-Karzinom, nicht nach einem Hypopharynxkarzinom.

→ **Frage 4.53 F4:** Lösung C

Laryngektomie bedeutet Kehlkopfentfernung. Dabei wird der Kehlkopf vollständig reseziert und die Trachea wird danach unmittelbar mit der äußeren Halshaut zur Schaffung eines dauerhaften Tracheostomas vernäht. Der Schlund (Pharynx) wird durch eine ventrale, meist dreischichtige Naht zusammengefügt und damit rekonstruiert. Somit resultiert nach einer Laryngektomie eine **vollständige Trennung des Speise- und Atemweges.** Selbst die zur Stimmrehabilitation eingesetzte Stimmprothese zwischen Trachealhinterwand und Ösophagusvorderwand ändert nichts an diesen neuen anatomi-

schen Verhältnissen, da sich das Ventil der Stimmprothese nur bei Phonation in Richtung Ösophagus öffnet und ansonsten im Ruhezustand dicht abschließt.
Als **Totraum** bezeichnet man das **Volumen der zuführenden Atemwege, das nicht am Gasaustausch teilnimmt (sogenannte Gastransportzone).** Gemeint sind damit Nase, Nasen-Rachen-Raum, Pharynx, Larynx und größere Anteile des Tracheobronchialsystems. Da nach der Laryngektomie die kranial der Trachea liegenden anatomischen Strukturen fehlen bzw. ohne Verbindung zum Tracheobronchialsystem verlaufen, resultiert eine Verringerung des Totraums und damit eine Erniedrigung der Totraumventilation.
Zu **(A)**: Das Tracheostoma nach Laryngektomie dient der Atmung und kann nicht plastisch vollständig abgedeckt werden (sonst droht die **Gefahr der Erstickung!**).
Zu **(B)**: Gerade eine Ventilkanüle kann nicht verwendet werden, da dabei bei der Ausatmung der Luftstrom nicht entweichen kann. Hier muss eine **offene Trachealkanüle** eingesetzt werden.
Zu **(D)**: Für die Ersatzstimmbildung werden Schleimhautfalten im Bereich des **oberen Ösophagussphinkters** genutzt.
Zu **(E)**: Nach einer Laryngektomie mit **Trennung von Luft- und Speiseweg** ist eine orotracheale Beatmung nicht mehr möglich. Hier muss eine Beatmung durch das Tracheostoma durchgeführt werden.

→ **Frage 4.54 F4:** Lösung D

Nach **Laryngektomie** atmet der Patient durch das in die Halshaut eingenähte Tracheostoma. Damit verschlechtert sich die Temperierung, Anfeuchtung und Reinigung der Atemluft *(Wegfall der Nasenatmung)*. Vor allem in der ersten Zeit der Umgewöhnung reagiert die Tracheobronchialschleimhaut mit Hypersekretion bzw. Verborkung, eventuell auch in Form einer Entzündung (Tracheobronchtitis). Einen zusätzlichen Reiz bildet die in der Luftröhre eingeführte Trachealkanüle. Vor allem in der frühen postoperativen Phase muss daher auf Verschleimungen und Verborkungen der Luftröhre eines Laryngektomierten besonders geachtet werden.
Zu **(A)**: Die intensive **Anfeuchtung der Atemluft** ist eine sinnvolle prophylaktische Maßnahme, reicht aber bei Verlegung der Luftröhre und bereits eingetretener Atemnot als Behandlung nicht aus.
Zu **(B)**: Die Beatmung durch eine Maske über Mund und Nase ist nach Laryngektomie sinnlos, weil über das Tracheostoma geatmet wird. Auch die Beatmung durch das Tracheostoma ist ohne Effekt, solange die Luftröhre nicht vorher gereinigt wurde.
Zu **(C)**: Eine orotracheale Intubation ist nach Laryngektomie nicht mehr möglich.

→ **Frage 4.55 F4:** Lösung D

Zu **(D)**: Für die Entstehung der fertigen Stimme sind drei Funktionseinheiten verantwortlich, die in einem engen Zusammenhang stehen und sich gegenseitig bedingen. Diese Funktionseinheiten gliedern sich in Atmung, Glottis und Ansatzrohr. Letzteres setzt sich zusammen aus dem supraglottischen Raum, dem Mesopharynx, der Mundhöhle, dem Epipharynx, der Nase und den Nasennebenhöhlen. Nach einer Laryngektomie werden alle drei Funktionseinheiten in unterschiedlicher Weise verändert bzw. fehlen ganz. Eine sinnvolle Stimmrehabilitation bemüht sich daher um eine Neubildung und Neukoordination dieser drei Bereiche.
Bei der Ösophagusersatzstimme wird durch Wiederaustritt von zuvor in den Ösophagus verschluckter Luft mit Erzeugung eines ruktusartigen Geräusches (deshalb Bezeichnung „Rülpssprache“) die Artikulation möglich. Als neue Glottis bzw. Pseudoglottis dient hierbei die Region in Höhe des oberen Ösophagussphinkters.
Eine andere sinnvolle Maßnahme hierfür ist das Anlegen einer Stimmfistel zwischen Trachea und Hypopharynx/Ösophagus mit Einsetzen einer „Stimmprothese“. Dadurch lassen sich funktionell gute Ergebnisse erzielen.
Zu **(A)**, **(B)**, **(C)** und **(E)**: Grundsätzlich ist das Ziel der Sprachrehabilitation in erster Linie das Wiedergewinnen einer Lautsprache. Das Erlernen einer Zeichensprache ist allenfalls eine zusätzliche Maßnahme. Eine reine Zungensprache ohne entsprechende Ergänzung durch Pseudoglottis ist ebenso wie eine elektrische Sprechhilfe wegen der zu erwartenden Undeutlichkeit bzw. Unverständlichkeit nicht sinnvoll. Ebenso ist eine Kehlkopftransplantation ohne Wiederherstellung des selbst schwingenden myoelastischen Glottissystems nicht sinnvoll, ganz abgesehen von den möglichen zu erwartenden Abstoßungsreaktionen des Körpers. Die Transplantation eines auch bezüglich der Nervenversorgung funktionierenden Larynx ist bis heute nicht überzeugend gelungen.

5 Ösophagus und Bronchien

5.1 Anatomische und physiologische Grundlagen

→ **Frage 5.1:** Lösung E

Im **hinteren Mediastinum** verlaufen: Trachea, Speiseröhre, Aorta thoracica, Ductus thoracicus, Truncus sympathicus, Nn. splanchnici, V. azygos, V. hemiazygos, Nn. vagi.
Die Nn. phrenici verlaufen dagegen im oberen und im vorderen Mediastinum.

F06
→ **Frage 5.2:** Lösung C

Die **Speiseröhre**, ein etwa 23–26 cm langer Muskelschlauch im **hinteren Mediastinum**, besitzt 3 Engen. Die **erste, obere Enge** befindet sich in Höhe des Ringknorpels (Ösophagusmund = Ösophaguseingang → hier **bleiben die meisten Fremdkörper stecken**, (D) ist falsch); die **zweite, mittlere Enge** liegt in Höhe der Bifurkation der Trachea und ist bedingt durch den **kreuzenden Aortenbogen** (C). Die **dritte, untere Enge** ist im Bereich der **Kardia** lokalisiert und **etwa 38–40 cm von der Zahnreihe entfernt** ((E) ist falsch).
Zu **(A)** und **(B)**: Das Herz lagert sich der vorderen Brustwand an und ist etwas nach links verlagert. Rechtes und linkes Herz sind etwas gegeneinander torquiert, so dass das linke Herz mehr hinten und das rechte Herz mehr vorne zu liegen kommt. In Beziehung **zur mittleren Enge des Ösophagus** liegt der **rechte Herzvorhof deutlich kaudo-ventral** und der **linke Vorhof kaudal** davon.

5.2 Untersuchungsmethoden

→ **Frage 5.3:** Lösung E

Zu **(1)–(3)** und **(5)**: Zur Sicherung der Diagnose und Feststellung der Ausdehnung des jeweiligen Befundes.
Zu **(4)**: Bei **Sklerodermie**-Befall des Ösophagus: Motilitätsstörung, Dilatation, Wandstarre.

5.3 Klinik

F06
→ **Frage 5.4:** Lösung B

Zu **(A)**, **(B)** und **(C)**: Die **Hauptsymptome** des **Zenker-Divertikels** (Pulsionsdivertikel) des **Hypopharynx** sind:

- Postprandiales Fremdkörpergefühl im Hals
- Regurgitation von unverdauter Nahrung
- Schaumiger Speichel und Husten beim Hinlegen

Erst **später und bei stärkerer Größenzunahme** können **Schluckstörungen** hinzukommen.
Zu **(D)**: Der Bildnachweis gelingt am sichersten durch eine **Röntgenaufnahme mit Kontrastmittel** (Hypopharyngogramm). Es zeigt sich die **Aussackung der Hypopharynxhinterwand** an typischer Stelle.

→ **Frage 5.5:** Lösung D

Während das Regurgitieren unverdauter Speisen nahezu regelmäßig (in wechselnder Ausprägung) bei diesen Divertikeln auftritt, können die unter (3) und (4) genannten Symptome häufiger auch fehlen.
Schmerzen sind dagegen nicht typisch.

F92
→ **Frage 5.6:** Lösung C

Zur vollständigen kurativen Chirurgie des Zenker-Divertikel gehören die Divertikelabtragung und die Myotomie des oberen Ösophagussphinkters. Letzteres dient der Behebung bzw. Vermeidung eines möglicherweise zugrunde liegenden Spasmus des oberen Ösophagusmundes.
Die unter (2) bis (4) genannten Möglichkeiten sind für eine definitive, kurative Therapie nicht ausreichend bzw. nicht geeignet.

H88
→ **Frage 5.7:** Lösung D

Singultus = Schluckauf: unwillkürliche, wiederholte krampfhafte Kontraktionen des Zwerchfells mit anschließendem plötzlichen Verschluss der Stimmritze, was zu den bekannten glucksenden Lauten führt (Hemmung des Einströmens von Luft in die Trachea).
Ursachen: Reizung der Nerven- und Reflexbahnen für die Funktion des Zwerchfells. Im Einzelfall oft nicht feststellbare Auslöser, insbesondere bei kurz dauernden Zuständen (Schlucken heißer Speisen usw.).
Bei lang anhaltendem Singultus kommen Erkrankungen im Verlauf des Speiseweges oder im Oberbauch in Betracht, außerdem Erkrankungen oder Traumen des Thorax oder des Mediastinums, auch in diesem Bereich erfolgte Operationen. Auch psychische Ursachen sind möglich. Zur Behandlung sind zahlreiche Verfahren vom Schlucken kalter Flüssigkeit und der Magenspülung über medikamentöse Behandlung (Phenobarbital, Scopolamin, D-Tubocurarin und viele andere mehr) bis zur Pro-

kain-Blockade und chirurgischen Durchtrennung des Nervus phrenicus mit nicht immer zuverlässigem Erfolg empfohlen worden.

F99

→ **Frage 5.8:** Lösung E

Bei einer Ösophagusperforation können sich je nach Ursache (u.a. durch Verätzungen, Verletzungen, Fremdkörper und Tumoren) in verschiedener Ausprägung eine Dysphagie bzw. Odynophagie (Schluckschmerz (D)), Husten bei der Nahrungsaufnahme sowie gelegentlich Blutungen, besonders nach Verletzungen, zeigen. Ein Luftemphysem im Halsbereich kann im Röntgenbild der Halsweichteile dargestellt werden (C). Besonders bei Entstehung einer Mediastinitis, ausgelöst durch Sekret-, Speise- und Infektionserregerübertritt von der Speiseröhre in den Mediastinalraum, sind neben Fieber, Dyspnoe und Schockzeichen Schmerzen retrosternal oder zwischen den Schulterblättern (B) typisch.
Die Schmerzen treten in der Regel **spontan und permanent** auf, ein sternaler Druck verstärkt jedoch manchmal das Schmerzempfinden.
Zu **(E)**: Eine Hämoptoe (Blutspucken) bzw. Hämoptysis (Bluthusten) weist eher auf einen schwerwiegenden, entzündlichen (z.B. Bronchitis, Tbc, Pilze, Lungenabszess) oder malignen (z.B. Bronchialkarzinom) Lungenprozess hin, kommt aber auch bei Lungeninfarkten und Bronchiektasien vor. Grundsätzlich kann jedoch, insbesondere bei schweren perforierenden Halstraumata (z.B. Messerstechereien) mit Gefäßverletzungen, das Symptom „Hämoptoe" im Zusammenhang mit einer Ösophagusperforation auftreten.

→ **Frage 5.9:** Lösung D

Als Ursache für den **Kardiospasmus** (= Achalasie) wird eine Störung der Funktion des Auerbach-Plexus der Ösophaguswand angesehen. Es müssen differenzialdiagnostisch andere stenosierende Prozesse wie Narbenstenosen und Karzinome durch Röntgenuntersuchung und Endoskopie ausgeschlossen werden.

F88

→ **Frage 5.10:** Lösung D

Die Achalasie (Kardiospasmus) ist eine **funktionelle** Schluckstörung, bei der es wahrscheinlich aufgrund neuromuskulärer Störungen zu einem muskulären Verschluss der Kardia kommt, die nicht in der Lage ist, reflektorisch zu erschlaffen.

H97

→ **Frage 5.11:** Lösung B

Zu **(B)**: Der Ösophagusmund (oberer Ösophagussphinkter) nimmt als erste wesentliche, auch reflektorisch bedingte Enge im Speiseweg vor allem mehr rundliche oder brockenartige, aber auch eckige größere Fremdkörper auf.
Zu **(A)**: Spitze, kleine, grätenartige Fremdkörper werden vornehmlich am Zungengrund und im Tonsillenbereich gefunden.
Zu **(C)** und **(D)**: Bei Fremdkörperlokalisation im Bereich der zweiten Ösophagusenge, also im mittleren Drittel des Ösophagus, und der Kardia am Ende der Speiseröhre liegt meist eine schon länger bestehende Schluckstörung, z.B. hervorgerufen durch ein tumoröses Passagehindernis oder eine muskuläre Kontraktionsbeeinträchtigung, zugrunde.

→ **Frage 5.12:** Lösung D

Schluckbehinderung spricht für einen **verschluckten** Fremdkörper im Ösophagus oder Hypopharynx.

→ **Frage 5.13:** Lösung E

Verätzungen durch Säuren **(Koagulation)** oder durch Laugen **(Kolliquation)** können akut bedrohlich sein: Schock, Atemnot bei Ödem des Larynxeingangs, Perforation des Speisewegs mit nachfolgender lebensgefährlicher Mediatinitis und Mediastinalempyem.
Glucocorticoide sollen dem Ödem entgegenwirken und eine **Narbenstriktur verhindern**, die eine gefürchtete Spätkomplikation von Verätzungen darstellt und ggf. eine Bougierung erforderlich macht.

F89

→ **Frage 5.14:** Lösung E

Zu **(B)**: Nur sehr große Zenker-Divertikel werden am äußeren Hals sichtbar.

→ **Frage 5.15:** Lösung C

Traktionsdivertikel: Hypopharynxdivertikel (Pulsionsdivertikel, Zenker-Divertikel):
Im Übergangsbereich von Pharynx- zu Ösophagusmuskulatur befindet sich in der **Pars cricopharyngea** des Musculus constrictor pharyngis inferior zwischen Pars obliqua und Pars fundiformis (= „Killian-Schleudermuskel") ein muskelschwaches oder muskelfreies Dreieck (= **„Lannier-Dreieck"** oder **„Laimer-Dreieck"**). Dies ist die Prädilektionsstelle für die Entstehung von hernienartigen Ausstülpungen der Mukosa und Submukosa, den **Zenker-Divertikeln**. Es handelt sich um Hypopharynx-Divertikel, die auch Pseudodivertikel oder falsche Divertikel genannt werden, weil sie *keine Muskelhülle* besitzen. Sie treten typischerweise im höheren Lebensalter auf und können sehr groß werden.

Symptome:
- Postprandiales Fremdkörper- und **Globusgefühl** im Hals, **Regurgitieren** von unverdauter Speise und schaumigem Speichel. **Husten**, wenn sich beim Hinlegen Divertikelinhalt in den Kehlkopf entleert.
- Erst bei starker Größenzunahme **Schluckstörung** und Gewichtsabnahme, wenn der Divertikelsack die Passage der Speise durch Druck auf den Ösophagus behindert.

Das **Hypopharyngo-Ösophagogramm** (Röntgenaufnahme mit Kontrastmittel) zeigt die Aussackung der Hinterwand an typischer Stelle, meist **nach links** gerichtet.

Die **Therapie** besteht in der **chirurgischen Abtragung von außen**: möglich ist auch die endoskopische **„Schwellendurchtrennung"**. Bei der Operation von Hypopharynxdivertikeln von außen besteht die Gefahr der **Verletzung des Nervus recurrens** mit der Folge der Stimmlippenlähmung.

Traktionsdivertikel:
Traktionsdivertikel können entstehen durch **Narbenzug** an der Wand des Speiseweges. Nach heutiger Auffassung geht man davon aus, dass die Mehrzahl dieser Traktionsdivertikel **angeboren** ist und somit als Fehlbildung einzustufen sind. Sie zeigen im Röntgenkontrast mehr eine spitze Auszipfelung des Speisewegs. Eine Behandlung ist in der Regel nicht erforderlich.

→ **Frage 5.16:** Lösung D

Endokranielle Komplikationen bei frontobasaler Fraktur: endokranieller Fremdkörper, Pneumatozephalus. Meningitis, Liquorrhoe, Hirnabszess.

F00
→ **Frage 5.17:** Lösung E

Kinder aspirieren sehr häufig kleine Nahrungsstücke, wie z.B. Erdnußkerne, welche anders als beim Erwachsenen meist die tieferen Luftwege erreichen. Ein aspirierter Fremdkörper muss umgehend aus dem Tracheobronchialsystem entfernt werden, um entzündliche Schwellungen und Schleimhauterosionen im Bereich des Luftweges zu verhindern. Ein spontanes Aushusten von tief sitzenden Fremdkörpern ist nicht mehr möglich ((D) deshalb falsch). Verbleiben insbesondere organische Fremdkörper im Bronchialbereich, kommt es durch Zersetzungsprozesse sehr rasch zur Ausbildung einer Bronchopneumonie (nicht Pneumothorax, (C) deshalb falsch) mit Fieber und Dyspnoe bis Zyanose ((A) deshalb falsch). Eine vitale Bedrohung des Kindes durch eine generalisierte Entzündung oder aber eine Schädigung der Tracheobronchialwand mit nachfolgenden Defektheilungen (Narbenstenosen) kann entstehen. Die starre Tracheobronchoskopie in Allgemeinnarkose ist aus diesen Gründen schon bei Verdacht die Therapie der Wahl, da neben der Fremdkörperentfernung eine gleichzeitige Beatmung möglich ist.

Zu **(B)**: Der Einsatz des **Heimlich-Handgriffs** ist bei Fremdkörpern der tiefen Luftwege nicht sinnvoll, da mittels der plötzlich erzeugten Druckerhöhung im günstigsten Fall lediglich laryngeale Fremdkörper gelöst und nachfolgend ausgehustet werden können.

→ **Frage 5.18:** Lösung D

Zu **(A)**: Wegen der Dehnbarkeit der Ösophaguswand dennoch meist erst spät Symptome und Diagnosestellung.

Zu **(D)**: Frühzeitige lymphogene Metastasierung erfolgt in paraösophageale, zöliakale, mediastinale und suprapankreatische Lymphknoten.

→ **Frage 5.19:** Lösung E

Die Röntgenbilder zeigen einen unregelmäßig begrenzten, stenosierenden Prozess im Bereich unmittelbar unterhalb des Ösophagusmundes mit fadenförmiger Speiseröhrenverengung und Destruktion der dorsalen Trachealwand.

Zu (1), (2) und (3) passt schlecht der angegebenen Hustenreiz.

Barium haftet lange auf Schleimhäuten und soll bei Verdacht auf ösophago-tracheale Fistel und Ösophagusperforation nicht verwendet werden, weil es im Gegensatz zu Gastrografin **nicht wasserlöslich** ist und **nicht resorbiert** wird.

6 Hals

6.1 Anatomische und physiologische Grundlagen

H00
→ **Frage 6.1:** Lösung B

Die gesamte Lymphe des Körpers wird über Lymphgefäße und zwischengeschaltete Lymphknoten, welche meist in Gruppen vorkommen, den Hauptlymphstämmen und schließlich am Venenwinkel dem venösen Gefäßsystem zugeführt. Die **Lymphknoten des Halses** besitzen beim Lymphabtransport eine zentrale Rolle, da hierüber der Hauptteil der **Lymphe Richtung Mündungsgebiet am Venenwinkel (V. jugularis interna und V. subclavia) abfließt.** Die Lymphe der verschiedenen Organregionen wird über spezifische Lymphknotengruppen abgeleitet.

Zu **(B)**: Die **Nll. supraclaviculares** liegen im seitlichen Halsdreieck auf dem M. scalenus kaudal der Kette

der Nll. cervicales profundi. Diese Lymphknoten sammeln Lymphe sowohl aus dem Kopf-Hals-Bereich, als auch über den Ductus thoracicus links bzw. den Truncus bronchomediastinalis rechts aus Thorax und Abdomen.
Zu **(A)**: Der **Lymphabfluss der Gl. thyreoidea** verläuft vorwiegend über die Nll. tracheales und Nll. cervicales profundi. Die Lymphe des subglottischen Larynxbereiches wird im Wesentlichen über die paratrachealen und paraösophagealen Lymphknoten sowie über die Noduli vor dem Ligamentum conicum abgeführt.
Zu **(C)** und **(D)**: Der paarig angelegte Truncus jugularis leitet als einer der Hauptlymphstämme die Lymphe der Nll. cervicales profundi und supraclaviculares aus dem Kopf-Hals-Bereich ab. Die Mündung erfolgt seitendifferent. Links fließt der Truncus jugularis zusammen mit dem Truncus subclavius kurz oberhalb des Venenwinkels in den Ductus thoracicus. Rechts vereinen sich Truncus jugularis, Truncus subclavius und Truncus bronchomediastinalis zum Ductus lymphaticus dexter. Die Nll. cervicales superficiales (anteriores) liegen oberflächlich auf dem M. sternocleidomastoideus und leiten die Lymphe den Nll. cervicales profundi und nicht direkt dem Truncus jugularis zu. Ein Ductus lymphaticus sinister existiert im menschlichen Organismus nicht.
Zu **(E)**: Das Trigonum caroticum, dorsal vom Vorderrand des M. sternocleidomastoideus, ventral vom Venter superior des M. omohyoideus und kranial vom Venter posterior des M. digastricus begrenzt, enthält im Verlauf der A. carotis und V. jugularis interna die Nll. cervicales profundi. Der Truncus jugularis als Abfluss der tiefen Halslymphknoten beginnt jedoch erst viel weiter kaudal, kurz vor dem Venenwinkel.

H98
→ **Frage 6.2:** Lösung C

Das Ganglion stellatum befindet sich hinter der A. subclavia und der A. vertebralis zwischen dem 7. Halswirbelquerfortsatz und dem Köpfchen der ersten Rippe. Es hat eine zentrale Stellung für die sympathische Innervation der oberen Gliedmaßen (Fasern für die Vasokonstriktion, für die Schweißsekretion, für die Musculi arrectores pilorum), des Halses und des Kopfes.
Der erste (A) und dritte Halswirbelkörper (B), die Karotisgabelung (D) (in Höhe des vierten Halswirbelkörpers am Oberrand des Schildknorpels) und der Unterrand des Ringknorpels (E) (in Höhe des sechsten Halswirbelkörpers) liegen **kranial** des Ganglion stellatum.

H98
→ **Frage 6.3:** Lösung E

Der **rechte** Nervus recurrens schlingt sich um die **Arteria subclavia,** der linke **Nervus recurrens** schlingt sich um den **Aortenbogen.**
Zu **(A)**: Die Arteria thyreoidea inferior (untere Schilddrüsenschlagader) erreicht, den Gefäß-Nerven-Strang des Halses dorsal passierend, die Hinterfläche der Schilddrüse und versorgt diese, die Nebenschilddrüsen sowie den Pharynx und den oberen Ösophagus. Einer ihrer Zweige, die Arteria laryngea inferior, dringt am unteren Schlundschnürer in den Kehlkopf ein, ein weiterer Ast, die Arteria cervicalis ascendens, läuft zur Versorgung benachbarter Halsmuskeln auf der Vorderfläche des Musculus scalenus anterior nach kranial.
Zu **(B)**: Die Äste der Arteria carotis externa sind: Arteria thyreoidea superior, Arteria lingualis, Arteria facialis, Arteria pharyngea ascendens, Arteria occipitalis, Arteria auricularis posterior, Arteria temporalis superficialis und die Arteria maxillaris.
Merke: Theo Lingen fabriziert phantastische Ochsenschwanzsuppe aus toten Mäusen.
Zu **(C)**: Zum Einzugsgebiet der Vena jugularis interna gehören: die Sinus durae matris, die Vena facialis, die Vena retromandibularis, die Vena jugularis externa, die Vena lingualis, die Venae pharyngeae, die Vena laryngea superior und die Venae thyreoideae.
Zu **(D)**: Die Nähe der Nn. recurrentes zur Schilddrüse bzw. Schilddrüsenarterie ist besonders bei Schilddrüsenoperationen sorgfältig zu beachten. So findet man die Nervi laryngeae inferiores etwa gleichhäufig vor, zwischen oder hinter den Ästen der Arteria thyreoidea inferior. In etwa 1% fehlt auf der rechten Seite der Nervus laryngeus recurrens. Wenn die rechte Arteria subclavia als vierter Ast aus dem Aortenbogen entspringt, verlaufen die Vagusäste ohne Rekurrensschlinge direkt zum Kehlkopf, zur Luft- und Speiseröhre.

F89
→ **Frage 6.4:** Lösung B

Siehe Kommentar zu Frage 6.5.

F89
→ **Frage 6.5:** Lösung B

Der Parapharyngealraum enthält weiterhin die Vena jugularis interna, den Nervus glossopharyngeus, den Nervus accessorius, den Nervus hypoglossus und den Halsgrenzstrang des Sympathicus.

→ **Frage 6.6:** Lösung C

Das **Trigonum caroticum** wird begrenzt: medial vom Venter superior des M. omohyoideus, lateral vom Vorderrand des M. sternocleidomastoideus, oben vom Venter posterior des M. digastricus.

→ **Frage 6.7:** Lösung D

Der **N. accessorius** ist der XI. Hirnnerv; er verlässt die Schädelhöhle mit dem N. vagus durch das Foramen jugulare, versorgt den M. sternocleidomastoideus und den M. trapezius. Zwischen beiden Muskeln kann der Nerv sehr oberflächlich verlaufen und leicht verletzt werden. Bei Ausfall ist die Armhebung erschwert.

6.2 Untersuchungsmethoden

F00

→ **Frage 6.8:** Lösung A

Während des Schluckaktes kommt es durch Muskelkontraktionen zur Aufwärtsbewegung des mit dem Schlund über das Zungenbein verbundenen Kehlkopfes und der Trachea. Die Schilddrüse liegt unmittelbar der Trachea an. Bindegewebige Fasern stellen eine Verbindung der Drüsenkapsel mit den umliegenden Strukturen her. Somit steigt auch die Schilddrüse während des Schluckvorganges nach kranial auf.

Zu **(B):** Durch die **Sonographie** kann man das Gesamtvolumen der Schilddrüse messen, welches geschlechtsspezifisch ist, im Normalfall jedoch immer < 25 ml beträgt.

Zu **(C):** Ein fühlbares Schwirren über der Schilddrüse ist in jedem Fall als pathologisch zu werten. Ursachen können beispielsweise Gefäßerkrankungen, Überfunktion oder entzündliche Drüsenveränderungen sein.

Zu **(D):** Mitbewegungen der Schilddrüse beim Verschieben der darüberliegenden Haut sprechen für pathologische Verwachsungen, z.B. nach Strumaoperationen.

Zu **(E):** Ebenfalls pathologisch ist eine deutlich sichtbare Pulsation der V. jugularis externa als Zeichen der oberen Einflussstauung bei Herzinsuffizienz oder Klappenfehlern, Tumoren der Lunge oder des Mediastinums etc.

F98

→ **Frage 6.9:** Lösung A

Bei der so genannten „Skalenusbiopsie" nach Daniels werden vor dem M. scalenus anterior im Fettgewebe gelegene Lymphknoten zur histologischen Untersuchung gewonnen. Die präskalene Biopsie wird selten eingesetzt bei V.a. Metastasen von Karzinomen im thorakalen oder abdominalen Bereich sowie bei V.a. Sarkoidose oder Morbus Hodgkin.

Zu **(B):** Beim HWS-Syndrom werden Funktionsstörungen der HWS und damit einhergehende Schmerzsymptome mittels klinisch-funktioneller Untersuchungen und Bild gebenden Verfahren (Röntgenuntersuchung, Computertomographie) diagnostiziert.

Zu **(C):** Bei Gefäßanomalien des Halses muss bei klinischer Relevanz eine Angiographie durchgeführt werden.

Zu **(D):** Beim Hypopharynxkarzinom besteht eine hohe Metastasierungsfrequenz in die laterozervikalen Lymphknoten, bevorzugt im jugulodigastrischen Winkel. Im Falle von metastatisch vergrößerten Lymphknoten wird daher die komplette ein- und doppelseitige Neck dissection und nicht nur eine isolierte supraklavikuläre Lymphknotenausräumung erforderlich.

Zur Diagnosesicherung bei Verdacht auf ein Hypopharynxkarzinom wird eine Endoskopie mit PE durchgeführt.

Zu **(E):** Bei der Myasthenia gravis besteht durch eine Störung der neuromuskulären Reizübertragung eine gesteigerte muskuläre Ermüdbarkeit, besonders der Sprech-, Kau- und Schluckmuskulatur und des Lidhebers. Bei dieser neuromuskulären Erkrankung ist eine Lymphknotenbiopsie wertlos.

6.3 Klinik

H89

→ **Frage 6.10:** Lösung E

Auch entzündliche Erkrankungen im Bereich des M. sternocleidomastoideus (z.B. Durchbruch einer Mastoiditis in den Ansatz des Muskels) können einen Schiefhals (Tortikollis) bedingen.

Die häufigsten Ursachen sind aber die einseitig angeborene Kürzung des M. sternocleidomastoideus sowie der geburtstraumatische Muskelriss und die Einblutung in den Muskel („Kopfnicker-Geschwulst").

H00

→ **Frage 6.11:** Lösung B

Zu **(B):** Die **mediane Halszyste** entwickelt sich aus den **nicht obliterierten Anteilen des Ductus thyreoglossus.** Sie wird meist im Kindesalter auffällig durch supralaryngeale, median gelegene Schwellung und Infektion. Im entzündungsfreien Intervall sollte die Zyste unter Mitnahme des Zungenbeinkörpers exstirpiert werden. Bei Belassen des Zungenbeinkörpers kommt es sehr häufig zu Rezidiven.

Zu **(A):** Aus dem 1. Kiemenbogen, dem Mandibularbogen, entstehen Hammer, Amboss und die Mandibula.

Zu **(C):** Weder die medianen noch die lateralen Halszysten gehen von der Glandula parotis aus. Speicheldrüsenzysten sind in der Mehrzahl der Fälle Mukozelen, Speichelgangzysten oder lymphoepitheliale Zysten. Dysgenetische Zysten sind die Ausnahme.

Zu **(D):** Die **mediane Halszyste** kann durch eine Fistel mit dem **Zungengrund** verbunden sein. Kongenitale

Halsfisteln aus der 4. Kiemenfurche können sich nach innen als Fistel in den Sinus piriformis öffnen.
Zu **(E)**: Bei der **lateralen Halszyste** kommt es vor, dass ihr korrespondierender Fistelgang durch die Karotisgabel verläuft. Von hier kann sich der Fistelgang zum Recessus supratonsillaris erstrecken. Die Fistelöffnung am äußeren Hals findet sich meist am Vorderrand des M. sternocleidomastoideus.

H00
→ **Frage 6.12:** Lösung E

Zu **(E)**: Die **laterale Halszyste** ist eine **Fehlbildung aus dem 2.–4. Kiemenbogen.** Sie entsteht am seitlichen Hals. Ihre Gänge können sich vom Recessus supratonsillaris oberhalb der Gaumenmandel durch die Karotisgabel ziehend bis zum Vorderrand des Musculus sternocleidomastoideus erstrecken. Kommt es zur Infektion, so kann eine solche Zyste beträchtliche Ausmaße erreichen. Die Therapie der Wahl ist die Exstirpation im entzündungsfreien Intervall.
Zu **(A)**: Aus dem 1. Kiemenbogen, dem Mandibularbogen, entstehen Hammer, Amboss und die Mandibula.
Zu **(B)**: Eine **mediane Halszyste** wird durch die **teilweise Persistenz des Ductus thyreoglossus** verursacht. Sie kann sich vom Zungengrund, dem Foramen caecum durch den medianen Anteil des Zungenbeins bis zur Schilddrüse erstrecken. Die Therapie der Wahl ist die Exstirpation im entzündungsfreien Intervall.
Zu **(C)**: Weder die lateralen noch die medianen Halszysten gehen von der Glandula parotis aus. Speicheldrüsenzysten sind in der Mehrzahl der Fälle Mukozelen, Speichelgangzysten oder lymphoepitheliale Zysten. Dysgenetische Zysten sind die Ausnahme.
Zu **(D)**: Die **mediane Halszyste** kann durch eine Fistel mit dem **Zungengrund** verbunden sein. Kongenitale Halsfisteln aus der 4. Kiemenfurche können sich nach innen als Fistel in den Sinus piriformis öffnen.

H97
→ **Frage 6.13:** Lösung B

Es handelt sich um rundliche, weiche bis prallelastische Vorwölbungen am Vorderrand des M. sternocleidomastoideus. Sie können – besonders im infizierten Zustand – erhebliche Größenzunahme erfahren. Ursächlich gehen sie auf eine Fehlbildung aus dem Sinus cervicalis (branchiogene Zysten) zurück.
Zu **(A)**: **Retropharyngealabszess:** Vorwölbung der Rachenhinterwand; beim Kind durch abszedierende Lymphadenitis hervorgerufen, beim Erwachsenen meist „kalter" Senkungsabszess bei Halswirbeltuberkulose.
Zu **(C)**: Das Pulsionsdivertikel (Zenker-Divertikel) stellt sich als Aussackung der Hypopharynxschleimhaut in einem muskelschwachen Dreieck vor der Wirbelsäule dar. Eine entwicklungsgeschichtliche Ursache ist nicht bekannt. Außerdem wird das Pulsionsdivertikel am äußeren Hals nicht sichtbar.
Zu **(D)**: Beim Traktionsdivertikel handelt es sich um eine Auszipfelung des Speiseweges, meist im mittleren Drittel des Ösophagus, durch einen Narbenzug (häufig als Entzündungsfolge umgebender Lymphknoten). Das Traktionsdivertikel wird ebenfalls am äußeren Hals nicht sichtbar.
Zu **(E)**: Ein persistierender Ductus thyreoglossus kann **mediane** Halszysten oder -fisteln bedingen.

H99
→ **Frage 6.14:** Lösung E

Die Halslymphknotentuberkulose entsteht durch eine Infektion zumeist mit Mykobakterium tuberkulosis. Da abgesehen von vereinzelten Epidemiebezirken der oropharyngeale Primäraffekt und die regionäre lymphogene Lymphknotentuberkulose (= Primärkomplex) kaum noch auftreten, ist die Lymphknotentuberkulose heute vorwiegend eine postprimäre hämatogene Exazerbationserkrankung (deshalb ist (A) falsch). Meist besteht eine Tuberkulose der Lunge, wonach sich sekundär auf hämatogenem oder lymphogenem Weg die Halslymphknotentuberkulose entwickelt. Wegen der postprimären Manifestation hat sich der Erkrankungsgipfel vom Kindesalter ins höhere Lebensalter (20. bis 45. Lebensjahr) verschoben (deswegen ist (C) falsch). Die Lymphome können solitär, multipel, klein oder sehr groß, derb oder fluktuierend sein. Vorwiegend sind die kaudal-jugulären, supraklavikulären und nuchalen Lymphknoten befallen. Eine bevorzugte Lokalisation retroaurikulär besteht nicht (deswegen ist (B) falsch). Typischerweise sind die befallenen Lymphknoten schmerzlos oder nur gering schmerzhaft (ähnliches gilt für die luetische Infektion der Halslymphknoten). Hingegen sind bei den unspezifischen Lymphadenitiden die betroffenen Lymphknoten recht deutlich druckschmerzhaft.

F00
→ **Frage 6.15:** Lösung D

Bei Halslymphknotenschwellungen kommen mehrere Differenzialdiagnosen in Frage. Neben einer unspezifischen Lymphadenitis colli im Rahmen akuter Entzündungen (Tonsillitis, Rhinosinusitis, Zahnwurzelentzündungen) sind auch spezifische Erkrankungen in Betracht zu ziehen. Die durch das Protozoon Toxoplasma gondii verursachte **Toxoplasmose** gleicht in ihrem Verlauf einem grippalen Infekt mit leicht erhöhter Temperatur sowie Kopf- und Gliederschmerzen. Auffällig ist neben einer Vergrößerung der Lymphknoten entlang der Halsgefäßscheide eine Beteiligung nuchaler Lymphknoten. Die Diagnose wird serologisch mittels des Sabin-Feldman-Tests gestellt.

Zu (A): Die durch das Epstein-Barr-Virus ausgelöste **infektiöse Mononucleose** geht ebenfalls mit einer Lymphadenitis colli sowie einer Lymphozytose einher. In der Regel ist diese Erkrankung jedoch mit einer ausgeprägten Tonsillenschwellung sowie mit Milz- und Lebervergrößerungen verbunden.
Maligne Erkrankungen wie das **Non-Hodgkin-Lymphom** (B), **lymphatische Leukämien** (C) oder Metastasen bei Primärkarzinomen des Kopf-Hals-Bereiches müssen ebenfalls differenzialdiagnostisch einbezogen werden. In diesen Fällen ist jedoch, wie auch bei der **Sarkoidose** (E), der Sabin-Feldman-Test negativ.

F97

→ **Frage 6.16:** Lösung A

Zu (A): Bei den malignen Lymphomen unterscheidet man die Hodgkin-(Lymphogranulomatose) und die Non-Hodgkin-Lymphome. Bei der Frage sind die typischen Symptome der Lymphogranulomatose geschildert, wobei das Fieber eines der hervorstehendsten Frühsymptome sein kann. Der Hals ist bei ca. 70% der Patienten an der Manifestation der Erkrankung beteiligt, meist in Form von Lymphknotenschwellungen, aber auch in Form von Knotenbildungen im Bereich des Waldeyer-Rachenringes. Die Therapie besteht nach meist bioptischer Diagnosesicherung hauptsächlich in der Radiatio bzw. Chemotherapie.
Zu (B): Bei der Toxoplasmose sind insbesondere nuchale Lymphknoten befallen, welche sich bei immunkompetenten Patienten auch ohne spezifische Therapie meist nach 3 bis 6 Monaten zurückbilden. Die Konsistenz betroffener Lymphknoten ist unterschiedlich, z.T. wird Druckdolenz beschrieben. Sie eitern jedoch nie und sind in der Regel nur diskret vergrößert. Erreger ist Toxoplasma gondii (Protozoengruppe). Meist verläuft die Erkrankung symptomarm oder wie ein banaler grippaler Infekt, wobei auch Fieber, Abgeschlagenheit, Kopf- und Gliederschmerzen auftreten können. Nachtschweiß, Gewichtsverlust und wechselnder Pruritus gehören nicht zum typischen Krankheitsbild.
Zu (C): Bei der Katzenkratzkrankheit handelt es sich um eine durch das gramnegative, stäbchenförmige Bakterium Bartonella henselae hervorgerufene Infektionserkrankung. Einige Tage nach der Kratzverletzung kommt es zur Bildung von Pusteln im Wundbereich. Drei bis vier Wochen später folgt der regionäre, druckschmerzhafte Lymphknotenbefall. Bevorzugt sind Kinder betroffen. In der Folge kann es auch zu Einschmelzungen und Fistelungen kommen (dann reduzierte Verschieblichkeit). Beständige subfebrile Temperaturen, Nachtschweiß, Gewichtsverlust und wechselnder Pruritus sind für das Krankheitsbild nicht typisch. Allgemeinsymptome wie Kopfschmerzen, Fieber und Krankheitsgefühl sind gewöhnlich mild und klingen nach einigen Tagen ab.
Zu (D): Hier kämen insbesondere Primärtumoren des Nasopharynx, der Tonsille, des Zungengrundes, des Meso- und Hypopharynx, des Supralarynx, ferner der Schilddrüse, des Thorax, des Abdomens, der Niere, des Urogenitaltraktes und der Mamma infrage. Meist bestehen jedoch einseitige Metastasen, die schlecht verschieblich sind. Fieber kann als allgemeines Begleitsymptom bei neoplastischen Erkrankungen vorkommen. Nachtschweiß und Pruritus werden in aller Regel nicht beobachtet. Ein Gewichtsverlust ist je nach Stadium der Grunderkrankung im Rahmen eines fortgeschrittenen körperlichen Verfalls bei malignen Erkrankungen nicht ungewöhnlich.
Zu (E): Die infektiöse Mononukleose (Erreger: Epstein-Barr-Virus) führt neben dem Lokalbefund (meist stark vergrößerte, gerötete Tonsillen mit Fibrinbelägen, gelegentlich auch Nekrosen, Ulzera) zu einem ausgeprägten Krankheitsgefühl **mit hohem Fieber** und starken regionären, evtl. auch generalisierten, **z.T. schmerzhaften** Lymphknotenschwellungen. Nicht selten nimmt die Erkrankung einen wochenlangen Verlauf, wobei dann durch eine behinderte Nahrungsaufnahme ein Gewichtsverlust auftreten kann. Ein Pruritus wäre denkbar als Folge einer Antibiotikatherapie (Ampicillin/Amoxycillin) im Rahmen eines immunologisch gesteuerten Exanthems, zum typischen Bild einer „unkomplizierten" Mononukleose gehören aber weder Nachtschweiß noch Pruritus.

→ **Frage 6.17:** Lösung D

Bei der **Neck dissection** werden entfernt: das Lymphsystem des Halses mit Binde- und Fettgewebe sowie der M. sternocleidomastoideus und in der Regel die V. jugularis interna. Wird meist in Kombination mit der Primärherdausräumung bei Karzinomen ausgeführt.

→ **Frage 6.18:** Lösung A

Bei durchschnittlich 8% aller gefundenen **zervikalen Lymphknotenmetasasen** (zum weit überwiegenden Teil Metastasen von **Plattenepithelkarzinomen**) kann nicht auf Anhieb der Primärtumor gefunden werden, er bleibt zunächst **„okkult"**. Bei intensiver, endoskopisch unterstützter Suche finden sich dann oft die Primärtumoren doch noch, und zwar vorwiegend in Nasopharynx, Tonsille, Zungengrund, Schilddrüse, Meso- und Hypopharynx, Supralarynx, aber auch infraklavikulär in Thorax- und Abdominalorganen, Niere, Urogenitaltrakt, Brustdrüsen etc. **Nebenhöhlenkarzinome** metastasieren dagegen vergleichsweise **spät** und machen sich – allerdings meist auch erst relativ spät – mehr durch die Symptomatik des Primärherdwachstums bemerkbar. Dabei ist das **Stirnhöhlenkarzinom** besonders **selten** (1% aller Karzinome der Nase und Nasennebenhöhlen).

7 Kopfspeicheldrüsen

7.1 Anatomische und physiologische Grundlagen

F87

→ **Frage 7.1:** Lösung C

Die **Glandula parotis** ist eine rein *seröse* Speicheldrüse. Die **Glandula sublingualis** produziert überwiegend *muköses*, die **Glandula submandibularis** *gemischt* muköses und seröses Sekret, die kleinen Speicheldrüsen bilden überwiegend muköses Sekret.

F88

→ **Frage 7.2:** Lösung C

Vergleiche Kommentar zu Frage 7.3.

F88

→ **Frage 7.3:** Lösung E

Der Ausführungsgang der Glandual parotis (Ductus parotideus) wird auch **Stenon-Gang** genannt, der Ductus submandibularis ist dagegen der **Warthon-Gang.**

7.2 Klinik

H05

→ **Frage 7.4:** Lösung E

Die **Parotitis epidemica** (**Mumps**) ist eine akute generalisierte **Infektion** mit neurotropen Viren (**Paromyxoviren**). Es kommt zu einer schmerzhaften Vergrößerung der Speicheldrüsen, insbesondere der Ohrspeicheldrüsen. Die **Inkubationszeit** beträgt **14–24 Tage.** Der Speichel ist bis 6 Tage vor Ausbruch der Erkrankung infektiös. Als Symptome können auftreten: **Kopfschmerzen, Müdigkeit, Appetitlosigkeit, Temperaturerhöhung, Schmerzen beim Essen mit zunehmender Parotisschwellung.** Als Komplikationen kann es zu einer Orchitis, Meningoenzephalitis, einseitiger Ertaubung, Pankreatitis, Myokarditis oder Polyarthritis kommen.

Zu **(A)**: Das **Sjögren-Syndrom** (myoepitheliale Sialadenitis) ist eine **chronisch-entzündliche** Systemerkrankung mit beidseitiger Parotisschwellung, Xerostomie, Keratokonjunktivitis und Sicca-Syndrom der oberen Luftwege, vermutlich mit **Autoimmuncharakter.**

Zu **(B)**: **M. Heerfordt** (epitheloidzellige Sialadenitis, Febris uveoparotidea) ist eine Form der **Sarkoidose** (M. Boeck), die meist bei jungen Frauen vorkommt.

Zu **(C)**: Die **chronische Sialadenitis** (**Küttner-Tumor, nicht Küffner-Tumor**) ist eine persistierende entzündliche Vergrößerung der Glandula submandibularis mit lymphozytärer Infiltration und Sklerosierung. Am ehesten handelt es sich um eine **Immunerkankung.**

Zu **(D)**: Sialolithiasis beschreibt die Konkrementbildung (Sialolithen) in den Speicheldrüsen, von denen in 85% die Glandula submandibularis betroffen ist. Ursächlich liegen der Sialolithiasis Dyschylie, Hyposialie, Gangerweiterungen sowie Stoffwechselerkrankungen zugrunde.

F04

→ **Frage 7.5:** Lösung E

Zu **(E)**: Während Neubildungen innerhalb der Speicheldrüsen häufiger bei der Glandula parotis auftreten (ca. 80% Parotistumore, ca. 10% Submandibularistumore), sind jedoch maligne Veränderungen in der Glandula submandibularis deutlich häufiger als in der Glandula parotis.

Zu **(A)**: Eine **Sialadenose** ist eine nicht-entzündliche und nicht-neoplastische Veränderung der Speicheldrüse, die auf einer Stoffwechsel- und Sekretionsstörung des Parenchyms beruht. Eine vermehrte Neigung zur malignen Gewebetransformation ist nicht bekannt.

Zu **(B)** und **(C)**: **Monomorphe Adenome** zählen zu den gutartigen tumorösen Speicheldrüsenveränderungen. Im Vergleich zu den pleomorphen Adenomen, auf deren Boden sich in seltenen Fällen bösartige Veränderungen entwickeln können, ist diese Wahrscheinlichkeit bei den monomorphen Adenomen noch geringer. Histologisch sind die **malignen** Tumoren der Glandula submandibularis am häufigsten Karzinome (55%). Unter den Karzinomen stellen adenoidzystische Karzinome die Mehrzahl dar. **Gallertkarzinome** gehen in der Regel von den Zellen der Kolonschleimhaut aus.

Zu **(D)**: Maligne **Mukoepidermoidtumore** betreffen vorrangig die **kleinen Speicheldrüsen** des weichen Gaumens und des Mundbodens sowie die **Glandula parotis.** Die Prognose ist abhängig von der Tumordifferenzierung. Hochdifferenzierte Tumore haben eine 5-Jahresüberlebensrate von 90%, niedrigdifferenzierte Tumore von 30%. Die mittlere Überlebensrate ist jedoch nicht deutlich schlechter als bei anderen bösartigen Speicheldrüsentumoren. Die Prognose von Plattenepithelkarzinomen ist mit einer 5-Jahresüberlebensrate von 20% als noch ungünstiger anzusehen.

H89

→ **Frage 7.6:** Lösung E

Histologisch werden drei Typen unterschieden:
- Kribriformer Typ (40–50%)
- Tubulärer Typ (20–30%)
- Solider (basaloider) Typ (ungefähr 20%).

Typisch für den hier gezeigten kribriformen Typ sind epitheliale Zellnester, welche von zylinderförmigen Lochbildungen siebartig durchsetzt sind. In den Hohlräumen findet sich ein mukoides, PAS-positives Material. Einzelne Zylinder bestehen aus einem gemischten mukoid-hyalinen Material oder enthalten ausschließlich Hyalin. Daneben lassen sich auch Retikulinfasern und elastische Fasern nachweisen. Die kribriformen Zellnester lassen sich relativ gut vom peripheren Stroma abgrenzen.

F04

→ **Frage 7.7:** Lösung E

Das adenoidzystische Karzinom der Speicheldrüse wächst bevorzugt entlang der Nervenscheiden (A). Der Tumor kann histologisch mit einem kribriformen Wachstumsmuster (B) imponieren: die Epithelstränge wirken siebartig durchlöchert. Typisch ist eine ausgesprochene Neigung zu Lokalrezidiven (C). Lymphogene und hämatogene Metastasierung (D) sind häufig.

Zu **(E)**: Das pleomorphe Adenom der Speicheldrüse ist mit einem Anteil von 65% der häufigste Tumor der Glandula parotis. Der Mischtumor, der aus einem basalzellähnlichen Epithel mit unterschiedlich differenzierten mesenchymalen Anteilen besteht, ist benigne mit einer Entartungsrate von nur etwa 5%, wobei ein Übergang in ein adenoid-zystisches Karzinom nicht vorkommt. Der Tumor ist typischerweise von einer bindegewebigen Kapsel umgeben. Diese verleiht ihm eine derbe Konsistenz. Die chirurgische Therapie sollte, in Kenntnis einer relativ hohen Rezidivneigung des pleomorphen Adenoms von ca. 10%, lokal auf Radikalität mit vollständiger Entfernung des Tumors ausgelegt sein.

F06

→ **Frage 7.8:** Lösung D

Als **Ranula** bezeichnet man eine glasige **Retentionszyste der Gl. sublingualis**, die durch den Verschluss eines der kleinen Ausführungsgänge zustande kommt. Sie liegt im **Mundboden** (**nicht im Vestibulum oris**, (A) deshalb falsch). Da die Zunge sowohl beim Schluckakt als auch bei der Artikulation wesentlich beteiligt ist, kann die Ranula bei stärkerer Größenzunahme Schluck- und Sprechstörungen (D) verursachen.

Die chirurgische Exstirpation ist die Therapie der Wahl.

Zu **(A)**: **Fistelbildungen** können z.B. nach Entzündungen oder Traumen bzw. bei malignen Tumoren vorkommen. Da bei der **Ranula primär ein Sekretstau ohne entzündliche Prozesse** vorliegt, treten praktisch keine Fisteln auf.

Zu **(B)** und **(E)**: Die **Punktion der Zyste** bringt zwar zunächst eine **vorübergehende Linderung** der Beschwerden, beseitigt jedoch nicht die eigentliche Ursache (Gangverschluss mit Sekretstau). Die Therapie der Wahl ist aus diesem Grund die vollständige Exstirpation der Retentionszyste oder eine breite dauerhafte Eröffnung (Marsupialisation). Eine Radiatio ist bei diesem gutartigen Prozess nicht indiziert.

Zu **(C)**: Speichelsteine als Ursache einer chronischen Entzündung der Drüsenausführungsgänge mit nachfolgender Verklebung sind prinzipiell denkbar, jedoch eine Rarität.

→ **Frage 7.9:** Lösung C

Zu **(C)**: Eine **Sialadenose** (auch „Sialose“) ist eine Speicheldrüsenerkrankung auf dem Boden einer Schädigung der vegetativen Innervation der großen Speicheldrüsen. Unterschieden werden **endokrine Sialadenosen** z.B. bei Diabetes mellitus, Nebennierenrindenerkrankungen oder Keimdrüsenstörungen, **metabolische Sialadenosen** bei Fehl-/Mangelernährung oder bei Essstörungen (Bulimie!) und **neurogene Sialadenosen** bei Psychopharmaka-, aber auch Antihypertensivabehandlung sowie bei zentralen Erkrankungen.

Zu **(A)**: Eine **reaktivierte Zosterinfektion** betrifft in der Regel nicht die Speicheldrüsen, sondern **einzelne Nerven oder Dermatome.**

Zu **(B)**: **Pleomorphe Adenome** sind die häufigsten gutartigen Tumore der großen Speicheldrüsen, treten jedoch **üblicherweise einseitig** auf.

Zu **(D)**: Eine zystische Speicheldrüsendegeneration ist nicht bekannt. **Lymphoepitheliale Zysten**, vorwiegend der Parotis, kommen **im Rahmen der HIV-Erkrankung** vor.

Zu **(E)**: Die rezidivierende Parotitis ist üblicherweise eine Erkrankung des Kindesalters, die nach der Pubertät spontan sistiert. Als **chronisch-rezidivierende Parotitis** kommt die Erkrankung auch im Erwachsenenalter vor. Ursache ist hier eine **wahrscheinlich angeborene Störung der Sekretbildung.**

H96

→ **Frage 7.10:** Lösung C

Siehe Kommentar zu Frage 7.11.

H96

→ **Frage 7.11:** Lösung A

Die Sialolithiasis (Speichelsteinbildung) betrifft ganz überwiegend (85%) die Glandula submandibularis. Nicht immer gelingt der Steinnachweis in der Röntgenleeraufnahme oder in der Sonographie, die Steine können aber häufiger bei der Sondierung im Gang getastet werden. Bei Anregung der abflussbehinderten Speichelproduktion (bereits bei der Vorstellung einer schmackhaften Mahlzeit) findet sich die typische Anschwellung der Drüse, die recht schmerzhaft sein kann.

Die Ranula entsteht durch Obliteration eines der kleinen Ausführungsgänge der Glandula sublingua-

lis, wobei der Hauptausführungsgang der Drüse aber offen bleibt. Sie wird auch als Retentionszyste der Glandula sublingualis bezeichnet, ist von bläulich-glasigem Aussehen und führt zur Anhebung der Zunge. Das Orifizium des Hauptausführungsganges der Gl. sublingualis ist in der Regel mit dem der Glandula submandibularis an der Caruncula, neben dem Zungenbändchen paramedian im Mundboden gelegen, vereinigt.
Zu **(D)**: Aus einem persistierenden Ductus thyreoglossus können mediale Halszysten bzw. -fisteln entstehen.
Zu **(E)**: Die Papillae circumvallatae oder Papillae vallatae (7 bis 12 rundliche Wallpapillen) befinden sich auf dem Zungenrücken vor dem Sulcus terminalis. In diesen Geschmacksknospen und weiteren auf der Zunge verteilten Papillen (Papillae filiformes, Papillae fungiformes) wird über bestimmte Geschmackssinneszellen die Geschmackssensorik vermittelt.

→ **Frage 7.12:** Lösung C

Zu **(C)**: Alle Antwortmöglichkeiten beschreiben mögliche Ursachen für Schmerzen im rechten Kieferwinkel. Das prompte Einsetzen der Schmerzen bei Beginn einer Mahlzeit weist jedoch deutlich auf **Speichelsteine** (Sialolithen) im Ausführungsgang der Glandula parotis hin.
Zu **(A)**: Das **Zahngranulom** entsteht durch eine reaktive Bildung von Granulationsgewebe an der Wurzelspitze von Zähnen, deren gangränös zerfallene Pulpa durch das Wurzelloch eine chronische Entzündung des Kieferknochens unterhält.
Zu **(B)**: Auch eine eitrige Entzündung des Kiefergelenks führt natürlich zu Schmerzen.
Zu **(D)**: Bei der **Angina Plaut-Vincenti** handelt es sich um eine meist einseitige, ulzerierende Angina mit Schwellung der regionären Kieferwinkellymphknoten.
Zu **(E)**: Die **Glossopharyngeusneuralgie** ist eine seltene Form der Gesichtsneuralgie mit Schmerzen im Bereich der Zungenbasis, der Tonsillen, des Hypopharynx und der Ohrregion.

F00
→ **Frage 7.13:** Lösung B

Besonders bei älteren Patienten nach großen chirurgischen Eingriffen (typisch bei Intensivstationpatienten mit nasogastraler Sonde und oraler Nahrungskarenz) und bei allgemein unzureichender Flüssigkeitszufuhr kann die Speichelbildung erheblich reduziert sein. Diese **Sialopenie** ist wesentliche Voraussetzung für aufsteigende bakterielle Infekte der Glandula parotis. Daneben kann eine Sialopenie bei Kachexie, Diabetes mellitus, Urämie und nach Strahlentherapie vorkommen.

Zu **(A)**: Die akute eitrige Sialadenitis der Glandula parotis ist im Gegenteil mit Sialopenie (reduzierte Speichelsekretion) und nicht mit Sialorrhoe verbunden.
Zu **(C)**: Eine Pilokarpintherapie stimuliert den Speicheldrüsensekretionsfluss (Hemmung des schnellen Abbaus von Acetylcholin an den m-Cholinrezeptoren der Speicheldrüsen) und wirkt somit dem die Parotitis begünstigenden Sekretstau entgegen.
Zu **(D)**: Parotiserkrankungen, die mit Fazialisparese einhergehen, müssen an einen malignen Prozess denken lassen. Selbst schwerwiegende eitrige Entzündungen führen in der Regel nicht zu einer Fazialisparese.
Zu **(E)**: Eine dentogene Ursache ist z.B. bei schlechter Mundhygiene im Sinne einer aufsteigenden Infektion gegeben. Diese Ursache ist jedoch insgesamt seltener. Häufiger ist ein dentogener Wangenabszess differenzialdiagnostisch von der eitrigen Sialadenitis abzugrenzen.

H90
→ **Frage 7.14:** Lösung C

Beim Sjögren-Syndrom (myoepitheliale Sialadenitis) handelt es sich um eine chronisch-entzündliche Systemerkrankung, die wahrscheinlich auf Autoimmunreaktionen basiert. Klinisch besteht eine beidseitige Schwellung der Glandula parotis mit Xerostomie (Mundtrockenheit), Keratokonjunktivitis und Trockenheit der oberen Luftwege (Sicca-Syndrom).
Die Ohrspeicheldrüsen schwellen schmerzlos oder atrophieren später unter gleichzeitiger Induration, es können alle Kopfspeicheldrüsen befallen sein. Begleitend können rheumatoide Erkrankungen vom Autoimmuntyp auftreten, wie die rheumatoide Arthritis, Sklerodermie, Lupus erythematodes.

→ **Frage 7.15:** Lösung A

Siehe Kommentar zu Frage 7.16.

→ **Frage 7.16:** Lösung B

Bei (C), (D), (E) ist die **Parotidektomie** mit Opferung des N. facialis, Neck dissection und evtl. Unterkieferteilresektion indiziert.
Prinzipiell ist sowohl beim pleomorphen Adenom als auch beim Zystadenolymphom die **partielle Parotidektomie** als die adäquate Therapie anzusehen, weil das Zurücklassen von Tumorfragmenten zuverlässig verhindert werden soll. Allenfalls bei leicht zugänglichen, kleineren Zystadenolymphomen kann eine **Enukleation** in Betracht kommen. Das IMPP gibt aber als richtige Lösung (A) an.

F92

➔ **Frage 7.17:** Lösung B

Zu **(1)**: In über 80% ist die Glandula **parotis** befallen, welche als Prädilektionsort gilt.
Zu **(2) und (3)**: Das **pleomorphe Adenom** (**Speicheldrüsenmischtumor**) ist der **häufigste** Tumor der Speicheldrüsen, derb, rundlich, schmerzlos. Langsames Wachstum, in der Regel einseitig. Typischer Tumor der **Parotis** (über 80%). Maligne Entartung in etwa 5% der Fälle.
Die **Behandlung** besteht in der **partiellen Parotidektomie**, wobei zur Vermeidung von Rezidiven die (allerdings nicht immer vorhandene) Kapsel unversehrt mitentfernt werden muss. Deshalb soll keine knappe Umschneidung oder „Enukleation", sondern die partielle oder komplette Resektion der befallenen Drüse unter **Schonung des Nervus facialis** erfolgen. Zurückgelassene oder im Operationsfeld verstreute Tumorfragmente können zu **multiplen Rezidiven** führen, bei denen das **Risiko der malignen Entartung erhöht** ist.
Zu **(4)**: Bei mindestens 5% der pleomorphen Adenome kommt es zur Entartung. Die Quote steigt bei den Rezidiven (d.h. nach primär unvollständiger Entfernung) und mit zunehmend langer Tumorbestandsdauer. Eine obligate Entartungstendenz liegt nicht vor.

➔ **Frage 7.18:** Lösung B

Zu **(A)**: Bei dieser Lokalisation und Ausdehnung wäre dann eine Fazialisparese zu erwarten. Patient runzelt jedoch die Stirn, hat keinen Lagophthalmus, keinen hängenden Mundwinkel.
Zu **(C)**: Das Ohrläppchen zeigt keine Entzündungszeichen, es ist nur verdrängt.
Zu **(D)**: Die Schwellung zeigt keine Entzündungszeichen. Sitz und Größe sind untypisch.
Zu **(E)**: Laterale Halszysten liegen tiefer.

➔ **Frage 7.19:** Lösung C

Zu **(A)**: Eine eitrige Parotitis wäre ein Grund zur Abstrichuntersuchung von eitrigem Exprimat oder Speichel aus der Drüse. Sie steht jedoch nicht nur Diskussion.
Zu **(B)**: Eine PE ist nicht ungefährlich (Cave N. facialis).
Zu **(C)**: Die Sialographie erlaubt Aussagen über die Ausdehnung des Tumors und eine Einschätzung der Dignität (Gangabbrüche: Verdacht auf Malignität; Gangverdrängung: Hinweis auf Benignität). Außerdem Nachweis einer Sialadenitis durch charakteristische Gangdarstellungen möglich.
Zu **(D)**: Es handelt sich nicht um eine Erkrankung des Mittel- oder Innenohres. Eine Hörprüfung klärt daher nicht die Diagnose.
Zu **(E)**: Ist aufwendiger und zur Klärung der Dignität nicht so aussagekräftig wie die Sialographie (= Gangdarstellung).

➔ **Frage 7.20:** Lösung C

Die Behandlung besteht bei den low-grade-Tumoren in der Parotidektomie (Entscheidung über Resektion des N. facialis im Einzelfall), bei den high-grade-Tumoren radikale Parotidektomie, Neckdissection und Fazialisresektion.
Zu **(1)**: Allenfalls bei inoperablem Malignom indiziert.
Zu **(2)**: Auch bei bakteriellem Geschehen nur bei Fluktuation; cave N. facialis.
Zu **(3)**: Ist bei einem gutartigen Parotistumor die adäquate Therapie.
Zu **(4)**: Es handelt sich nicht um eine bakterielle Infektion.

H91

➔ **Frage 7.21:** Lösung A

Bei den pathologischen Mitbewegungen handelt es sich um sog. „**Synkinesien**", d.h., dass die mimischen Gesichtsmuskeln nicht mehr isoliert innerviert werden können.
Folgezustände wären ferner: sog. „Fazialiskontraktur" = tonische Dauerkontraktion der zuvor schlaff gelähmten Gesichtsmuskeln, und die sog. „Krokodilstränen", d.h., dass es beim Essen nicht nur zum Speichelfluss, sondern auch gleichzeitig zum Tränenfluss kommt.
Zu **(B)**: Gemeint ist hier das **auriculo-temporale Syndrom** (= **Frey-Syndrom** = gustatorisches Schwitzen): Schweißsekretion und Hautrötung im präaurikulären Wangenbereich vor, während und nach dem Essen. Als Ursache vermutet man eine aberrierende Regeneration und Konnektion von postganglionären, parasympathischen, drüsenversorgenden Fasern (aus dem N. glossopharyngeus, die sich dem N. auriculo-temporalis anlegen) mit sympathischen hautversorgenden, vegetativen Fasern im Bereich des N. auriculo-temporalis (sympathische Fasern, die vermutlich aus dem Plexus der A. meningea media stammen). Daraus folgert man eine Hypersensibilität der kutanen Schweißdrüsen gegenüber cholinergen Impulsen. Das Phänomen kann als unerwünschte Folge nach Parotidektomie auftreten, nicht aber nach Fazialisparese.
Zu **(C)**: Der **Spasmus hemifacialis** (nicht selten beiderseits) stellt eine Sonderform der unwillkürlichen Gesichtsinnervation dar. Gekennzeichnet ist er durch anfallsweise, krampfartige, tonisch-klonische Muskelzuckungen der vom N. facialis versorgten mimischen Muskulatur. Vermutet werden ursächlich zentrale Innervationsstörungen des VII. Hirnnerven oder mechanische Irritationen durch benachbarte Strukturen im freien endokraniellen

Verlauf (z.B. im Kleinhirnbrückenwinkel). Eine Fazialisparese ist nicht die Ursache.
Zu **(D)**: Der Begriff **„Blepharospasmus"** beschreibt krampfartige Kontraktionen des M. orbicularis oculi, in der Regel beiderseits und in unterschiedlicher Ausprägung (vom leichten Blinzeltick bis zum krampfartigen Lidschluss).
Ursächlich wird eine extrapyramidale Störung vermutet. Bezüglich möglicher, zugrunde liegender ophthalmologischer oder neurologischer Erkrankungen siehe Lehrbücher der Augenheilkunde bzw. Neurologie.
Zu **(E)**: Die **periorale Dyskinesie** kommt z.B. beim postenzephalitischen Morbus Parkinson vor. Neben den drei Kardinalsymptomen (Rigor, Tremor, Akinesie) findet man dabei stark ausgeprägte vegetative Symptome, paroxysmale Blickkrämpfe (sog. oculogyre Krise) und extrapyramidale Paroxysmen der Gesichts- und Mundmuskulatur (sog. Blinzel-, Schnauz- und Züngelkrämpfe).

H99
→ **Frage 7.22:** Lösung E

Beim Zoster oticus tritt eine priphere Fazialisparese in 60–90% der Fälle als häufige Komplikation auf. Es handelt sich hier um eine Reaktivierung von neurotropen Varizella-Zoster-Viren, welche nach einer früheren Varizellen-Infektion in den Spinalganglien persistieren. Bei Ausbruch der Erkrankung, z.B. bei Immunsuppression, kommt es hauptsächlich zum Befall und der Schädigung des N. fazialis und des N. vestibulo-cochlearis. Oft sind Defektheilungen mit bleibenden Funktionsstörungen zu verzeichnen. Bei den Sialadenitiden der Gl. parotis ist im Rahmen der Entzündung auch eine Schädigung des N. fazialis denkbar, jedoch als Rarität anzusehen. Die Mononukleose (Pfeiffer'sches Drüsenfieber) und Röteln werden durch Viren hervorgerufen, welche ebenfalls als neurotrop gelten. Eine Schädigung des N. faszialis ist jedoch, ebenso wie bei der durch β-hämolysierende Streptokokken hervorgerufenen Scharlacherkrankung, nicht typisch.

F99
→ **Frage 7.23:** Lösung C

Die Komplikation einer **Fazialislähmung** kommt infolge Inzision einer Parotis-Abszedierung vor. Deshalb bei der Abszesseröffnung Rücksicht auf Fazialisäste nehmen!

Fallstudie 1

→ **Frage 7.24 F1:** Lösung A

Zu **(A)**: Nur durch die bimanuelle palpatorische Untersuchung lassen sich relativ zuverlässig pathologische Veränderungen finden, weil die Drüsen bei einhändiger Untersuchung den palpierenden Fingern ausweichen.
Zu **(B)** und **(D)**: Die kleinste der paarigen Speicheldrüsen, die Glandula sublingualis, liegt unter der Mundbodenschleimhaut so „versteckt", dass sie nicht visuell beurteilt werden kann. Ihr Ausführungsgang ist in der Regel mit dem der Glandula submandibularis an der Karunkula vereinigt. Steine können hier sehr wohl getastet werden, weitaus besser jedoch im Ausführungsgang der Glandula submandibularis.
Zu **(C)**: Da die Karunkula (entsprechend das Orifizium des Ausführungsganges der Glandula submandibularis) unter der Zunge im Mundboden liegt, muss hier und nicht im Mundvorhof auf pathologische Sekrete geachtet werden.
Zu **(E)**: Das Orifizium des Ausführungsganges der Glandula sublingualis ist in der Regel mit dem der Glandula submandibularis an der Karunkula vereinigt. Die Karunkula liegt neben dem Zungenbändchen paramedian im Mundboden. Der flache Sulcus medianus linguae unterteilt den Zungenrücken in eine rechte und eine linke Hälfte.

→ **Frage 7.25 F1:** Lösung C

Speichelsteine (= Sialolithen) liegen in etwa 85% der Fälle in der Glandula submandibularis (etwa 15% in der Glandula parotis). Hierfür werden unter anderem rheologische Umstände verantwortlich gemacht, wie Fluss des Speichels nach oben gegen die Schwerkraft, eine höhere Viskosität durch gesteigerten Muzingehalt, unter anderem auch ein verzweigtes Gangsystem. Hauptsächlich werden Calciumphosphat- und Calciumcarbonatsteine gebildet.

→ **Frage 7.26 F1:** Lösung B

Zu **(B)**: **Sialolithiasis** (Speichelsteinbildung) tritt überwiegend (85%) in der Glandula **submandibularis** auf. Die Steine sind nicht immer in der Röntgenleeraufnahme nachweisbar, sie können aber häufig bei Sondierung im Gang getastet werden. Durch die Anregung der abflussbehinderten Speichelproduktion ergibt sich eine typische Anschwellung der Drüse beim Essen, die sehr schmerzhaft sein kann. Der Befall ist überwiegend einseitig.
Zu **(D)**: **Xerostomie** (Mundtrockenheit) tritt bei allgemeinem Sistieren des Speichelflusses, also Erkrankung **aller** Speicheldrüsen auf, z.B. bei **Sjögren**-Syndrom.

→ **Frage 7.27 F1:** Lösung D

Zu **(E)**: Eine enorale Schlitzung erfolgt nur bei Steinen im äußeren Anteil des Ausführungsganges.

→ **Frage 7.28 F1:** Lösung D

Zu **(D)**: Die Glandula submandibularis füllt das von der Basis der Mandibula und den beiden Bäuchen des M. digastricus gebildete Dreieck am Mundboden aus. Die **enge Nachbarschaft der Drüse zum Ramus marginalis des N. facialis** kann bei der Exstirpation zu Verletzungen dieses Nerven und damit zu Innervationsstörungen des Mundwinkels führen. Über die mögliche Nervenläsion mit kosmetischer und funktioneller Beeinträchtigung durch einen hängenden Mundwinkel besteht präoperativ Aufklärungspflicht.
Zu **(A)**, **(B)**, **(C)** und **(E)**: Der räumliche Abstand des **N. vagus, N. glossopharyngeus**, der **Ansa cervicalis profunda** und des **N. laryngeus superior** von der Drüse ist so groß, dass bei einer isolierten Exstirpation keine erhöhte Verletzungsgefahr besteht.

Sialolithiasis

Speichelsteinbildung, meist in der Glandula **submandibularis** (85%), aber auch in der Glandula parotis.
Klinik:
Durch die Anregung der abflussbehinderten Speichelproduktion kommt es zu einer typischen **Anschwellung der Drüse beim Essen**, was sehr schmerzhaft sein kann. Überwiegend einseitig, Männer bevorzugt befallen.
Diagnostik:
Die Steine sind nicht immer in der Röntgenleeraufnahme nachweisbar, können aber häufig bei Sondierung im Gang getastet werden.
Therapie:
Wichtigstes Diagnostikverfahren ist die **Sonographie** (Ultraschallbild). Daneben können die Steine mit der heute allerdings weniger gebräuchlichen Sialographie gut im Gangsystem dargestellt werden. Die **Behandlung** kann bei Steinen in der Nähe der Mündung des Ausführungsganges durch eine **Gangschlitzung** von der Mundhöhle aus erfolgen. Tief in der Drüse liegende Steine und häufig rezidivierende Sialolithiasis werden mit der **Exstirpation der Drüse** therapiert. Neuerdings wurden alternative Behandlungsmethoden erarbeitet, die die Operation überflüssig machen können. Dabei werden die Steine z.B. durch extrakorporale Stoßwellenlithotrypsie oder einen endoskopisch gesteuerten Laserstrahl zertrümmert.

Fallstudie 2

→ **Frage 7.29 F2:** Lösung C

Gutartige Tumoren führen **nicht** zu einer Fazialisparese; die anderen genannten Erscheinungen können dagegen auch bei benignen Tumoren vorkommen. Eine Halslymphknotenvergrößerung ist zwar oft Zeichen einer unspezifischen Reaktion, muss aber dennoch klinisch zur Beurteilung herangezogen werden.

→ **Frage 7.30 F2:** Lösung E

Der Ausführungsgang der **Glandula parotidea** mündet in der Wangenschleimhaut gegenüber dem zweiten Molaren des Oberkiefers.
Der Hauptausführungsgang der **Glandula submandibularis** mündet unter der Zungenspitze hinter den Schneidezähnen des Unterkiefers neben dem Frenulum linguae auf der warzenförmigen Caruncula sublingualis (A).

→ **Frage 7.31 F2:** Lösung B

Bei der frischen peripheren Fazialislähmung ist eher eine Erweiterung der Lidspalte mit hängendem Unterlid zu erwarten.

→ **Frage 7.32 F2:** Lösung E

Zu **(E)**: Bei einem derben, nicht druckschmerzhaften Tumor im Bereich der Glandula parotis ist die Differenzierung zwischen einem benignen bzw. malignen Geschehen notwendig. Um eine genaue Aussage über die Dignität des Tumors treffen zu können, muss eine histologische Sicherung erfolgen. Im Rahmen der Diagnostik sind aus diesem Grund vor einem geplanten operativen Eingriff sinnvolle Voruntersuchungen zur Beschreibung von Größe, Sitz und Lagebeziehung des Tumors zu benachbarten Strukturen erforderlich.
Wegen der geringen Belastung der Patienten und der schnellen Durchführbarkeit eignet sich für die weitere Diagnostik eines durch Inspektion und Palpation nachgewiesenen Tumors im Bereich der Glandula parotis die **Sonographie**. Diese Untersuchung erlaubt eine Beurteilung der Parenchymstruktur sowie der Ausdehnung und Lagebeziehung des Tumors zu benachbarten Strukturen.
Zu **(A)**: Mit Hilfe der **Sialographie** kann eine Aussage über die Gangstruktur in der untersuchten Drüse getroffen werden. Der Tumor selbst ist durch diese Untersuchung nicht darstellbar. Der durch die Sialographie mögliche Nachweis von Ektasien, Stenosen oder Gangabbrüchen kann ein sekundäres Tumorzeichen sein, ist ggf. jedoch auch bei akuten oder chronischen Entzündungen vorhanden. Zur genaueren Spezifizierung eines Tumors der Glandula parotis ist die Sialographie deshalb nicht geeignet.

Zu (**B**): Durch die **Elektroneurographie** kann die Leitfähigkeit und Leitungsgeschwindigkeit des N. facialis quantitativ untersucht werden. Innerhalb der Glandula parotis führen hauptsächlich maligne Tumoren zu einer frühen Schädigung des N. facialis. Bei einer nachweisbaren Funktionsbeeinträchtigung des N. facialis, welcher in seinem peripheren Verlauf als Plexus parotideus die Glandula parotis durchsetzt, gibt diese Untersuchungsmethode einen Hinweis auf die Malignität des Tumors. Dies kann als **Zusatzinformation** nützlich sein, ist jedoch für die Planung eines operativen Eingriffes nur fakultativ, da eine genaue Tumorspezifizierung nur histologisch möglich ist.

Zu (**C**): Durch eine **Feinnadelbiopsie** mit zytologischer Aufarbeitung können Tumorzellen identifiziert werden. **Zuvor ist der Tumor jedoch mittels der Sonographie zu lokalisieren.** Die Feinnadelbiopsie zählt nicht zu den ersten diagnostischen Maßnahmen, zumal sie häufiger auch uneindeutige oder falsch-negative Befunde ergibt.

Zu (**D**): Durch eine **Angiographie** werden Blutgefäße in ihrem Verlauf dargestellt, eine Aussage über Größe und Sitz von Tumoren, die nicht vom Gefäßsystem ausgehen oder stark vaskularisiert sind, ist nicht möglich. Diese Methode ist durch die Notwendigkeit der Verabreichung von Kontrastmitteln zudem invasiv und bringt bei Tumoren innerhalb der Glandula parotis keine Mehrinformation, zumal bei speziellen Fragestellungen die Gefäßversorgung von Parotistumoren einfacher und für den Patienten schonender sonographisch im Dopplermodus untersucht werden kann.

→ **Frage 7.33 F2:** Lösung E

Zu (**E**), (**C**) und (**D**): Quergestreifte Muskulatur ist **keine** charakteristische Komponente des pleomorphen Adenoms. Bei diesem Speicheldrüsenmischtumor sind im Stroma **mukoide, myxoide und chondroid anmutende Gewebe vermischt** (D). Der Tumor stammt von modifizierten **Myoepithelien** (C) und verschieden differenzierten Gangepithelien ab.

Zu (**A**): Das pleomorphe Adenom stellt etwa 75% aller benignen Tumoren der Ohrspeicheldrüse und damit der **häufigste Speicheldrüsentumor**. Er ist gekennzeichnet durch langsames Wachstum, gute Abgrenzbarkeit gegen die Umgebung und Schmerzlosigkeit.

Zu (**B**): Es kann in bis zu 5% der Fälle zu malignen Transformationen kommen. Bei Verdacht auf ein pleomorphes Adenom sollte daher die operative Entfernung angestrebt werden.

→ **Frage 7.34 F2:** Lösung D

Ein pleomorphes Adenom hat häufig kleine Ausläufer oder „Satelliten", die über die sehr zarte Tumorkapsel hinaus in das Speicheldrüsengewebe reichen. Um Rezidive zu vermeiden, muss deshalb immer das Drüsengewebe, das den Tumor enthält, mit entfernt werden. Bei sehr großen pleomorphen Adenomen kann daher auch die totale Parotidektomie unter Einschluss des medial der Fazialisäste liegenden Drüsenanteils indiziert sein.

Gutartige Speicheldrüsentumoren

Klinik:
Gutartige Speicheldrüsentumoren fallen in der Regel durch eine Schwellung im Bereich des Kieferwinkels bzw. des Unterkiefers auf. Allen gutartigen Parotistumoren ist gemeinsam, dass sie nicht zu einer Fazialisparese führen, auch nicht bei ausgesprochen auffallender Größenzunahme.

Diagnostik:
Außer der Anamnese und dem Tastbefund werden zur Diagnose herangezogen:

- **Sialographie** (Kontrastmittelinstillation in den Ausführungsgang der Drüse)
- **Feinnadel-** (und Stanzzylinder-)**biopsie**
- eventuell **Speicheldrüsen-Szintigraphie** (gute Darstellung der Zystadenolymphome)
- **Sonographie.**

Es werden verschiedene Arten von Speicheldrüsentumoren unterschieden:

Pleomorphes Adenom (Speicheldrüsenmischtumor):
Das pleomorphe Adenom ist der häufigste Tumor der Speicheldrüsen, in über 80% der Fälle ist er in der Parotis lokalisiert. Er wächst langsam, ist derb, rundlich und schmerzlos. In etwa 5% der Fälle kommt es zur malignen Entartung.

Die **Behandlung** besteht in der **partiellen Parotidektomie,** wobei zur Vermeidung von Rezidiven die (allerdings nicht immer vorhandene) Kapsel unversehrt mitentfernt werden muss. Deshalb soll keine knappe Umschneidung oder „Enukleation", sondern die partielle oder komplette Resektion der befallenen Drüse unter **Schonung des Nervus facialis** erfolgen. Zurückgelassene oder im Operationsfeld verstreute Tumorfragmente können zu **multiplen Rezidiven** führen, bei denen das **Risiko der malignen Entartung erhöht** ist.

Monomorphe Adenome:
Überbegriff für die nicht pleomorphen Adenome, die sich aber von den pleomorphen klinisch kaum unterscheiden.

Zystadenolymphome („Warthin-Tumore") sind eher weich bzw. prall-elastisch, nicht so häufig wie pleomorphe Adenome. Maligne Entartung eher selten. Vorkommen meist bei Männern. Behandlung wie bei den pleomorphen Adenomen, wenngleich einige Autoren bei kleinen, lateral liegenden Zystadenolymphomen und ausreichender Erfahrung des Operateurs hier eher als beim pleomorphen Adenom die Enukleation für durchführbar halten.
Onkozytome sind monomorphe Adenome mit Kapselbildung, bevorzugt in der Parotis vorkommend.
Weitere monomorphe Adenomtypen werden nur noch histologisch unterschieden.

8 Stimm- und Sprech- bzw. Sprachstörungen

F90

→ **Frage 8.1:** Lösung E

Erkennen und Benennen von Farben ist im Allgemeinen im Alter von vier Jahren möglich.

→ **Frage 8.2:** Lösung D

Für das Lallen des Säuglings ist das Hörvermögen nicht erforderlich. Sprachvermögen ist genetisch angelegt. Fehlt auditive Rückkopplung (bei Taubheit), so verstummt das Kind wieder.
Zu **(A):** Kann höchstens zu einer durch Anregungsmangel bedingten Sprachentwicklungsverzögerung führen.
Zu **(B):** Hierbei bereits auffälliges (dysarthrisches) Lallen.
Zu **(C):** Macht in der Regel keine Symptome. Evtl. später bei extremer Ausprägung geringe Artikulationsstörungen.

→ **Frage 8.3:** Lösung B

Zu **(A): Poltern** ist eine Redeflussstörung; bei gleichzeitiger Sprachentwicklungsverzögerung (SEV) sowie Lese-Rechtschreibschwäche spricht man von einem Polter*syndrom*. Physiologische Unflüssigkeit der Rede während der Sprachentwicklung wird als „Physiologisches Poltern" bezeichnet.
Zu **(B):** Symptomentrias der **SEV:** Stammeln, eingeschränkter Wortschatz, Dysgrammatismus, logopädische Therapie ist indiziert.
Zu **(C): Stammeln (Dyslalie)** ist ein Lautbildungsfehler; kann aber auch Teilsymptom einer Sprachentwicklungsverzögerung sein (siehe oben).
Zu **(D): Stottern** ist eine Redeflussstörung, die trotz normaler Sprachentwicklung auftreten kann.

H89

→ **Frage 8.4:** Lösung B

Siehe Kommentar zu Frage 8.5.

H89

→ **Frage 8.5:** Lösung C

Stammeln (Dyslalie) ist eine Störung des sprachlichen Lautgebrauchs oder Lauterwerbs. Dabei werden einzelne Laute oder Lautverbindungen nicht korrekt oder gar nicht angewendet. Poltern ist eine Störung der Sprachgestaltung in Rede und Schrift, die meist angeboren bzw. konstituell bedingt ist. Typisch ist eine Redeflussstörung mit überhasteter, undeutlicher Rede, Aussprachefehlern und Formulierungsschwächen.
Zu **(A):** Diese Beschreibung trifft auf das Stottern zu.
Zu **(D):** Diese Beschreibung trifft auf den Mutismus zu.
Zu **(E):** Hier handelt es sich um die Beschreibung einer motorischen Aphasie.

H98

→ **Frage 8.6:** Lösung A

Stottern liegt vor, wenn der Fluss der Lautsprache unabhängig vom Willen des Sprechers durch Blockierungen (krampfartige Hemmungen: Toni, Kloni) und/oder Wiederholungen (Iterationen) von Lauten und Silben gehemmt oder unterbrochen ist, sodass der Sprechablauf/Redefluss gestört wird. Stottern ist somit eine Redeflussstörung. Die Veränderungen im Sprechablauf (die man unter anderem auch an einer gestörten Sprech-Atmungskoordination erkennen kann) können auch Abweichungen phonetischer und morphosyntaktischer Strukturen (Lautbildung, Satzbildung) und der Stimmgebung betreffen bzw. bedingen.
Zu **(B):** Trifft auf das **Poltern** zu.
Zu **(C):** Die Genese des Stotterns ist als multifaktoriell zu bezeichnen. Es lassen sich bei außerordentlich vielfältigen Vorstellungen über die Ursachen 3 Hauptkomplexe zusammenfassen: somatische Theorien, Neurosetheorien und Lerntheorien. Eine jüngere Betrachtungsweise bezeichnet Stottern als Autoregulationsstörung des Sprechens. Eine alleinige motorische ZNS-Läsion ist nicht als Ursache anzusehen.
Zu **(D):** Ein zu kurzes Zungenbändchen kann zur erheblichen Bewegungseinschränkung der Zunge führen. Im Extremfall sind dadurch die Nahrungsaufnahme und auch die Artikulation, **aber nicht der Redefluss** behindert.
Zu **(E):** Trifft für die **Dyslalie** (Stammeln) zu.

→ **Frage 8.7:** Lösung D

Aphasie: Organisch bedingter Verlust der Beherrschung des Sprachsystems. Betroffen sein können Verständnis und/oder Sprachgestaltung durch eine Läsion der sprachdominanten Hirnhemisphäre (meist links).
Psychogen: z. B. Aphonie; geringer auch: Überschlagen der Stimme bei Aufregung.

→ **Frage 8.8:** Lösung C

Stammelfehler **(Dyslalien)** sind eine Fehlbildung der zentralen Lautmuster im Sinne von Störungen des sprachlichen Lauterwerbs oder Lautgebrauchs. Einzelne Laute oder Lautverbindungen werden dabei nicht korrekt angewendet, ein Phonem kann durch ein anderes ersetzt **(Paralalie)** oder ganz ausgelassen werden **(Mogilalie)**; besonders häufig als **Teilsymptom einer Sprachentwicklungsstörung** (Trias: **Dyslalie, Dysgrammatismus, eingeschränkter Wortschatz**), aber auch isoliert vorkommend. Die Dyslalien werden durch Anhängen der Endung „-ismus" an den griechischen Namen des fehlgebildeten Lautes benannt, z. B. Falschbildung von „s"-Lauten (Lispeln) = Sigmatismus.
Zu **(A)**: Stottern **(Balbuties)** ist eine **Redeflussstörung** multifaktorieller Genese.
Zu **(B)**: **Poltern** ist eine meist angeborene und konstitutionelle Störung der Sprachgestaltung in Rede und Schrift. Überhastete, undeutliche Rede, Aussprachefehler, Formulierungsschwächen. Im Gegensatz zum Stotterer besteht kein Leidensdruck und keine Sprechangst.
Zu **(D)**: **Funktionelle Aphonie:** Versagen der Stimme, ohne primär organische Veränderung der Stimmlippen. Fast immer **psychogen.**

→ **Frage 8.9:** Lösung C

Störungen der **Artikulation (Lautbildung)** können ihre Ursache an verschiedenen Stellen im Gesamtgefüge des Hör-Sprach-Kreises haben, zum Beispiel **dyslalisch** bedingt sein (= falsche zentrale Lautmusterbildung. Dyslalie, Stammeln) oder **dysarthrisch** (im Rahmen einer zentral bedingten Sprechbewegungsstörung) oder **dysglossisch** (bei peripherer Ursache).
Zu **(1)** und **(3)**: **Sigmatismus** und **Gammazismus** sind zwei von zahlreichen möglichen **Dyslalien**, die zu ihrer jeweiligen Bezeichnung gelangen, indem an den griechischen Namen des falsch gebildeten Lautes die Endung „-ismus" anghängt wird: Sigmatismus ist demnach die Falschbildung der S-Laute, eine Zischlautstörung (**Lispeln:** häufigste Dyslalie). **Gammazismus** = Falschbildung der G-Laute.
Zu **(2)**: **Rhinolalie (Rhinophonie) = Näseln.** Störung des Stimmklanges und der Artikulation bei veränderter Nasenresonanz. Unterschieden werden: **Offenes Näseln** (= Rhinolalia **aperta,** Hyperrhinophonie), **geschlossenes Näseln** (= Rhinolalia **clausa,** Hyporhinophonie) und gemischtes **Näseln.** Zentral, neuro-/myogen (offenes Näseln, z. B. bei Myasthenie) oder – wie in den meisten Fällen – mechanisch bedingt (offenes Näseln z. B. bei Gaumenspalte, geschlossenes Näseln bei Polyposis nasi, Epipharynxtumoren).
Zu **(4)**: **Stottern (Balbuties)** ist eine **Redeflussstörung** mit plötzlich und unabhängig vom Willen des Sprechers auftretenden Unterbrechungen. Gekennzeichnet durch **Iterationen** (Silbenwiederholungen), **Toni** und **Kloni** (krampfartige Hemmungen des Sprechablaufes).
Zur Genese sind nur Hypothesen bekannt, die im Wesentlichen ein Zusammenwirken von genetischer Disposition, minimaler zerebraler Dysfunktion oder psychischer Störung annehmen.
Therapie im Allgemeinen logopädisch, ggf. auch psychologisch, oft unter Einbeziehung der Familie; Psychotherapie.

H99
→ **Frage 8.10:** Lösung C

Die Rhinolalia (Rhinophonia) aperta bzw. das offene Näseln ist eine Störung des Stimmklanges, wobei es zu einer krankhaft verstärkten nasalen Resonanz kommt. Als Ursachen sind typischerweise organische Störungen wie Gaumensegelparesen, z. B. im Rahmen neurologischer Erkrankungen, auch Lippen-Kiefer-Gaumenspalten oder selten Z. n. Tonsillektomie zu nennen. Eine Insuffizienz des M. constrictor pharyngis, welcher mit seiner Pars superior den für den Schluckvorgang wichtigen Passavant'schen Wulst bildet, löst primär Störungen während des Schluckaktes aus, da die Nase nicht mehr suffizient vom Oropharynx abgetrennt werden kann. Auch Nasenseptumdefekte haben in der Regel keinen Einfluss auf den Stimmklang. Nur wenn in seltenen Fällen das Septum vollständig bzw. weitestgehend fehlt, sind Klangveränderungen der Stimme denkbar. Eine stärker ausgeprägte Nasenatmungsbehinderung kann zu einer Rhinolalia (Rhinophonia) clausa führen, also einer verminderten nasalen Resonanz. Psychische Ursachen eines offenen Näselns sind grundsätzlich möglich, aber äußerst selten.

F00
→ **Frage 8.11:** Lösung A

Dysarthrien sind zentrale **Sprech**störungen. Sie beruhen auf Störungen der zentralen Sprechmotorik. Kennzeichnend sind eine verwaschene Artikulation, Prosodiestörungen (Störungen der Sprachmelodie), Stimmstörungen sowie Auffälligkeiten der Phonationsatmung. In vielen Fällen tritt auch eine Schluckstörung auf. Ursächlich können suprabulbäre, bulbäre, extrapyramidale und cerebelläre Läsionen unterschieden werden.

Zu (B): **Dysglossien** sind peripher bedingte Artikulationsstörungen („peripheres Stammeln") infolge pathologischer Veränderungen an den peripheren Sprechwerkzeugen, z.B. Läsionen an den Lippen, Zähnen, im Kieferbereich, an der Zunge, im Gaumenbereich; bei Fehlbildungen, bei Traumen, als Folgezustand nach operativen Eingriffen, bei Nervenlähmungen.
Dyslalien (Stammeln) sind Artikulationsstörungen, wobei einzelne Laute oder Lautverbindungen fehlen, durch andere ersetzt oder falsch gebildet werden bei unauffälligen peripheren Sprechwerkzeugen.
Zu (C): Beim **Stottern** handelt es sich um eine zentrale sprechmotorische Koordinationsstörung des Redeflusses mit temporärer Blockade der Rede. Durch diese Blockade ist eine **Balbuties** (Stottern) gut erkennbar.
Differenzialdiagnostisch können jedoch auch „stotterähnliche" Symptome bei Aphasien (aphasisches Stottern: Durchgangssyndrom bei Aphasie) und Dysarthrien (sog. organisches „Stottern" bei extrapyramidalen und cerebellären Dysarthrien, oder im Sinne einer Palilalie (skandierendes Sprechen)) auftreten.
Zu (D): **Aphasien** sind zentrale **Sprach**störungen und von Dysarthrien (zentrale **Sprech**störungen) abzugrenzen.
Zu (E): Dysarthrien liegen in der Regel organische Läsionen auf bulbärer, suprabulbärer, extrapyramidaler, cerebellärer und kortikaler Ebene zugrunde.

H00

→ **Frage 8.12:** Lösung A

Zu (A): Bei Mädchen sinkt die Grundfrequenz der Stimme in der Pubertät (Mutation) etwa um eine Terz bis Quinte auf 220–250 Hz ab.
Zu (B): Die normale weibliche Sprechstimmlage liegt etwa zwischen 196 Hz und 262 Hz. Eine mittlere Sprechstimmlage von 400–500 Hz (etwa Kammerton a^1) entspricht der mittleren Sprechstimmlage im Säuglings- und Kleinkindalter.
Zu (C): Der **physiologische** Stimmumfang einer erwachsenen Frau beträgt im Mittel etwa 2 bis 2 1//2 Oktaven. Die geschulte Sängerinnenstimme erreicht in der Regel einen deutlich größeren physiologischen Stimmumfang. Der **musikalische** bzw. **künstlerisch verwertbare** Stimmumfang bei den verschiedenen Stimmgattungen beträgt etwa 2 Oktaven.
Zu (D): Die Klangfarbe wird neben der Glottisfunktion durch die **Gesamtheit der Ansatzräume und deren Resonanzverhalten** bestimmt. Ansatzräume sind alle lufthaltigen Räume oberhalb der Glottis, die der Klang- und Lautbildung dienen. Einerseits bestehen die Ansatzräume aus mehr starren Anteilen (Nase, Nasennebenhöhlen, zum Teil Nasenrachen), andererseits aus stärker veränderbaren Anteilen (Morgagni-Ventrikel, Vestibulum laryngis, Rec. piriformis, Rachen, Mundhöhle). Für die Klangfarbe der Stimme ist anzunehmen, dass die zeitlichen Verhältnisse zwischen Schluss- und Offenphase der Glottis und die dabei auftretenden Druckverläufe eine wesentliche Rolle spielen. Ungünstige Verhältnisse hinsichtlich der glottalen Phasen und Druckverläufe können die Resonanzabstimmung mit den Ansatzräumen nachteilig beeinflussen, was in Stimmklangveränderungen oder Stimmstörungen zum Ausdruck kommt.
Zu (E): Der typische Klang der Taschenfaltenstimme ist rau bis knarrend, gepresst, und hat eine **tiefe** Grundfrequenz.

F87

→ **Frage 8.13:** Lösung B

Die **hypofunktionelle Aphonie** ist meist psychogener Ursache, wobei als Reaktion auf ein äußeres Ereignis ein schlagartiges Stimmversagen auftritt. Die Kehlkopfspiegelung zeigt bei Phonation ein offenes „Flüsterdreieck"; der Husten ist dagegen klangvoll.

F98

→ **Frage 8.14:** Lösung D

Funktionelle Stimmstörungen sind klassischerweise durch das Fehlen von organischen Veränderungen im Bereich des Stimmapparates gekennzeichnet. Häufige Ursache ist ein unökonomischer Stimmgebrauch, z.B. bei der berufsbedingten Stimmüberlastung. Bei (A), (B), (C) und (E) handelt es sich hingegen um organische, in aller Regel Heiserkeit verursachende Stimmstörungen.

→ **Frage 8.15:** Lösung C

Beim **Morbus Addison** wird die Stimme **brüchig** und schwach (Phonasthenie = Stimmschwäche, Versagen der Stimme).

F91

→ **Frage 8.16:** Lösung E

Zu (A): Man könnte darüber streiten, ob es sich bei einer sog. „Internusschwäche" nicht auch um eine funktionelle Dysphonie handeln kann. Der Begriff bringt lediglich eine Funktionsstörung zum Ausdruck.
zu (B): Der N. laryngeus inferior hat einen Ramus anterior und posterior, aber keinen Ramus internus.
Zu (C): Der Ramus internus des N. laryngeus superior ist kein motorischer Ast, sondern versorgt sensibel die Kehlkopfschleimhaut.
Zu (D): Die Innenrotation der Stellknorpel wird durch die Mm. cricoarytaenoidei laterales bewirkt, nicht durch die „interni".
Zu (E): Bei der Kehlkopfspiegelung sieht man in diesem Fall eine ovaläre Spaltbildung der Glottis.

F06

→ **Frage 8.17:** Lösung C

Zu **(C)**: Die **„Internusschwäche"** ist eine etwas ältere Bezeichnung für eine **glottale Schlussinsuffizienz** bei der **Phonation**, die sich in der Regel als ovaläre Spaltbildung im Bereich der vorderen 2 Stimmlippendrittel darstellt, aber wie hier gezeigt, auch die dorsalen Stimmlippenanteile mit einbeziehen kann. Die glottale Spaltbildung kann bedingt sein durch eine Hypofunktion im Glottisbereich; sie kommt aber auch vor bei beidseitigen Stimmlippenexkavationen aufgrund einer Atrophie des M. vocalis.

Zu **(A)**: Bei einer **Parese des N. laryngeus superior** fällt die Innervation des M. cricothyroideus („Anticus", **„Grobspanner"**) aus. Es resultiert die **Symptomtrias Heiserkeit (Dysphonie), Absenkung der mittleren Sprechstimmlage** und **Intonationsstörungen vor allem der hohen Töne,** vornehmlich bedingt durch eine Einschränkung bis hin zum Verlust der **Stimmlippenspannungsfähigkeit.** Eine respiratorische Bewegungsstörung bezüglich Adduktion und Abduktion der Stimmlippen besteht nicht. Es müsste also in dem gezeigten Bild in Phonationsstellung zu einem kompletten Glottisschluss kommen.

Zu **(B)**: Beim **Larynxödem**, z.B. im Rahmen einer allergischen Reaktion, bei ausgedehnten Entzündungen, in Folge einer Strahlentherapie oder als Nebenwirkung bestimmter Medikamente (z.B. ACE-Hemmer zur Behandlung des arteriellen Hypertonus), finden sich **lappig-ödematöse Schleimhautaufwerfungen**, die vor allem im Bereich der Supraglottis auftreten.

Beachte hierzu: Eine polypös-ödematöse, lappige Schleimhaut **nur im Bereich der Stimmlippen** wird als **Reinke-Ödem** bezeichnet.

Gerade bei einer Larynxödembildung müssten die Stimmlippen bei der Phonation komplett schließen, wohingegen bei ausgeprägteren Ödemen immer mit einer Behinderung der Atemluftpassage (verringerte Öffnung bei der Respiration) zu rechnen ist.

Zu **(D)**: Die **„Transversusschwäche"** bezieht sich auf eine Schwäche der Interarytaenoidmuskulatur (M. arytaenoideus obliquus und transversus). Neben dem M. cricoarytaenoideus lateralis und dem M. vocalis bewirken sie das Schließen der Stimmlippen und beteiligen sich am Anpressdruck zwischen den beiden Stimmlippen. Bei einer entsprechenden Schwäche wäre eine **dorsale Schlussinsuffizienz** bei der Phonation zu erwarten und nicht wie im gezeigten Bild eine durchgehende Schlussinsuffizienz.

Zu **(E)**: Bei der **doppelseitigen Recurrensparese** finden sich **beidseits paramedian stillstehende Stimmlippen** in der Phonationsstellung **und** Respirationsstellung.

Schwerpunkt

Ophthalmologie

1 Lider und Tränendrüse

F07

→ **Frage 1.1:** Lösung C

Zu **(C)**: In dem beschriebenen Fall handelt es sich sehr wahrscheinlich um eine **Tränenwegsstenose** beidseits, welche in der Regel durch ein verspätetes Öffnen der Hasner'schen Klappe im unteren Drittel des Tränenkanals verursacht wird. Mit einer **Überdruckspülung oder einer Sondierung der Tränenwege** wird diese Obstruktion meistens schnell und einfach beseitigt.

Zu **(A)**: Wenn eine eitrige Entzündung vorliegt, kann man **nicht bis zum Ende des 2. Lebensjahres abwarten, um die spontane Rückbildung der Störung zu erreichen.** Unter Umständen ist ein Abwarten nach erfolgter Lokaltherapie für einige Wochen möglich, jedoch kein weiteres Jahr. Normalerweise öffnet sich die **Hasner'sche Klappe** im Laufe der ersten Lebensmonate.

Zu **(B)**: **Gentamicin** ist ein Aminoglykosidantibiotikum, welches eine hohe kontaktallergene Potenz hat. Die systemische Gabe ist bei Kindern unter 6 Jahren kontraindiziert. Bei lokaler Anwendung am Auge ist das Auftreten der typischen Nebenwirkungen durch die geringe Resorption unwahrscheinlich. Trotzdem sollte eine längere Wirkstoffgabe vermieden werden.

Zu **(D)**: Die endoskopische **Dakryozystorhinostomie** (DZR) **nach West** ist ein operatives Verfahren zur Therapie der sekundären Tränenwegsstenose beim Erwachsenen. Die endoskopische Methode ist weniger invasiv und belastend für den Patienten als die **DZR nach Toti**, welche von den Ophthalmologen meist bevorzugt wird, nicht zuletzt, weil die Ergebnisse noch immer ein wenig besser sind.

Zu **(E)**: Eine Infektion mit **Aktinomyceten** (grampositive Bakterien, die myzelartig wachsen, daher zu den Strahlenpilzen gezählt werden ohne Pilze zu sein, z.B. Aktinomyces israeli) tritt meist im Erwachsenenalter auf und führt an den Tränenwegen zu einer chronischen und obstruktiven **Canaliculitis** oder **Dakryozystitis.** Die Infektionen sind nicht selten, werden aber oft nicht erkannt. Der Nachweis ist schwierig. Aktinomyceten kommen ubiquitär in Hausstaub sowie in Land-, Forst- und Entsorgungswirtschaft vor. **Aktinomyces-Drusen** entstehen durch Konglomeratbildung, die zusätzlich kalzifizieren können und sog. **Dakryolithen** bilden, die den Abfluss behindern und die Entzündung unterhalten. Diese werden mittels **Kürettage** (bei Sitz in den Canaliculi) oder durch eine **Dakryozystorhinostomie** (bei Sitz im Tränensack) entfernt.

F06

→ **Frage 1.2:** Lösung C

Die Abbildung zeigt einen hochentzündlichen Prozess im lateralen Orbitabereich, wo sich die Tränendrüse befindet, und die für die **akute Dakryoadenitis** (C) typische **paragraphenförmige Lidschwellung.**

Zu **(A)**: Die **Dakryozystitis** ist eine Entzündung des Tränensackes, die in den meisten Fällen durch Abflussbehinderung des Sekretes und aszendierende Erreger der Nasenschleimhaut verursacht wird. Reflux von mukopurulentem Sekret aus den Tränenpünktchen durch Druck auf den Tränensack ist richtungweisend. Die Schwellung würde sich nasal und nicht wie hier temporal zeigen.

Zu **(B)**: Aktinomyzeten und Pneumokokken sind häufig Ursache für eine akute oder chronische Dakryozystitis und **Kanalikulitis** (Entzündung der Tränenkanälchen).

Zu **(D)**: Bei einem **Chalazion** findet sich eine sich langsam entwickelnde, knotige, schmerzlose Schwellung im Tarsus-Lidbereich. Der Schwellung liegt eine chronisch-granulomatöse Entzündung einer Meibom-Drüse zugrunde.

Zu **(E)**: Das **Rhabdomyosarkom** ist der **häufigste maligne Tumor der Orbita im Kindesalter!** Der Patient hier ist 28 Jahre und hat keinen Exophthalmus! Das Rhabdomyosarkom geht von der **Skelettmuskulatur** aus (Augenmuskeln mit wenig differenzierten Myoblasten) und tritt in der Regel (90%) **vor dem 16. Lebensjahr** auf, im Mittel mit ca. 7 Jahren. Klinisch fällt eine **Ptosis des Oberlides, Lidschwellung, Exophthalmus, subkonjunktivale Raumforderung** und ein **rasches Wachstum mit Entzündungszeichen** auf.

F06

→ **Frage 1.3:** Lösung C

Mollusca contagiosa werden umgangssprachlich **„Dellwarzen"** genannt. Es sind stecknadelkopfgroße, hautfarbene Warzen mit einer „zentralen Delle", die multipel und vorwiegend an den Lidrändern auftreten. Oft besteht eine **Begleitkonjunktivitis,** die wie beschrieben auch **follikulär** sein kann (C).

Zu **(A)**: Eine Narbenschrumpfung des Lides mit Fehlstellung entsteht z.B. durch ein Pempigoid oder durch ein Trachom.

Zu **(B)**: Eine **Phthiriasis** ist ein Befall des Lidrandes mit Filzläusen.

Zu **(D)**: Eine **Keratitis dendritica** ist eine oberflächliche Hornhautinfektion mit dem Herpes-simplex-Virus.

Zu **(E)**: Eine **noduläre Episkleritis** ist eine umschriebene Entzündung des Bindegewebes zwischen Sklera und Bindehaut, die gehäuft bei rheumatischen Erkrankungen, Kollagenosen und Gicht auftritt.

H05

→ **Frage 1.4:** Lösung B

Bei einer **peripheren Fazialisparese** kommt es durch den Ausfall des Stirnastes mit Parese des M. orbicularis oculi zu einem insuffizienten Lidschluss mit **Bell'schem Phänomen** (Aufwärtsdrehung des Bulbus bei Lidschlussversuch) und **paralytischem Ektropium**.
Die Folge ist ein **Lagophthalmus**, wobei die Benetzungs- und Schutzfunktion der Lider für das Auge wegfallen. Austrocknungserscheinungen (**Expositionskeratopathie**) und häufige Infektionen sind die Folge. Weiterhin zeigen sich eine **verstrichene Nasolabialfalte** und ein **hängender Mundwinkel** durch Ausfall des 2. und 3. Fazialisastes.

F00

→ **Frage 1.5:** Lösung C

Zu **(C)**: Bei dem Patienten liegt am wahrscheinlichsten eine Dakryozystitis vor (Entleerung von mukopurulentem Sekret auf Druck typisch). Das Tränenträufeln (Epiphora) entsteht durch die entzündungsbedingte Dakryostenose.
Zu **(A)**: Bei einem **Chalazion** findet sich eine sich langsam entwickelnde, knotige, schmerzlose Schwellung im Tarsus-Lidbereich. Der Schwellung liegt eine chronisch-granulomatöse Entzündung einer Meibom-Drüse zu Grunde.
Zu **(B)**: Bei einer **Dakryoadenitis** findet sich durch die entzündlich bedingte Schwellung der Tränendrüse im temporal oberen Lidbereich eine typische liegende „Paragraphenform" des Oberlides. Weiterhin besteht bei der akuten Dakryoadenitis eine deutliche Rötung und ödematöse Schwellung der Oberlidhaut, sowie ein Druckschmerz oberhalb des schläfenwärtigen Tarsusanteils.
Zu **(D)**: Bei einem **Hordeolum externum** liegt eine akute eitrige Entzündung eines Wimpernfollikels bzw. der Lidranddrüsen (Zeiss-Talgdrüsen oder Moll'sche Schweißdrüsen) vor, die mit einer schmerzhaften Schwellung und Rötung in diesem Lidbereich, Abszessbildung und eitrigem Exsudat im Wimpernbereich einhergeht.
Zu **(E)**: **Xanthelasmen** sind nicht-entzündliche, gelbliche und oft multipel auftretende Einlagerungen von fetthaltigen Schaumzellen in der oberflächlichen Haut von Ober- und Unterlid. Ihr Vorhandensein weist oft auf eine Lipidstoffwechselstörung mit Erhöhung des Serumcholesterins hin.

H99

→ **Frage 1.6:** Lösung D

Hordeola sind akute Infektionen von Lidranddrüsen, im Besonderen der Meibom'schen Drüsen (**Hordeolum internum**), der modifizierten Zeiss-Talgdrüsen, selten auch der Moll'schen Schweißdrüsen (**Hordeolum externum**).
Meistens besteht auch ursächlich eine Blepharitis. Folgende Erreger können häufig isoliert werden:

- Koagulase-negative Staphylokokken in ~90%
- Staph. aureus in ~45%
- Gruppe A- und Gruppe B-Streptokokken in ~20%
- Corynebacterium diphteriae in ~20%
- Propionibacterium acne in ~30%
- in seltenen Fällen gramnegative Erreger

Bei rezidivierender Hordeolosis an Diabetes mellitus denken!!!
Zu **(A)**: Zur Familie der **Chlamydien** gehören Chl. trachomatis und Chl. psittaci. Sie gehören zu den meist verbreiteten menschen- und tierpathogenen Erregern. Sie sind unbewegliche, gramnegative, obligat intrazelluläre Bakterien.
Von **Chlamydia trachomatis** existieren verschiedene Serotypen:

- Chl. trachomatis **Serotyp A–C** verursacht das **endemische Trachom.**
- Chl. trachomatis **Serotyp D–K** verursacht die okulo-genitalen Infektionen (Schwimmbadkonjunktivitis oder auch **Paratrachom** genannt und **Einschlussblennorrhoe** beim Neugeborenen).
- Chl. trachomatis **Serotyp L1–L3** verursacht das **Lymphogranuloma venerum** mit dem okuloglandulären Parinaud-Syndrom (Follikuläre Konjunktivitis mit präaurikulärer Adenopathie).
- **Chl. psittaci** verursacht die sog. **Ornithose** (Übertragung durch Vögel!) mit grippeartigen Allgemeinsymptomen und entweder einer pneumonischen (**atyp. Pneumonie!**), typhösen oder meningitischen Verlaufsform. Am Auge zeigt sich dabei eine folikuläre Konjunktivitis.

Zu **(B)**: **Haemophilus-Bakterien** sind gramnegative aerobe Stäbchenbakterien, welche häufig zur Schleimhautflora beim Menschen gehören. Oft werden durch sie fortgeleitete Infektionen (NNH) am Auge und seinen Anhangsgebilden verursacht wie z.B. die **Orbitaphlegmone** nach Sinusitis, eine fortgeleitete **Endophthalmitis** oder sogar Panophthalmitis, eine akute **Dakryozystitis** und, in ca. 5%, eine **follikuläre Konjunktivitis.**
Zu **(C)**: **Proteus** gehört zur Familie der *Enterobacteriaceae* und ist ein begeißeltes gramnegatives Stäbchenbakterium. **Proteus mirabilis** ist der beim Menschen sowie bei Hund und Katze häufigste Darmkeim, der sehr häufig **Puerperalinfektionen** an Auge, Mittelohr und Harnwegen verursacht.
Zu **(D)**: **Staphylokokken** sind grampositive, aerobe, haufenbildende Kokken, deren Gruppe die verschiedenen Arten: **Staph. aureus** (Pyodermien, Staph.-Enteritis, als Hospitalismuskeim Meningitis und atyp. Pneumonie), **Staph. epidermidis** (Schleimhaut/Haut-Saprophyt, Septikämien), **Staph. saprophyticus** (Haut-Saprophyt, Harnwegsinfekte) beinhaltet.

Zu (E): **Streptokokken** sind grampositive, fakultativ anaerobe, kettenbildende kugel- bis stäbchenförmige Bakterien und sind typische Schleimhautsaprophyten.

F98

→ **Frage 1.7:** Lösung C

Das **Chalazion** ist eine chronische, lipogranulomatöse Entzündung der Meibom-Drüsen infolge eines Sekretstaus. Da diese Drüsen im Tarsus gelegen sind, findet sich auch das Chalazion im Tarsus.

H91

→ **Frage 1.8:** Lösung B

Zu **(A)**, **(C)**, **(D)** und **(E)**: Durch die Einwärtskehrung des Lides **(Entropium)** können die Zilien auf der Hornhautoberfläche reiben **(Trichiasis)**. Dadurch können Hornhautdefekte entstehen **(Erosio corneae)**. Die mechanische Reizung der Bindehaut führt zu einer konjunktivalen Injektion **(rotes Auge)**, und jede mechanische Reizung ist auch ein Anreiz zur überschießenden Tränenbildung und damit zum Tränenträufeln **(Epiphora)**.
Zu **(B)**: **„Pflastersteinfollikel"** ist eigentlich eine ungenaue Bezeichnung, genaugenommen gibt es sie nicht. Es gibt eine pflastersteinartige **papilläre Hypertrophie** (typisch hierbei ist ein zentrales Gefäß – wie bei der Papille am Augenhintergrund), die typisch für die Conjunctivitis vernalis ist, aber auch bei der Conjunctivitis sicca und bei anderen chronischen Konjunktivitiden anzutreffen ist.
Ferner gibt es eine **follikuläre Hyperplasie** (hier zeigen sich an der Bindehaut bei der Spaltlampenmikroskopie rundliche Erhebungen mit Gefäßen vom Rand, die das Zentrum nicht erreichen). Man findet sie bei fast allen Viruskonjunktivitiden und bei Chlamydienkonjunktivitiden sowie oft auch bei Kindern als Normalbefund.

F94

→ **Frage 1.9:** Lösung B

Zu **(B)**: Der Nervus trochlearis versorgt einzig den Musculus obliquus superior; dieser Muskel beeinflusst die Lidstellung aber nicht.
Zu **(A)**: Der Musculus levator palpebrae wird durch den Nervus oculomotorius versorgt, weshalb eine Okulomotoriusschädigung eine Ptosis hervorrufen kann.
Zu **(C)**: Der Musculus tarsalis wird vom Nervus sympathicus innerviert, weshalb auch eine Grenzstrangschädigung eine mäßig ausgeprägte Ptosis hervorrufen kann.
Zu **(D)**: Die Dystrophia myotonica (Curschmann-Steinert) ist eine autosomal dominant erbliche Myopathie mit Dystrophie umschriebener Muskelgruppen, die auch mit einer Ptosis einher gehen kann.
Bekannteres Augensymptom ist aber die Cataracta myotonica, die hier fast stets doppelseitig mit farbig glitzernden Trübungen auftritt und differenzialdiagnostisch zur Abgrenzung gegenüber der progressiven Muskeldystrophie (Erb) und der Myotonica congenita (Thomsen) wichtig ist.
Zu **(E)**: Bei der Myasthenia gravis pseudoparalytica zeigt sich meist im zweiten bis dritten Lebensjahrzehnt beginnend, eine anfangs oft nur einseitige, später dann doppelseitige Ptosis und Ausfälle einzelner oder aller äußeren Augenmuskeln. Differenzialdiagnostisch kann der Tensilon-Test Sicherheit geben, bei dem sich die Beschwerden nach i.m.-Injektion von Tensilon vorübergehend bessern oder vollständig verschwinden können.

H97

→ **Frage 1.10:** Lösung D

Der Verlauf des Nervus abducens ist anatomisch so deutlich von der Tränendrüse entfernt, dass eine Beeinträchtigung im Sinne einer Parese bei einer **akuten Dakryoadenitis** nicht typisch ist. Die Tränendrüse liegt schläfenwärts oben in der Augenhöhle, sodass eine Entzündung, die auch hier zu den typischen Entzündungszeichen wie Rötung und Schwellung führt, zu einer Rötung im temporalen Teil des Oberlides führt (A). Die Schwellung der Tränendrüse (C) führt zu der typischen liegenden Paragraphenform des Oberlides (E). Der Druckschmerz findet sich über der typischen Lage der Tränendrüse kranial des schläfenwärtigen Teils des Tarsus palpebrae superior (B).

H00 H89

→ **Frage 1.11:** Lösung B

Die **Myasthenia gravis pseudoparalytica** ist eine Autoimmunerkrankung, bei der in 90% der Fälle Acetylcholinrezeptorantikörper gebildet werden und somit die neuromuskuläre Übertragung an der postsynaptischen Membran gestört wird.
Die Folge ist eine gesteigerte **Ermüdbarkeit der betroffenen Muskeln, die typischerweise im Laufe des Tages zunimmt** ((A), (B)) !
Die Erkrankung tritt im 2.–3. Lebensjahrzehnt als allmählich fortschreitendes Leiden auf.
Betroffen sind vor allem Gesichts-, Kau-, Schluck- und Atemmuskulatur. Am Auge tritt meist eine zuerst einseitige, später doppelseitige zunehmende Ptosis auf, die bei Ermüdung oder im Laufe des Tages zunimmt und sich nach Ruhepausen bessert. Zur differenzialdiagnostischen Abgrenzung gegenüber neurogenen Paresen wird der **Tensilon-Test** verwendet (C). Nach i.m.-Tensilongabe zeigt sich eine vorübergehende Besserung oder auch Verschwinden der Myasthenie. Therapiert wird mit Mestinon oder Prostigmin, Kortikoiden und Azathioprin.

Zu **(D)**: Nach einminütigem Blick nach oben zeigt sich die Ptosis bei Myasthenia gravis **deutlicher**. Beim **Simpson-Test** wird dies diagnostisch ausgenutzt.
Zu **(E)**: Bei einer Ggl. Stellatumblockade wird die vegetativ-sympathische Leitungsbahn im Kopfbereich unterbrochen. Das führt bekanntermaßen zu einem „**Horner-Syndrom**", zu dem eine Ptosis gehört. Also würde eine Stellatumblockade nicht bessern, sondern zu einer dauerhaften, mäßigen Ptosis führen.
Stellatumblockaden werden zur palliativen Therapie vasospastischer Syndrome und persistierender Gesichtsschmerzen ohne weitere neurologische Charakteristik selten durchgeführt.

F90
→ **Frage 1.12:** Lösung A

Beim **Ektropium senile** (Auswärtskehrung des Lides) taucht das untere Tränenpünktchen nicht mehr in den Tränensee ein (Eversio lacrimalis), sodass Tränenträufeln entsteht. Die normalerweise dem Augapfel anliegende Bindehaut des Unterlides liegt frei und kann austrocknen. Sie ist dadurch anfälliger für Konjunktivitiden.
Zu **(3)**: Eine **sekundäre Linsentrübung** kann Folge verschiedener Augen- oder Allgemeinerkrankungen sein. Folgende Augenerkrankungen kommen insbesondere in Betracht: chronische Iridozyklitis, rezidivierende Uveitis posterior, Retinopathia pigmentosa, hohe Achsenmyopie, Heterochromiezyklitis, Amotio non sanata, Glaukom. Ein Ektropium gehört **nicht** dazu.
Zu **(4)**: Ein **Sekundärglaukom** kann ebenso Folge verschiedenster Augenerkrankungen sein. Bei einem Ektropium kann ein Sekundärglaukom ebenso wie eine Katarakt nur infolge eines Behandlungsfehlers entstehen, wenn zur Behandlung der Konjunktivitiden langdauernd kortisonhaltige Augentropfen verabreicht werden!

F97
→ **Frage 1.13:** Lösung A

Ein paralytisches Ektropium entsteht durch eine Schwäche des M. orbicularis oculi. Diese ist meist Folge einer Parese des innervierenden Nerven: Fazialisparese.
Zu **(B)**: Der N. trigeminus ist ein weitgehend sensibel innervierender Nerv. Die motorischen Anteile versorgen die Kau- und Mundbodenmuskulatur und können somit nicht zum Ektropium beitragen.
Zu **(C)**: Bei einer Parese des M. levator palpebrae, der vom N. oculomotorius innerviert wird, zeigt sich eine Ptosis.
Zu **(D)**: Bei einer Okulomotoriusparese zeigt sich im Bereich der Lider aufgrund einer Störung des M. levator palpebrae eine Ptosis. Aufgrund einer Lähmung der meisten äußeren Augenmuskeln (alle, außer M. rectus lateralis/N. abducens und M. obliquus superior/N. trochlearis) ist die Beweglichkeit des Auges in mehrere Richtungen eingeschränkt. Ferner kann die Pupillomotorik gestört sein.
Zu **(E)**: Der N. infraorbitalis ist ein rein sensibler Endast des aus dem N. trigeminus stammenden N. maxillaris.

H00
→ **Frage 1.14:** Lösung A

Mit **Lagophthalmus** ist eigentlich typischerweise der insuffiziente Lidschluss bei Fazialisparese gemeint, der zur Austrocknung der Hornhaut führt. Aber auch bei der endokrinen Orbitopathie kann es durch Mucopolysaccharideinlagerungen in das orbitale Muskel- und Fettgewebe zu einer Bulbusprotrusion kommen, die zu einem unzureichenden Lidschluss und damit zu einem Lagophthalmus führen kann. Meist sieht es allerdings durch die Lidretraktion (Dalrymple-Zeichen), die für die endokrine Orbitopathie typisch ist, nur so aus als würde ein Lagophthalmus vorliegen. Die Ursache ist hier jedoch keine Lähmung der Lidmuskulatur, wie bei der Fazialisparese, sondern eine verstärkte Innervation des Müller'schen Lidhebermuskels (erhöhter Sympathikotonus!), der im Übrigen auch am Unterlid vorhanden ist, und die nun beide die Lidspalte durch ihren Zug erweitern.
Zu **(B)**: Ein **Ankyloblepharon** ist eine angeborene, schwere Missbildung, bei der die Öffnung der Lidspalte während der Fötalzeit ausbleibt. Sie geht mit einer meist doppelseitigen, teilweisen oder völligen Verwachsung der Lider einher.
Zu **(C)**: Eine **Dermatochalasis** (= Blepharochalasis) der Lider bezeichnet einen Hautüberschuss im Bereich der Ober- und Unterlider, begleitet von Defekten im Septum orbitale und einem Lymphödem. Sie ist oft schon bei jungen Menschen zu sehen und es besteht eine familiäre Tendenz. Weiterhin ist die Dermatochalasis ein Teilsymptom des **Ascher-Syndroms**: Blepharochalasis, Doppellippe mit Ödem, Struma.
Zu **(D)**: Das **Adie-Syndrom** beschreibt das Auftreten von **Störungen der Muskeleigenreflexe** in den unteren Extremitäten im Zusammenhang **mit einer Pupillotonie** (= meist einseitig dilatierte, tonische Pupille, die langsam auf Licht reagiert).
Zu **(E)**: Das **Horner-Syndrom** bezeichnet das gemeinsame Auftreten von **Miosis, Ptosis** und dem so genannten **Enophthalmus**, welches ipsilateral bei Schädigungen des Halssympathikus (z.B. beim „Pancoast-Tumor" mit Infiltration des Ggl. stellatum des Halsgrenzstranges) auftritt. Es bedeutet, dass die sympathische Innervation des Auges ausgefallen ist.

H00 H94

→ **Frage 1.15:** Lösung A

Ein **Hämangiom** ist eine **angeborene** Gefäßgeschwulst (Hamartom), welche oberflächlich oder tiefer in der Haut gelegen ist, **fleckig oder knotig** imponiert und die beim Schreien stärker und bei Kompression weniger deutlich hervortritt. In der Abbildung zeigt sich ein gut abgegrenzter, weinroter, **meist weicher, stark vaskularisierter Tumor** am lateralen Unterlid. Der Tumor ist stark vorgewölbt und wird deshalb als **tuberöses Hämangiom** bezeichnet.

Eine **spontane Rückbildung bis zum 4. Lebensjahr** ist möglich, deshalb wird die Operationsindikation zurückhaltend gestellt, außer die optische Achse ist durch den Tumor verlegt und es droht eine Amblyopie. Kleine Hämangiome werden im Gesunden exzidiert, größere werden heute mittels dermatologischer Lasertherapie mit gutem Erfolg behandelt.

Zu **(C)**: Eine **Dermoidzyste** ist eine angeborene Gewebsversprengung im Rahmen der Lidentwicklung (Choristom). Das Dermoid ist ein **prall-elastischer Tumor, meistens am temporal oberen**, selten am nasal oberen **Orbitalrand** lokalisiert. Der Tumor wächst langsam, wölbt sich meist halbkugelig nach vorne und hat im Gegensatz zum Hämangiom eine blasse Farbe.

Zu **(D)**: Ein **Hordeolum externum** ist eine schmerzhafte Entzündung einer Lidranddrüse (Zeiss- oder Meibomitis) ohne äußerlich sichtbare Einschmelzung, mit Rötung, Spannungsgefühl und Druckschmerzhaftigkeit. Diese Größe wird jedoch nicht erreicht, weiterhin zeigt ein Hordeolum keine solche tiefrote Farbe.

Zu **(E)**: Eine **Lidphlegmone** ist eine weniger gut abgegrenzte, diffus die Lidhaut infiltrierende Entzündung der Lidhaut mit Erythem, Schwellung und ggf. Motilitätseinschränkung des Lides.

H97

→ **Frage 1.16:** Lösung C

Die Prüfungsabbildung zeigt einen typischen Befund der knotig-ulzerativen Form des **Basalioms.** Es zeigt sich ein erhabener Knoten mit zentraler Eindellung und Ulzeration. Auch die feinen Teleangiektasien sind für diesen Tumor typisch. Ebenso passen die lange Anamnese von zwei Jahren und das Alter der Patientin zu der Verdachtsdiagnose.

Zu **(A)**: Beim **Keratoakanthom,** bei dem eine virale Genese vermutet wird, findet sich ein Knoten mit zentralem, keratingefülltem Krater.

Zu **(B)**: Ein **Papillom** der Lidhaut zeigt sich als hautfarbener, manchmal mehrlappiger, gestielt oder breitbasig aufsitzender Tumor.

Zu **(D)**: Bei der **senilen (aktinischen) Keratose**, die als Präkanzerose gilt, zeigen sich schuppige, keratotische, wenig erhabene Veränderungen, die meist wenige Millimeter groß sind.

Zu **(E)**: Ein **Chalazion** ist eine chronische, lipogranulomatöse Entzündung einer Meibom-Drüse. Es stellt sich als schmerzfreier, reizloser, derber Knoten dar. Da sich am Ort der Veränderung auf der Prüfungsabbildung, im inneren Lidwinkel, keine Meibom-Drüsen mehr befinden, kommt das Chalazion schon alleine wegen der Lokalisation nicht in Frage.

H95 F92

→ **Frage 1.17:** Lösung B

Der präkorneale Tränenfilm ist dreischichtig:

- oberflächliche Lipidschicht aus den Meibom-Drüsen
- mittlere wässrige Schicht aus der Tränendrüse und den akzessorischen Tränendrüsen
- tiefe **muköse Schicht** aus Mukoproteinen, die hauptsächlich aus konjunktivalen **Becherzellen** und nur zu einem sehr geringen Anteil aus den Tränendrüsen stammt. Diese Schicht ist zur Benetzung sehr wichtig, da sonst die wässrige, mittlere Phase nicht das hydrophobe Hornhautepithel bedeckt, sondern aufreißt.

H98

→ **Frage 1.18:** Lösung E

Zum meist dominant vererbten **Marfan-Syndrom** gehören: Arachnodaktylie, Subluxatio lentis mit Iridodonesis, Iriskolobom, Kugellinse, Myopie, Trichterbrust, Herzfehler, Hochwuchs. Veränderungen im Bereich der Tränendrüsen sind nicht beschrieben.

Zu **(A)** und **(C)**: Eine **Schwellung der Tränendrüse** kann durch neoplastische Infiltrationen bei Leukosen oder bei malignen Lymphomen, wie z.B. dem Morbus Hodgkin entstehen.

Zu **(B)**: Neben der Sarkoidose kommen als Ursache für eine Dakryoadenitis chronica, welche eine Schwellung hervorrufen kann, noch u.a. Tuberkulose, Lues und Heerfordt-Syndrom in Frage.

Zu **(D)**: Eine akute Dakryoadenitis ist im Kindesalter eine seltene Komplikation verschiedener Infektionskrankheiten (Masern, Mumps, Scharlach (Streptococcus pyogenes!) und Grippe).

2 Konjunktiva, Cornea, Sklera und Iris

H05

→ **Frage 2.1:** Lösung C

Für die Therapie einer schweren, nicht erregerbedingten (sterilen) Iridozyklitis kommt am wenigsten die **Cromoglicinsäure** (C) in Betracht. Diese dient als lokal anwendbares **Antiallergikum** und kann durch Mastzellstabilisation die lokal-allergische Entzündungsreaktion unterbinden.
Alle anderen Chemotherapeutika sind Immunsuppressiva und Mydriatika (Scopolamin) und finden ihren Einsatz bei der Therapie der Iridozyklitis je nach Schweregrad und Art der zugrunde liegenden Allgemeinerkrankung.

H07

→ **Frage 2.2:** Lösung E

Zu **(E)**: Die Abbildung zeigt ein Spaltlampenbild eines vorderen Augenabschnittes, der deutlich **korkenzieherartige Gefäßneubildungen am Pupillarsaum und** auf der **Iris** erkennen lässt, welche als **Rubeosis iridis** bezeichnet werden. Die Neovaskularisationen gehen vom Pupillarsaum aus, verzweigen sich auf der Irisoberfläche bis in die Peripherie und wachsen bei 3.00 Uhr in die Hornhautrückseite ein, was in diesem Bereich zu einer erkennbaren Trübung durch Quellung der Hornhaut geführt hat. Weiterhin erkennt man eine erhebliche **Irisatrophie**, eine **deutliche**, tiefe **Bindehautinjektion** und eine **mittelweite Pupille**, was auf einen **erhöhten Augendruck** hindeuten könnte. Insbesondere der Hinweis auf eine bestehende Pupillenstarre legt den Verdacht eines abgelaufenen Glaukomanfalls nahe. Eine **Rubeosis iridis entwickelt sich** nicht innerhalb einer Woche, sondern **langsam** im Rahmen der **diabetischen Grunderkrankung**, sodass ein Zusammenhang mit dem Unfall nicht anzunehmen ist.
Zu **(A)**: Bei einer **äußeren Okulomotoriusparese** sind nur die äußeren Nervenäste betroffen. Es resultiert ein Ausfall der von ihm innervierten Muskeln (M. rectus superior, M. rectus inferior, M. rectus medialis, M. obliquus inferior, M. levator palpebrae), wobei das betroffene Auge nach außen-unten abweicht und durch eine starke Ptosis verdeckt wird. Dafür gibt es aber im vorliegenden Fall keine Hinweise.
Zu **(B)**: Ein **Hyphäma** ist eine Blutung in die Vorderkammer des Auges, die in der Regel durch ein Bulbustrauma entsteht und an der Spaltlampe gut zu erkennen ist (Spiegelbildung).
Zu **(C)**: Bei einer **akuten Iritis** kommt es zur typischen **Reizmiosis** durch den entzündlich bedingten Ziliarkörperspasmus. Es finden sich intraokulare Entzündungszeichen wie speckige Beschläge an der Hornhautrückfläche, Zellen und eiweißbedingte Trübungen in der Vorderkammer (Tyndall-Effekt), in ausgeprägten Fällen ein fibrinöses Exsudat und manchmal Hypopyonbildung (sterile Eiteransammlung).
Zu **(D)**: Eine **Iridodonesis** ist ein so genanntes Irisschlottern bei Augenbewegung, welches bei einer **traumatischen Linsenluxation**, aber auch bei Aphakie, Pseudophakie und Linsensubluxation vorkommt.

F06

→ **Frage 2.3:** Lösung A

Eine **Netzhautablösung** (A) ist per definitionem eine Abhebung der neurosensorischen Netzhaut vom darunter liegenden Pigmentepithel. Sie ist **immer schmerzlos**, da die Netzhaut nicht sensibel innerviert wird.
Ischämien z.B. sind normalerweise stark schmerzhaft, ein kompletter Infarkt der Netzhaut, wie bei einem Zentralarterienverschluss, ist auch nicht schmerzhaft.
Eine posteriore Skleritis (B), eine schon palpatorisch feststellbare Augendruckerhöhung (C), Beleuchtung eines iritischen Auges (D) und Hornhauterosionen sind allesamt stark schmerzhaft!

F06

→ **Frage 2.4:** Lösung E

Die Ursache für die Herabsetzung der Sehschärfe in Ferne und Nähe, die bei einem Vorschulkind unmittelbar durch Brillengläser zu korrigieren ist, lässt auf einen beidseitigen **Hornhaut-Astigmatismus** schließen. **Astigmatismus** ist eine **Krümmungsanomalie** der brechenden Medien (Hornhaut oder Linse), die zu einer strichförmigen Verzerrung des gesehenen Bildes führt (daher der Begriff **„Stabsichtigkeit"**). Hier wird der **Hornhaut-Astigmatismus** genannt, bei dem die Brechkraft der brechenden Fläche nicht überall gleich ist, da die Hornhaut nicht wirklich sphärisch bzw. kugelförmig ist. Man unterscheidet einen regulären und einen irregulären Astigmatismus:

- Bei einem **regulären Astigmatismus** besitzen zwei aufeinander senkrecht stehende Meridiane einer (fast!) kugelförmigen Fläche eine unterschiedliche Wölbung (= Brechkraft). Er ist meist vererbt, bilateral und kann mit Brille ausgeglichen werden.
- Bei einem **irregulären Astigmatismus** sind Wölbung und Brechkraft völlig unregelmäßig, so z.B. bei Hornhautulkus oder Keratokonus. Dieser kann übrigens nicht mit Brillengläsern korrigiert werden, sondern nur mit einer Kontaktlinse.

Im beschriebenen Fall liegt am ehesten ein **regulärer Hornhaut-Astigmatismus** (E) vor, welcher bei einem kleinen Kind zur Vermeidung einer Refrak-

tionsamblyopie auch unbedingt mit Zylindergläsern korrigiert werden sollte.
Zu (A): Läge eine **ametropische Amblyopie**, also eine nicht mehr korrigierbare Fehlsichtigkeit aufgrund einer unterschiedlichen Brechkraft der beiden Augen (z.B. ein Auge sph +3,5 dpt, das andere Auge sph –1,5 dpt) vor, wäre der Visus < 0,6 und nicht durch Brillengläser unmittelbar zu korrigieren.
Zu (B): Eine **einfache Myopie** würde keine Visusminderung in Ferne und Nähe verursachen, sondern nur in der Ferne.
Zu (C): **Emmetropie** bedeutet Normalsichtigkeit!
ĆZu (D): **Esophorie** bezeichnet die konvergente Ruhelage der Augenachsen aufgrund einer Störung des muskulären Gleichgewichtes. Durch die Fusionsleistung des Gehirns wird diese ausgeglichen; es ist kein manifestes, sondern ein **latentes Schielen (= Heterophorie)**. Nur wenn die Fusion unterbrochen wird, kommt es zum Tragen und muss daher in der Regel nicht korrigiert werden.

F06

→ **Frage 2.5:** Lösung C

Eine **Iritis** kann durch spezifische Erreger wie z.B. Bakterien, Pilze, Parasiten (Onchozerkose) und Viren hervorgerufen werden sowie auch durch Autoimmunerkrankungen wie z.B.M. Reiter (Arthritis, Konjunktivitis, manchmal auch Uveitis und Urethritis), alle rheumatischen Grunderkrankungen und HLA-assoziierte Erkrankungen. Die Ursachen sind außerordentlich vielfältig. Am wenigsten jedoch wird eine Iritis durch eine Hyperlipoproteinämie verursacht.

F06

→ **Frage 2.6:** Lösung E

Eine **Keratitis parenchymatosa** ist eine Spätfolge einer **konnatalen Infektion mit Treponema pallidum** (Lues) (E) und zeigt zuerst ein Bild von einzelnen, tiefen, fleckförmigen Hornhauttrübungen (Stadium 1), die später zu einer diffusen Hornhauttrübung konfluieren (Stadium 2) und eine tiefe Vaskularisation zeigen. Später kann die Hornhaut wieder aufklaren (Stadium 3) und den Blick auf die abgelaufenen intraokularen Entzündungsfolgen freigeben (Irisatrophien, hintere Synechien, Netz- und Aderhautnarben). Es kann trotzdem wieder ein relativ guter Visus erlangt werden. Die meist beidseitigen Veränderungen beginnen zwischen dem 5. und 20. Lebensjahr.

F06

→ **Frage 2.7:** Lösung B

Ein **Lymphom** der Bindhaut (Non-Hodgkin-Lymphom, MALT-Lymphom) kommt selten vor. Makroskopisch imponiert es als gelblich-lachsfarbene, gallertige Schwellung der Bindehaut und ist häufig in der unteren Umschlagfalte lokalisiert. Es könnte aber auch eine benigne lymphoide Hyperplasie vorliegen!

H05

→ **Frage 2.8:** Lösung B

Auf der Abbildung erkennt man einen beidseits makroskopisch reizfreien Zustand; lediglich die Pigmentierung der Iris ist unterschiedlich. Das linke Auge zeigt eine deutlich stärkere Pigmentierung als das rechte, was als **Heterochromie** bezeichnet wird und per se kein krankhafter Zustand ist (harmlose Anomalie). Findet man mikroskopisch (an der Spaltlampe) einen intraokularen Reizzustand, spricht man von einer Heterochromiezyklitis, die streng einseitig vorkommt und deren Ursache nicht bekannt ist. Ein mikroskopischer Befund wird aber hier nicht erwähnt.
Zu (A): Ein **Irismelanom** des Auges ist bei makroskopischer Betrachtung ein langsam wachsender dunkel pigmentierter Fleck oder ein Knötchen auf der Iris. Es ist eine Verdachtsdiagnose, die durch Spaltlampenmikroskopie und Histologie untermauert werden muss.
Zu (C): Eine erhebliche **akute Iridozyklitis** des linken Auges geht mit einem massiven Reizzustand der Bindehaut einher, welcher hier fehlt. Außerdem würde im Rahmen einer akuten Iridozyklitis auch keine verstärkte Pigmentierung hervorgerufen werden, sondern eher das Bild einer helleren, verwaschenen Iris vorliegen.
Zu (D): Eine Hornhauttrübung des rechten Auges würde den Einblick auf die Iris behindern und auch keinen so klaren Hornhautreflex bieten.
Zu (E): Es gibt mehrere Formen des **Albinismus**, die heute durch genetische Tests ermittelt und eingestuft werden. Früher einmal wurde der Tyrosinase- und L-Dopa-Haarwurzeltest durchgeführt, um pigmentierte und unpigmentierte Albinismustypen sowie Mischformen besser unterscheiden zu können. **Tyrosinase** ist das Protein, das für die Bildung von Melanin erforderlich ist. Bei **Tyrosinase-negativen** Typen ist überhaupt keine Tyrosinase vorhanden; bei **Tyrosinase-positiven** Typen allerdings wenig bis ausreichend, sodass die Hautpigmentierung schon fast unauffällig werden kann.
Auf der Abbildung ist eine deutliche, wenn auch nicht seitengleiche Haut- und Irispigmentierung zu erkennen. Somit kann kein Tyrosinase-negativer Albinismus vorliegen!
Übrigens sind bei einigen Albinos die Nervenbahnen zwischen den Augen und dem Gehirn nicht normal ausgebildet, sodass den Betroffenen das binokulare Sehen nicht möglich ist!

H05

→ **Frage 2.9:** Lösung C

Der hier geschilderte Fall ist typisch für die **Episkleritis**, welche sich gerne im 4.–5. Lebensjahrzehnt manifestiert. Es handelt sich um eine akute, oberflächliche, sektorielle und druckschmerzhafte Entzündung der Sklera, meist knötchenförmig ausgebildet mit einer Begleitinjektion. Sie tritt genauso nasal wie temporal auf, also eigentlich überall im vorderen Sklerabereich. Sie kann im Rahmen chronischer Grunderkrankungen wie z.B. des rheumatischen Formenkreises oder z.B. bei der Gicht ebenso wie bei den Infektionen Lues oder Tbc auftreten! Häufig haben die Patienten allerdings keine erkennbare Grunderkrankung.
Bei allen anderen Lösungsmöglichkeiten wie z.B. einer Keratoconjunctivitis epidemica würde ein massiver Bindehautbefund und eine schwerste Beeinträchtigung des Allgemeinbefindens vorliegen.

H05

→ **Frage 2.10:** Lösung C

Die Ausbildung von **Follikeln** an der tarsalen Bindehaut im Rahmen einer akuten Augenentzündung ohne Hornhautbeteiligung spricht beim Erwachsenen am ehesten für eine **virale Konjunktivitis** wie z.B. die **Keratoconjunctivitis epidemica.** (Bei Kindern käme auch eine Herpes simplex-Infektion in Betracht.) Auch eine allergische Bindehautreaktion weist Follikel auf, ist aber hier nicht genannt.
Zu **(A)**: Die **Akanthamöbenkeratitis** verursacht im Rahmen einer massiven Entzündung vor allem ein schwerwiegendes Hornhautulkus mit Perforationsgefahr.
Zu **(B)**: **Pneumokokken** verursachen neben der Konjunktivitis ein schweres Ulkus der Hornhaut, das **Ulcus corneae serpens** genannt wird.
Zu **(D)**: Im Rahmen der Konjunktivitis sicca kommt es in der Regel nicht zur Ausbildung von Follikeln.
Zu **(E)**: Die **Keratoconjunktivitis photoelectrica** verursacht eine erhebliche Bindehautreizung mit Epiphora (Tränenträufeln, d.h. spontanes Überlaufen von Tränen über den Lidrand) und eine **Keratitis punctata** (Hornhautstippung). Sie ist schmerzhaft, aber harmlos.

F04

→ **Frage 2.11:** Lösung A

Zu **(A)**: Die Abbildung zeigt das typische Bild einer **Riesenpapillenkonjunktivitis** an der oberen tarsalen Bindehaut (Lid ist ektropioniert). Durch chronische mechanische Reizung (Kontaktlinsen, Prothesen, Nahtmaterial) reagiert vor allem die obere tarsale Bindehaut mit dieser unspezifischen Reaktion. Die Bindehaut verdickt sich, wird aber durch fest an der Unterlage haftende Fibrillenzüge durchzogen und aufgeteilt, wodurch die sichtbaren Vorwölbungen entstehen. Wegen des zentral in jeder Vorwölbung liegenden Gefäßes nennt man diese **„Papillen"**. Das Bild ist ähnlich einer **Conjunctivitis vernalis** im Spätstadium, welche allerdings als beidseitige, saisonal-allergiebedingte, rezidivierende Konjunktivitis auftritt.
Zu **(B)**: Die follikuläre Konjunktivitis bei **Trachom** im Stadium III kann sehr ähnlich imponieren, jedoch zeigt sich im Zentrum der Follikel eine Nekrose oder narbige Einsenkung (**Herbert-Pits**) und nicht ein zentrales Gefäß, wie hier zu sehen.
Zu **(C)**: Die **Conjunctivitis lignosa** ist ein schnell wachsender, grauer bis gelber Bindehauttumor, der sich sehr hart anfühlt. Es liegen keine Entzündungszeichen vor. Es handelt sich um eine **seltene Form** der rezidivierenden, membranösen Konjunktivitis. Sie kann auch spontan heilen. Die Ursache ist unbekannt, am häufigsten tritt sie bei Kindern auf (Facharztwissen!).
Zu **(D)**: Bei **Diphtherie** kann es zu einer membranösen oder pseudomembranösen Konjunktivitis kommen, weiterhin zu Hirnnervenlähmungen (I, III, IV) und Optikoneuropathie.
Zu **(E)**: Die **Gonokokken-Konjunktivitis** ist eine akute, eitrige Entzündung mit starker Lidschwellung, vornehmlich als Neugeborenen-Blennorrhoe bekannt. Es kommt weder zu Follikel- noch zu Papillenbildung.

F01

→ **Frage 2.12:** Lösung A

Jede eitrige Konjunktivitis beim Neugeborenen muss diagnostisch abgeklärt werden durch Abstrich, bakteriologische Kultur, Chlamydien-Nachweis.
Zu **(B)**: Sowohl Chlamydien als auch Gonokokken, Streptokokken, Herpes-, HIV-Viren u.a. werden auf dem Weg durch den Geburtskanal erworben. Die eitrige Konjunktivitis bei Neugeborenen wird häufig durch Chlamydien hervorgerufen. (Siehe Kommentar zu Frage 1.6).
Zu **(C)**: Die Inkubationszeit für eine durch **Chlamydien** ausgelöste **Konjunktivitis** beträgt 5–14 Tage, für Gonokokken 2–5 Tage.
Zu **(D)**: Die **Credé-Prophylaxe** wurde früher allgemein zur Prävention der durch Gonokokken verursachten Konjunktivitis durchgeführt, die zur Erblindung führen konnte. Aufgrund der verminderten Gonokokkeninfektionsrate und besseren Schwangerenvorsorge hat man dies heute in den meisten Kliniken wieder verlassen.
Zu **(E)**: Gefürchtete Komplikationen der eitrigen Konjunktivitis durch Neisseria gonorrhoeae oder Pseudomonas sind:

- das Hornhaut-Geschwür (Kornea-Ulzeration)
- Hornhaut-Perforation
- Iridozyklitis
- Ausbildung von vorderen Synechien
- Panophthalmitis (selten).

H04

→ **Frage 2.13:** Lösung B

Zu **(B)**: Die Anamnese ist typisch für eine **Keratokonjunktivitis epidemica** mit dem Leitbild der starken Karunkel- und Plica semilunaris-Rötung und -Schwellung mit präaurikulärer Lymphadenopathie sowie Lichtscheu und Epiphora durch punktförmige, oberflächliche Hornhautdefekte. Weiterhin Chemosis der Bindehaut, Bindehautfollikelbildung, vorwiegend seröses Sekret. Im weiteren Verlauf nach ca. 10–14 Tagen sind münzartige, subepitheliale Trübungen, sog. **Nummuli**, erkennbar und beweisen die Diagnose. Die Erkrankung ist hochinfektiös und springt in der Regel nach wenigen Tagen auch auf das andere Auge über.

Zu **(A)**: Die primäre **Herpes-Simplex-Infektion** verläuft meistens wie ein Infekt der oberen Atemwege im Kindesalter, nicht immer, aber doch typischerweise mit einer umschriebenen Rötung und flüssigkeitsgefüllten Bläschen an den Unterlidern, die nach 8–10 Tagen folgenlos abheilen. Erst die sekundäre Exazerbation des Herpes verursacht die verschiedenen Keratitisformen (dendritisch oder disziform), Keratouveitis oder Retinitis.

Zu **(C)**: Ein **akuter Keratokonus** wird im fortgeschrittenen Stadium verursacht durch Einrisse der Descemet-Membran im Bereich der verdünnten Hornhaut und infolgedessen Hornhauttrübung durch Ödem (Hornhaut wird nicht mehr entquollen), da Kammerwasser ungehindert in das Hornhautstroma eindringen kann. Sehverschlechterung und Fremdkörpergefühl begleiten das Krankheitsbild.

Zu **(D)**: Die akute, saisonal-bedingte **allergische Konjunktivitis** tritt nur in bestimmten Jahreszeiten auf. Es besteht eine beidseitige Rötung der Bindehaut, eventuell auch mit Chemosis (glasiges Bindehautödem) mit wässriger Sekretion und Juckreiz, oft auch Dermatitis der Lider, meist mit einer Rhinitis kombiniert. Allergie-Anamnese!

Zu **(E)**: Die **Conjunctivitis vernalis** kommt öfter bei Knaben und jungen Männern vor und exazerbiert typischerweise im Frühjahr. Sie tritt als isolierte, beidseitige Konjunktivitis oder in Kombination mit anderen **Atopiezeichen** (Asthma, Ekzeme) auf. Am ektropionierten Lid bzw. an der tarsalen Bindehaut finden sich initial milchig-weiße Pseudomembranen, im weiteren Verlauf diffuse Papillenbildungen, die als „pflastersteinartig" beschrieben werden (besonders am Oberlid!). Durch diese kommt es beim Lidschlag zur Reibung und oberflächlichen Verletzung des Hornhautepithels und dadurch zu subjektiven Symptomen wie Photophobie, Fremdkörpergefühl, Brennen und Epiphora. Es können sogar großflächige Erosionen, sog. **„Vernalis-Plaques"**, durch die Pflastersteinfollikel entstehen. Es ist eine **IgE -vermittelte Reaktion**, welche sich auch in der Serologie und Zytologie (Eosinophilie) nachweisen lässt.

H04

→ **Frage 2.14:** Lösung B

Zu **(E)**: Eine **Akanthamöbenkeratitis** kommt besonders **bei Kontaktlinsenträgern** in Betracht, da diese in Wasser oder Luft ubiquitär vorkommen. Auch selbsthergestellte Lösungen zur Kontaktlinsenreinigung, Leitungswasser, Poolwasser, Brunnenwasser, ja sogar destilliertes Wasser dienen als Reservoir. Die Diagnose ist schwierig, **wichtig** ist jedoch, dass der Patient oft **starke Schmerzen** angibt, die **nicht im Verhältnis zum klinischen Befund** stehen und dies bei Kontaktlinsenträgern, deren Hornhautsensibilität meist deutlich geringer ist als bei Normalpersonen. An der Hornhaut erkennt man verzweigte, subepitheliale Infiltrate, manchmal auch zu einem **Ringinfiltrat** konfluierend, gemischte konjunktivale Injektionen und Bindehautchemosis. Symptomatisch bestehen starke Schmerzen, Photophobie und Visusreduktion. Abstrich samt Kontaktlinsen und Behälter (!) zur mikrobiologischen Untersuchung einschicken! Perforationsgefahr und ausgeprägte Vernarbung möglich.

Zu **(A)**: Patienten mit **Atopie** leiden häufig an einer saisonal-bedingten allergischen Konjunktivitis oder an einer Konjunktivitis vernalis.

Zu **(C)**: Patienten mit einer vorbestehenden endogenen Uveitis neigen nicht mehr als andere Normalpersonen zu Infektionen.

Zu **(D)**: Die Existenz eines **Arcus lipoides** (Gerontoxon) disponiert nicht für ein höheres Infektionsrisiko. Es ist eine harmlose Altersveränderung und weist nur bei jüngeren Personen auf eine eventuelle Fettstoffwechselstörung hin.

Zu **(E)**: Genau das Gegenteil ist der Fall. Bei einer Infektion mit Akanthamöben ist das **Leitsymptom** der **starke Schmerz** im Verhältnis zum makroskopischen Befund.

H91

→ **Frage 2.15:** Lösung E

Zu **(B)** und **(E)**: Ein **Hypopyon** ist fast immer steril, es entsteht durch Absinken von exsudierten polymorphkernigen Leukozyten in der Vorderkammer. Nach einer Hornhautperforation (B) können natürlich zusätzlich Keime eindringen, dies ist aber wesentlich seltener als das sterile Hypoypon.

Zu **(A)**: Eine Durchwanderung von Keimen durch intakte Hornhaut wurde nie beschrieben und ist meines Erachtens wegen der Strukturen auch nicht vorstellbar.

Zu **(C)**: Eine Blutgefäßruptur im Bereich der vorderen Abschnitte (z.B. nach Kontusionsverletzung) führt zu einem Blutspiegel in der Vorderkammer: **Hyphäma.**

Zu **(D)**: Eine Ischämie der Iris führt zur Irisnekrose mit nachfolgender Irisatrophie (z.B. sektorielle Irisnekrose nach Ischämie durch akutes Winkelblockglaukom).

F93

→ **Frage 2.16:** Lösung B

Zu (B): Auf der seitlichen Aufnahme des Auges erkennt man deutlich die kegelförmige Vorwölbung der Hornhautmitte sowie die für den **Keratokonus** typische, zentrale Ausdünnung der Hornhaut. Diese Ausdünnung kann in fortgeschrittenen Stadien zu Einrissen der Descemet-Membran führen sowie zu einer zentralen Hornhauttrübung und einem zentralen Hornhautödem (die Bezeichnung hierfür ist akuter Keratokonus).
Zu (A): Bei einem **Buphthalmus** (angeborenes Glaukom) ist das gesamte Auge vergrößert, die Vorwölbung der Hornhaut ist unauffällig.
Zu (C): Mit **Cornea plana** bezeichnet man eine Hornhaut mit besonders flachen Krümmungsradien, wie sie z.T. nach einer Keratoplastik vorkommt.
Zu (D): Eine hernienartige Vorwölbung der Descemet-Membran, wie sie als Komplikation bei größer werdendem Ulkus bei Hypopyonkeratitis vorkommen kann, nennt man **Deszemetozele**. Sie ist Zeichen einer drohenden Perforation und ist Indikation für eine kurative Keratoplastik chaud (d.h. im Akutstadium).
Zu (E): Beim kongenitalen **Hornhautstaphylom** zeigt sich eine beidseits vorgewölbte total durchgetrübte Hornhaut mit Desorganisation des gesamten vorderen Augensegmentes. Bei dieser Missbildung fehlt die Descemet-Membran total.

H94

→ **Frage 2.17:** Lösung A

Zu (A): Die häufigste Ursache für eine foudroyante Einschmelzung der Hornhaut ist ein bakteriell bedingtes **Ulcus serpens**. Obwohl der Pseudomonas aeruginosa – nach dem Pneumococcus – nur der zweithäufigste Erreger des Ulcus serpens ist, findet man ihn bei foudroyanten Einschmelzungen der Hornhaut und Hornhautperforationen am häufigsten. Beim Pseudomonas aeruginosa kann die Entwicklung besonders stürmisch innerhalb von wenigen Stunden ablaufen.
Zu (B): Bei einer **Adenovirus**-Infektion, z.B. Keratoconjunctivitis epidemica, findet man im Bereich der Hornhaut typischerweise nummuläre Trübungen.
Zu (C): Eine **Zoster-Keratitis** kann oberflächlich zu einer typischen Keratitis dendritica führen oder sich in tieferen Hornhautschichten zu einer metaherpetischen Keratitis entwickeln.
Zu (D): Eine **Keratitis parenchymatosa** zeigt sich unter dem Bild von einzelnen, fleckförmigen, tiefen Trübungen, später mit diffusen Hornhauttrübungen und einer tiefen Vaskularisation.
Zu (E): Bei **Chlamydien** zeigt sich ein unterschiedlich stark ausgeprägter Pannus. Eine Deszemetozele tritt nicht typischerweise auf.

F99

→ **Frage 2.18:** Lösung E

Zu (E): Die **Iridozyklitis** ist eine Entzündung der Iris mit Beteiligung des Ziliarkörpers (Uveitis anterior). Die Leitsymptome dieser schweren, akuten Augenerkrankung sind mäßig starke Schmerzen, mit Lichtsehen, mäßig herabgesetztem Visus, Epiphora, zirkumkorneale Hyperämie, verwaschene Iris, enge (Miosis) und entrundete Pupille mit sehr geringer Lichtreaktion.
Zu (A): Die einfache leicht brennende Konjunktivitis kann im Rahmen von Erkältungen durch Adenoviren verursacht werden, ist aber meistens allergisch (z.B. Pollen, Tierhaare meistens dann mit Juckreiz) oder physikalisch (u.a. Wind, Staub, Sonne) und selten bakteriell bedingt. Das Sekret ist schleimig eitrig, die konjunktivale Injektion ist oberflächlich und die Hornhaut ist klar.
Zu (B): Die führenden Notfallsymptome beim Glaukomanfall sind starke Schmerzen mit Übelkeit und Erbrechen, starker Visuseinschränkung, erhöhtem Augendruck, zirkumkornealer und episkleraler Hyperämie, gestauter und vorgewölbter Iris und mittelweiter fast reaktionsloser Pupille.
Zu (C): Die **Episkleritis** ist eine örtlich umschriebene, rezidivierende Entzündung des episkleralen Gewebes. Rötliche bis violette schmerzhafte Knoten, die sich gelblich verfärben, liegen unmittelbar unter der Bindehaut. Die Therapie erfolgt in der Regel durch topische Corticoidanwendungen.
Zu (D): Keratitis oder Korneitis (alter Begriff) ist ein Sammelbegriff für Krankheiten der Hornhaut mit den Symptomen ziliare Injektion, Ödem, limbusnahe evtl. zentrale oberflächliche oder aber in die Tiefe bis an die Uvea und den Iris-Ziliarkörper gehende Infiltrate. Die Übergänge zwischen Keratitis und Iridozyklitis sind fließend.

F98 F96

→ **Frage 2.19:** Lösung D

Auf der Abbildung erkennt man eine von nasal wachsende, dreieckförmige, fleischig vaskularisierte Bindehautverdickung, die langsam Richtung Hornhautmitte vor wächst. Der Befund, das Alter des Patienten und die Wachstumsgeschwindigkeit sind typisch für ein **Pterygium**.
Zu (A): Ein **Bindehauthämangiom** zeigt sich als punktförmig, flächenhaft erhabene, weinrote Flecken oder Knötchen von scharfer Begrenzung.
Zu (B): Bei der **Zystinose** kann man sowohl in der Hornhaut, als auch in der Bindehaut glitzernd weißlich-gelbliche Zystinkristalle als Einlagerung erkennen.
Zu (C): Bei der **Sklerokornea** findet man beidseitig gering vaskularisierte und diffus getrübte Hornhaut, die oft wie Sklera aussieht. Diese Erkrankung ist nicht erblich, jedoch mit anderen Missbildungen, wie z.B. Aniridie, vergesellschaftet.

Zu (E): **Conjunctivitis lignosa** bezeichnet eine weißliche, membranöse Bindehautauflagerung, die mehrere Millimeter dick sein kann und sich nur schwer von der Unterlage ablösen lässt. Nach Entfernung bilden sich die Membranen neu. Die Erkrankung hat meist einen langen Verlauf und tritt bevorzugt im Kleinkindesalter auf.

H99

→ **Frage 2.20:** Lösung A

Das **Trachom** (Ägyptische Körnerkrankheit) wird durch **Chlamydia trachomatis Serotyp A–C** hervorgerufen. Die Erkrankung ist in Europa meldepflichtig. Eine Infektion führt über verschiedene Stadien (Follikelbildung der tarsalen Bindehaut, die dann platzen) zur Vernarbung der Bindehaut, Tarsus-Schrumpfung, wobei die Wimpernreihe nach innen gezogen wird. Das Endstadium nennt man **Entropium cicatriceum** (Narben-Entropium).
Weitere Ursachen für ein Narbenentropium können sein: Verbrennungen und Verätzungen der Bindehaut und Pemphigus conjunctivae, Lyell-Syndrom, Stevens-Johnson-Syndrom.
Zu (B): Eine **Herpes-simplex-Keratokonjunktivitis** verursacht kein Narbenentropium sondern (je nach oberflächlicher oder tiefer Erscheinungsform) die typischen Hornhautdefekte und Trübungen, typischerweise mit Hornhautsensibilitätsverlust und Rezidivneigung.
Zu (C): Eine **Keratokonjunktivitis epidemica** ist eine hochgradig ansteckende Viruserkrankung des Auges, hervorgerufen durch eine Infektion mit dem **Adenovirus Typ 8 oder Typ 19.** Im Heilungsstadium entstehen als Immunantwort typische, feine, oberflächliche Hornhautinfiltrate („**Nummuli**"), die durch die Lichtstreuung eine starke Blendungsempfindlichkeit hervorrufen. Lange Zeit besteht durch den Untergang der Becherzellen ein **Sicca-Syndrom** (Muzin-Verlust des Tränenfilms ⇒ schlechte Benetzung der Hornhaut ⇒ „Trockenes Auge"), was dem Patienten erhebliche Beschwerden verursachen kann.
Eine Bindehautvernarbung bzw. ein Narbenentropium entsteht nicht.
Zu (D): **Mollusca contagiosa** (Dellwarzen) entstehen durch Virusinfektionen der Lidhaut v.a. bei Kindern und imponieren als 1–2 mm große, weißliche, weiche Knötchen mit „zentraler Delle", die häufig in der Wimpernreihe aber auch in der peripheren Lidhaut sitzen können. Sie werden chirurgisch entfernt, da sie sonst zu einer chronischen Konjunktivitis führen können, verursachen aber kein Narbenentropium.
Zu (E): Eine **Actinomyces-Kanalikulitis** der Tränenwege führt zu eitrigen Entzündungen mit **Konkrementbildung** und damit evtl. zum **Verschluss des betroffenen Tränenröhrchens.** Weiterhin kann dadurch eine Konjunktivitis, Keratitis, *Parinaud-Syndrom* (okulo-glanduläres Syndrom), eine chronische **Dakryozystitis** oder **Dakryophlegmone** entstehen.
Es entsteht kein Narbenentropium.

F00 F90 H87

→ **Frage 2.21:** Lösung B

Bei einer **Keratoconjunktivitis epidemica** liegt eine Kontaktinfektion mit den Adenoviren Typ 8 und 19 vor. Die Entzündung beginnt plötzlich, mit wässriger Absonderung, entzündlicher **Plica- und Karunkelschwellung** (A), erst starker follikulärer, dann evtl. hämorrhagischer Konjunktivitis mit ausgeprägtem Fremdkörpergefühl, periorbitalen Schmerzen und **Schwellung der präaurikulären Lymphknoten** (D). Das zweite Auge wird in der Regel mit zeitlicher Verzögerung, aber schwächer mit befallen. In einem Drittel der Fälle entwickelt sich eine membranöse Konjunktivitis. Ist die Hornhaut mit befallen, kommt es nacheinander zur erst diffusen oberflächlichen Keratitis (3.–7. Tag) und dann zu subepithelialen Trübungen und Stromatrübungen (15.–20. Tag). Die subepithelialen Trübungen, die in ca. 25% der Fälle zu finden sind, behindern das Sehvermögen und führen zu erhöhter Blendempfindlichkeit (**Photophobie**) (C). Weiterhin sind sie Ausdruck der lokalen Immunabwehr und können durch die Applikation von steroidhaltigen Tropfen oder Salben zur Rückbildung gebracht werden.
Zu (B): Die Keratoconjunctivitis epidemica ist eine Entzündung der Bindehaut und oberflächlichen Hornhaut, nicht der tieferen, intraokularen Strukturen.

H91

→ **Frage 2.22:** Lösung B

Latenz (wenige Tage) und klinisches Bild (rasche Entwicklung, meist innerhalb von Stunden mit viel rahmigem Eiter und Schwellung) sind typisch für die **Neugeborenengonoblenorrhoe.**
Zu (A): Die **Conjunctivitis vernalis** tritt bei Kleinkindern und Jugendlichen unter dem Bild einer gigantopapillären Konjunktivitis meist unter dem Oberlid mit zähschleimigem Sekret auf.
Zu (C): Bei der **allergischen Konjunktivitis** wäre auch beim Neugeborenen wässriges Sekret, Lidödem und Chemosis zu erwarten.
Zu (D): Das **angeborene Glaukom** zeigt sich durch eine Vergrößerung des betroffenen Auges (Buphthalmus), ggf. Hornhautödem, Lichtscheu, Tränen der Augen.
Zu (E): Bei **Lues** im Bereich der Konjunktiva stehen Bindehautknötchen und Geschwüre im Vordergrund (außerordentlich selten).

F89

→ **Frage 2.23:** Lösung C

Auf der Abbildung erkennt man einen erhabenen, stark pigmentierten, limbusständigen Tumor mit von unten an den Tumor heranreichendem Versorgungsgefäß. Die sehr deutliche Prominenz, das anamnestisch schnelle Wachstum, die Blutungsneigung und das Versorgungsgefäß sprechen für ein **malignes Melanom** in Abgrenzung zu einem Bindehautnävus, der bei einem solchen pigmentierten Prozess als Differenzialdiagnose in Frage kommt.

F97

→ **Frage 2.24:** Lösung D

Die Abbildung zeigt die Auflichtaufnahme beider Augen. Rechts zeigt sich ein Ankyloblepharon (Verwachsung der Lidränder), links kann man eine ausgeprägte Vernarbung und Vaskularisation der Hornhaut erkennen. Dieses Bild ist ganz typisch für das okuläre Pemphigoid. Differenzialdiagnostisch käme noch ein Erythema exsudativum multiforme (Stevens-Johnson-Syndrom) oder eine Strahlenschädigung in Frage.
Zu **(A)**: Beim Vitamin-C-Mangel können sich in Folge der erhöhten Blutungsbereitschaft im Bereich der Augen subkonjunktivale Hämorrhagien oder Hämorrhagien der Lider zeigen.
Zu **(B)**: Typische Veränderungen bei AIDS am Auge sind im Bereich der vorderen Abschnitte Karposi-Sarkome, im Bereich der Netzhaut/Aderhaut Cotton-wool-Herde, opportunistische Infektionen (Zytomegalie, Toxoplasmose, Varizella zoster, Herpes simplex, Candida etc.).
Zu **(C)**: Das Leitbild der Conjunctivitis vernalis sind Riesenpapillen, die am deutlichsten im Bereich der Conjunctiva tarsi zu sehen sind.
Zu **(E)**: Die typischen Veränderungen eines Glaukoms zeigen sich nicht an den vorderen Augenabschnitten. Neben einem erhöhten Augendruck findet man typischerweise Veränderungen im Bereich des Sehnervenkopfes (Vergrößerung der Papillenexkavation) und im Bereich des Gesichtsfeldes (Nervenfaserausfälle: Bjerrum-Skotome). Allenfalls bei sehr hohen Augendrucken, wie sie beim Glaukomanfall vorkommen, findet man ein gereiztes Auge, ein Hornhautödem und eine übermittelweite Pupille.

F00

→ **Frage 2.25:** Lösung B

Die Abbildung zeigt ein typisches Bild einer **bandförmigen Hornhautdegeneration** mit Trübungen im Bereich der Lidspalte, die wie gefrorenes Glas imponieren. Die Bandkeratopathie beginnt typischerweise im peripher-seitlichen Hornhautbereich, lässt aber ein kleines durchsichtiges Areal zum Limbus hin frei, was auf dem Bild auch gut zu sehen ist.
Die Ablagerungen bestehen aus **Hydroxylapatitkalzium** und treten **nach chronischen Augenerkrankungen** (speziell Uveitis), bei Allgemeinerkrankungen mit Hyperkalzämie und Einnahme bestimmter Medikamente auf (z. B. Thiomersal, Phenylquecksilbernitrat). In seltenen Fällen kann auch Gicht zu einer Einlagerung von **Harnsäurekristallen** führen.
Die Therapie besteht in einer **Hornhautabrasion**.
Leider kommen **häufig Rezidive** vor, wenn die Grunderkrankung nicht behandelt wird oder werden kann.
Zu **(A)**: Eine **makuläre (= fleckförmige) Hornhautdystrophie** ist eine **autosomal-rezessiv vererbte** (die meisten Hornhautdystrophien werden autosomal-dominant vererbt!), seltene, das Hornhautstroma betreffende Dystrophie, die früh beginnt (1.–20. Lebensjahr), **beidseitig** auftritt, und rasche Progredienz mit Sehverschlechterung und Schmerzen durch Epithelaufbrüche mit sich bringt.
Makroskopisch zeigen sich zentral beginnende Flecken, die mit der Zeit konfluieren und sich zentripetal über die ganze Hornhaut ausbreiten. Die Therapie besteht in der Durchführung einer Keratoplastik.
Zu **(C)**: Der **Keratokonus** ist eine anlagebedingte (vererbt, hormonelle Faktoren, bei Trisomie 21), oft beidseitig auftretende kegelförmige Vorwölbung und Verdünnung der zentralen Hornhaut. Oft kommt die Veränderung spontan zum Stillstand, wenn nicht, kommt es in fortgeschrittenen Stadien durch Überdehnung und Verdünnung zu Einrissen der zentralen Descemet-Membran und damit zu einem Hornhaut-Ödem mit Quellung der Kegelspitze (akuter Keratokonus). Die Therapie ist eine Keratoplastik.
Zu **(D)**: Die **Keratitis discifomis herpetica** ist eine reaktive Stroma-Keratitis (**tiefe herpetische Form**), die eine zentrale, scheibenförmige Trübung und Quellung des zentralen Hornhautstromas zeigt.
Die Hornhautsensibilität ist auch hierbei aufgehoben (DD!) und häufig besteht ein intraokularer Reizzustand mit Präzipitaten an der Hornhautrückfläche.
Bei dieser Form der herpetischen Keratitis ist eine **lokale Steroidtherapie erlaubt und sinnvoll**!
Diese Form der tiefen Keratitis kann in eine ulzerierende Form übergehen und ist dann kaum von einem **metaherpetischen Ulkus** abzugrenzen, das durch eine Störung der Hornhauttrophik **nach** einer Herpes-simplex-Infektion entsteht und bei dem man kein Virus nachweisen kann. Makroskopisch würde man hier keinen aktiven Ulkusrand erkennen. Bei beginnender Ulzeration dürfen natürlich keine Steroide mehr lokal angewendet werden!
Zu(E): Ein **Ulkus corneae serpens** ist ein bakteriell bedingtes, foudroyant zur Einschmelzung der Hornhaut neigendes **Hornhaut-Ringulcus mit progressivem Rand**, das mit einem fast immer **sterilen Hypo-**

pyon (=Ansammlung von abgesunkenen, exsudierten Leukozyten in der Vorderkammer mit Spiegelbildung) verbunden ist. Daher auch der Name **Hypopyonkeratitis.** In den meisten Fällen sind **Pneumokokken** ursächlich, insbesondere wenn eine Dakryozystitis besteht; der zweithäufigste Erreger ist Pseudomonas aeroginosa. Die Therapie besteht in einer intensiven sofortigen Keim- und Resistenzbestimmung (Notfall), Antibiotikatherapie lokal, subkonjunktival und allgemein Breitbandantibiotika, medikamentöser Mydriasis (Synechienprophylaxe), Spülung der Tränenwege mit antibiotischer Lösung; bei rascher Progredienz Keratoplastik à chaud oder Bindehautdeckung, da sonst Perforation droht.

H98

→ **Frage 2.26:** Lösung B

Auf der Abbildung erkennt man einen 4–5 mm großen, gelblichweißen, leicht prominenten Tumor, der über dem Limbus zu liegen scheint. Dieser Befund ist typisch für ein **limbales Dermoid.** Der Tumor kann etwas den Lidschluss behindern und bezieht in der Regel die mittleren und äußeren Teile des korneoskleralen Stromas mit ein. Ein Dermoid ist ein angeborenes Choristom (tumorartige Fehlbildung von ortsfremdem Gewebe).

Zu **(A):** Gegen eine Bindehautüberwachsung spricht, dass man nur am Rande ein feines Gefäßgeflecht sieht, ansonsten aber keine größeren, überwachsenden Gefäße erkennen kann. Außerdem ist die leichte Prominenz und eine regelmäßige, rundovale Form nicht verletzungstypisch.

Zu **(C):** Ein **malignes Melanom** der Bindehaut in diesem Bereich erscheint, wenn es amelanotisch ist, eher leicht rosa, unscharf begrenzt mit knotigem, plakoidem Wachstum.

Zu **(D):** Bei einem **Pterygium** (Flügelfell) findet man typischerweise eine dreieckförmige Bindehautduplikatur, deren Kopf fest auf der Hornhaut haftet und die am Limbus mit einer Sonde unterfahren werden kann.

Zu **(E):** Ein **Keratoakanthom** ist ein Lidtumor, der sich als Knoten mit zentralem, keratingefülltem Krater und leicht eingerollten Rändern zeigt.

F93

→ **Frage 2.27:** Lösung D

Unter einer **Keratitis nummularis** (oder häufig kurz **„Numuli"** genannt) versteht man typische Veränderungen von Adenovirus-Keratokonjunktivitiden, von denen die durch den Typ 8 bedingte Keratoconjunctivitis epidemica die häufigste ist. Die Numuli treten meist erst nach etwa einer Woche Krankheitsdauer auf und zeigen sich als zarte, oberflächliche Hornhautstromatrübungen von etwa 1–2 mm Durchmesser, die häufig erst im Verlauf von Wochen oder Monaten verblassen. Sie können das Sehvermögen vorübergehend beeinträchtigen sowie zu erheblichen Blendungserscheinungen führen.

Zu **(A):** Pilzinfektionen der Hornhaut **(Keratomykosen)** führen zu scheibenförmigen, grauen Hornhautinfiltrationen mit zentralem Ulkus und Hypopyon. Typisch für Pilzinfektionen sind die sich im Verlauf bildenden „Satellitenherde" neben dem zentralen Ulkus.

Zu **(B):** **Streptokokken** können an der Hornhaut zu einem Ulcus corneae serpens führen. Sie sind jedoch eine der selteneren Ursachen für ein Ulcus serpens; der häufigste Erreger hierfür ist der Pneumokokkus.

Zu **(C):** **Herpes-simplex-Viren** sind Ursache für die Keratitis dendritica als oberflächliche Form und für die Keratitis metaherpetica als tiefe Form.

Zu **(E):** **Haemophilus-Bakterien** sind nicht als häufige Erreger von Hornhautinfektionen beschrieben.

F97

→ **Frage 2.28:** Lösung A

Bei allen Formen der Herpes-simplex-Keratitis ist die Hornhautsensibilität stark reduziert bzw. aufgehoben. Bei allen anderen Keratitiden, die in der Fragestellung aufgeführt wurden, ist die Hornhautsensibilität weitgehend normal.

H96

→ **Frage 2.29:** Lösung E

Die meist durch Herpes-simplex-Viren hervorgerufene **Keratitis disciformis** zeigt sich im Hornhautstroma als scheibenförmige Trübung und Verdickung.

Zu **(A):** Eine **mykotische Keratitis,** z.B. durch Candida, zeigt sich als scheibenförmiges, grauweißliches, oberflächliches Hornhautinfiltrat, oft mit Hypopyon und „Satellitenherden" neben dem zentralen Ulkus.

Zu **(B):** Bei **Chlamydieninfektion** (Trachom oder Chlamydia oculogenitalis) kann sich an der Hornhaut eine Keratitis superficialis punctata sowie ein Pannus zeigen.

Zu **(C):** Typische Augensymptome bei ***angeborener*** **Lues** sind Iritis, Chorioiditis, Katarakt (braune, supranukleäre dorsale Rindentrübung). An der Hornhaut kann sich in der Jugend eine Keratitis parenchymatosa e lue connata entwickeln:

Es kommt hierbei zu einer starken ziliaren Injektion mit grauer Hornhautstromatrübung. Das Zusammentreffen von Keratitis parenchymatosa, Innenohrschwerhörigkeit und Tonnenzähnen nennt man Hutchinson-Trias.

Zu **(D):** Streptokokken können ein **Ulcus corneae serpens** hervorrufen, obwohl Pneumokokken hierbei mit Abstand am häufigsten als Erreger nachgewiesen werden. Ferner können Streptokokken an der Hornhaut eine purulente Randkeratitis hervorrufen.

F97

➔ **Frage 2.30:** Lösung E

Bei der Zystinose können sich Zystinkristalle im Stroma der Hornhaut, im Bereich der Bindehaut, der Uvea und Retina (fleckförmige Depigmentation) einlagern.

Zu **(A)**: Ein erhöhter Augendruck wird bei der Zystinose nicht häufiger gefunden als bei anderen Personen.

Zu **(B)**: Bei der Retinopathia centralis serosa zeigen sich Metamorphopsien durch Flüssigkeitseinlagerungen zwischen retinalem Pigmentepithel und Photorezeptorenschicht. Die Ursache ist unklar, als Co-Faktor kann sie durch Stress ausgelöst werden.

Zu **(C)**: Die Ursache der Pupillotonie, die unter dem Leitbild der Anisokorie mit tonischer Konvergenzreaktion auftritt, ist meist unbekannt. Sie ist in 50% der Fälle mit Störungen der Bein-Sehnen-Reflexe als sogenanntes Adie-Syndrom assoziiert.

Zu **(D)**: Die Liste der Erkrankungen, bei denen eine Iritis auftreten kann, oder die mit einer Iritis häufiger vergesellschaftet sind, ist sehr lang: sie reicht von systemischen Erkrankungen unklarer Genese, wie z.B. rheumatoide Arthritis, Morbus Crohn o.a. über Virusinfekte, Bakterien- und Pilzbefall bis hin zu parasitären Erkrankungen. Die Zystinose taucht in dieser Liste jedoch **nicht** auf.

H91

➔ **Frage 2.31:** Lösung B

Auf der Abbildung sieht man inmitten normaler Sklera eine bläuliche Vorwölbung (die Vorwölbung wird durch die Bindehautgefäße, die man in der darüberliegenden Bindehaut sieht, besonders deutlich). Das hier dargestellte **Sklerastaphylom** erscheint durch die unter der extrem dünnen Sklera durchscheinende Aderhaut bläulich und wölbt sich, da die verdünnte Sklera dem intraokulären Druck nicht standhalten konnte, nach außen. Die auf der Abbildung dargestellte Situation ist kritisch, da bei diesem ausgeprägten Sklerastaphylom Perforationsgefahr besteht.

Zu **(A)**: Die **Skleritis posterior** führt zu Schmerzen bei Augenbewegungen und evtl. zu einem entzündlichen Exophthalmus sowie zu Doppelbildwahrnehmungen.

Zu **(C)**: Die kongenitale episklerale Melanose **(Melanosis sclerae)** zeigt sich als unregelmäßig begrenzte, graue Pigmentierung.

Zu **(D)**: Die **Uveitis granulomatosa** zeigt sich meist im Bereich der Iris als knötchenförmige Iritis (bei Morbus Boeck, Tuberkulose, Lues u.a.).

Zu **(E)**: Die Chorioideremie ist eine Erkrankung, die zu den tapetoretinalen Dystrophien zählt. Hierbei kommt es zu einem fortschreitenden Zerfall von Aderhaut und Pigmentepithel mit Bildung weißlich gelber Flächen und Fundus, ferner zeigt sich eine ausgeprägte Sklerose der Aderhautgefäße.

H99 F98

➔ **Frage 2.32:** Lösung E

Eine Skleritis lässt immer auf eine generalisierte Immunerkrankung schließen, vorzugsweise Erkrankungen des rheumatoiden Formenkreises, die mit einer Vaskulitis einhergehen. Außerdem sind Zoster ophthalmicus und Gicht häufige Ursachen, sowie die erregerbedingten, indirekten Immunprozesse durch Infektionen wie z.B. Tbc, Lues, Borreliose, etc. Der Diabetes mellitus verursacht zwar eine Gefäßschädigung, jedoch keine Vaskulitis. Die Wahrscheinlichkeit, dass er eine Skleritis verursachen könnte, ist sehr gering.

F97

➔ **Frage 2.33:** Lösung C

Zu **(1)**: Die Präzipitate auf der Hornhautrückfläche als Zeichen einer intraokularen Entzündung sind auf der Abbildung am deutlichsten im Bereich der Pupille als kleine, beige-gräuliche, runde Herde zu sehen. Aufgrund von Kammerwasserströmen zeigen sie sich aber oftmals in einem dreieckigen Bezirk (sogenanntes Arlt-Dreieck) unten am auffälligsten.

Zu **(2)**: Eine Synechie (Verklebung der Regenbogenhaut meist mit der Linsenvorderfläche, seltener mit der Hornhautrückfläche) erkennt man am leichtesten an einer Änderung der Pupillenform in diesem Bereich. Auf der Abbildung erkennt man am Pupillenrand bei 3 Uhr, dass dieser sich zipfelig nach vorne zieht, ein typisches Bild für eine Synechie.

Zu **(3)**: Eine periphere Iridektomie erscheint bei dieser Beleuchtung als schwarzes Dreieck in der Nähe des Limbus. Aus kosmetischen Gründen wird sie meist oben angelegt, das heißt zwischen 11 und 1 Uhr. Im regredienten Licht würde eine Iridektomie dann rot aufleuchten. Auf der Abbildung ist jedoch nirgendwo eine Iridektomie erkennbar.

H90

➔ **Frage 2.34:** Lösung C

Eine **akute Iridozyklitis** zeigt sich im Vollbild mit starken Schmerzen, einer ziliaren oder gemischten Injektion, Trübung des Kammerwassers durch pathologischen Eiweißgehalt (Tyndall-Phänomen), Zellen in der Vorderkammer, meist klarer Hornhaut mit Präzipitaten auf der Hornhautrückfläche (nur bei einem Sekundärglaukom evtl. druckbedingt Hornhautödem), Fibrinfäden, Synechien, seltener Hypopyon oder hämorrhagischem Exsudat. Die Hornhautsensibilität ist intakt. Die Iris zeigt eine verwaschene Struktur und es zeigt sich eine Reizmiosis.

Je nach Ätiologie kann ein Teil der oben aufgeführten Symptome fehlen.

Zu **(A)**: Die **reduzierte Hornhautsensibilität** ist für den **Herpes corneae** typisch, ferner bei Ausfall des

N. trigeminus (Keratitis neuroparalytica) und bei Lepra.
Zu **(B)**: Die Pupille ist bei der Iridozyklitis krankheitsbedingt aufgrund der Reizmiosis eng, muss aber wegen der drohenden Synechien und zur Ruhigstellung medikamentös weitgestellt werden.
Mydriasis als Symptom kann sich als paralytische Mydriasis bei **Ophthalmoplegia interna** zeigen. Die folgende Aufstellung zeigt nur die häufigsten Ursachen hierfür: iatrogen medikamentös (Augentropfen); bei beidseitiger Mydriasis: Vergiftungen (Tollkirsche, Botulismus, CO und viele andere Stoffe); Gehirnerkrankungen (Lues, Tabes, Paralyse, Enzephalitis, Tumoren etc.); posttraumatisches epi- oder subdurales Hämatom; Klivuskantensyndrom.
Eine spastische Mydriasis durch Sympathikusreizung kann sich im epileptischen Anfall und bei Schizophrenen zeigen.
Zu **(D)**: **Hornhautparenchymtrübungen** können bei vielen dystrophischen Prozessen und nach sehr vielen entzündlichen Erkrankungen auftreten, die eine Hornhautbeteiligung aufweisen. Die Iridozyklitis weist aber nie eine Hornhautbeteiligung auf.
Zu **(E)**: Eine **flache Vorderkammer** kommt am häufigsten bei einer hohen Weitsichtigkeit vor. Durch die normale altersbedingte Dickenzunahme der Linse flacht sie weiter ab und prädisponiert zu einem Winkelblockglaukom (Glaukomanfall). Ferner kommen als Ursache einer flachen Vorderkammer u.a. in Frage: Linsenquellung, Linsenluxation nach vorne. Aderhautamotio (nach Katarakt- oder Glaukomoperationen), Ziliarkörpertumoren.

F00

→ **Frage 2.35:** Lösung C

Diabetes mellitus und eine **Zentralvenenthrombose** der Netzhaut sind Erkrankungen die am häufigsten zu Neovaskularisationen an der Iris (sog. **Rubeosis iridis**) führen.
Alle Erkrankungen, die eine **intraokulare Hypoxämie** verursachen, führen zu pathologischen Gefäßneubildungen im Augeninneren: z.B. Zentralvenenthrombosen, Retinopathia diabetica proliferans, Zentralarterienembolie, Sichelzellanämie, Morbus Eales, AV-Fisteln, ein verschlepptes Winkelblockglaukom, Morbus Coats, retrolentale Fibroplasie, sowie intraokulare Tumoren (Retinoblastom, Hippel-Lindau, Melanom, Metastasen) u.a.
Zu **(1)**: Ein **Horner-Syndrom** imponiert als die typische **Trias: Miosis, Ptosis, Enophthalmus** durch Ausfall der sympathischen Innervation am Auge. **Miosis** ist die Pupillenverengung auf der betroffenen Seite, **Ptosis** das Herabhängen des Oberlides auf der betroffenen Seite, ein **Enophthalmus** ist ein eingesunken erscheinendes Auge, bei welchem aber tatsächlich das Unterlid wegen des Ausfalls der unterstützenden Lidöffnerfasern (sympathisch mitinnerviert) höher steht als auf der gesunden Seite. Ursächlich sind Störungen des 1., 2. oder 3. Neurons des Sympathikus zu sehen, die auch durch weitere pharmakologische Pupillentests differenzialdiagnostisch zu verifizieren sind (Facharztwissen). In den Examensfragen wird aber hauptsächlich die Störung des Halssympathicus im Bereich des Ganglion stellatum durch einen einwachsenden Lungenspitzentumor (Pancoast-Tumor) erfragt.
Zu **(4)**: Eine **Iridodysgenesie** ist eine dominant vererbte, mesenchymale Entwicklungsstörung mit Fehlbildungen der Iris, des Trabekelwerkes im Kammerwinkel, des hinteren Hornhautbereiches (Endothel) mit Ausbildung von Synechien zwischen diesen Strukturen und embryonalen Gewebsresten im Kammerwinkel, die dann bereits im Kindesalter zu einem Glaukom führen können (je nach Ausbildung der Anomalie).

Fallstudie 1

→ **Frage 2.36:** Lösung C

Siehe Kommentar zu Frage 2.37 F1.

→ **Frage 2.37:** Lösung A

Zu **(A)**: Bakterielle Infektionen am Auge machen sich vor allem durch eitriges Sekret bemerkbar. Die Lidschwellung ist in der Regel eher mäßig. Lymphknotenbeteiligung und Juckreiz sind nicht typisch.
Zu **(B)**: Lymphknotenbeteiligung und wässriges Sekret sind keine geläufige Symptomkombination.
Zu **(C)**: Kennzeichen der allergischen Konjunktivitis ist der meist erhebliche Juckreiz. Häufig besteht auch eine mäßige bis schwere Lidschwellung. Das Sekret ist im Allgemeinen wässrig oder mukös zäh. Eine Lymphknotenbeteiligung gehört nicht zur allergischen Konjunktivitis.
Zu **(D)**: Blutiges Sekret lässt immer an eine Verletzung oder evtl. an ein hämorrhagisches Fieber (Viren) oder eine Immunerkrankung mit Vaskulitis denken.
Zu **(E)**: Rostbraunes Augensekret dürfte sehr selten sein und deutet auf eine Vermischung von Blut und Eiter – also jedenfalls auf einen bedrohlichen Prozess – hin.
Merke: Obwohl Allgemeinärzte eine Reihe von Augenerkrankungen behandeln können, sollte ein Augenarzt immer hinzugezogen werden, wenn Zweifel über Diagnose oder Therapie bestehen, insbesondere, wenn die Ursachen von Schmerzen oder Sehverschlechterung nicht völlig klar sind oder die Symptomatik trotz Behandlung fortbesteht!

→ **Frage 2.38 F1:** Lösung D

Zu **(D)**: Um die Bindehaut der Lider zu beurteilen, muss der Arzt die **Augenlider ektropionieren**. Zum **Ektropionieren des Oberlides** blickt der Patient **nach unten**. Der Arzt fasst die Wimpern und setzt mit der anderen Hand einen Glasstab oder ein Streichholz an den Oberrand des Tarsus an und kippt das Lid um den benutzten Gegenstand mit einer schnellen Bewegung um.
Zu **(E)**: Zum **Ektropionieren des Unterlides** blickt der Patient **nach oben**. Der Arzt setzt seinen Finger an die Lidunterkante an und zieht das Lid nach unten.

→ **Frage 2.39 F1:** Lösung B

Zu **(B)**: Neben eosinophilen Granulozyten sind auch basophile Granulozyten typisch für eine **allergische Konjunktivitis** im Giemsa-gefärbten Bindehautabstrich.
Zu **(A)**: Neutrophile Granulozyten sind richtungsweisend für einen bakteriellen oder Pilzinfekt. Bei einem bakteriellen Infekt lassen sich eventuell direkt Erreger im Abstrich nachweisen.
Zu **(C)**: Lymphozyten sind, wie auch Monozyten, Hinweise auf eine virale Konjunktivitis.
Zu **(D)**: Epithelzellen ohne Einschlusskörperchen sind „normale" Epithelzellen, die sich neben Schleim in jedem normalen Bindehautabstrich finden.
Zu **(E)**: Sowohl bei einem Infekt mit Chlamydia trachomatis, als auch bei einem Infekt mit Chlamydia oculogenitalis findet man im Giemsaabstrich blau anfärbbare, dem Zellkern kappenförmig aufsitzende, sogenannte Halberstädter-Prowazek-Einschlusskörperchen.

→ **Frage 2.40 F1:** Lösung A

Zu **(A)**: Die auftretenden **nummulären Hornhauttrübungen** sind Zeichen der Immunreaktion des Körpers und damit Anzeichen für eine abnehmende Infektiosität. Die Hornhauttrübungen können nach durchgemachter Infektion Tage, Wochen oder gar Monate sichtbar bleiben.
Zu **(B)**: Typisch für eine Keratoconjunctivitis epidemica ist ein einseitiger Beginn nach einer Inkubationszeit von 7–10 Tagen. Das andere Auge folgt, meist weniger stark betroffen, innerhalb einer Woche nach.
Zu **(C)**: Aufgrund der hohen Kontagiosität ist auch eine indirekte Übertragung über gemeinsame Handtücher, Türklinken oder dergleichen möglich.
Zu **(D)**: Die Inkubationszeit ist mit 8 – 10 Tagen richtig angegeben, der Krankheitsverlauf ist kaum zu beeinflussen, die Erkrankung heilt in der Regel nach 2 Wochen folgenlos aus.
Zu **(E)**: Die Empfehlung, möglichst wenig am Auge zu reiben, wird insbesondere gegeben, um eine Übertragung über die Hände des Patienten auf andere Personen zu vermeiden.

→ **Frage 2.41 F1:** Lösung B

Zu **(B)**: Die größte Gefahr bei der unkontrollierten Anwendung von **lokalanästhetischen Augentropfen** liegt in der Entstehung von Hornhauterosionen oder eines Hornhautulkus! Durch die Schmerzunempfindlichkeit bemerkt der Patient kleine Verletzungen oder die Progredienz einer Entzündung nicht. Zudem kommt es zu trophischen Störungen an Bindhaut und Hornhaut und die Reepithelialisierung der Hornhaut nach Verletzungen wird verhindert.
Zu **(A)**: Bei der **Fuchs'schen Hornhautendotheldystrophie** handelt es sich um eine autosomal- dominant vererbte, beidseitige und häufiger bei Frauen auftretende Veränderung, die mit einem rezidivierenden, im Spätstadium auch permanenten Hornhautödem mit entsprechendem Verlust der Sehschärfe einhergeht.
Zu **(C)**: Die **Meibom-Drüsen** sind Talgdrüsen innerhalb des Tarsus und produzieren die Lipidschicht des Tränenfilms. Sie gehen nach Anwendung von Lokalanästhetika nicht unter!
Zu **(D)**: Die Anwendung von Lokalanästhetika führt nicht zu einer Kataraktbildung!
Zu **(E)**: **Lokalanästhetika** führen zu diversen **Nebenwirkungen an der Augenoberfläche**, wie Blepharokonjunktivitis, Keratitis, Hornhautödem, Hornhautgeschwüre, Hornhauttrübungen, Tränenfilmstörungen und allergischen Reaktionen, sowie **okulären Nebenwirkungen**, wie Verschwommensehen, Iritis, Akkommodationslähmung (Kokain) und Mydriasis (Kokain). Ein **sekundäres Offenwinkelglaukom** bei dem es sekundär durch Verlegung oder Veränderungen des Trabekelwerkes im Kammerwinkel zu einem Druckanstieg kommt, wird **nicht** durch Lokalanästhetika hervorgerufen!

Keratoconjunctivitis epidemica

Ursache: Infektion mit Adenovirus Typ 8 und 19 (**APC**-Virus: **a**denoidal **p**haryngeal **c**onjunctival virus). Es besteht eine hohe Kontagiosität; allgemeine Resistenzminderung und Mikrotraumen prädisponieren. Übertragung z.B. durch Augendruckmessung.
Symptome: Typischerweise zunächst einseitiger Beginn nach einer Inkubationszeit von 7 bis 12 Tagen; das andere Auge folgt, weniger stark betroffen, etwa eine Woche später. Anamnestisch häufig fieberhafter Infekt der oberen Luftwege. Es zeigen sich Lidödem, Pseudoptosis, Chemosis, düstere Rötung der Bindehaut, Schwellung von Karunkel und Plica, Follikel, häufig präaurikuläre Lymphknotenschwellung, seröses bis seröseitriges Sekret. Etwa eine Woche nach Ausbruch können feine punktförmige Hornhautinfiltrate

entstehen; diese später nummulären Hornhauttrübungen bilden sich oft erst nach Wochen oder Monaten zurück. Die Erkrankung hinterlässt eine lebenslange Immunität.
Therapie: Die Behandlung erfolgt rein symptomatisch: lokale Gabe von Antibiotika zur Vermeidung von Mischinfektionen und Anwendung von adstringierenden Augentropfen; Händedesinfektionsmittel und besonderer Hinweis für den Patienten bezüglich des Verhaltens wegen der hohen Infektiosität.
Die Anwendung kortisonhaltiger Augentropfen zur Rückbildung der Hornhautinfiltrate ist umstritten.

Fallstudie 2

→ Frage 2.42 F2: Lösung A

Zu **(A)**: Die Beteiligung des **Nervus nasociliaris** mit Hauteffloreszenzen an der Nasenspitze im Rahmen eines Zoster ophthalmicus ist ein Zeichen dafür, dass mit einer intraokularen Beteiligung in Form einer Iritis gerechnet werden muss. Dies wird auch **„Hutchinson'sches Zeichen"** genannt. Man sieht es meistens erst in der 2. Erkrankungswoche.
Zu **(B)**: Das Virus persistiert im Ganglion Gasseri und kann von dort aus die drei Äste (V1 = N. ophthalmicus, V2 = N. maxillaris, V3 = N. mandibularis) des Trigeminus (V) einzeln, wobei die beiden ersten Äste bevorzugt sind, oder auch alle gleichzeitig befallen (selten). Ist der N. infraorbitalis betroffen, zeigen sich die Hauteffloreszenzen im Dermatom dieses Nerven, also auch am Unterlid.
Zu **(C)**: Ein Lidödem kann bei starker Bläschenbildung auftreten.
Zu **(D)**: Stirnkopfschmerzen treten bei Befall des N. supraorbitalis auf.
Zu **(E)**: Effloreszenzen im äußeren Gehörgang belegen die Infektion mit Herpes zoster.
Der **Zoster ophthalmicus** wird durch eine Infektion des **N. ophthalmicus** (V1) hervorgerufen!
Symptome:

(immer):	streng einseitiger Befall!
	Bläschen an Stirn und Lidern, später Krusten und Narben
	starke Schmerzen
	herabgesetzte Hornhautsensibilität und Berührungssensibilität der Haut
(eventuell):	Keratopathie
	Sekundärglaukom
	Iritis (bei Befall des N. nasociliaris)
	Augenmuskellähmungen (N. oculomotorius, N. trochlearis, N. abducens)
	Neuritis nervi optici
	Fazialisparese (seltener)

Bei 10–15% aller Herpes-zoster-Patienten ist das Ganglion Gasseri betroffen, bei ca. 80% dieser Patienten der erste Trigeminusast!

→ Frage 2.43 F2: Lösung A

Zu **(A)**: Der **Kornealreflex** gehört zu den wichtigsten physiologischen Fremdreflexen. Ausgelöst wird er durch Betupfen der Kornea mit einem Wattebausch, woraufhin ein schneller Lidschluss erfolgt. Der Kornealreflex ist zur Objektivierung einer Trigeminusläsion geeignet. Den efferenten Schenkel dieses Fremdreflexes stellt jedoch der N. facialis.
Zu **(B)**: Ein **Skiaskop** dient zur Messung der Refraktion eines Auges und qualitativen Beurteilung von Trübungen der optischen Medien.
Zu **(C)**: Ein **Ophthalmometer** wird zur Messung der Krümmungsfläche der Hornhaut verwendet.
Zu **(D)**: **Fluorescein** ist ein Xanthenfarbstoff, der zur Fluoresceinfärbung bzw. zum Fluoresceinversuch eingesetzt wird. Hierbei wird der Abfluss des Tränenkanals überprüft, indem in den Bindehautsack eingeträufelte Fluoresceinlösung beim Gesunden in der Nase erscheint und im Schneuzversuch das Taschentuch gelbgrün färbt.
Zu **(E)**: Ein **Anomaloskop** ist ein spektraler Farbenmischapparat zur Prüfung auf Farbenfehlsichtigkeit für rot oder grün.

→ Frage 2.44 F2: Lösung B

Zu **(B)**: Nach Eintropfen einer Fluorescein-Natrium-Lösung und mehrfachem Öffnen und Schließen des Auges kann man am besten in einem bläulichen Licht Anfärbungen im Bereich von Hornhautepitheldefekten erkennen, während die intakte Hornhaut keine Anfärbungen zeigt.
Zu **(A)**, **(C)** und **(E)**: Diese Befunde lassen sich alle ohne Anfärbung an der Spaltlampe sehen, zum Teil besser im regredienten Licht oder bei sehr schmaler Spaltbeleuchtung zur Lagelokalisation.
Zu **(D)**: Einen irregulären Astigmatismus kann man mit Hilfe der Plazidoscheibe oder an einem Keratometer feststellen.

→ Frage 2.45 F2: Lösung C

Zu **(C)**: Die Abbildung zeigt den Nachweis eines **dendritischen Herpes epithelialis** mittels Fluoreszeinanfärbung (grün). Zentral zeigt sich ein größerer, angefärbter Defekt, bei dem mehrere dendritische Bäumchen zusammengeflossen sind (= Keratitis herpetica stellata) und eine größere Erosion bilden. Rechts und oberhalb davon zeigt sich ein **typischer dendritischer Defekt mit „Knospen" an den Spitzen der Astfiguren** (= blasig aufgeworfene Epithelzellen). Ursache ist nicht die primäre Infektion mit dem Herpes simplex (HSV1)-Virus, sondern das **Rezidiv!** Durchseuchung der Bevölkerung ca. 100%. Exazerbation der Infektion durch unkontrollierte

Kortisonapplikation oder in der Folge einer Hornhaut-Verletzung (typisch innerhalb von 5 Tagen) am Auge. Die **Hornhautsensibilität ist herabgesetzt!**
Zu **(A)**: Eine Fremdkörper-Verletzung macht **keine** dendritischen Veränderungen des Hornhautepithels und geht **nicht** mit einer Verminderung der Hornhautsensibilität einher.
Zu **(B)**: Die **Keratitis filiformis** ist eine sichtbare, **fädchenförmige Degeneration** von Oberflächenepithelzellen, die im Rahmen einer Keratokonjunktivitis sicca entsteht und meist über die gesamte Kornea verteilt ist. Die Defekte sind viel kleiner (stippenartig).
Zu **(D)**: Eine **Keratomykose** (Aspergillus, **Candida albicans**, Fusarium) kann **primär** Folge einer Infektion durch Verletzung, aber auch **sekundär** durch Kortisonapplikation am Auge entstehen. Sie zeigt einen protrahierten Verlauf mit **weißlich-gelblichen Infiltraten der Hornhaut**, Ausbildung eines Hornhautulkus und **Satellitenherden** um das Infiltrat.
Zu **(E)**: Das **Ulcus corneae serpens** ist die gefährlichste Form des Hornhautulkus (**Notfall!**). Es schreitet kriechend sehr schnell fort und kann unbehandelt zu einer Hornhautperforation durch Einschmelzung der Descemet-Membran führen. Typischerweise besteht ein **steriles Hypopyon** (Eiteransammlung mit Spiegelbildung) in der Vorderkammer. Man sieht ein **graues Hornhautgeschwür mit wallartig aufgeworfenem Rand** (Leukozytenring), welches sich ringförmig auf der Hornhaut ausbreitet **(Ringulkus)**. Häufigste Erreger sind Staphylokokken und Pneumokokken, am gefährlichsten sind Pseudomonas aeruginosa und Proteus.

→ **Frage 2.46 F2:** Lösung B

Ein **Herpes zoster ophthalmicus** ist das Rezidiv einer früheren Infektion mit dem Varizella-zoster-Virus im Bereich des N. ophthalmicus (V_1). Der ophthalmologische Befund zeigt den typischen unilateralen Lidbefall, herabgesetzte Haut- und **Hornhautsensibilität**, Konjunktivitis, Keratitis (in 40% der Fälle), weiterhin evtl. Uveitis, Retinitis, Neuritis n. optici und Glaukom.
Zu **(A)**: Im Rahmen des Herpes zoster ophthalmicus ist mit Augenmuskellähmungen in Form von Ptosis, Ophthalmoplegia interna und externa zu rechnen.
Zu **(B)**: Bei einer **Retinoschisis** liegt eine Spaltung der Netzhaut zwischen äußerer (Sinnesepithel) und innerer Schicht (Nervenfaserschicht) ohne Lochbildung vor. Wichtig ist immer die Abgrenzung zu einer Ablatio retinae z.B. durch eine Gesichtfelduntersuchung. Bei einer Retinoschisis besteht immer ein absolutes Skotom mit scharfer Begrenzung, während bei einer Ablatio (zu Beginn) ein relatives Skotom mit weichem Übergang besteht. Bei einem Zoster ophthalmicus ist hiermit am wenigsten zu rechnen.

Zu **(C)**: Ein **Sekundärglaukom** kann durch eine Begleituveitis ausgelöst werden.
Zu **(D)**: Eine **stromale Keratitis** kann, wie auch andere Keratitisformen (oberflächliche, subepitheliale, disziforme Keratitis, Ulzera oder auch eine neuroparalytische Keratitis), durch einen Zoster ophthalmicus ausgelöst werden. Verlauf und Ausprägung sind variabel.
Zu **(E)**: Tritt ein sog. **„Hutchinson'sches Zeichen“** mit typischen Hautläsionen an der Nasenspitze durch Befall des N. nasociliaris auf, ist mit ziemlicher Sicherheit eine intraokuläre Beteiligung in Form einer Begleituveitis gegeben.

→ **Frage 2.47 F2:** Lösung A

Zu **(A)**: **Aciclovir** dient der Behandlung von initialen oder rekurrierenden Infekten durch Herpes-simplex-Viren (Typ I+II) und wird lokal und ggf. systemisch verwendet (z.B. Zovirax® Augensalbe/Tabl.). Es wird in das Virusgenom eingebaut und verhindert somit die Replikation der Viren. Es können Resistenzen auftreten!
Zu **(B)**: **Amphotericin B** ist ein lokal wie systemisch anwendbares hochpotentes Antimykotikum, mit dem auch schwerste systemische Erkrankungen therapiert werden können (z.B. Histoplasmose, Kozidioidomykose).
Zu **(C)**: **Gentamycin**, welches durchaus nicht nur systemisch gegeben werden kann, sondern gerade auch in der Augenheilkunde mit großem Erfolg topisch angewendet wird, ist ein Aminoglykosidantibiotikum, welches durch die Hemmung der Proteinsynthese bakterizid wirkt.
Zu **(D)**: **Indometacin** ist ein nicht-steroidales Antiphlogistikum, welches in der Regel per os oder rektal bei mittelstarken bis schweren Schmerzen (rheumatische Beschwerden, Gicht) angewendet wird.
Zu **(E)**: **Zanamivir** (Relenza®/Glaxo Wellcome/Cascan) ist ein Virustatikum zur Behandlung von **Influenzavirus-Infekten** mit Typ A und B. Es ist ein **Neuraminidase-Inhibitor**, wodurch die Virusproduktion in der frühen Vermehrungsphase gehemmt wird. Es wird bei Auftreten der typischen Symptome als Inhalat angewendet.

Herpes corneae

Herpes corneae
Zu unterscheiden ist die oberflächliche **Keratitis dendritica** von der tiefen **Keratitis disciformis.**
Keratitis dendritica
Ursache: Infektion oberflächlicher Hornhautschichten mit Herpes-simplex-Viren aus exogenen Quellen (Herpes labialis) oder endogen bei lokaler oder allgemeiner Abwehrschwäche (Erosio, grippaler Infekt).

Symptome: subjektiv starkes Fremdkörpergefühl, Abwehrtrias (Lichtscheu, Tränen, Lidkrampf), zunächst punktförmige Hornhautinfiltrate, später typische fluorescein-positive Dendritikafigur, reduzierte Hornhautsensibilität.
Komplikationen: ausgeprägte Rezidivneigung, Übergang in Herpes disciformis.
Therapie: lokale Behandlung mit Virustatika (Trifluridin; Aciclovir [Zovirax®]), Antibiotika lokal gegen Mischinfektionen, eventuell Abrasio des Hornhautepithels, **keine Kortikosteroide.**
Keratitis disciformis
Ursache: Infektion des Hornhautstromas mit Herpes-simplex-Viren (auch durch Herpes-zoster-Viren beschrieben) entweder durch Einbruch einer oberflächlichen Herpeskeratitis oder von Anfang an als eigenes Krankheitsbild.
Symptome: ziliare oder gemischte Injektion, scheibenförmige Trübung und Verdickung des Hornhautstromas, Epithelödem, bei reiner Keratitis disciformis ist die Hornhaut fluorescein-negativ, herabgesetzte bis aufgehobene Hornhautsensibilität.
Komplikationen: Iridozyklitis, Sekundärglaukom, Übergang in **Keratitis metaherpetica** (Gewebenekrose, Ulkusbildung, bakterielle Superinfektion, drohende Hornhautperforation).
Therapie: entquellende Maßnahmen (Asorbonac® Augentropfen), bei intaktem Epithel lokal Kortison, Virostatika, bei Iritis Mydriatika.
Zoster ophthalmicus
Ursache: Herpes-zoster-Infektion des Ganglion Gasseri. Keine Primärinfektion, sondern Rezidiv!
Symptome: typische Hauteffloreszenzen im Versorgungsbereich des 1. Trigeminusastes (N. ophthalmicus), streng einseitig. Der Befall des Nasenrückens (Hutchinson-Zeichen), der wie die Hornhaut aus Ästen des N. nasociliaris versorgt wird, sollte immer ein Warnzeichen für mögliche Hornhautkomplikationen und intraokulare Beteiligung (Iritis) sein.
An der Hornhaut zeigt sich eine Keratitis superficialis punctata oder eine Keratitis disciformis.
Komplikationen: Iritis, Iridozyklitis, Sekundärglaukom, selten Befall anderer Hirnnerven: Neuritis nervi optici, Augenmuskelparesen.
Therapie: Es ist nur eine symptomatische Therapie möglich: Vitamin-B-Komplex, Antibiotika gegen Sekundärinfektionen, Immunstimulanzien, Analgetika.

Fallstudie 3

→ **Frage 2.48 F3:** Lösung A

Zu **(A)**: Bei einer akuten **Iridozyklitis** besteht immer ein Vorderkammerreizzustand mit **Reizmiosis.** Dies ist zum einen schmerzhaft, zum anderen besteht die Gefahr der Synechiebildung. Beides kann therapeutisch durch die Gabe von Mydriatika verhindert werden. Daher der Hinweis in der Frage auf eine unbehandelte, akute Entzündung!
Zu **(B)**: **Photophobie** (verstärkte Licht- und Blendungsempfindlichkeit) besteht in variabler Ausprägung bei allen entzündlichen Veränderungen des vorderen Augenabschnittes, z. B. bei Keratitis, Konjunktivitis, Iritis oder Iridozyklitis. Aber auch bei Trübungen der optischen Medien entsteht eine teilweise starke Blendungsempfindlichkeit. So z. B. bei Hornhautnarben, Katarakt oder Glaskörpertrübungen.
Zu **(C)**: Schmerzen bestehen bei einer Iridozyklitis durch die Beteiligung des Ziliarmuskels immer. Bei jeder Akkommodationsleistung und auch Pupillenreaktion auf Licht entstehen Schmerzen.
Zu **(D)**: Die reduzierte Sehschärfe entsteht durch Trübung des Kammerwassers durch entzündliches Exsudat (Eiweiße), Zellen und Präzipitate an der Hornhautrückfläche (Endothelbeschläge). Sie ist von der Ausprägung der Entzündung abhängig und nicht obligat.
Zu **(E)**: Epiphora (Tränenträufeln) als reflektorische Hypersekretion, ist ein Teilsymptom der Photophobie.

→ **Frage 2.49 F3:** Lösung B

Zu **(B)**: Beim **Keratokonus** kommt es zu einer zentralen Ausdünnung und nachfolgenden spitzkegeligen Vorwölbungen der Hornhaut. Im Rahmen einer akuten Iridozyklitis tritt ein Keratokonus gewöhnlich nicht auf.
Zu **(A)**: Als Tyndall-Phänomen wird bezeichnet, wenn ein schmaler Lichtstrahl an der Spaltlampe beim Durchtritt durch das Kammerwasser sichtbar erscheint. Dieser Effekt ist um so deutlicher, je mehr Proteine im Kammerwasser enthalten sind und entsteht durch eine Störung der Blut-Kammerwasser-Schranke im Rahmen der Iridozyklitis.
Zu **(C)**: Die Irisstruktur erscheint einerseits durch entzündliche Veränderungen innerhalb der Iris verwaschen, andererseits aufgrund des schlechteren Durchblicks durch die entzündlich getrübte Vorderkammerflüssigkeit.
Zu **(D)**: Die durch die Entzündungsaktivität entstehende ziliare Injektion ist am Limbus am intensivsten und zeigt eine vom Limbus ausgehende reguläre, radiäre Verzweigung.

Zu **(E)**: Die Präzipitate auf der Hornhautrückfläche sind zelluläre Ablagerungen auf dem Hornhautendothel.

→ Frage 2.50 F3: Lösung A

Zu **(A) - (D)**: Ein **Hypopyon** ist eine Ansammlung von Fibrin und Leukozyten am Boden der Vorderkammer (nicht in der Linse!), die in unterschiedlicher Höhe einen Spiegel bildet, der von außen durch die Hornhaut weißlich schimmert und daher auch nicht apparativ diagnostizierbar ist.
Zu **(E)**: Beim **Ulcus corneae serpens** (Hypopyonkeratitis) findet man ein sich aus einem grauen Infiltrat entwickelndes Ulcus, welches innerhalb von wenigen Tagen größer wird mit einem progredienten Rand und steriler Eiteransammlung am Boden der Vorderkammer.

→ Frage 2.51 F3: Lösung C

Zu **(C)**: Der **Morbus Behçet** gehört zu den mukokutanen Syndromen und zeichnet sich durch einen schubartigen Verlauf mit Stomatitis aphthosa, beidseitiger Hypopyoniritis, retinaler Immunvaskulitis und pyodermieartigen Hauteffloreszenzen aus. Diese Erkrankung tritt bevorzugt bei Menschen **asiatischer** Herkunft auf. Das beschriebene Fallbeispiel ist typisch.
Alle anderen Lösungsmöglichkeiten haben nur das Teilsymptom Iritis des beschriebenen Symptomenkomplexes gemeinsam.
Zu **(A)**: Zum Symptomenkomplex des **Morbus Reiter** gehört die Trias Konjunktivitis, Arthritis und Urethritis. Ursächlich liegt eine allergische bzw. toxische Spätreaktion nach bakteriellen intestinalen Infektionen (v.a. nach Ruhr oder Chlamydieninfektionen) vor. Die Erkrankung betrifft v.a. jüngere Männer und rezidiviert häufig. HLA B-27 ist in bis zu 70% der Fälle positiv.
Zu **(B)**: Der **Morbus Bechterew** ist eine chronisch-entzündliche, schubweise verlaufende Systemerkrankung des gesamten Gelenk- und Bandapparates der Wirbelsäule. Die Patienten sind häufig HLA B-27-positiv (ca. 85%). Oft treten im Rahmen der Erkrankung fibrinöse Iritiden auf.
Zu **(D)**: Die **Colitis ulcerosa** und ebenso der **Morbus Crohn** sind entzündliche Darmerkrankungen, bei denen es auch zu einer Iritis kommen kann.
Zu **(E)**: Bei der **Sarkoidose** (granulomatöse Systemerkrankung unbekannter Genese) kommt es ebenfalls zu einer beidseitigen Iridozyklitis, weiterhin zu Bindehautgranulomen, Keratokonjunktivitis sicca und Perivaskulitis der Netzhautgefäße. Oft besteht eine chronische doppelseitige Dakryoadenitis (Beziehung zum Mikulicz- und Heerfordt-Syndrom).

→ Frage 2.52 F3: Lösung A

Als **Mydriasis** bezeichnet man eine gleichmäßige Pupillenerweiterung. Medikamentös können **parasympatholytische Substanzen** sowie **Sympathomimetika** über Einwirkung auf den M. dilatator pupillae zu einer Pupillenerweiterung führen. Parasympatholytika sind Atropin (D), Scopolamin (B), Homatropin sowie Tropicamid (C). Zu den Sympathomimetika gehören Adrenalin, Ephetonin, Kokain und auch Phenylephrin (E).
Parasympathomimetika, wozu das Pilocarpin (A) gehört, und **Sympatholytika** führen zu einer Verengung **(Miosis)** der Pupille.

→ Frage 2.53 F3: Lösung A

Zu **(A)**: Der Einsatz von Mydriatika in der Therapie von Iritis und Iridozyklitis hat als Ergänzung zur Therapie mit Steroiden und nichtsteroidalen Antirheumatika eine wesentliche Bedeutung. Die dadurch erzielte medikamentöse Mydriasis wirkt dem schmerzhaften Ziliarkörperspasmus bei Iridozyklitis entgegen und verhindert die Verklebung des Irispigmentblattes mit der Linsenvorderfläche (= hintere Synechie) sowie mit dem Hornhautendothel (= vordere Synechie) und dem Kammerwinkel. Sollten bereits Synechien entstanden sein, ist im frischen Zustand eine Synechiensprengung mit Mydriatika möglich und sinnvoll.
Zu **(B)**: Eine medikamentöse Mydriasis erweitert den Kammerwinkel nicht, sondern verengt oder verlegt ihn sogar!
Ein **Hypopyon** ist eine sterile Leukozytenansammlung am Boden der Vorderkammer. Durch die entzündliche Hyperämie der Iris werden verstärkt Eiweißstoffe und zellige Partikel exsudiert. Durch die medikamentöse Mydriasis wird dieser Exsudation entgegengewirkt, weil sich die Austauschfläche Iris/Kammerwasser verkleinert. Damit ist der zweite Teil der Aussage richtig.
Zu **(C)**: Da der Kammerwinkel durch die Mydriasis eher verengt wird und somit bei flacher Vorderkammer ein Glaukom hervorrufen kann, ist diese Aussage falsch.
Zu **(D)** und **(E)**: Unsinnige Aussagen.

Iritis und Iridozyklitis

Iris und Ziliarkörper bilden eine Einheit; steht die Entzündung der Regenbogenhaut im Vordergrund, so spricht man von einer Iritis; steht die Entzündung der Ziliarkörper im Vordergrund, so spricht man von einer Iridozyklitis.
Die Übergänge zwischen akuter und chronischer Form sind fließend: Eine akute Iritis kann in eine chronische übergehen, eine chronische Iritis kann akute Schübe haben.

Ursachen: Exogen (seltener): Eitrige Iritis nach perforierender Verletzung, durchgewanderte Raupenhaare (Ophthalmia nodosa).

Endogen (häufiger):

1. Metastatisch bei Lues, Tuberkulose, Toxoplasmose, Leptospirose, Brucellose, Lepra und Virusinfektionen (Zoster ophthalmicus).
2. Allergisch-hyperergisch bei Tuberkulose (allergisch-hyperergisch häufiger als metastatisch), Morbus Boeck, Erkrankungen des rheumatischen Formenkreises: Morbus Bechterew, Morbus Still-Chauffard, seltener auch bei Reiter-Syndrom (zur typischen Reiter-Trias gehören Konjunktivitis, Arthritis und Urethritis), bei Fokalerkrankungen, bei älterer Gonorrhoe.
3. Iritis bei Allgemeinerkrankungen, z.B. Iritis urica bei Gicht.

Obwohl die ätiologische Abklärung in vielen Fällen nicht gelingt, sollte sie doch, vor allem bei rezidivierenden Iritiden, möglichst umfassend versucht werden.

Symptome der akuten Iritis:

Subjektiv: dumpfer, bohrender Schmerz, häufig ausstrahlend, Blendungsempfindlichkeit, Abwehrtrias, Visusminderung in Abhängigkeit zur Trübung des Kammerwassers.

Objektiv: ziliare oder gemischte Injektion, Hornhaut meist klar, nur bei Sekundärglaukom eventuell Hornhautödem, intakte Hornhautsensibilität, Trübung des Kammerwassers durch pathologischen Eiweißgehalt (Tyndall-Phänomen), Zellen in der Vorderkammer, Fibrinfäden, selten Hypopyon oder hämorrhagisches Exsudat in der Vorderkammer. Verwaschene Irisstruktur in schmutzig-grünlichem Farbton, Reizmiosis, eventuell hintere Synechien, Präzipitate auf der Hornhautrückfläche.

Symptome der chronischen Iridozyklitis:

Subjektiv: geringe Beschwerden, unterschiedlich stark ausgeprägte Sehverschlechterung.

Objektiv: geringe ziliare Injektion, wenige Zellen in der Vorderkammer, Tyndall, Präzipitate auf der Hornhautrückfläche auf Grund der Wärmeströmung in typischer Dreiecksform in der unteren Hornhauthälfte („Arlt-Dreieck"), Glaskörpertrübungen, Synechien.

Komplikationen: hintere Synechien bis zur Seclusio pupillae mit Napfkucheniris, Occlusio pupillae, Sekundärglaukom, Cataracta complicata, Glaskörperschwarten (durch Organisation zyklitischer Exsudate im Glaskörper) mit Traktionen und Traktionsamotio, Phthisis bulbi (Schrumpfung des Augapfels nach Vernarbungen im Ziliarkörper und Herabsetzung der Kammerwasserproduktion mit Funktionsverlust).

Therapie: ggf. Behandlung der Grunderkrankung; lokal, bei schweren Verläufen auch systemisch Kortison, Mydriasis durch Parasympatholytika (z.B. Scopolamin), bei erhöhtem Augendruck auch drucksenkende Medikation (lokal β-Blocker, Diamox®).

Befund	Akute Iritis	Akutes Winkelblockglaukom	Akute Konjunktivitis
Palpatorische Augendruckkontrolle	normal oder etwas erhöht	steinhart	normal
Vorderkammer	normal	flach bis aufgehoben	normal
Pupille	Reizmiosis, träge Reaktion	übermittelweit, reaktionslos	normal
Schmerz	dumpf	stark, unerträglich, evtl. Allgemeinsymptome, Erbrechen	mäßig, Fremdkörpergefühl
Vorderkammerreizzustand	ja	ja	nein
Injektion	ziliar oder gemischt		gemischt konjunktival
Sehverschlechterung	möglich	ja	nein

Tab. 2.1 Differenzialdiagnose akute Iritis, akutes Winkelblockglaukom, akute Konjunktivitis

3 Linse und Pupille

F86

→ **Frage 3.1:** Lösung E

Beim amaurotischen Katzenauge findet man eine amaurotische Pupillenstarre mit grau-gelblich schimmerndem Pupillenreflex (Leukokorie). Differenzialdiagnostisch kommen hierbei ein Retinoblastom (Gliom) sowie alle Krankheitsbilder in Frage, die unter dem Begriff „Pseudogliome" zusammengefasst werden, da sie den gleichen Pupillenreflex hervorrufen können:

- retrolentale Fibroplasie
- Glaskörperabszess
- Morbus Coats (Retinitis exsudativa externa)
- persistierender hyperplastischer primärer Vitreus (PHPV) etc.

Bei einer kongenitalen Cataracta totalis kann sich zwar ein weißlicher Pupillenreflex zeigen, die Pupille ist jedoch nicht lichtstarr.

H05

→ **Frage 3.2:** Lösung D

Bei einer **Retinopathia centralis serosa** handelt es sich um eine unklare, **vorübergehende Permeabilitätsstörung der zentralen Netzhaut** (**Makulaödem**), welche bevorzugt bei jüngeren Männern auftritt. Typischerweise lässt sich fluoreszenzangiographisch ein **„Quellpunkt"** in der Makula nachweisen, der das Ödem unterhält und zu Bildverzerrungen (**Metamorphopsien**) im zentralen Gesichtsfeld führt. Die **Sehverschlechterung** ist gering bis mittelgradig und durch eine Pluskorrektur zu bessern. Meist erfolgt eine spontane Rückbildung des Ödems nach Wochen bis Monaten. Rezidive werden durch Laserkoagulation des Quellpunktes therapiert. Ein Makulaödem verursacht keine **Leukokorie**!

Leukokorie bedeutet weißes Aufleuchten der Pupille bei Belichtung. Synonym wird der Begriff „amaurotisches Katzenauge" verwendet, weil das Tapetum lucidum des Katzenauges nachts das Licht reflektiert und die Pupille hell aufleuchten lässt. Liegt eine Leukokorie vor, muss immer der Augenhintergrund untersucht werden. Differenzialdiagnostisch kommen alle anderen Lösungsmöglichkeiten wie PHPV (persistierender hyperplastischer Glaskörper), Retinoblastom, ROP (Retinopathia praematurorum) und M. Coats (Retinitis exsudativa) als Auslöser einer Leukokorie in Frage!

H05

→ **Frage 3.3:** Lösung E

Am ehesten zur Kataraktbildung führen im Rahmen der Arzneimitteltherapie die Steroide wie hier im genannten Fall: **Prednisolon** (E). Bei Steroiden bildet sich häufig ein hinterer Kapselstar.

Bei den anderen Medikamenten ist eine Kataraktbildung keine typische (Neben-)Wirkung.

F94

→ **Frage 3.4:** Lösung B

Zu **(B)**: Auf der Abbildung im Bildanhang sieht man im Auflicht die typische Kontusionsrosette einer Cataracta traumatica.

Zu **(A)**: Eine Cataracta radiationis (Röntgenstar) zeigt sich 2–5 Jahre nach Exposition mit ionisierenden Strahlen (200–500 Rad an der Linse) und tritt als scheibenförmige, tuffsteinartige hintere Poltrübung auf.

Zu **(C)**: Eine Cataracta senilis nuclearis zeigt sich als bräunliche Trübung des Linsenkernes.

Zu **(D)**: Eine Cataracta secundaria (Nachstar) setzt eine vorangegangene extrakapsuläre Katarakt-Operation voraus. Hierbei kommt es durch proliferierende Linsenepithelien auf der verbliebenen hinteren Linsenkapsel meist zu froschlaichartigem regeneratorischem Nachstar.

Zu **(E)**: Die Cataracta coronaria tritt meist während bzw. nach der Pubertät bei etwa 20% aller Menschen auf. Die peripher gelegenen, meist keulenförmigen Trübungen verschwinden hinter der Iris und führen in der Regel zu keiner Sehbeeinträchtigung.

H93

→ **Frage 3.5:** Lösung B

Zu **(B)**: Eine Spontanluxation oder eine Subluxation der Linse sowie eine kugelige Linse (Sphärophakie) werden beim **Marfan-Syndrom** (dominant vererbte mesodermale Dystrophie mit abnormem Längenwachstum, Arachnodaktylie etc.), beim **Marchesani-Syndrom** (rezessiv vererbte mesodermale Dystrophie mit Kleinwuchs, Brachydaktylie) und beim **Homozystinurie-Syndrom** gefunden.

Zu **(A)**: Die klassische **Reiter-Trias** besteht aus Arthritis, Urethritis und Iritis, z.T. auch Konjunktivitis.

Zu **(C)**: Zum **Heerfordt-Syndrom** (Febris uveoparotidea) gehören chronische Dakryoadenitis und Parotitis mit Fazialisparese sowie beidseits knötchenförmige Iridozyklitis. Es treten meist subfebrile Temperaturen auf.

Zu **(D)**: Bei der **Galaktosämie** kommt es zur Kataraktbildung in den ersten Lebensmonaten.

Zu **(E)**: Das **Behçet-Syndrom** ist eine schubweise verlaufende Erkrankung mit Stomatitis aphtosa, pyodermieartigen Hauteffloreszenzen und doppelseitiger rezidivierender Hypopyoniritis. Zum Teil findet sich eine hämorrhagisch nekrotisierende Retinitis bzw. Vaskulitis, die auch zur Optikusatrophie führen kann.

H91

→ **Frage 3.6:** Lösung D

Zu **(1)**: Eine typische, nicht ganz seltene Nebenwirkung bei längerdauernder lokaler oder systemischer **Kortisonbehandlung** ist eine Trübung des hinteren Linsenpols bzw. der hinteren Linsenschale.
Zu **(2)**: Die **Cataracta syndermatotica** (tritt auf bei Neurodermitis, Sklerodermie u.a. Hauterkrankungen) imponiert meist als eine schildförmige, subkapsuläre Trübung der vorderen oder hinteren Linsenschale.
Zu **(3)**: Typische dosisabhängige (kumulierte Gesamtlebensdosis!) Nebenwirkungen einer systemischen **Chloroquinbehandlung** (Rheumabasistherapie oder Malariaprophylaxe) am Auge sind reversible weißliche Hornhauteinlagerungen und eine irreversible Makulopathie.

F91

→ **Frage 3.7:** Lösung D

Eine Katarakt durch eine pränatale Rötelninfektion kann dann auftreten, wenn die Infektion zu einem sensiblen Zeitpunkt der embryonalen Organentwicklung stattfindet. Dies ist hier die Linsenanlage im **1. Trimenon.** Typisch für die Rötelnkatarakt ist entweder eine Kern- oder eine Totaltrübung der Linse.

H01

→ **Frage 3.8:** Lösung E

Die **amaurotische Pupillenstarre** beruht auf der Erblindung eines Auges mit Schädigung der afferenten Optikusfasern. Dadurch ist die Pupille mittelweit, die direkte Reaktion auf Licht fehlt, die indirekte Reaktion ist bei gesundem anderen Auge erhalten. Ebenfalls ist die Konvergenzreaktion erhalten. Der Visus ist erloschen. Zur weiteren Differenzierung der Störungen der Pupillomotorik soll Tab. 3.1 dienen:

Syndrom	Ursache	Pupille	direkte Reaktion	indirekte Reaktion	Konvergenzreaktion	Visus
Absolute Pupillenstarre	Periphere Oculomotoriusparese, Prellung, Glaukom	weit, ggf. entrundet	fehlt	fehlt	fehlt	erhalten
Reflektorische Pupillenstarre (Argyll-Robertson-Phänomen)	Zentrale Unterbrechung der Reflexbahn, bei Tabes dorsalis, progressiver Paralyse	Miosis, entrundete Pupille	fehlt	fehlt	überschießend	erhalten
Amaurotische Pupillenstarre	Schädigung der afferenten Optikusfasern	mittelweit	fehlt	erhalten	erhalten	fehlt
Pupillotonie (Adie-Pupille)	Meist einseitig verlangsamte Pupillenreaktion, harmlos, ungeklärt	Anisokorie	verlangsamt	fehlt	erhalten	erhalten
Horner-Syndrom	Ausfall des Halssympathikus oder dessen Zentrum im oberen Thorakalmark	eng	bedingt erhalten	bedingt erhalten	erhalten	erhalten

Tab. 3.1 Differenzierung der Pupillenmotorikstörungen

F00

→ **Frage 3.9:** Lösung E

Tropicamid ist als schwach wirksames Parasympatholytikum ein **kurzwirkendes Mydriatikum** (1–6 Stunden) und damit für die **diagnostische Pupillenerweiterung** zur Untersuchung des Augenhintergrundes (Fundus) sehr gut geeignet. Es beeinträchtigt die Akkommodation nur gering (schwache cycloplegische Wirkung für max. 2 Stunden).
Zu **(A)**: **Atropin** ist ein stark wirksames Parasympatholytikum, ein **lange wirkendes Mydriatikum** (5–8 Tage) welches zu einer Akkommodationslähmung führt und daher nur **bei Kleinkindern zur Refraktionsbestimmung** und zur **Ruhigstellung des Ziliarmuskels und der Iris bei intraokularen Entzündungen** (z.B. Iritis) verwendet wird. Da es als Mydriatikum zu lange wirkt, scheidet es als Lösung hier aus.
Zu **(B)**: **Carbachol** ist ein starkes direktes Parasympathomimetikum wie auch Pilocarpin, nur länger wirksam (8–12 Stunden) und ist als **Miotikum** daher in der Glaukomtherapie auch heute noch vertreten. Da es kein Mydriatikum ist, scheidet es als Lösungsmöglichkeit völlig aus.
Zu **(C)**: **Pilocarpin** ist ein **Miotikum** der gleichen Stoffgruppe wie Carbachol, wirkt jedoch kürzer

(4–8 Stunden) und schneller. Es wird zur Therapie des Offen-und Enwinkelglaukoms, sowie des Glaukomanfalls verwendet.
Zu **(D)**: **Scopolamin** ist ein Parasympatholytikum und **Mydriatikum** wie Atropin, jedoch nicht so stark in seiner mydriatischen (bis zu einigen Tagen) und cycloplegischen Wirkung (einige Stunden). Es wird noch manchmal zur Refraktionsbestimmung in Cycloplegie verwendet, ist jedoch zumeist vom Cyclopentolat abgelöst worden. Der Haupteinsatz dient nach wie vor der Ruhigstellung der Iris und des Ziliarkörpers bei Iritis, Zyklitis und Uveitis und dient auch als Alternative, wenn eine Überreaktion auf Atropin vorliegt.

F94 F92 F84
→ **Frage 3.10:** Lösung C

Sympathomimetika und Parasympatholytika führen zur Pupillenerweiterung, folgende Stoffe können in der Augenheilkunde hierfür diagnostisch oder therapeutisch eingesetzt werden:
Sympathomimetika:
- Phenylephrin
- Tyramin
- Kokain (meist nicht zur Mydriasis, sondern zur Lokalanästhesie).

Parasympatholytika (neben Mydriasis auch Zykloplegie):
- Atropin
- Scopolamin
- Cyclopentolat
- Tropicamid.

Parasympathomimetika führen zur Pupillenverengung und werden zur Glaukombehandlung eingesetzt:
Parasympathomimetika:
- direkt:
  - Pilocarpin
  - Carbachol
- indirekt:
  - Eserin
  - Neostigmin.

Sympatholytika werden in der Augenheilkunde als β-Blocker-Augentropfen ebenfalls zur Glaukombehandlung genutzt:
- Timolol
- Pindolol
- Metipranolol u. a.

F93 F84
→ **Frage 3.11:** Lösung B

Die **reflektorische Pupillenstarre** entsteht durch eine Störung im Schaltneuron der Reflexbahn oberhalb des Edinger-Westphal-Kernes. Sie tritt oft beidseitig auf und ist meist durch Lues bedingt. Heutzutage ist sie selten geworden, da das Tertiärstadium der Lues, zu dem die Tabes dorsalis gehört, durch die guten Behandlungsmöglichkeiten kaum noch auftritt. Es zeigt sich eine enge, entrundete Pupille, bei Dunkelheit kaum Mydriasis, die Lichtreaktion und die konsensuelle Reaktion sind aufgehoben oder zeigen eine geringe, träge wurmartige Kontraktion, während die Naheinstellungsmiosis überschießend ist. Die Pupille reagiert kaum auf Atropin.
Zu **(A)**: Beim **Botulismus** zeigt sich Mydriasis mit absoluter Pupillenstarre, Akkommodationslähmung sowie Augenmuskellähmungen mit Diplopien.
Zu **(C)**: **Kontusionsverletzungen** können an der Regenbogenhaut zu Einrissen des Sphincter pupillae führen oder zu Iriswurzelausrissen. Hierdurch entsteht in der Regel eine entrundete Pupille, die meist gering weiter als die Gegenseite ist, die Reaktion ist weniger ausgiebig. An der Spaltlampe lassen sich aber die Schäden der Regenbogenhaut sehr gut erkennen, sodass hier differenzialdiagnostisch normalerweise keine Schwierigkeiten auftreten.
Zu **(D)**: **Diphtherie** macht neben einer Conjunctivitis diphtherica auch selten eine postdiphtherische Akkommodationslähmung.
Zu **(E)**: Eine Trigeminusneuralgie macht keine typischen Pupillenstörungen.

F89
→ **Frage 3.12:** Lösung A

Die Pupillotonie ist eine ätiologisch ungeklärte Störung ohne Krankheitswert. Sie tritt zunächst einseitig, später auch doppelseitig auf. Die Pupille ist übermittelweit, die Lichtreaktion und die konsensuelle Reaktion sind entweder erloschen oder wie die Konvergenzreaktion tonisch: langsame Reaktion und noch langsamere Wiedererweiterung. Im Kokain-Pilocarpin-Test ist eine starke Ansprechbarkeit durch beide Substanzen typisch.

Fallstudie 1

→ **Frage 3.13 F1:** Lösung E

Zu **(E)**: Eine so genannte **Kernkatarakt**, welche im Laufe des Lebens durch Linsenfaserwachstum und Kondensation im Kernbereich entsteht, führt durch die Erhöhung der Linsenbrechkraft oft zu einer **Brechungsmyopie**.
Zu **(A)**: Die **Linse** ist ektodermaler Herkunft und besteht aus appositionell wachsenden Linsenepithelien. Vom Äquator aus wachsen zeitlebens Linsenfasern nach und legen sich schalenförmig um die früher gebildeten Fasern herum, die durch Wasserabgabe dünner werden, und den Linsenkern bilden. Im Laufe des Lebens entstehen so immer neue Rindenschichten.
Zu **(B)**: Die Brechkraft der Linse nimmt bei stärkerer Wölbung ihrer Oberfläche zu. Diese stärkere Wölbung wird **durch die Entspannung der Zonulafasern** erreicht, die bekanntermaßen den Aufhängeapparat der Linse bilden. Eine Anspannung der Zonula-

fasern bedingt eine Abflachung der Linse und damit einen Verlust der Brechkraft.
Zu (C): Umgekehrt: Die Linsenhinterfläche ist durch das appositionelle Wachstum vom Äquator aus stärker gekrümmt als die Vorderfläche.
Zu (D): Die gesamte Linse besteht aufgrund ihrer ektodermalen Herkunft aus Epithelzellen. Die Vorderfläche der Linse besteht aus einschichtigem Epithel, die Zellen des hinteren Linsenepithels wachsen lebenslang appositionell weiter und füllen das Innere der ehemaligen embryonalen Blase aus.

→ **Frage 3.14 F1:** Lösung C

Zu (C): Eine **Hyperthyreose** kann über einen vermehrten Sympatikotonus eine beidseitige Reizmydriasis verursachen. Häufig geht eine Hyperthyreose auch einem Morbus Basedow voraus. Die Entstehung einer Katarakt wird jedoch **nicht** begünstigt.
Zu (A): Bei juvenilen Diabetikern können schneeflockenartige, wolkige, subkapsuläre Trübungen meist in der vorderen Rinde auftreten, die durch Quellung in eine Totalkatarakt übergehen können. Bei älteren Diabetikern wird außerdem das frühere Auftreten und das schnellere Voranschreiten der gewöhnlichen Cataracta senilis beobachtet.
Zu (B): Bei beiden Formen der autosomal rezessiv vererbten **Galaktosämie** kommt es zu einer Reduktion der Galaktose zu Galaktitol. Dessen Speicherung in der Linse bewirkt eine erhöhte Osmolarität und damit eine Katarakt bereits in den ersten Wochen nach der Geburt. Unter galaktosefreier Diät ist diese Katarakt praktisch voll reversibel.
Zu (D): Beim **Hypoparathyreoidismus** kommt es neben der Hypokalzämie und der Hyperphosphatämie in den meisten Fällen bei Kindern zu einer Cataracta zonularis und bei Erwachsenen zu einer Cataracta tetanica (beidseitig fortschreitende, weißliche Trübung unter der Linsenkapsel).
Zu (E): Die dominant erbliche **myotonische Dystrophie** (Curschmann-Steinert) ist fast immer mit einer doppelseitigen Katarakt vergesellschaftet. Es zeigen sich zunächst christbaumschmuckartige, farbig glitzernde Einlagerungen der Linsenrinde, später eine fortschreitende Eintrübung. Der Nachweis ist von differenzialdiagnostischer Bedeutung, da bei der progressiven Muskeldystrophie (Erb) und bei der Myotonia congenita (Thomsen) eine Katarakt **nicht** beschrieben wird.

→ **Frage 3.15 F1:** Lösung C

Zu (C): Eine längerdauernde systemische Therapie mit Steroiden verursacht am häufigsten eine **hintere subkapsuläre Katarakt (Steroidkatarakt)**.
Zu (A): Eine **Cataracta coronaria** (Kranzstar) tritt bei 20% aller Menschen im dritten Lebensjahrzehnt auf und ist eine Form des Altersstars. Die **Trübungen** entstehen in **der Linsenperipherie**, meist tropfen-, fleck- oder punktförmig mit ringförmiger Anordnung. Durch die periphere Lage besteht zunächst keine Beeinträchtigung der Sehschärfe.
Zu (B): Eine **Cataracta nuclearis** ist eine diffuse **Trübung des Linsenkerns** (oft bräunlich) bei anfänglich klarer Rinde. Die zunehmende Kernsklerose kann zur Brechwerterhöhung und damit Myopisierung führen. Eine Cataracta nuclearis kommt oft bei Myopen vor.
Zu (D): Die **vordere kapsuläre Katarakt** entsteht durch Traumen oder Allgemeinleiden.

- Cataracta traumatica: häufig rosettenartige Trübungen der vorderen Linsenkapsel („Kontusionsrosette"). Diese Trübung rückt im Laufe der Jahre zum Linsenkern vor, weil sich über ihr neue klare Linsenfasern bilden.
- Feuerstar: sog. Glasbläser- oder Wärmestar, bei dem sich eine Cataract bds. ausbildet und sich eine charakteristische lamellenförmige Ablösung der vorderen Linsenkapsel zeigt (= „Feuerlamelle").

Zu (E): Eine **vordere subkapsuläre Katarakt** ist weitaus häufiger als die rein kapsuläre und entsteht ebenfalls durch Allgemeinleiden oder Glaukom:

- **Cataracta dermatogenes** (syndermatotica): meist schildförmige Trübung unter der Linsenkapsel, die allmählich fortschreitet. Assoziation zu Neurodermitis, Sklerodermie, Poikilodermie, Erythrodermie.
- **Cataracta diabetica**: mit beidseitigen „schneeflockenartigen", wolkigen Trübungen unter der vorderen Linsenkapsel, die sich schnell zu einer totalen Cataract entwickeln können.
- **Cataracta tetanica**: mit beidseitigen fortschreitenden weißlich-punktförmigen Linsentrübungen unter der vorderen Linsenkapsel durch Störungen des Kalziumstoffwechsels.
- **Cataracta myotonica**: mit subkapsulären, farbig glitzernden Trübungen („Christbaumschmuck") bis in die mittleren Rindenschichten bei Myotonie (Curschmann-Steinert). Differenzialdiagnostisch wichtig zur Abgrenzung gegenüber der progressiven Muskeldystrophie (Erb) und der Myotonia congenita (Thomsen), bei denen Linsentrübungen fehlen.
- **Glaukomflecken der Linse**: zarte, weißlich-bläuliche Trübungen unter der vorderen Linsenkapsel nach einem Glaukomanfall, die die Sehschärfe nicht beeinflussen.
- **Chalkosis lentis**: sonnenblumenähnliche Cataract mit gold-grünlichen Trübungen subkapsulär („Sonnenblumencataract") durch zurückbleibende Kupfersplitter nach Verletzung (rückbildungsfähig nach Entfernen der Splitter). Manchmal auch bei hepatolenticulärer Degeneration (M. Wilson).

Vorderer Polstar: als eine Form der Cataracta congenita bzw. Embryopathien.

→ Frage 3.16 F1: Lösung E

Zu **(A)** - **(D)**: Nebenwirkungen von Steroiden am Auge:

- Glaukom bei Steroidrespondern (ca. 33% d. Bevölkerung)
- Katarakte (besonders der hinteren Linsenkapsel)
- Sekundärinfektionen werden begünstigt! (bei bakteriellen, viralen und pilzbedingten Infektionen kontraindiziert)
- Rezidive einer Herpes-Keratitis werden begünstigt!
- Ein Sicca-Syndrom wird verstärkt.

Zu **(E)**: Die **vitelliforme Makuladegeneration** (Best-Makulopoathie/Eidotterzyste) ist eine autosomal-dominant vererbte Makuladegeneration, die in 4 Stadien verläuft und in jungen Jahren (5.–15. Lebensjahr) in einer atrophischen Makulanarbe (ein- oder beidseits) endet. Die Diagnose kann auch vor Auftreten der Fundusveränderungen oder bei symptomlosen Genträgern (inkomplette Penetranz) früh durch ein erloschenes EOG (Elektrookulogramm) gestellt werden. ERG normal, Therapie nicht möglich. **Diese Erkrankung wird von lokaler Steroidapplikation nicht beeinflusst!**

→ Frage 3.17 F1: Lösung D

Bei beiden Formen der autosomal rezessiv vererbten **Galaktosämie** kommt es zu einer Reduktion von Galaktose zu Galaktitol. Dessen Speicherung in der Linse bewirkt eine erhöhte Osmolarität und damit eine Katarakt bereits in der ersten postnatalen Woche. Unter galaktosefreier Diät ist diese Katarakt praktisch voll reversibel (dies ist die große Ausnahme!).

→ Frage 3.18 F1: Lösung B

Zu **(B)**: Bei der **Phakoemulsifikation** wird zur Entfernung der getrübten Augenlinse die vordere Linsenkapsel kreisförmig eröffnet. Anschließend wird ein Instrument ins Auge eingeführt, welches die Linsen durch Ultraschall zerkleinert und gleichzeitig über ein Saug-Spül-Verfahren abtransportiert. Diese Technik ist die Voraussetzung für die heute weitgehend verwendete Kleinschnittechnik, bei der über einen 3–4 mm langen Tunnelschnitt sowohl die getrübte Linse entfernt, als auch eine Faltlinse eingebracht werden kann. Dadurch sind die Kataraktoperationen schneller, risikoärmer und damit auch problemlos ambulant durchführbar geworden.

Zu **(A)**: Es gab Überlegungen, bei der Kataraktoperation die vordere Linsenkapsel mit dem Nd-YAG-Laser zu eröffnen. Diese Vorgehensweise bietet aber gegenüber konventionellen Techniken keinen Vorteil und wurde deshalb wieder verlassen.

Zu **(C)**: Hypotone Lösungen würden über das osmotische Gleichgewicht zu einer Eintrübung der Hornhaut führen und sind somit keinesfalls anwendbar, zumal sie außerdem keine phakoemulsifizierende Wirkung haben.

Zu **(D)**: Eine Mitentfernung der hinteren Linsenkapsel findet bei der Lensektomie statt, die teilweise bei Entfernung der kongenitalen Katarakt im Kindesalter angewendet wird.

Auch bei der heute nicht mehr gebräuchlichen intrakapsulären Kataraktoperation, bei der die Linse als Ganzes nach Lyse der Zonulafasern entfernt wird, wird damit die hintere Kapsel mit entfernt.

Zu **(E)**: Die Brillenstärke nach der Operation richtet sich weniger nach der Art des Operationsverfahrens der Entfernung, als vielmehr danach, ob im Rahmen dieser Technik hinterher eine Intraokularlinse implantiert wird und welche Stärke diese hat.

→ Frage 3.19 F1: Lösung D

Zu **(D)**: Bei der extrakapsulären Kataraktextraktion (ECCE) mittels Phakoemulsifikation des Linsenkerns verbleibt die hintere Linsenkapsel, was einerseits die Implantation einer Hinterkammerlinse ermöglicht (bei ICCE = intrakapsulärer Kataraktextraktion nicht möglich), andererseits postoperativ die Entstehung eines Nachstars (Cataracta secundaria) durch proliferierende Linsenepithelzellen an der hinteren Kapsel ermöglicht.

Zu **(A)**: Für die ECCE mit Phakoemulsifikation ist zur Eröffnung des Bulbus nur noch ein sehr kleiner Schnitt von 3 mm notwenig. Dadurch ist die Traumatisierung des Gewebes und die Komplikationsrate sehr gering. Durch den Einsatz von intraokularen Faltlinsen muss dieser Schnitt zur Linsenimplantation nicht mehr erweitert werden. (Bei der ICCE ohne Phakoemulsifikation muss die Linse durch einen größeren Schnitt exprimiert werden.)

Zu **(B)**: Da bei der ECCE mit Phako die Linsenkapsel weitgehend erhalten bleibt, bleibt auch der Zonula-Halteapparat der Linse erhalten und damit das Iris-Linsendiaphragma intakt. Der Glaskörper kann so nicht nach vorne prolabieren. Es muss keine Vitrektomie durchgeführt werden. Die damit verbundenen Komplikationen wie zystoides Makulaödem und Netzhautablösung werden minimiert.

Zu **(C)**: Die Dauer der postoperativen Rehabilitation ist bei allen Techniken im Einzelfall abhängig von der Komplikationsrate. Da die Traumatisierung des Gewebes bei der ICCE etwas größer ist und der Schnitt in der Regel noch mit einer Naht versorgt werden muss, die wiederum einen Hornhautastigmatismus induziert, welcher sich erst nach längerer Heilungsphase oder gar Kappung der Nähte zurückbildet, ist die ICCE als die Technik mit der längeren Rehabilitationsphase zu sehen.

Zu **(E)**: Durch die ECCE mit Phakoemulsifikation reduziert sich erwiesenermaßen das Risiko einer postoperativen Netzhautablösung erheblich.

Katarakt

Die Trübungen der Linse („grauer Star") lassen sich an der Spaltlampe nach morphologischen Kriterien beschreiben (Kerntrübung, Schalentrübung, Speichentrübung, Wasserspalten, subkapsuläre hintere Schalentrübung etc.). Die Morphologie lässt in gewissem Rahmen Rückschlüsse auf die Ätiologie zu.

Verschiedene Kataraktformen:

Cataracta senilis:

Der graue Altersstar zeigt sich als beginnende Linsentrübung (Cataracta incipiens) bei vielen Menschen im 6. Lebensjahrzehnt. Die häufigsten morphologischen Ausprägungen sind eine Cataracta corticalis mit Wasserspaltentrübungen, eine subkapsuläre hintere Schalentrübung oder eine Kernkatarakt.

Die Patienten klagen über Nebelsehen, erhöhte Blendungsempfindlichkeit, langsam zunehmende Sehverschlechterung. Bei der subkapsulären hinteren Schalentrübung ist die Sehverschlechterung, die hier vor allem in der Nähe besteht, häufig stärker als der spaltlampenmikroskopische Befund erwarten lässt. Bei der Cataracta nuclearis zeigt sich eine Myopisierung und es können auf Grund unterschiedlicher Brechkraft von Kern und Rinde monokulare Doppelbilder auftreten; der getrübte Kern hat meistens eine bräunliche Farbe (Cataracta nuclearis brunescens). Die Sehschärfe nimmt mit Zunahme der Linsentrübung (Cataracta senilis provecta) weiter ab. Bei vollständiger Linsentrübung (Cataracta matura) wird nur noch Lichtschein wahrgenommen. Wird die Linse nicht entfernt, kann sich das Bild der Cataracta hypermatura entwickeln: Die Linse schrumpft und verkalkt oder der Kern kann in den verflüssigten Rindenmassen absinken (Cataracta Morgagni). Falls die Linsenkapsel aufplatzt, kann es auf die sich entleerenden Linsenmassen zu einer phakolytischen Reaktion mit nachfolgendem *Sekundärglaukom* und Erblindung kommen. Im Falle einer Cataracta matura oder hypermatura ist die Operationsindikation eindeutig, ansonsten sollte sich die Indikation zur Operation nach den Anforderungen richten, die der Patient an das Sehen stellt. Hierbei sollte das Risiko für Patient und Auge, welches jede Operation in sich trägt (allgemeines Narkoserisiko sowie Risiko der Kataraktoperation – z. B. expulsive Blutung aus Aderhautgefäßen), berücksichtigt werden, auch wenn das Risiko sehr gering ist.

Cataracta complicata:

Als Cataracta complicata bezeichnet man eine Linsentrübung, die sich im Gefolge einer anderen intraokularen Erkrankung ausbildet (z. B. bei chronischer Iridozyklitis, rezidivierender Uveitis posterior, Retinopathia pigmentosa, hoher Achsenmyopie, Heterochromiezyklitis, unbehandelten Amotio retinae, Glaukom).

Spaltlampenmikroskopisch sieht man zu Beginn ein Farbschillern am hinteren Linsenpol, später zunehmende, porös-bröckelige, subkapsuläre hintere Rindentrübungen. Die bei exzessiver Myopie und beim Glaukom zu beobachtenden Kerntrübungen sind keine Cataracta complicata im engeren Sinne.

Cataracta traumatica:

Kontusionsverletzungen mit typischer Kontusionsrosette oder perforierende Verletzung mit Beteiligung der Linsenkapsel und nachfolgender Quellung der Linse.

Cataracta diabetica:

Bei juvenilen Diabetikern können schneeflockenartige oder wolkige subkapsuläre Trübungen meist der vorderen Rinde auftreten, die durch Quellung in eine Totalkatarakt übergehen können. Bei älteren Diabetikern wird das frühe Auftreten und das schnelle Voranschreiten der gewöhnlichen Cataracta senilis beobachtet. Ferner können bei Diabetikern in Abhängigkeit von der Blutzuckereinstellung Schwankungen der Refraktion auftreten.

Cataracta syndermatotica:

Bei chronischer Neurodermitis, Sklerodermie, Poikilodermie und bei Ekzemen wird eine meist schildförmige, subkapsuläre vordere oder hintere Schalentrübung beobachtet.

Cataracta myotonica:

Die seltene, dominant erbliche, myotonische Dystrophie (Curschmann-Steinert) ist fast immer mit einer doppelseitigen Katarakt vergesellschaftet. Es zeigen sich zunächst christbaumschmuckartige, farbig glitzernde Einlagerungen der Linsenrinde, später fortschreitende Eintrübung der hinteren Rinde. Der Nachweis ist von differenzialdiagnostischer Bedeutung, da bei der progressiven Muskeldystrophie (Erb) und der Myotonia congenita (Thomsen) eine Katarakt **nicht** beschrieben wird.

Cataracta tetanica:

Bei hypokalzämischer Tetanie auftretende, beidseitige, fortschreitende Linsentrübung, beginnend als weißliche Trübungen unter der Linsenkapsel.

Strahlenstar:

Infrarotstar (Hochofenarbeiter, Glasbläser): Nach jahrzehntelanger Exposition tritt eine beidseitige, scheibenförmige Trübung am hinteren Pol und fakultativ eine charakteristische lamellenförmige Ablösung der vorderen Linsenkapsel (Feuerlamelle) auf.

Röntgenstar: Ca. 2–5 Jahre nach Exposition von ionisierenden Strahlen (200–500 Rad an der Linse) tritt eine scheibenförmige, tuffsteinartige hintere Poltrübung auf. Zur Prophylaxe sollte bei Bestrahlungen im Kopfbereich das Auge durch einen Bleischutz abgedeckt werden.

Kortisonkatarakt:

Die längere lokale oder systemische Kortikoidgabe kann zu einer typischen schalenförmigen Trübung am hinteren Pol führen. Wenn möglich sollte die Kortikoidabgabe dann sofort abgesetzt werden.

Eine Kataraktbildung ist auch bei Einnahme des Abmagerungsmittels Dinitrophenol sowie von Ergotamin, Phenothiazine und bei Vergiftung mit Thallium und Naphthalin bekannt.

Therapie der Katarakt

Fast allen Kataraktformen gemeinsam ist die ausschließlich operative Therapiemöglichkeit. (**Ausnahme: Katarakt bei Galaktosämie ist durch Diät rückbildungsfähig**). Die nach der Operation fehlende Brechkraft muss durch eine Starbrille, eine Kontaktlinse oder durch eine Intraokularlinse ausgeglichen werden. Die Korrektur mit Starbrille ist bei einseitiger Aphakie und guter Sehschärfe des anderen Auges, wegen der durch die Lage des Glases bedingten Bildvergrößerung und der daraus resultierenden, nicht kompensierbaren Aniseikonie (Größenunterschied der auf die Netzhaut projizierten Bilder) nicht möglich.

Als Operationsverfahren kommen mit Variationen zwei grundsätzliche Verfahren zur Anwendung:

Intrakapsuläre Kataraktextraktion: Hier wird die Linse nach Lösung von den Zonulafasern im **Ganzen** extrahiert.

Extrakapsuläre Kataraktextraktion: Hier wird die vordere Linsenkapsel eröffnet, der Kern entfernt, die Rindenmassen abgesaugt, die hintere Kapsel bleibt stehen.

Bei der intrakapsulären Kataraktextraktion ist die normale Unterteilung des Auges in Kompartimente aufgehoben, es besteht die Gefahr eines Glaskörperverlustes, ferner ist die Häufigkeit einer Amotio retinae größer als bei der extrakapsulären Technik. Als Nachteil der extrakapsulären Kataraktextraktion ist die Möglichkeit der Nachstarbildung anzusehen.

Bei der Aphakiekorrektur durch Intraokularlinsen gibt es verschiedene Möglichkeiten: Vorderkammerlinsen (kammerwinkelgestützt) sind wegen der häufigen Schädigung des Hornhautendothels (durch Kontakt mit der Hornhaut) heute wenig gebräuchlich. Irisgestützte Linsen (z.B. Iriscliplinsen) werden wegen der Irisschädigung und wegen der Gefahr der Dislokation bei versehentlicher Mydriasis heute auch nicht mehr bevorzugt.

Mit Abstand am häufigsten werden Hinterkammerlinsen implantiert, die auch die geringste Komplikationsrate haben. Sie setzen zur Fixierung eine extrakapsuläre Operationstechnik voraus, da sie sich mit ihren Haltebügeln entweder im Kapselsack oder im Sulcus ciliaris abstützen. Dies führt dazu, dass die extrakapsuläre Kataraktextraktion heute bevorzugt wird.

4 Vorderkammer, Glaukom

H07

→ **Frage 4.1:** Lösung D

Zu **(D)**: Die geschilderte Symptomatik (**plötzlicher Beginn** aus völligem Wohlbefinden heraus, **lateralisierter Kopfschmerz** im Bereich des betroffenen Auges, **gastrointestinale Symptome**, Sehverschlechterung / **Verschwommensehen** auf dem betroffenen Auge, „rotes Auge" durch Stauungshyperämie) sind **typisch** für einen **akuten Glaukomanfall**. Mikroskopisch (Spaltlampe) würde man eine mittelweite, reaktionslose Pupille (manchmal entrundet) und ein Hornhautödem durch verminderte Entquellung (Endothelschädigung) erwarten. Da in einer allgemeinmedizinischen Praxis nicht unbedingt eine Spaltlampe vorhanden sein muss, ist der **palpatorische Seitenvergleich beider Bulbi** eine sinnvolle Maßnahme. Das Auge mit dem Glaukomanfall fühlt sich deutlich härter an. Weitsichtigkeit (Hyperopie), wie im beschriebenen Fall, begünstigt durch den Kurzbau des Auges die Entstehung eines Glaukomanfalls. Bei Verdacht auf einen Glaukomanfall sollte der Patient sofort in die Augenklinik geschickt werden, um die Diagnostik sowie sofortige **drucksenkende Maßnahmen** (Laser-Iridotomie, Medikamente) einleiten zu können. **Ansonsten** droht der **irreversible Sehverlust durch Druckschädigung des N. opticus.**

Zu **(A)**: Der Einsatz von **Schmerzmitteln** (z.B. **Sumatriptan**, ein Serotonin-Antagonist) ohne gesicherte Diagnose wäre in diesem Fall ein Kunstfehler, da die Symptomatik laviert wird.

Zu **(B)**: Es besteht keine sofortige Veranlassung für eine **Computertomographie**. Wenn sich eine Raumforderung im **knöchernen Sehnervenkanal** befinden würde, wäre die Symptomatik (z.B. Sehverschlechterung) langsamer progredient.

Zu **(C)**: Es besteht anamnestisch und aktuell ausdrücklich kein temporärer oder manifester Exophthalmus, der die **auskultatorische Suche nach einem pulssynchronen Geräusch in der Orbitaregion** nötig machen würde.

Zu **(E)**: Die **Palpation der Temporalarterien** einschließlich der labortechnischen Untersuchung von **CRP** und **BSG** wäre indiziert, wenn der begründete Verdacht auf eine Arteriitis temporalis bestehen würde. Die Symptomatik wäre hier jedoch eine andere, z. B. plötzlicher kompletter Sehverlust mit starkem Kopfschmerz, multiple Prodromi (wie Schläfenkopfschmerz, Kauschmerz, rheumatische Beschwerden, Fieber, Gewichtsverlust).

F06

→ **Frage 4.2:** Lösung D

Auf der Abbildung lässt sich deutlich eine dunkle, spiegelbildende Flüssigkeitsansammlung in der Augenvorderkammer erkennen. Wahrscheinlich handelt es sich um Blut, was einem **Hyphäma** (D) entsprechen würde. Da die Pupille mittelweit und etwas entrundet ist, lässt sich ein direktes Trauma (stumpfe Prellung) vermuten, was die häufigste Ursache für ein Hyphäma ist. Alle anderen Lösungsmöglichkeiten sind irrelevant.
Zu **(C)**: Ein **Hypopyon** ist eine Eiteransammlung in der Vorderkammer.
Zu **(E)**: Ein **Hyposphagma** ist eine Einblutung der Bindehaut.

F06

→ **Frage 4.3:** Lösung D

Bei einem intraokularen Druckanstieg im Säuglings- oder Kleinkindesalter geben die äußeren Augenhüllen dem Druck nach, sodass es zu einer **Vergrößerung des Hornhautdurchmessers über 10 mm** sowie zu einer **Bulbusvergrößerung (Hydropthalmus) und Buphthalmus kommt**. Man spricht dann von einem **kongenitalen Glaukom** (D). Deshalb kommt es auch nicht zu einem akuten Glaukomanfall. Trotzdem können Zeichen der Augendruckerhöhung wie **z. B. Lichtscheu und Tränenfluss** auftreten und gehören zum klinischen Bild.
Zu **(A)**: Bei der angeborenen **Megalokornea** ist der Hornhautdurchmesser ebenfalls über 10 mm vergrößert, der **Augeninnendruck** ist aber **normal**.
Zu **(C)**: Ein akuter Glaukomanfall kommt beim Säugling durch die Dehnungsfähigkeit der Augenhüllen eigentlich nicht vor.
Zu **(E)**: Die **Fuchs-Hornhautdystrophie** ist eine degenerative Erkrankung des Hornhautendothels, die in der Regel im **mittleren** Lebensalter beginnt und zu einer Trübung und Quellung der Hornhaut mit Sehverschlechterung führt. Sie ist bei Säuglingen nicht zu erwarten.

F06

→ **Frage 4.4:** Lösung E

Zu **(E)**: Die Stoffgruppe der **β-Sympatholytika** (β-Blocker z. B. Timolol) **reduzieren die Kammerwasserproduktion** durch Hemmung der β_2-Rezeptoren am Ziliarepithel und haben keinen Einfluss auf Pupillenweite und Akkommodation. Daher werden sie sehr gerne zur primären medikamentösen Einstellung eines Glaukoms verwendet. Allerdings verstärken sie ein Sicca-Syndrom am Auge und haben, wenn sie nicht selektiv wirken, auch erhebliche systemische Nebenwirkungen (Bradykardie, Überleitungsstörungen, arterielle Hypotonie und Bronchospasmus).
Zu **(A)**: Eine Miosis durch Stimulation des M. sphincter pupillae wird durch Parasympathomimetika wie z. B. Pilokarpin hervorgerufen.
Zu **(B)**: Eine Hemmung des M. sphincter pupillae entsteht durch Ausfall der parasympathischen Innervierung und verursacht eine Mydriasis. β-Sympatholytika hemmen jedoch den sympathischen Anteil. So entsteht z. B. eine mäßige Mydriasis beim Glaukomanfall, die parasympathischen Fasern zum M. sphincter pupillae werden durch den stark erhöhten Druck geschädigt und verlieren ihre Funktion, es entsteht eine Mydriasis.
Zu **(D)**: Durch die pupillenverengende Wirkung von Parasympathomimetika wie z. B. Pilokarpin wird die Iris bis zur Wurzel gespannt und dadurch der Kammerwinkel erweitert, nicht jedoch durch β-Blocker.

H05

→ **Frage 4.5:** Lösung A

In dieser Auswahl ist **Azetazolamid** (Diamox®) das einzig sinnvolle Medikament und wird in der Therapie des akuten Glaukoms standardmäßig eingesetzt. Es reduziert den Augeninnendruck sehr schnell durch Hemmung der Carboanhydrase und verhindert die Neubildung von Kammerwasser. **Cave:** Sulfonamidderivat! Es ist absolut kontraindiziert bei einer Sulfonamidallergie, die in diesem Fall aber anamnestisch nicht vorlag.
Atropin (B) ist ein Mydriatikum und im Glaukomanfall immer kontraindiziert (Ausnahme: malignes Glaukom mit Kammerwasserstau in der hinteren Augenkammer)!
Neomycin (D) ist ein Oberflächenantibiotikum und Tetracain (E) ein Lokalanästhetikum, welche beide in diesem Fall nicht indiziert sind. Calciumdobesilat (Dexium®, (C)) wird zur Gefäßstabilisierung bei diabetischer Retinopathie, nach retinalen Thrombosen und Lasertherapie sowie zur Prävention oder Therapie eines Makulaödems eingesetzt. Seine Wirkung ist jedoch nicht ausreichend belegt.

H01

→ **Frage 4.6:** Lösung D

Zu **(D)**: Eine **Rubeosis iridis** zeichnet sich durch eine ischämiebedingte Neubildung von Gefäßen auf der Iris und im Kammerwinkel aus. Diese Gefäße sind fragiler als die eigentlichen Irisgefäße und reißen auch schneller ein, was zu einer Vorderkammerblutung (Hyphäma) und damit zu einem sekundären Glaukom (kein Winkelblock) führen kann. Das eigentliche Winkelblockglaukom wird durch die Verlegung des Kammerwinkels durch die neugebildeten Gefäße bzw. deren fibrovaskuläre Umwandlung und/oder Schrumpfung verursacht. Die Entstehung einer Rubeosis ist jedoch kein akutes Geschehen und ist auch **nicht als Frühzeichen eines akuten Winkelblockes zu sehen!**

Zu **(A)**: Die Wahrnehmung von „**Halos**" (Farbringen) um Lichtquellen ist ein häufig genanntes Symptom von Patienten mit schnellen Augendrucksteigerungen, wie sie beim akuten Winkelblockglaukom vorkommen.

Zu **(B)**: Bei hohem intraokulärem Druck kann das Endothel seine Entquellungsfunktion für die Hornhaut nicht mehr leisten. Die Folge ist ein **Epithelödem** der Hornhaut, welches Nebelsehen hervorruft.

Zu **(C)**: Zu einer Verlegung des Kammerwinkels durch die periphere Iris kommt es z.B. bei starker Hyperopie mit extremem Kurzbau des Auges (die Vorderkammer ist dann per se flach). Es reicht eine kurzfristige Pupillenerweiterung z.B. in Dämmerung/Dunkelheit oder diagnostisch durch Mydriatika, um den Kammerwinkel durch peripheres Irisgewebe zu verlegen.

Zu **(E)**: **Typisch für ein akutes Winkelblockglaukom** (klassischer Glaukomanfall) sind starke Augen- und Kopfschmerzen, ein „rotes Auge", ein steinharter Bulbus, Nebelsehen und Halos, eine durch ein Epithelödem verursachte, übermittelweite und starre Pupille sowie Allgemeinsymptome wie Erbrechen und andere Abdominalsymptome.

F93

→ **Frage 4.7:** Lösung A

Zu **(A)**: Ein **phakolytisches Glaukom** entsteht dadurch, dass bei hypermaturer Katarakt die äußere Linsenkapsel defekt wird, verflüssigte Linsenmasse in die Vorderkammer frei wird und die durch das Linseneiweiß ausgelöste Immunreaktion den Augendruck erhöht.

Zu **(B)**: Die Iriswurzelinstabilität nach intrakapsulärer Katarakt-Operation kann zu einem sogenannten **Aphakie-Glaukom** führen.

Zu **(C)**: Ein durch Linsenluxation in die Vorderkammer bedingtes Sekundärglaukom würde man am ehesten als sekundäres Winkelblockglaukom bezeichnen.

Zu **(D)**: Verklebungen zwischen Linse und Regenbogenhaut können im Rahmen einer Iritis oder Iridozyklitis entstehen. Die Bezeichnung hierfür ist hintere **Synechien**, bei zirkulärer Verklebung: **Seclusio pupillae** (Pupillarblock), bei zusätzlicher Membranbildung in der Pupille: Occlusio pupillae.

Zu **(E)**: **Mikrophakie** und **Sphärophakie** wird meines Wissens nicht in Zusammenhang mit Hypersekretion von Kammerwasser beschrieben. Die Sphärophakie (Kugellinse) wird im Rahmen verschiedener Syndrome beschrieben, hierbei kann durch Linsenluxation oder Linsensubluxation ein erhöhter Augendruck auftreten (Marfan-Syndrom, Marchesani-Syndrom).

H02

→ **Frage 4.8:** Lösung C

Zu **(C)**: Das **Plateau-Iris-Syndrom** ist eine seltene anatomische Ursache für ein akutes Winkelblockglaukom (ohne Pupillarblock). Bei diesen Augen inseriert die Iris **vor** dem Ziliarkörper, sodass sich die Iris bei Pupillenerweiterung nach vorne bauscht und das Trabekelwerk des Kammerwinkels verschließt. Therapie: Miotika, Gonioplastik.

Zu **(A)**: In der Abbildung sieht man deutlich, dass die Pupillaröffnung durch hintere Synechien (Verklebungen) verschlossen ist, wie es nach länger dauernden intraokularen Entzündungen oft passiert. Als **Seclusio pupillae** bezeichnet man einen vollständigen Verschluss der Pupille (Pupillarblock) durch zirkuläre hintere Synechien. Ist zusätzlich eine in der Pupillarebene liegende Membran erkennbar, spricht man von einer **Occlusio pupillae.**

Zu **(B)**: Eine **Iris bombée** (Napfkucheniris) nennt man die napfkuchenartige Vorwölbung der Iris in die Vorderkammer aufgrund der Seclusio pupillae und dem von der Hinterkammer aus drückendem Kammerwasser (wird in der Hinterkammer gebildet). Dadurch entwickelt sich ein Sekundärglaukom.

Zu **(D)**: Als **gemischte Injektion** (entzündliche Hyperämie) bezeichnet man die vermehrte Füllung des oberflächlichen **konjunktivalen** (hellrot, verschiebliche Gefäße) **und** des tieferen **ziliaren Gefäßnetzes** (blau-rötlich, livide, nicht verschiebliche Gefäße) am Auge. Sie ist Zeichen einer ernsteren Entzündung des vorderen Augenabschnittes, wie z.B. einer Keratitis, Iritis, Episkleritis oder Skleritis. Eine Stauungshyperämie, wie sie beim akuten Glaukom vorkommt, imponiert mehr dunkelrot (Abflussbehinderung der Vortexvenen), was hier im Bild allerdings nicht sehr deutlich unterschieden werden kann.

Zu **(E)**: Da der Fokus des Spaltlampenbildes nicht auf der Linsenvorderfläche liegt, sondern auf der Iris und der Hornhaut, kann man nicht sicher beurteilen ob es sich um eine fortgeschrittene weißlich imponierende **Katarakt**, oder um eine Membran im Pupillarbereich handelt. Gut erkennbar sind jedoch die **Neovaskularisationen** in der Pupillarebene/ Linsenvorderfläche, sodass diese Antwortmöglichkeit eher zutrifft.

F03

→ **Frage 4.9:** Lösung E

Die **okuläre Hypertension** bezeichnet das Vorliegen eines erhöhten, glaukomverdächtigen Augendruckes (>21 mmHg) bei offenem Kammerwinkel, je-

doch ohne Gesichtsfeldausfälle und Papillenveränderungen. Sie ist eine Sonderform des primären Offenwinkelglaukoms. Der Übergang zu einem manifesten Glaukom beträgt ca.1 % pro Jahr.
Alle genannten Antwortmöglichkeiten außer (E) entsprechen der Definition der okulären Hypertension.
Zu **(E)**: Ein parazentraler, bogenförmiger Gesichtsfeldausfall beweist eine glaukombedingte Nervenfaserschädigung. Die Diagnose „okulare Hypertension" wäre demnach nicht zutreffend.
Zu **(A)**: Bei der okulären Hypertension sind die Druckwerte in der Regel nur leicht erhöht (21–25 mmHg). Bei höheren Werten kommt es immer zu druckbedingten Nervenfaserschädigungen mit glaukomatösen Veränderungen.
Zu **(B)**: Der Kammerwinkel ist offen und zeigt sich in normaler Weite ohne Verlegungen oder Vernarbungen.
Zu **(C)** und **(D)**: Der neuroretinale Randsaum der Papille erscheint intakt, es findet sich keine Papillenexkavation.

F04

→ **Frage 4.10:** Lösung A

Zu **(A)**: Der Patient mit akutem Glaukomanfall muss sofort zu einem Augenarzt gebracht werden, weil höchste Gefahr für das Augenlicht besteht. Die Drucksenkung wird auf mehrere Säulen gestellt:

- Miotika (z.B. Pilocarpin (A))
- Carboanhydrasehemmer zur Hemmung der Kammerwasserbildung (z.B. Acetazolamid)
- Mannitinfusion, um dem Auge Wasser zu entziehen
- Betablocker-Augentropfen, Apraclonidin-Augentropfen
- Iridektomie

Auch am zweiten Auge sollte vorbeugend eine Iridektomie durchgeführt werden, da in der Regel der Kammerwinkel beider Augen eng ist und somit auch am anderen Auge ein Glaukomanfall droht.
Zu **(B)** und **(C)**: Scopolamin und Atropin sind m-Cholinozeptor-Antagonisten. Sie führen über eine Mydriasis zur Einengung des Kammerwinkels und sind somit bei Glaukompatienten (auch bei chronischem Glaukom) grundsätzlich kontraindiziert.
Zu **(D)**: Naphazolin ist ein α-Adrenozeptor-Agonist und wird wegen seiner gefäßverengenden Wirkung bei Reizzuständen der Bindehaut eingesetzt. Beim Engwinkelglaukom ist Naphazolin ebenfalls kontraindiziert.
Zu **(E)**: Trifluridin ist ein Virostatikum.

H04

→ **Frage 4.11:** Lösung C

Zu **(C)**: Die Messung des horizontalen Hornhautdurchmessers ist wichtig für die frühzeitige Diagnosestellung eines **kongenitalen Glaukoms,** welches unbehandelt zur frühzeitigen Erblindung führen würde!
Ursächlich liegt eine angeborene Abflussstörung des Kammerwassers vor, welche durch Anomalien im Bereich des Schlemm'schen Kanals und des Trabekelwerkes verursacht wird. Aufgrund des erhöhten Augeninnendruckes kommt es zu einer Vergrößerung des Augapfels und Dehnung der Hornhaut (Buphthalmus). Bei **75 %** der Patienten **beidseitig!!!**
Normdurchschnittswert bei Geburt: **9,3** mm, mit 2 Jahren: **11,7** mm.
Verdacht auf Buphthalmus, wenn beim Neugeborenen der Hornhautdurchmesser **> 10 mm** und beim **Kleinkind > 13 mm** ist.
Zu **(A)**: Der **Keratokonus** ist eine Hornhautdystrophie mit axialer oder exzentrischer **Verdünnung, kegelförmiger Vorwölbung** und Perforationsgefahr. Er verursacht einen starken **irregulären Astigmatismus** und kommt oft beidseits vor. Der Hornhautdurchmesser verändert sich jedoch nicht wesentlich.
Zu **(B)**: Eine bandförmige Hornhautdegeneration (**Bandkeratopathie**) ist eine bandförmige, horizontale, weißliche Trübung der Hornhaut, welche bei chronischen intraokularen Entzündungen (Uveitis) oder nach einem Bulbustrauma durch Kalziumsalzeinlagerungen entsteht.
Zu **(D)**: Eine **Mikrophakie** (Linsendurchmesser kleiner als normal) und eine **Sphärophakie** (runde Kugellinse durch fehlende Zonulafasern) sind **Linsenveränderungen**, die mit verändertem Durchmesser und Größe der Linse einhergehen und nichts mit dem Hornhautdurchmesser zu tun haben!
Sie sind häufig assoziiert mit erblichen Syndromen wie z.B. **Alport-Syndrom** (Oto-okulo-renales Syndrom), **Loewe-Syndrom** (Okulo-zerebro-renales Syndrom), **Marchesani-Syndrom** (Brachydaktylie mit Zahnanomalien und Augenveränderungen, Herzfehler).
Zu **(E)**: Liegt ein Retinoblastom vor, kann es sekundär durch das Tumorwachstum zu Augendruckerhöhungen und damit auch zu einem Buphthalmus kommen.

H00

→ **Frage 4.12:** Lösung C

Das in den Ziliarkörperfortsätzen in der hinteren Kammer produzierte **Kammerwasser** (Minutenvolumen ca. 2 Kubikmillimeter) dient der **Ernährung von Linse und Hornhautendothel.** Weiterhin hält es den intraokularen Druck aufrecht, der normalerweise zwischen 10 und 21 mmHg beträgt. Ein sehr geringer Teil des Kammerwassers wird von dem uvealen Gewebe der Iris resorbiert und ein weiterer geringer Teil sickert zur Uvea im hinteren Augenabschnitt, wird dort resorbiert und dem venösen Abfluss zugeführt (dient aber nicht deren Ernährung).

Zu **(1)**: Die Choroidea oder Aderhaut des Auges besteht aus einer vaskulären Schicht, die das Sinnesepithel der Netzhaut versorgt und die Temperatur des Auges konstant hält. Das Blut der Aderhaut entspringt aus den Arteriae ciliares und verlässt sie durch die Vortexvenen.
Zu **(2)**: Die Kornea wird außer vom Kammerwasser noch vom Randschlingennetz der Bindehaut am Limbus und vom Tränenfilm oberflächlich versorgt. Das bedeutet: **Die Hornhaut hat 3 Versorgungsquellen!**
Zu **(4)**: Die **Sklera** oder Lederhaut des Auges bildet zusammen mit der Hornhaut die äußere Hülle des Auges. Sie ist eine derbe, undurchsichtige, nahezu zellfreie Bindegewebsschicht, die nur wenige Gefäße und Nerven enthält. Die Sklera ist von einer dünnen vaskularisierten Hülle, der Episklera umgeben, deren Blutgefäße aus den vorderen Ziliargefäßen entspringen und die Sklera ernähren.

H90
→ **Frage 4.13:** Lösung C

Tränen, extreme Lichtscheu und „schöne, große" Augen sind die auch für einen Laien erkennbaren Kardinalsymptome beim **Buphthalmus** (Synonyme: kongenitales Glaukom, Hydrophthalmus).
Die Größenzunahme entsteht durch eine augeninnendruckbedingte Dehnung der zu Beginn noch weichen Korneoskleralkapsel. Die Hornhaut kann wie beim Erwachsenen durch den Druck dekompensieren und trübe werden, außerdem kann es durch Dehnungen im Hornhautbereich zum Einreißen der Descemet-Membran kommen, welches auch zur Eintrübung führt. Die Lichtscheu und das Tränen sind subjektive Sekundärsymptome, die durch die Hornhauttrübung hervorgerufen werden.
Zu **(C)**: Die **hinteren Synechien** sind bei/nach Iritis/Iridozyklitis ein typisches Symptom.

F98 H94 F92 F86
→ **Frage 4.14:** Lösung C

Unter einem **klassischen akuten Glaukomanfall** ist ein akutes Winkelblockglaukom zu verstehen. Prädisponierend hierfür sind enge Vorderkammerverhältnisse mit verengtem Kammerwinkel und flacher Vorderkammer. Der Augpafel ist tastbar steinhart, der Patient hat starke Schmerzen. Aufgrund des erhöhten Drucks zeigt sich ein Hornhautepithelödem, durch welches Nebelsehen und farbige Ringe um Lichtquellen entstehen. Es zeigt sich eine kongestive Bindehauthyperämie, die Pupille ist meist übermittelweit und starr.
Die medikamentöse Therapie sollte möglichst bereits vor der sofortigen Krankenhauseinweisung einsetzen: 10minütig Pilocarpin Augentropfen 1% oder 2% (dem Patienten mitgeben), 500 mg Acetazolamid (Diamox®) i.v. oder oral. In der Klinik erfolgt nach medikamentöser Drucksenkung (dort zusätzlich noch Infusion mit Mannitol 20%) eine Iridektomie, um einen erneuten Winkelblock zu verhindern.

F00
→ **Frage 4.15:** Lösung A

Die **Neigung zu Glaukomanfällen** ist typischerweise erhöht bei **Hypermetropie** (Weitsichtigkeit) mit einem Kurzbau des Auges (verkürzte Achslänge), weil damit der Kammerwinkel enger ist als bei einem Auge mit normaler oder größerer Achslänge (Myopie). Hier kann es durch eine Pupillenerweiterung auch eher zu einer Verlegung des Kammerwinkels durch die Irisbasis mit Behinderung des Kammerwasserabflusses und konsekutivem Druckanstieg (Glaukomanfall) kommen. Es besteht die Disposition zu einem kongestiven Glaukom (Engwinkelglaukom). Eine dicke und große Augenlinse prädisponiert ebenfalls zu einem Glaukomanfall, weil die Raumforderung durch die Linse das Irisdiaphragma nach vorne in Richtung Vorderkammer drücken und dadurch auch der Kammerwinkel verlegt werden kann.
Zu **(3)**: Eine **Retinopathia centralis serosa** ist ein Ödem der zentralen Netzhaut am hinteren Augenpol mit seröser Abhebung der sensorischen Netzhaut und meist mäßigem Funktionsverlust (Visusminderung) in diesem Areal. Die betroffenen Patienten klagen über verzerrtes Sehen (Metamorphopsien). Die Ursache ist unklar, die Störung beruht auf einer vorübergehenden Permeabilitätsstörung der Gefäße. Bei der Augenhintergrundsuntersuchung erkennt man ein **Makulaödem**. Eine Disposition zum Glaukomanfall besteht in keiner Weise.
Zu **(4)**: Ein **Keratoglobus** ist eine seltene angeborene **Hornhautanomalie** mit Verdünnung und starker Wölbung vorwiegend der peripheren Hornhaut. Der Hornhautdurchmesser ist meist nicht vergrößert. Durch die starke Hornhautverdünnung kann es durch leichte Traumen schnell zum Einreißen der Descemet-Membran der Hornhaut, zu Quellung und Trübung derselben (akuter Keratoglobus) oder auch zu direkten Perforationen mit Visusverlust kommen.

Fallstudie 1

→ **Frage 4.16 F1:** Lösung B

Zu **(B)**: Bei der **Gonioskopie** wird ein Kontaktglas mit entsprechend ausgerichtetem Spiegel auf das Auge aufgesetzt, um den sonst nicht einsehbaren Kammerwinkel zu beurteilen. Zu beurteilen ist die Weite des Kammerwinkels, vermehrte Pigmentierungen, neu gebildete Gefäße, Synechien oder die mangelhafte Differenzierung des Kammerwinkels.

Zu **(A)** und **(D)**: Der Augenhintergrund und die Papille werden durch direkte oder indirekte Ophthalmoskopie oder z.B. mittels eines Dreispiegelkontaktglases nach Goldmann an der Spaltlampe beurteilt.
Zu **(C)** und **(E)**: Die Beurteilung der Bindehaut und der Linse erfolgt mittels Spaltlampenmikroskopie.

→ **Frage 4.17 F1:** Lösung C

Normalerweise sollte die **Papille** im Niveau des Augenhintergrundes liegen. Hier kann man aber erkennen, dass die Gefäße wie aus einer Mulde herauslaufen. Bei einer Stauungspapille würde sich der gegenteilige Befund zeigen: Durch die deutliche Prominenz des Sehnervköpfchens, die bis zu 6 dpt betragen kann, liefen die Gefäße quasi „einen Berg hinunter".

→ **Frage 4.18 F1:** Lösung C

Zu **(A)**, **(B)**, **(D)**, **(E)**: Bei einem **Glaukom** kommt es typischerweise zu einer Schädigung des Sehnerven, die bei der Fundusuntersuchung durch eine zunehmende Exkavation der Papille zu erkennen ist. Die durch den Augendruck zugrundegegangenen Nervenfasern können keine Seheindrücke aus den Gesichtsfeldbereichen, die sie versorgen, weiterleiten. Entsprechend kommt es zu zunehmenden Gesichtsfeldausfällen.
Die Abbildungen zu den Antwortmöglichkeiten könnten die Verlaufsbeobachtung des linken Auges eines unbehandelten Glaukompatienten mit zunehmendem Gesichtsfeldverfall in der Reihenfolge (E), (A), (D) und schließlich (B) darstellen: (E) zeigt ein beginnendes Bjerrum-Skotom, noch ohne Anschluss an den blinden Fleck. Bei einer Zunahme kann sich dann ein Bild wie bei (A) ergeben: Bjerrum-Skotom mit Anschluss an den blinden Fleck. Eine weitere Zunahme ergibt dann den „nasalen Sprung", wie bei (D) dargestellt: nasal zeigt sich ein Sprung der Gesichtsfeldaußengrenze an der Versorgungsgrenze nach innen (bei dieser Abbildung sind die Fasern der oberen Gesichtsfeldhälfte stärker geschädigt, sodass sich hier die Einengung oberhalb des 3-Uhr-Meridian zeigt). In (B) ist ein typisches Spätstadium gezeigt mit kleiner erhaltener zentraler Insel und einer temporalen Sichel.
Zu **(C)**: Alle Abbildungen außer (C) haben gemeinsam, dass sich die Skotomgrenzen an den Verlauf der Nervenfasern halten und somit durch ein Glaukom verursacht sein können (nicht müssen!). Bei (C) zeigt sich eine konzentrische Einschränkung mit zwei bogenförmigen Vorwölbungen im unteren Teil. Dieser Ausfall kann bei vielen Erkrankungen vorwiegend im Bereich der Netzhaut vorkommen, ohne für eine Erkrankung besonders spezifisch zu sein (z.B. Frühstadium einer Retinopathia pigmentosa, Retinoschisis, alte Amotio retinae, nach Amotiooperationen).

→ **Frage 4.19 F1:** Lösung C

Zu **(C)**: Man nimmt heute an, dass die Erhöhung des Augeninnendrucks bei der häufigsten Form des Glaukoms, dem primär chronischen Offenwinkelglaukom, durch eine Verschlechterung des Kammerwasserabflusses entsteht. Hierfür werden degenerative Veränderungen im Trabekelwerk im Schlemm'schen Kanal und in den nachgeordneten Kanälen verantwortlich gemacht.
Zu **(A)**: Eine pathologische Linsendicke führt zu einer Einengung des Kammerwinkels und kann dadurch zu einem Engwinkelglaukom oder zu einem Glaukomanfall führen.
Zu **(B)**: Auch eine vermehrte Kammerwasserproduktion kann zu einem Glaukom führen, dies spielt aber nach überwiegender Überzeugung nur eine untergeordnete Rolle.
Zu **(D)**: Eine Atrophie des Ziliarkörpers, welcher Kammerwasser produziert, würde eine Herabsetzung des Augeninnendrucks zur Folge haben.
Zu **(E)**: Synechien im Kammerwinkel können über eine Einengung des Kammerwinkels zu einer Abflusserschwerung führen. Der hierdurch erhöhte Augendruck zählt aber nicht zum Krankheitsbild des chronischen Offenwinkelglaukoms.

→ **Frage 4.20 F1:** Lösung E

Zu **(E)**: Der typischerweise beim **Glaukom** zu findende Gesichtsfeldausfall, das Bjerrum-Skotom, ist ein sich am Nervenfaserverlauf orientierendes Bogenskotom. Diese typische Konfiguration der Gesichtsfeldausfälle weist bereits auf die richtige Lösung der Frage hin. Definitionsgemäß ist ein chronisches Offenwinkelglaukom eine Erkrankung des Nervus opticus, hervorgerufen durch langsamen, progredienten Verlust der Axone der retinalen Ganglienzellen und intrapapillärer Astrozyten mit daraus folgenden Gesichtsfeldeinschränkungen bei normal ausgebildetem Kammerwinkel. Diagnostisch zeigt sich eine Trias aus Augeninnendrucksteigerung, Gesichtsfelddefekten und glaukomatös veränderter Papille.
Zu **(A)** – **(D)**: Die hier aufgeführten, tiefer gelegenen Strukturen der Netzhaut werden beim chronischen Glaukom nicht hauptsächlich geschädigt.

→ **Frage 4.21 F1:** Lösung D

Zu **(D)**: Ziel der Therapie eines Glaukoms ist immer die Senkung des Augendruckes, also sollte alles vermieden werden, was auch nur im Geringsten die Gefahr der Druckerhöhung in sich birgt.
Parasympatholytika haben am Auge die unerwünschte Nebenwirkung, die Pupille zu erweitern (**Mydriasis**), wobei selbst beim Offenwinkelglaukom die Gefahr der Verlegung des Kammerwinkels durch Irisanteile besteht und damit eine eventuelle stärkere Abflussbehinderung des Kammerwassers

hervorgerufen werden kann. Ein Glaukommedikament sollte daher keine Mydriasis hervorrufen.
Die absolut einzige Ausnahme ist das maligne Glaukom (Ziliarblockglaukom)! Bei diesem besteht ein **zilio-lentikulärer Block**, d.h. der normale Kammerwasserfluss von hinterer Augenkammer über die Pupille zur vorderen Augenkammer ist blockiert und es bestehen starke Druckerhöhungen. Hier darf und muss neben operativen Methoden die medikamentöse Mydriasis angewendet werden.
Zu **(A)**: Ein **Sympathomimetikum** (Clonidin) hemmt die Kammerwasserproduktion durch zentrale Hemmung der Noradrenalinabgabe und hat keine Wirkung auf Pupillenweite oder Akkommodation.
Zu **(B)**: **β-Sympatholytika** (Betablocker: z.B. Timolol) reduzieren die Kammerwasserproduktion durch Hemmung der β_2-Rezeptoren am Ziliarepithel und haben ebenfalls keinen Einfluss auf Pupillenweite und Akkommodation. Allerdings verstärken sie ein Sicca-Syndrom am Auge und haben, wenn sie nicht selektiv wirken, auch erhebliche systemische Nebenwirkungen (Bradykardie, Überleitungsstörungen, arterielle Hypotonie und Bronchospasmus).
Zu **(C)**: **Parasympathomimetika** sind **Miotika**, die über eine Erweiterung des Kammerwinkels den Kammerwasserabfluss verbessern und damit drucksenkend wirken. Die Nebenwirkungen können für den Patienten jedoch sehr störend sein: Schmerzen durch Akkommodationskrampf, Sehverschlechterung durch vorübergehende Myopisierung.
Zu **(E)**: **Carboanhydrasehemmer** gibt es zur kurzfristigen, systemischen (Azetazolamid) wie neuerdings auch zur langfristigen, lokalen Therapie (Dorzolamid). Letzterer ist ein gut verträglicher, aber teurer Wirkstoff mit guter Drucksenkung. Beide Wirkstoffe sind allerdings Sulfonamidderivate und daher **bei Sulfonamidallergie kontraindiziert**!

→ **Frage 4.22 F1:** Lösung B

Zu **(B)**: Adrenalinderivate gehören zu den Sympathomimetika. Sie hemmen die Kammerwasserproduktion und bewirken eine leichte Mydriasis ohne gleichzeitige Ausschaltung der Akkommodation. Daher werden sie in der Glaukombehandlung zur Augendrucksenkung eingesetzt. Bei der Verordnung von Adrenalinderivaten zur Behandlung eines Glaukoms muss aber auch die Durchblutungsverschlechterung von Sehnerv und Netzhaut bedacht werden, die durch eine Gefäßengstellung vor allem bei Patienten mit Arteriosklerose auftreten kann.
Zu **(A)** und **(E)**: Ein Akkommodationsspasmus und eine Miosis kann nach Gabe von Parasympathomimetika, wie Pilocarpin-Augentropfen oder Carbachol-Augentropfen auftreten.
Zu **(D)**: Eine Augeninnendruckerhöhung kann nach langdauernder Gabe von kortisonhaltigen Augentropfen oder bei „Steroid-respondern“ (ca. 30% der Bevölkerung) auch bei kurzzeitiger Anwendung auftreten. Wäre durch die Frage (**Offen**winkelglaukom) ein enger Kammerwinkel nicht ausgeschlossen, so wäre wegen der leichten Mydriasis auch bei Adrenalinderivaten als seltene Wirkung ein Augendruckanstieg durch Verlegung des Kammerwinkels möglich.

Primär chronisches Offenwinkelglaukom

Häufigkeit: 2–3% der Bevölkerung sind betroffen, in industrialisierten Ländern ist das Glaukom eine häufige Erblindungsursache.
Symptome: Subjektiv bleibt das chronische Glaukom lange asymptomatisch, erst massive Gesichtsfeldausfälle und Herabsetzung der zentralen Sehschärfe im Terminalstadium werden bemerkt. Objektiv findet man einen erhöhten Augendruck, eine zunehmende glaukomatöse Papillenexkavation mit Verdrängung des Gefäßbaums nach nasal und bajonettartig abknickenden Gefäßen. Der vitale Randsaum der Papille wird zunehmend kleiner, bis im Endstadium kein vitaler Randsaum mehr vorhanden ist, die Exkavation füllt den gesamten Papillendurchmesser aus, die Papille ist atrophisch weiß (glaukomatöse Optikusatrophie). Je nach Ausmaß der Sehnervenschädigung zeigen sich Gesichtsfeldausfälle (diskret vergrößerter blinder Fleck, geringe Nervenfaserausfälle [Bjerrum-Skotom], „nasaler Sprung“, Ringskotom mit temporalem Rest, Verfall des zentralen Gesichtsfelds).
Ziel der Therapie: Senkung des Augendrucks auf ein Niveau, bei dem keine Progredienz mehr auftritt. Da der Sehnerv ein vorgeschobener Gehirnteil ist, sind alle eingetretenen Schäden irreversibel. Die Schwankungen des individuellen Normalwertes können sehr groß sein, so dass es trotz Augendruckwerten im „allgemeinen Normbereich“ zur Befundprogredienz kommen kann: man spricht dann vom „Glaukom ohne Hochdruck“ oder besser vom **Low-tension-Glaukom**. Deshalb muss zur Kontrolle des Therapieerfolgs neben dem Augendruck der Papillenbefund und der Gesichtsfeldbefund im Verlauf beurteilt werden.
Therapie:
Medikamentös: Lokal kommen β-Blocker (auch hier sind die Kontraindikationen Asthma bronchiale und AV-Block zu beachten), Pilocarpin, Carbachol, Clonidin (cave: Blutdrucksenkung), Epinephrin u.a. zur Anwendung. Die systemische Gabe von Karboanhydrasehemmern (z.B. Diamox®) ist im Gegensatz zur lokalen Rezeptur (Trusopt®) wegen der Nebenwirkungen nur zur vorübergehenden, raschen Drucksenkung, nicht aber zur Dauertherapie geeignet. Weiterhin steht Xalatan® (Latanoprost) zur Dauertherapie

zur Verfügung, welches jedoch wegen der Nebenwirkung verstärkter Irispigmentation und des hohen Preises seltener zur Anwendung kommt.
Operativ: Der komplikationsärmste Eingriff ist heute die **Lasertrabekuloplastik (LTP).** Hierbei wird das Trabekelwerk mit Laserstrahlen behandelt, durch die Vernarbung ergibt sich eine weitere Aufspannung des Trabekelwerks und damit ein geringerer Abflusswiderstand. Zu einer deutlichen Drucksenkung kommt es hier aber nur in ca. 50% der Behandlungen.

Das Ziel **fistulierender** oder **filtrierender Operationen** ist die Schaffung eines Abflusses des Kammerwassers unter die Bindehaut, wo es resorbiert wird; gebräuchliche Techniken sind Goniotrepanation, Trabekulektomie, Gonioexzision u.a.
Als Ultima ratio kommen noch Eingriffe in Frage, die über eine Vernarbung des Ziliarkörpers zur Verminderung der Kammerwasserproduktion führen: **Zyklokryokoagulation, Zyklodiathermie.**

5 Glaskörper

H94

→ **Frage 5.1:** Lösung E

Zu **(E)**: Schon die Anamnese weist auf eine **Glaskörperblutung** hin: Der Patient hat einen schweren, „insulinpflichtigen" Diabetes mellitus. Hierdurch hat er schon von vorneherein ein sehr hohes Risiko, eine Glaskörperblutung zu erleiden. Die Geschwindigkeit **(plötzlich)** sowie die Wahrnehmungen **(schwarzer Schatten)** sind ebenfalls typische Hinweise. Auf der Abbildung erkennt man dann das erwartete Fundusbild: zentral als schwarz-rote Flecke die Einblutung in den Glaskörper, zum Teil erkennt man noch schemenhaft die Netzhaut hinter der Glaskörperblutung sowie dahinterliegend das Fundusbild einer ausgeprägten diabetischen Retinopathie mit retinalen Blutungsherden und deutlicher Exsudation in die Netzhaut.
Zu **(A)**: Ein intraokulares, malignes **Melanom** (der Aderhaut) macht typischerweise, selbst wenn es schnell wächst, keinen plötzlichen schwarzen Schatten und ist weder auf der Abbildung zu erkennen, noch aufgrund der Vorgeschichte sonderlich wahrscheinlich.
Zu **(B)**: Eine zentrale **Netzhautablösung** kündigt sich meist zuvor durch Verzerrtsehen an, ehe man dann einen Schatten wahrnimmt. Das Fundusbild ist zudem natürlich noch ein ganz anderes als das dargestellte.
Zu **(C)**: Ein **Verschluss der Vena centralis retinae** könnte eine gleiche Symptomatik machen und ist durchaus bei der Vorgeschichte nicht von vornherein unwahrscheinlich; beim Verschluss der Vena centralis retinae sieht man am Fundus jedoch eine unscharfe Papille sowie typischerweise streifige Blutungen in der Nervenfaserschicht.
Zu **(D)**: Unter **Netzhautinfarkt** soll wohl ein **arterieller Verschluss** einer Astarterie oder der Zentralarterie verstanden werden. Hierbei sieht man eine ödematöse, geschwollene Netzhaut, gegebenenfalls mit kirschrotem Fleck. Dies entspricht jedoch nicht dem abgebildeten Fundus.

F07

→ **Frage 5.2:** Lösung B

Zu **(B)**: Der ophthalmologische Befund bei einem Holzfäller zeigt weißlich-gelbliche Konglomerate im Glaskörperbereich vor der Netzhaut. Trotz erschwerter Beurteilung erkennt man **perlschnurartige Glaskörperinfiltrate** (manchmal auch schneeballartige Infiltrate), die typisch für eine **Candida-Infektion** sind. An der Netzhaut können sich unscharf begrenzte, weißliche Netzhaut-Aderhautinfiltrate zeigen, die hier nicht vorhanden sind. Bei Fortschreiten der Erkrankung kommt es zum Glaskörperabszess mit Hypopyonbildung (Endophthalmitis) bis zur Panophthalmie. Der Hinweis auf eine langdauernde internsivmedizinische Therapie im vorliegenden Fall passt zu einer **endogenen Candida-Mykose.**
Zu **(A)**: Man erkennt keinerlei **Glaskörperblutungen.**
ĆZu **(C)**: Es besteht kein dringender Verdacht auf ein **Retinoblastom.** Retinoblastome beginnen als kleine weißliche Netzhauttumoren oft an mehreren Stellen gleichzeitig. Sie infiltrieren in die Fläche der Retina und sind unscharf begrenzt. Typisch ist die zellige Durchsetzung des Glaskörpers mit kleinen weißen Zellpünktchen.
Zu **(D)**: Es zeigt sich keine strangartige Verbindung zur Netzhaut **(Traktionsamotio retinae)**, keine Netzhautablösung und auch keine Veränderung im Sinne einer **Retinopathia diabetica.**
Zu **(E)**: Bei einer **Zentralvenenthrombose** (ZVT) finden sich am ganzen Fundus verteilt streifige, intraretinale Blutungen (entlang der Nervenfasern), außerdem sind Papille und Makula ödematös geschwollen. Bei der ischämischen Form der ZVT können auch **„Cotton-wool-Herde"** (Nervenfaserinfarkte) auftreten. Hierfür gibt es in der Abbildung keinen Anhalt.

F07

→ **Frage 5.3:** Lösung C

Zu (C): **Im fortgeschrittenen Lebensalter verflüssigt sich** der primär kompakte, gallertige **Glaskörper** zunehmend und wird bei Augenbewegungen hin- und hergeschleudert. Dies ist ein physiologischer Altersvorgang. Normalerweise hat der Glaskörper nur eine zarte, bindegewebige Anheftungsstelle am Papillenrand und ist nicht mit der Netzhaut verbunden. **In einigen Fällen** besteht allerdings eine solche **Verbindung zwischen Glaskörper und peripherer Netzhaut.** Schwappt der verflüssigte Glaskörper nun bei Augenbewegungen hin und her, kommt es zu plötzlichen **Zugkräften an den Insertionsstellen** der peripheren Netzhaut und die **Photorezeptoren werden gereizt,** was Photopsien (Blitze) zur Folge hat, die auch von der Patientin beschrieben werden. Es besteht die Gefahr, dass die Traktion ein Netzhautloch verursacht, welches zu einer Netzhautablösung führt. In den meisten Fällen lösen sich diese feinen Verbindungen ohne weitere Konsequenzen ab (hintere Glaskörperabhebung). Im vorliegenden Fall wird der Ablösungsprozess geschildert, was man als **akute hintere Glaskörperabhebung** bezeichnet.

Zu (A): Eine **rasch fortschreitende Linsentrübung** (Cataract) kann eine **unregelmäßige Lichtstreuung** verursachen, führt aber in jedem Fall zu einer Verminderung der Sehschärfe. Dies liegt bei der beschriebenen Patientin nicht vor.

Zu (B): **Harmlose Glasköpertrübungen** sind häufige Nebenbefunde, die keine Photopsien verursachen, da sie keine Verbindung zur Netzhaut haben.

Zu (D): **Hypertensive Fundusveränderungen im Stadium I** verursachen keine Sehverschlechterung und keine Photopsien. Da in der Anamnese der Hypertonus als medikamentös eingestellt erwähnt wird, ist dies als Ursache auch nicht anzunehmen.

Zu (E): Eine **Neoplasie im Bereich des Chiasma opticum** würde zu bitemporalen Hemianopsien oder zumindest bitemporalen Quadrantenausfällen führen, je nachdem, welche Faserverläufe dem Druck durch die Neoplasie ausgesetzt sind.

H96

→ **Frage 5.4:** Lösung C

Zu (C): Alle angegebenen Erkrankungen gehen mit einer Leukokorie (weißlich aufleuchtende Pupille) einher. Typisch für das Neugeborenenalter sind nur die Lösungen (B) und (C). Da es sich um ein reifes Neugeborenes handelt, ist die wahrscheinlichste Lösung (C). Ein weiterer Hinweis auf diese Diagnose ist, dass das Auge abnorm klein ist: Beim **persistierenden hyperplastischen primären Glaskörper (PHPV-Syndrom)** findet man, überwiegend einseitig, bei normal ausgetragenen Kindern, mikrophthalmische Augen. Hinter der Linse zeigt sich eine weiße, fibröse Schwarte, die stark vaskularisiert ist. Die Linse ist flacher und im hinteren Bereich getrübt. Es können Glaskörperblutungen, Hornhauttrübungen, hintere Synechien und ein Sekundärglaukom folgen.

Zu (A): Das **Retinoblastom** ist ein bösartiger Netzhauttumor des frühen Kindesalters. Die Augen sind hierbei typischerweise normal groß, bei der Fundusskopie erkennt man einen blumenkohlartigen, grau-weißlichen Netzhauttumor.

Zu (B): Als **retrolentale Fibroplasie** bezeichnet man das Stadium V der Retinopathia praematurorum, bei der die total abgehobene Retina, fibrotisch organisiert, als weißliche Masse hinter der Linse imponiert. Typischerweise kommt dieses Bild natürlich bei Frühgeborenen vor, obwohl es auch sehr selten bei Kindern mit normalem Geburtsgewicht beschrieben wurde.

Zu (D): Bei der **Retinitis exsudativa externa (Morbus Coats),** welche in 80% der Fälle bei männlichen Jugendlichen und Männern unter 25 Jahren auftritt, findet man, vor allem peripher, zahlreiche Aneurysmen der Netzhaut und meist am hinteren Pol weißliche, fettige Exsudate in und unter den tiefen Netzhautschichten.

Zu (E): Bei einem **Glaskörperabszess** zeigt sich ein gelblicher Reflex in der Pupille als Folge der Entzündung (Endophthalmitis). Als metastatischer Glaskörperabszess kann er bei Kindern z.B. bei Meningokokken-Sepsis oder bei Toxoplasmose auftreten.

6 Netzhaut und Aderhaut

H94

→ **Frage 6.1:** Lösung A

Zu (A): Eine plötzliche hochgradige Visusminderung oder gar Erblindung auf einem Auge ohne Vorboten oder äußere Einwirkung bei einem älteren Patienten spricht am ehesten für eine akute Durchblutungsstörung bzw. Ischämie des Sehnerven.

In Frage kommen hier v.a. die **anteriore ischämische Optikusneuropathie** (AION), der ursächlich ein Infarkt der Nervenfaserbündel vor der Lamina cribrosa entspricht. Weiterhin käme ein **Zentralarterienverschluss** in Frage, welcher sich oft durch eine Amaurosis fugax ankündigt oder eine **Arteriitis temporalis,** die eine entzündliche AION hervorrufen kann, allerdings mit multiplen Prodromi systemischer Art (Schläfenkopfschmerz, Kauschmerz, rheumatische Beschwerden) und erhöhter BSG.

Zu (B): Eine **Retinopathia centralis serosa** ist eine Sonderform des Makulaödems, die mit einer temporären Störung der Blut-Retina-Schranke einhergeht und einer reversiblen Flüssigkeitsansammlung zwischen retinalem Pigmentepithel (RPE) und Photorezeptorenschicht entspricht. Sie kommt in der Regel bei jüngeren Männern vor und bildet sich in 80–90% innerhalb von 6 Monaten zurück. Leitsymptom ist die **Metamorphopsie** (Verzerrtsehen) und die **Mikropsie** (Bildgröße verkleinert). Für die Diagnosestellung ist die Fluoreszenzangiographie durch Nachweis eines „Quellpunktes" beweisend, Lasertherapie optional.

Zu **(C)**: Ein **Infarkt** der **vorderen** (Tractus opticus) und **mittleren Sehrinde** (Sehstrahlung) verursacht keine einseitige, plötzliche, starke Visusreduktion wie beschrieben, sondern Hemianopsien oder Sektorenausfälle mit neuro-ophthalmologischen Pupillenstörungen.

Zu **(D)**: Eine **erworbene Katarakt** des Linsenkerns (Cataracta nuclearis) ist ein Alterungsprozess und schreitet langsam fort (Reifung über Jahre). Oftmals geben die Patienten – an den schlechten Seheindruck gewöhnt – wenn sie dann fast nichts mehr sehen, eine plötzliche Sehverschlechterung an, die sich aber nicht objektivieren lässt.

Zu **(E)**: Ein **Hornhautulkus** bakterieller Genese kann zwar eine erhebliche Visusreduktion durch Ulzeration und Ödem zur Folge haben, jedoch ist bei diesem schweren Krankheitsbild eine massive Begleitsymptomatik zu erwarten. Auch führt es nicht zur plötzlichen Erblindung.

H00

→ **Frage 6.2:** Lösung C

Zu **(A)**: Die **Retrobulbärneuritis** ist ein häufiges Primärsymptom der Multiplen Sklerose. In der Tat kann es zu einem plötzlichen Visusverlust kommen. Der Verlauf ist schwer vorauszusagen. Doch überschreitet die Erblindungsdauer im Allgemeinen 10 Minuten.

Zu **(B)**: Typische Symptome der **ophthalmischen Migräne** sind Flimmerskotome maximal eine Stunde vor Beginn des Kopfschmerzes. Eine seltene Form der Migräne äußert sich nur in der Aura ohne Kopfschmerz.

Zu **(C)**: Wie der Begriff schon sagt, handelt es sich hier um eine momentane plötzliche Verdunklung eines oder beider Augen ohne Vorankündigung. Die **Amaurosis fugax** ist das Leitsymptom für eine **Carotisstenose**, die unter bestimmten Bedingungen eine hämodynamische Insuffizienz der A. ophthalmica verursacht. Die Diagnose wird per Doppler-Ultraschall gestellt.

Zu **(D)**: Hier handelt es sich um eine reversible fokale Funktionsstörung des linken Sehstrahles. Sie führt zu einer kontralateralen (also rechtsseitigen) homonymen Hemianopsie!

Zu **(E)**: Patienten schildern bei einer Netzhautablösung typischerweise, dass sie plötzlich Blitze im Auge sehen. Auch klagen sie über Schleiersehen und Schatten. Eine Verdunklung tritt im Endstadium auf.

H07

→ **Frage 6.3:** Lösung C

Zu **(C)**: Bei dem 73-jährigen Patienten spricht die typische Anamnese am ehesten für eine **altersabhängige Makuladegeneration** (AMD). Die AMD ist definiert als eine **Visuseinschränkung** in Verbindung mit vorhandenen **Drusen** und **partieller Atrophie des retinalen Pigmentepithels und/oder** Veränderungen, die mit **choroidalen Neovaskularisationen** einhergehen. Sie kommt bei **über 50-Jährigen** vor. Bei der gewöhnlich beidseitig (in ungleicher Ausprägung) auftretenden AMD unterscheidet man eine **trockene** (nicht exsudative) und eine **feuchte** (exsudative) **Form.** In der Abbildung erkennt man eine relativ frische, subretinale, flächige Blutung (in zilioretinalem Bereich mit Lipidablagerungen), die als verantwortlich für die neuerliche Sehverschlechterung des Patienten anzusehen ist. Weiterhin ist die Makula mit Drusen durchsetzt, und es bestehen grobe Pigmentverschiebungen, sodass von einer schon länger bestehenden trockenen AMD auszugehen ist.

Zu **(A)**: Bei einer **Thrombose der retinalen Zentralvene** (ZVT) sieht man am gesamten Fundus dunkelrote, streifige Blutungen (entlang der Nervenfasern), die Papille und Makula sind ödematös geschwollen (bei der ischämischen Form der ZVT können auch Nervenfaserinfarkte, sog. Cotton-wool-Herde, auftreten). In der Folge kann es zur Ausbildung eines zystoiden Makulaödems kommen mit starker Herabsetzung der Sehschärfe. Das Risiko, einen Zentralvenenverschluss am zweiten Auge zu erleiden, liegt bei ca. 15–20%. Da sich in der vorliegenden Abbildung keine Blutungen außerhalb des Makulabereiches befinden, ist eine ZVT eher unwahrscheinlich.

Zu **(B)**: Bei dem Patienten liegt kein **Zentralarterienverschluss** (ZAV) vor, denn bei einem ZAV kommt es zu einem Infarkt der Netzhaut mit Minderdurchblutung und Netzhautödem (weißliches Ödem) und zu einem **kirschroten Fleck** im Makulabereich (durchscheinende Choroidea). Dies ist auf der Abbildung nicht zu sehen.

Zu **(D)**: Die **Retinopathia traumatica Purtscher** wird typischerweise durch ein bulbusfernes Trauma verursacht, wie z.B. ein Thoraxtrauma oder eine schwere Kompressionsverletzung des Schädels. Typische Augensymptome hierbei sind multiple Netzhautblutungen, ein Netzhautödem peripapillär und weiche Exsudate. Ein- oder beidseitiges Auftreten ist möglich. Da kein Trauma vorliegt und zudem die Abbildung deutlich auf die Makula beschränkte Veränderungen zeigt, ist ein M. Purtscher im vorliegenden Fall unwahrscheinlich.

Zu **(E)**: Eine **Arteria hyaloidea persistens** ist eine embryonale, obliterierte Arterie, welche vormals den embryonalen Glaskörper und die Linse versorgt hat und nachgeburtlich keine Funktion mehr besitzt. Sie bildet sich beim Fötus schon intrauterin zurück. Manchmal kann man aber auch bei Erwachsenen bindegewebige Reste von ihr im Glaskörperraum erkennen, welche keinen pathologischen Wert besitzen, sich jedoch als „fliegender Punkt" oder „Mouches volantes" störend bemerkbar machen können.

H07

→ **Frage 6.4:** Lösung B

Zu **(B)**: Im vorliegenden Fall werden die Symptome und Befunde einer **Retinopathia centralis serosa** beschrieben. Es handelt sich um eine unklare, **vorübergehende Permeabilitätsstörung der zentralen Netzhaut**. Typischerweise lässt sich fluoreszenzangiographisch ein **„Quellpunkt"** im Makulabereich nachweisen, der das Ödem unterhält und zu Bildverzerrungen (**Metamorphopsien**) und Bildverkleinerung (**Mikropsie**) führt. Die Sehverschlechterung tritt langsam ein, ist gering bis mittelgradig und durch eine Pluskorrektur zu bessern. Meist erfolgt eine **spontane Rückbildung des Ödems** nach Wochen bis Monaten. Rezidive werden durch Laserkoagulation des Quellpunktes therapiert. Häufig sind jüngere Männer betroffen, die besonderen Stressfaktoren ausgesetzt sind.

Zu **(A)**: Typisch für eine **Neuritis nervi optici** ist ein erheblicher oder kompletter, plötzlicher Sehverlust auf dem betroffenen Auge mit afferenter Pupillenstörung und Zentralskotom.

Zu **(C)**: Das **Vogt-Koyanagi-Harada-Syndrom** ist eine seltene, multisystemische, idiopathische Erkrankung bei Erwachsenen mittleren Alters mit meist mongolischer Abstammung. Sie basiert wahrscheinlich auf einer Autoimmunreaktion gegen Melanozyten, d.h. die Erkrankung betrifft die Haut (z.B. Pigmentverschiebungen und Vitiligo) und die Aderhaut in Form rezidivierender Iridozyklitiden, Chorioiditis bzw. Chorioretinitis. Darüber hinaus werden rezidivierende, aseptische Meningitiden beobachtet. Da im geschilderten Fall neurologische und dermatologische Symptome sowie alle Entzündungszeichen fehlen und lediglich ein temporäres Makulaödem beschrieben wurde, ist diese Diagnose eher unwahrscheinlich.

Zu **(D)**: Der **Morbus Best** ist eine hereditäre Erkrankung der Makula und wird auch als **vitelliforme Makuladegeneration** bezeichnet. Die „eidotterähnliche" Veränderung der Makula (pathognomonisch und im Fall nicht beschrieben) ist schon früh (Kindesalter) erkennbar, ohne dass ein Funktionsverlust festzustellen wäre. In der Elektroretinographie ist die Zapfenantwort schon früh vermindert, der Visus bleibt in der Regel jedoch noch bis zum frühen Erwachsenenalter gut. Die Best'sche Makulopathie verläuft in fünf Stadien, erst im eruptiven Stadium kommt es zu einer massiven Sehverschlechterung. Eine wirksame Therapie gibt es nicht.

Zu **(E)**: Die **Retinopathia pigmentosa** ist eine hereditäre, dystrophische Erkrankung des retinalen Pigmentepithels, die peripher beginnt und nach zentral fortschreitet, also zuerst das Stäbchensystem betrifft, später jedoch auch das Zapfensystem. Sie verursacht damit **Nachtblindheit und Gesichtsfeldeinschränkungen** (Ringskotom/Röhrengesichtsfeld), welches in diesem Fallbeispiel nicht erwähnt wird. In bis zu 70% der Fälle besteht auch eine **Makulopathie** (z.B. ein **zystoides Makulaödem**) mit entsprechender Herabsetzung der zentralen Sehschärfe. Weitere typische Veränderungen wären am Augenhintergrund beispielsweise knochenkörperchenartige Pigmentverklumpungen in der mittleren Netzhautperipherie, deutliche Engstellung der Netzhautarterien, wachsgelbe Papille (retinale Optikusatrophie) sowie zentral sichtbare Choriokapillaris im Makulabereich durch Atrophie des Pigmentepithels.

F07

→ **Frage 6.5:** Lösung D

Zu **(D)**: Der Befund am rechten Augenhintergrund spricht am ehesten für einen benignen **Aderhautnävus** am temporal unteren Gefäßbogen. Er ist flach, nicht sehr stark pigmentiert und die umliegende Netzhaut liegt an. Es finden sich weder subretinale Flüssigkeit noch orangefarbene Lipofuszinablagerungen, die für ein Melanom der Aderhaut sprechen könnten. Bei einem Aderhautnävus handelt es sich um einen pigmentierten Tumor der Aderhaut, der ein **höheres Entartungsrisiko** besitzt und daher **regelmäßig ophthalmoskopisch kontrolliert werden sollte**. In einem von 4000–5000 Fällen (1:500 in 10 Jahren) geht der Nävus in ein Melanon über und sollte deshalb erst engmaschig (3–6 Monate), anschließend, wenn keine Veränderung eintritt, jährlich mittels Fotodokumentation verglichen und überprüft werden.

Zu **(A)**: Eine **Blutung** würde sich ganz anders darstellen, je nachdem wo diese liegt (subretinal, intraretinal oder in den Glaskörper) und wäre als solche auch gut zu identifizieren. Einen Anhalt für Traktionen an der Netzhaut (Strangbildung zwischen Glaskörper und Netzhaut) sieht man nicht und wird auch nicht beschrieben.

Zu **(B)**: **Drusen** erscheinen als helle, scharf begrenzte Einlagerungen unter dem retinalen Pigmentepithel und sind harmlos. Häufig treten sie in Verbindung mit Aderhautnävi auf, was jedoch kein prognostisches Zeichen ist.

Zu **(C)**: Die Aussage, dass es sich um eine **harmlose Veränderung** handelt, ist zurzeit sicher richtig. Allerdings ist fraglich, ob dies so bleibt und wie lange. Deshalb sind regelmäßige Kontrollen unbedingt erforderlich!

Zu **(E)**: Zurzeit liegt **kein Aderhautmelanom** vor.

F06

→ **Frage 6.6:** Lösung C

Der geschilderte Fall weist die typische Anamnese einer älteren Patientin mit einer **Arteriitis temporalis** (Riesenzellarteriitis) auf. **Richtungweisend** sind neben den Laborparametern (CRP- und BSG-Erhöhung) der Schläfenkopfschmerz, Kauschmerz, die plötzliche schmerzlose Amaurosis und der Hinweis auf undifferenzierte rheumatische Beschwerden.
Bei dieser Erkrankung sind die kleinen bis mittleren Arterien betroffen, deren Gefäßwand durch rundzellige Infiltrate verdickt ist, was die Perfusion behindert. Die **Diagnose** wird durch die Biopsie oder Resektion der Arteria temporalis gesichert. Da jedoch in 75% der Fälle nach kürzester Zeit auch das andere Auge betroffen ist, kann man zum Schutz des zweiten Auges nicht so lange mit der Einleitung der Therapie abwarten. **Die Therapie besteht in sofortiger systemischer Gabe von hochdosierten Steroiden** (C) (bis 1000 mg Prednisolon). Dies schützt das zweite Auge und kann vielleicht ein Restgesichtsfeld des primär betroffenen Auges retten.

F06

→ **Frage 6.7:** Lösung B

Am wenigsten würden zu der Verdachtsdiagnose einer einseitigen **Ablatio retinae** Stenosen der Karotisgabeln (B) passen. In diesem Fall würde eine Amaurosis fugax in der Anamnese richtungweisend sein oder im Fall eines Netzhautinfarktes das Gesichtsfeld komplett ausgefallen sein. Die Verdachtsdiagnose scheint also logisch; alle anderen Lösungsmöglichkeiten weisen auch darauf hin: Myopie (A), Photopsien (C), Metamorphopsien (D), Visusverschlechterung (E).

F06

→ **Frage 6.8:** Lösung D

Die sichtbaren Veränderungen der Abbildung sind wahrscheinlich **Drusen**. Diese gelblich-punktförmig imponierenden Degenerationen des Pigmentepithels der Netzhaut können zur Destruktion der Pigmentepithel-Rezeptorverbindung führen. Es gibt **harte Drusen**, die aus Phospholipiden bestehen, und **weiche Drusen**, die aus Neutralfetten bestehen. Aus jeder Form, besonders aber der letzteren, kann sich eine Pigmentepithelveränderung entwickeln. Schlimmstenfalls führt dies zu einer **Pigmentepithelabhebung**, die mit Flüssigkeitsansammlungen darunter und besonders im Makulabereich mit Metamorphopsien und Sehverschlechterung einhergeht.

F06

→ **Frage 6.9:** Lösung B

Bei allen Patienten mit lange bestehendem **Diabetes mellitus** sind in erster Linie **Proliferationszeichen** an der Netzhaut auszuschließen.
Man unterscheidet die diabetische Hintergrundsretinopathie von der proliferativen diabetischen Retinopathie durch die Erkennung von **Neovaskularisationen** (B) an der Netzhaut, an der Papille oder an der Iris (Rubeosis) und am Auftreten von Glaskörperblutungen.
Zu **(A)**: **Angoid-streaks** sind am Augenhintergrund sichtbare Risse in der Bruch-Membran, die gefäßähnliches Aussehen besitzen, weil die Aderhaut rot durchscheint. Sie entstehen z. B. bei Erkrankungen des Bindegewebes wie dem **Pseudoxanthoma elasticum.**
Zu **(C)**: Die sog. **„knochenkörperchenartigen Pigmentveränderungen"** der Netzhaut finden sich bei den tapetoretinalen Degenerationen wie z. B. der **Retinopathia pigmentosa.**
Zu **(D)**: Ein **Papillenkolobom** kommt selten und meist einseitig vor. Es wird durch einen unvollständigen Schluss der embryonalen Augenbecherspalte hervorgerufen. Die Papille ist vergrößert und deformiert; es liegt eine deutliche Reduktion der Sehschärfe vor.
Zu **(E)**: Eine **Pigmentepithelabhebung** entsteht durch Flüssigkeitsansammlung unter dem Pigmentepithel, welche Funktionsstörungen der Photorezeptoren hervorruft. Besonders im Makulabereich entstehen schwerwiegende Dysfunktionen mit Metamorphopsien und Sehverschlechterung. Oft sind Pigmentepithelabhebungen mit Drusen oder subretinalen Neovaskularisationen verbunden.

F06

→ **Frage 6.10:** Lösung E

Das **Retinoblastom** ist der häufigste maligne, intraokuläre Tumor des Kindesalters und geht von embryonalen Zellen der Retina ((A) ist falsch) aus. Das Hauptmanifestationsalter liegt im 1. Lebensjahr ((B) ist falsch), Jungen und Mädchen sind gleich häufig betroffen. Die Erkrankung ist in 40% der Fälle angeboren bei autosomal-dominantem Erbgang und tritt dann bilateral ((C) ist falsch) auf. Bei sporadischem Auftreten liegt meist nur ein einseitiger Befall vor.
Die 5-Jahresüberlebensrate beträgt bei adäquater Therapie und ohne Infiltration der Choroidea oder des Sehnervs ca. 84% ((D) ist falsch). In der Folge sollte jedoch eine genaue Nachkontrolle erfolgen, da **zeitversetzt bilaterale Tumoren oder auch Zweitmalignome** ((E) ist richtig) auftreten können.

H05

→ **Frage 6.11:** Lösung B

Die Untersuchung der Mammae ist bei der Patientin sicherlich indiziert. Alter und anzunehmend (!) fehlende Früherkennungsmaßnahmen im Herkunftsland der Asylbewerberin sowie Farbe und Reflektivität der gefundenen Tumore sprechen **nicht** für einen primär orbitalen Tumor. Auch das beidseitige Auftreten spricht eher für eine filiäre Absiedlung eines organfremden Primärtumors.

Zu **(A)**: **CA 19-9** ist der Tumormarker erster Wahl bei Pankreaskarzinomen und bei Krebserkrankungen der Gallenwege. Der typische Metastasenweg dieser Tumore führt jedoch nicht unbedingt zum Auge. Der Marker CA 19-9 kann aber auch bei Bauchspeicheldrüsenentzündungen sowie bei Hepatitis und Mukoviszidose erhöht sein.

Zu **(C)**: Eine Röntgenübersichtsaufnahme der Orbitae ist nicht sonderlich vielversprechend, kann man dabei doch nur die ossäre, tumorbedingte Destruktion im Orbitabereich erkennen. Ein Schädel-CT oder -MRT wäre in Kombination mit einer Sonographie aufschlussreicher.

Zu **(D)**: Das **Elektroretinogramm** (ERG) dient zur Messung der Netzhautstromkurve. Dies ist zur Überprüfung der Netzhautfunktion im Ganzen oder in Teilbereichen möglich und wird insbesondere bei Erkrankungen des Stäbchen- und Zapfensystems wie z.B. den tapetoretinalen Degenerationen eingesetzt. Diese Untersuchung ist hier nicht angebracht.

Zu **(E)**: Der **Brückner-Test** dient der morphologischen Untersuchung der Augen beim Kleinkind. Beurteilt werden Stellung der Augen, Fundusreflex und Brechwerte der Augen **mittels binokularer Durchleuchtung**. Er ist sehr bedeutsam in der **Amblyopie-Früherkennung**! Die binokulare Durchleuchtung erfasst großflächige Narben und Tumore der Netzhaut (Retinoblastom), Trübungen der Hornhaut und der Linse (Cataract), ein Schielen und größere Brechwertdifferenzen der beiden Augen.

H05

→ **Frage 6.12:** Lösung D

Bei der Patientin liegt ein Zentralvenenverschluss eines Auges vor.

Der **Zentralvenenverschluss ist ein hämorrhagischer Infarkt der Netzhaut**, dessen Ursache meist eine lokale Wandveränderung der Gefäße ist. Arteriosklerose, arterielle Hypertonie, Veränderungen der Blutviskosität, Diabetes mellitus und das Offenwinkelglaukom begünstigen die Entstehung einer **Zentralvenenthrombose (ZVT)**. Am Augenhintergrund sieht man am **gesamten Fundus dunkelrote, streifige Blutungen** (entlang der Nervenfasern); die **Papille und Makula sind ödematös geschwollen**. Bei der ischämischen Form der ZVT können auch „Cotton-wool- Herde" (= Nervenfaserinfarkte) auftreten.

Zu **(D)**: In der Folge der **ZVT** kann es zur Ausbildung eines **zystoiden Makulaödems** kommen, wobei die Sehschärfe stark herabgesetzt sein kann.

Zu **(B)**: Das Risiko, einen **Zentralvenenverschluss** am zweiten Auge zu erleiden, liegt bei ca. 15–20%.

Zu **(A)**: Ein Embolus aus der A. carotis interna würde einen **Zentralarterienverschluss** (ZAV) verursachen!

Zu **(C)**: Bei einem **Zentralarterienverschluss** kommt es zu einem Infarkt der Netzhaut mit Minderdurchblutung und Netzhautödem (weißliches Ödem) und zu einem kirschroten Fleck im Makulabereich (durchscheinende Choroidea).

Zu **(E)**: **Phenprocoumon** (Marcumar®) ist ein Vitamin-K-Antagonist und hemmt über diesen Mechanismus die Blutgerinnung. Dieser Wirkstoff ist bei arteriellen Embolien indiziert, aber nicht bei venösen Thrombosen und schon gar nicht bei einem bekannten Hypertonus (Cave: Insult).

H04

→ **Frage 6.13:** Lösung D

Zu **(D)**: Für eine abgelaufene, **inaktive Toxoplasmose** spricht bei der Beurteilung des Augenhintergrundes eine scharf begrenzte, weißliche Narbe mit randbetonten, häufig starken Pigmentierungen. Meistens entwickeln sich bei der Toxoplasmose solitäre Herde, selten multifokale Lokalisationen. Eine weitere Sonderform ist die **Chorioretinitis juxtapapillaris Jensen**, welche sich im papillären, peripapillären und papillo-makularen Bereich manifestiert.

Häufig kommt es zu Rezidiven der Toxoplasmose am Rande einer alten chorioretinitischen Netzhautnarbe, sog. „Satellitenherde".

Zu **(A)**: Eine flauschig-weißliche, unscharf begrenzte Infiltration der Netzhaut und Aderhaut spricht für einen **frischen, aktiven, chorioretinitischen Herd**. Es könnte sich durchaus um eine aktive Toxoplasmose handeln.

Zu **(B)**: Nekroseherde mit Blutungen entlang der Gefäßbögen sprechen eher für eine sehr **aggressive Form der Retinitis**, wie sie z.B. bei einer Infektion mit Herpes-Simplex- oder Varicella-Zoster-Viren vorkommt (**Herpesretinitis**: zentripetal fortschreitende **„Steppenbrand-Retinitis"**). Auch an opportunistische Infektionen wie z.B. **Zytomegalie** muss gedacht werden. Hier zeigt sich ein Mischbild von Cotton-wool-Herden, ischämischen Nekrosen und Blutungen an der Netzhaut (**Zytomegalieretinitis**).

Zu **(C)**: Über den ganzen Fundus verteilte, disseminierte flauschige kleine Herde sprechen für eine akute **Chorioiditis disseminata**, wie sie z.B. bei einer Miliartuberkulose, Lues, Borreliose, Candidiasis u.a. vorkommen kann.

Zu **(E)**: **„Angioid streaks"** (gefäßähnliche Streifen) entstehen durch Risse in der Bruch'schen Membran

des Augenhintergrundes. Da die Aderhaut rötlich durchscheint, imponieren sie als gefäßähnliche rötliche Streifen, die zu allem Überfluss auch noch in gleicher Richtung wie die großen Netzhautgefäße verlaufen. Um die Papille sind angioid streaks zirkulär angeordnet und leider bilden sich in dem zentralen Netzhautbereich durch die Risse oft subretinale Neovaskularisationen, welche konsekutiv zu Blutungen und damit zu einer starken Verminderung der zentralen Sehschärfe führen.
Sie kommen bei Patienten vor, die an **Erkrankungen des elastischen Bindegewebes** leiden (Ehlers-Danlos-Syndrom, Pseudoxanthoma elasticum = Grönblad-Strandberg-Syndrom) und beim **Morbus Paget.**

H00

→ **Frage 6.14:** Lösung B

Zu **(B)**: Häufige Erkrankungen mit Nachtblindheit sind hereditäre, generalisierte tapetoretinale Degenerationen, wie z.B. die **Retinopathia pigmentosa (RP)** u ä. Erkrankungen.
Die RP ist die häufigste hereditäre Netzhauterkrankung (Inzidenz 1:5000), bei der es durch die chorioretinale Dystrophie zu einer Stäbchen- und Zapfendystrophie kommt, welche die charakteristischen Symptome **Nachtblindheit und zunehmende Gesichtsfeldeinschränkung** (Ringskotom, später Röhren-Gesichtsfeld) hervorruft. Diagnosesicherung ergibt die Dunkeladaptationskurve, die das Ausmaß des retinalen Sensitivitätsverlustes angibt. Der Vererbungsmodus ist sehr variabel:

1. Autosomal-dominant (41%)
2. Autosomal-rezessiv (16%)
3. X-chromosomal-rezessiv (6–9%)
4. Simplex: rezessiver Erbgang, es ist nur ein Mitglied des Stammbaumes betroffen
5. Sporadisch: Neumutationen

Zum Verlust der zentralen Sehschärfe kommt es selten!
Zu **(A)**: **Deuteranope** haben einen Sensitivitätsverlust für mittelwelliges Licht und **verwechseln Rot und Grün.** Die Zapfen der zentralen Netzhaut nehmen Licht in den Wellenlängen 400–750 nm wahr. Die Zapfen unterscheiden sich in ihren Außensegmenten, die jeweils nur eins der drei Sehpigmente (Rot, Grün, Blau) mit maximaler Absorption für eine spezifische Wellenlänge zeigen. Nach der trichromatischen Farblehre wird aus den 3 Primärfarben durch unterschiedliche Mischung die jeweilige Farbempfindung hergestellt. Die Trennung der Farbeindrücke wird jedoch nicht nur durch die spektrale Empfindlichkeit der 3 Photopigmentarten hergestellt, sondern auch durch die weitere neuronale Verarbeitung. Auf beiden Ebenen gibt es Störungen die zu einer Farbsinnstörung führen können. Dichromaten können wenigstens 2 der 3 Primärfarben erkennen und haben meistens eine normale Sehschärfe.
Da Nachtblindheit das Symptom für einen Sensitivitätsverlust der **Stäbchen** in der Netzhaut ist, trifft diese Lösung nicht zu.
Zu **(C)**: Bei der **progressiven Zapfendystrophie** (autosomal-dominant, autosomal-rezessiv, X-chromosomal rezessiv vererbt) kommt es zum fortschreitenden Verlust von zentraler Sehschärfe und Farbdiskriminierung. Da das **Zapfensystem selektiv betroffen** ist kann die Zapfendystrophie nicht die Ursache für eine Nachtblindheit sein!
Es zeigt sich in der Dunkeladaptation ein fehlendes Zapfensegment oder eine erhöhte Schwelle, während die Stäbchenschwelle normal ist. Im ERG sind die Zapfenantworten schon im Frühstadium reduziert oder fehlen (DD: im Ggs. zum Morbus Stargardt). Der Augenhintergrund zeigt manchmal die so genannte **„Schießscheiben-Makula"**, meist aber nur unspezifische Veränderungen. Im Gesichtsfeld zeigt sich ein Zentralskotom.
Zu **(D)** und **(E)**: Weder Hyperopie noch Pupillotonie verursachen eine Nachtblindheit.

F99

→ **Frage 6.15:** Lösung C

Bei der Toxoplasmose-Retinochorioiditis (Toxoplasma gondii) gibt es zwei Formen, die angeborene und die erworbene Form. Die Erkrankung ist eine fokale Entzündung der Aderhaut und Netzhaut, die häufig zentral (Makula/Papille) liegt und zu Rezidiven neigt.

	Übertragung	Symptome und Lokalisation
Konnatale Toxoplasmose	diaplazentar Frühform bei Erkrankung der Mutter im 1. Trimenon sonst ab 3. Schwangerschaftsmonat	typ. chorioretinaler Herd **in der Makula** mit kräftiger Randpigmentierung (meist inaktiv) schlechte zentrale Sehschärfe mit Strabismus, Nystagmus, Cataracta congenita, bei Frühinfektion auch mit Mikrophthalmus
Erworbene Form: Retinochorioiditis juxtapapillaris Jensen	meist durch Haustiere (Katzen) oder infiziertes rohes Fleisch	**akuter, flauschig-hell aussehender** Netzhaut-/Aderhautherd (aktiv) meist **in Papillennähe,** mit zelliger Glaskörperreaktion/-infiltration und **schweifförmigen Gesichtsfelddefekten** durch Schädigung der bogenförmigen Nervenfasern

Tab. 6.1 Toxoplasmose

H97

→ **Frage 6.16:** Lösung D

Zu **(D)**: Die beschriebene Symptomatik sollte zu einer unverzüglichen augenärztlichen Vorstellung führen, da hier der typische Ablauf einer **Netzhautablösung** nach **akuter hinterer Glaskörperabhebung** beschrieben wird:
Der Glaskörper verflüssigt sich als physiologische Altersveränderung. Im Rahmen dieser Glaskörperverflüssigung kommt es irgendwann im Leben meist zu einer hinteren Glaskörperabhebung, bei der sich Glaskörperflüssigkeit zwischen hintere Glaskörpermembran und Retina ergießt. Hierdurch können Anhaftungsstellen zwischen Glaskörpergrenzmembran und Netzhaut unter Zug geraten und es können Netzhautrisse oder -löcher entstehen. Dieser Zug wird als Lichtblitze wahrgenommen. Wenn sich bei der Rissbildung Blutgefäße eröffnen, wird dieses als „dunkler Rußregen" wahrgenommen; auch die zentral störenden Glaskörpertrübungen werden als schwarze Punkte wahrgenommen. Wenn diese Rissbildung, was häufig der Fall ist, im oberen Teil der Netzhaut stattfindet, so hebt sich die Netzhaut durch die Schwerkraft fortschreitend zum Zentrum hin ab. Aufgrund der optischen Gesetzmäßigkeiten wird eine Netzhautabhebung von oben als dunkle Mauer von unten kommend wahrgenommen, da die abgehobene Netzhaut nicht mehr von der darunter liegenden Aderhaut versorgt wird und die Funktion einstellt. Da Ausmaß und Dauer der Abhebung über die funktionellen Ergebnisse nach Wiederanlegungsoperation entscheiden, ist eine schnelle augenärztliche Vorstellung wichtig.
Zu **(A)** und **(B)**: Typisch für einen **Zentralarterienverschluss** ist ein Schatten im Gesichtsfeld, der dem Verschlussbereich entspricht und der innerhalb von Sekunden entsteht, sich im weiteren Verlauf aber nicht verändert. Der gleiche Ablauf entsteht bei einem **Zentralvenenastverschluss**, wobei sich hier die Entwicklung der Sehstörung über Minuten hinzieht.
Zu **(C)**: Bei einem – meist durch **Toxoplasmose** hervorgerufenen – **retinochorioiditischen Herd** neben der Papille sind die Sehnervenfasern, die über den Herd ziehen, unterbrochen und man findet typischerweise entsprechende schweifförmige Skotome im Zentrum bei der Gesichtsfelduntersuchung. Eine „aufsteigende Mauer" als Gesichtsfeldausfall entspricht aber nicht dem Nervenfaserverlauf.
Zu **(E)**: Typische Erscheinungen bei einer **Migraine ophthalmique** sind Flimmerskotome, die durchaus bis fast zum Totalausfall führen, Minuten bis Stunden anhalten können und nach Rückgang der Sehstörungen meist heftige Kopfschmerzen auslösen.

H99

→ **Frage 6.17:** Lösung B

Zu **(B)**: Die Abbildung zeigt ein typisches ophthalmoskopisches Bild einer **Zentralvenenthrombose** mit düsterroten, streifigen intraretinalen, dem Nervenfaserverlauf folgenden (!) Blutungen am gesamten hinteren Augenpol. Die Venen sind prall erweitert und stark geschlängelt. Durch das Papillenödem sind die Papillengrenzen nicht mehr scharf, sondern verwaschen. Durch die zentralen Blutungen besteht sicher auch ein Makulaödem, welches aber auf dieser Aufnahme kaum zu erkennen ist. Bei der ischämischen Form des ZVT wären „Cotton-wool"-Herde (Nervenfaserschichtinfarkte) zu erkennen, was hier nicht vorliegt. Die Zentralvenenthrombose (ZVT) ist ein hämorrhagischer Infarkt der Netzhaut und eine der häufigsten Erblindungsursachen des älteren Menschen.
Zu **(A)**: Bei einem **Zentralarterienverschluss** (ZAV) erscheint die Netzhaut durch das Ödem weißlich, blutarm und die Makula würde den typischen „kirschroten Fleck" (Durchscheinen der Aderhautgefäße) zeigen. Die Arterien sind dann fadendünn, und zuweilen kann man einen Embolus im Stamm der Zentralarterie erkennen.
Zu **(C)**: Bei der **proliferativen diabetischen Retinopathie** kommen zusätzlich zu den Mikroaneurysmen, intraretinalen Punkt- und Fleckblutungen und Exsudatbildungen (nicht proliferative diabetische Retinopathie) noch **„Cotton-wool"-Herde** (Nervenfaserschichtinfarkte), **IRMAs** (intraretinale, mikrovaskuläre Anomalien), **Neovaskularisationen** (wundernetzartige Gefäßneubildungen v.a. an Papille und großen Gefäßbögen/Venen), die fächerförmig in die Netzhaut oder den Glaskörper einwachsen. Zusammen mit diesen Gefäßen, die zudem äußerst fragil sind und aus denen es leicht zu **Blutungen** kommt, wächst Bindegewebe vor, das später **fibrovaskuläre Membranen** ausbildet und zu Glaskörper- und Netzhautreaktionen führen kann, bis zur **traktiven Netzhautablösung.**
Zu **(D)**: Die **Angiomatosis retinae** (*Hippel-Lindau*) ist ein **kapilläres Hämangiom** der Netzhaut. Es zeigt sich als großer roter Knoten mit einem zuführenden und einem abführenden Gefäß und sitzt entweder an der Papille oder in der Netzhaut direkt. Oft findet man in der unmittelbaren Umgebung des Hämangioms weißliche Exsudationen in der Netzhaut, weil in diesem Bereich die innere Blut-Retina-Schranke (Endotheldefekt) nicht intakt ist.
Die Angiomatosis retinae kann im Rahmen eines **Hippel-Lindau-Syndroms** (**Phakomatose** mit kapillärem Hämangiom der Netzhaut, Angioblastomen des ZNS, Zysten in inneren Organen, Hypernephrom, Phäochromozytom und Polyzythämie) oder auch isoliert vorkommen.

Zu (E): **Ältere Laserkoagulationseffekte** der Netzhaut sind unterschiedlich große, runde, kleine, scharf begrenzte, weißliche Netzhautnarben fokal und panretinal, die die Netzhaut in einem bestimmten Muster/Gitter überziehen. **Frische Effekte** sehen durch das den einzelnen Herd umgebende Ödem der Nervenfaserschicht am Anfang eher flauschig-weiß aus, vergleichbar den Cotton-wool-Herden, nur regelmäßiger angeordnet. Die Laserenergien zerstört nur die Photorezeptoren der äußeren Netzhautschicht im Koagulationsbereich, die darüberliegenden inneren Schichten sowie die Netzhautbereiche zwischen den Koagulationsherden bleiben funktionstüchtig, die Nervenfaserschicht intakt.

H92

→ **Frage 6.18:** Lösung D

Auf der Abbildung ist ein ischämisch weißliches Ödem durch einen arteriellen Verschluss im Bereich der A. temporalis inferior zu erkennen. Aufgrund des optischen Strahlenganges wird jeweils der gegenüberliegende Quadrant abgebildet, sodass ein Verschluss temporal unten einen Quadrantenausfall nasal oben macht. Diese Beschreibung vernachlässigt aber, dass zum Versorgungsgebiet dieser Arterie auch Teile der nasalen Netzhaut gehören, sodass die temporale Skotomgrenze nicht die Quadrantengrenze ist, sondern dem Versorgungsgebiet entsprechend eine bogenförmige Skotomgrenze im temporalen Quadranten zu finden ist.

H98

→ **Frage 6.19:** Lösung C

Zu **(C)**: Die **feuchte Makuladegeneration** geht zunächst mit einem relativen, später mit einem absoluten Zentralskotom einher. Konzentrische Gesichtsfeldeinschränkungen hingegen sind typisch für die tapetoretinalen Dystrophien (z. B. Retinopathia pigmentosa).

Zu **(A)**, **(B)**, **(D)** und **(E)**: Die Entwicklung einer altersabhängigen (senilen), feuchten Makuladegeneration geht über zentrale Pigmentverschiebungen im Sinne von Depigmentationen und Hyperpigmentationen über eine zunehmende Atrophie des Pigmentepithels der Aderhaut und Drusenbildung zu einer umschriebenen, serösen Abhebung des Pigmentepithels. Beginnend mit dieser Phase können Farbstoff-Leckagen in der Fluoreszenzangiographie gefunden werden. Die durch die Flüssigkeitseinlagerung bedingte Anhebung der sensorischen Netzhaut führt zu Verzerrtsehen (Metamorphopsien). In der weiteren Entwicklung können Blutungen aus Kapillarsprossen auftreten. Gefäßproliferationen führen dann zu einer subretinalen Neovaskularisation. Das Endstadium mit einer fibrösen Organisation wird als disziforme Makulopathie Junius-Kuhnt bezeichnet.

H90

→ **Frage 6.20:** Lösung B

Zu **(B)**: Am wahrscheinlichsten ist die dargestellte Blutung die Folge einer **proliferativen diabetischen Retinopathie**, da die Glaskörperblutung eine deutliche Spiegelbildung zeigt. Dies ist der Fall wenn proliferative Gefäße in den Glaskörper hinein wachsen und dann bei Scherbewegungen desselben einreißen. Die Blutung wird vom Glaskörpergerüst wie schwebend gehalten. Blutungen hinter der Glaskörpergrenzmembran zeigen eine flächigere Ausbreitung und sacken nach unten ab. Weiterhin für eine diabetische Ursache spricht die im Bild rechts deutlich sichtbare diabetische Makulopathie mit Neovaskularisationen, Mikroaneurysmen und harten Exsudaten.

Zu **(A)**: Bei **Aderhautrupturen** sieht man im Rissbereich die weißliche Sklera durchscheinen und die Blutungen, die hinter den Glaskörper fließen sacken nach unten ab oder sind so stark, dass fast nichts mehr zu erkennen und zur Diagnosesicherung ein Ultraschall des Bulbus vonnöten ist.

Zu **(C)**: Blutungen infolge eines **Zentralvenenverschlusses** sind leicht zu erkennen, da sie typischerweise streifenförmig dem Nervenfaserverlauf in der Netzhaut folgen. Man erkennt eine ausgeprägte Stauung und Schlängelung der retinalen Venen, oft zusätzlich ein Papillenödem und Papillenrandblutungen, Cotton-wool-Herde (weißliche Nervenfaserinfarkte) und einen deutlichen Visusverlust.

Zu **(D)**: Gerade Blutungen aus subretinalen Gefäßproliferationen sieht man eben nicht ohne weiteres, da sie **sub**retinal liegen. Da sich die Netzhaut darüber befindet, scheint die Blutung nur grünlich oder bräunlich durch und sieht z. B. einem Aderhautmelanom sehr ähnlich. Sie treten seltener bei einer altersbedingten Makuladegeneration (AMD) auf (und dann auch nur bei der feuchten Form der AMD = Junius-Kuhnt-Makulopathie), aber vor allem beim Diabetes mellitus und nach entzündlichen Netzhaut-Aderhaut-Erkrankungen sowie nach Bulbustraumen. Diese Blutungen aus subretinalen Neovaskularisationen ragen jedoch nicht in den Glaskörper hinein, wie hier in der Abbildung gezeigt.

F05

→ **Frage 6.21:** Lösung C

Zu einer **proliferativen Retinopathie** mit Neovaskularisationsbildung an der Papille oder anderen Netzhautbereichen oder in den Glaskörper hinein und damit verbundener deutlicher Blutungsneigung kommt es heute nur bei lang bestehendem oder schlecht eingestelltem Diabetes, weiterhin bei Stoffwechselentgleisungen i. R. einer Schwangerschaft oder bestimmter medikamentöser Therapien. Die **proliferative diabetische Retinopathie** ist eine gefürchtete Komplikation, welche umgehend

eine Laser- oder Kryotherapie, bei drohender Netzhautablösung gegebenenfalls auch eine Vitrektomie (operative Entfernung des Glaskörpers) erforderlich macht, um die Sehfähigkeit zu erhalten.
Unter den hier vorgeschlagenen Therapien ist die umfassende panretinale Laser-Photokoagulation (C) die einzig sinnvolle.

F98

→ **Frage 6.22:** Lösung E

Zu **(E)**: In der Frage ist das typische Fundusbild bei **Retinopathia pigmentosa** beschrieben: knochenkörperchenartige Pigmentverklumpungen in der mittleren Netzhautperipherie und Engstellung der Netzhautarterien. Auch der funktionelle Befund ist eindeutig: Sowohl das erloschene ERG (Elektroretinogramm), als auch die Störung der Dunkeladaptation sind typisch. Das Ringskotom ist für einen frühen Befund bei Retinopathia pigmentosa typisch, was zu den Altersangaben (22 Jahre) passt, denn bevor das immer wieder abgefragte Röhrengesichtsfeld auftritt, sind peripher von 30°–40° noch größere, funktionstüchtige Netzhautareale vorhanden, wenn bereits zentral erhebliche konzentrische Einschränkungen auf 10°–20° vorhanden sind, sodass sich bei der Gesichtsfeldprüfung das typische Ringskotom zeigt.
Zu **(A)**: Der **Sichelzellretinopathie** liegt eine Hämoglobinopathie mit anomalem Hämoglobin S, welches zur Hypoxie und Azidose führt, zugrunde. Diese veränderten Erythrozyten obstruieren kleine Gefäße, was in allen Abschnitten des Auges zu erkennbaren Veränderungen führen kann. An der Netzhaut findet man periphere arterioläre Verschlüsse, teilweise mit Einscheidungen, Neovaskularisationen, Blutungen, Cotton-wool-Herde etc.
Zu **(B)**: Beim **Morbus Coats** (Retinitis exsudativa externa), der in 90% der Fälle einseitig auftritt, zeigen sich multiple Aneurysmen und gelbliche Lipidexsudate. Der Morbus Coats wird typischerweise im 2. bis 10. Lebensjahr manifest.
Zu **(C)**: Beim **Morbus Eales** (Periphlebitis retinae) zeigen sich funduskopisch meist beidseits nicht perfundierte Kapillaren mit Neovaskularisationen, Exsudate, Einscheidungen, Netzhaut- und Glaskörperblutungen. Die Ursache ist nicht bekannt.
Zu **(D)**: Die **Tay-Sachs-Erkrankung** gehört zu den Neurolipidosen. Diese Erkrankung wird autosomal-rezessiv vererbt. Sie führt im 2. bis 5. Lebensjahr zum Tode. Am Fundus findet man eine Optikusatrophie und einen kirschroten Makulafleck. (Da in der Foveola keine Ganglienzellen vorhanden sind, leuchtet nur hier die Aderhautfärbung weiter durch.)

F97

→ **Frage 6.23:** Lösung E

Als **Berlin-Ödem** bezeichnet man die gräulich-weiße Schwellung der Netzhaut, die nach einer Kontusionsverletzung des Auges auftreten kann.
Zu **(A)**: Die **peripapilläre Aderhautatrophie** tritt bei hohen Myopien deutlich häufiger auf als bei Normal- und Weitsichtigen. Sie wird deshalb auch oft als **Conus myopicus** bezeichnet.
Zu **(B)**: Wenn Blutungen und Pigmentablagerungen in der Macula lutea im Rahmen der Dehnungsveränderungen bei hoher Myopie auftreten, bezeichnet man diese als **Fuchs-Fleck.**
Zu **(C)**: Das **Staphyloma posticum** ist eine umschriebene Vorwölbung der hinteren Augenwand nach außen durch progressive Verdünnung. Diese Vorwölbung verstärkt den Langbau des Auges und damit die Kurzsichtigkeit.
Zu **(D)**: Eine **hintere Glaskörperabhebung** tritt altersbedingt bei den meisten Menschen irgendwann auf, bei den Hochmyopen tritt sie oftmals schon in jungen Jahren auf. Ferner findet man sie häufiger nach stumpfen Kontusionstraumen und bei Uveitis.

F96 H91

→ **Frage 6.24:** Lösung C

Die peripapilläre **Aderhautatrophie** tritt bei hoher Myopie deutlich häufiger auf als bei Normal- und Weitsichtigen. Sie wird auch als **Conus myopicus** bezeichnet.

H92

→ **Frage 6.25:** Lösung A

Auf der Panoramaaufnahme erkennt man eine faltig gewellte Netzhaut, das Rot der Aderhaut ist nur im oberen Teil der Abbildung zu sehen, dort ist die Netzhautablösung nicht so hochblasig. Die Gefäße laufen auf einen Faltentrichter in der Mitte zu, die Papille, die dort zu finden ist, kann wegen der davorliegenden Netzhaut nicht gesehen werden. Das Bild zeigt somit eine fast totale **Netzhautablösung**.

H94

→ **Frage 6.26:** Lösung B

Auf der Abbildung erkennt man einen Gesichtsfeldausfall der unteren Gesichtsfeldhälfte eines linken Auges, wobei die Grenze gewellt ist und sich nicht exakt an die Nullinie hält. Ein Ausfall der unteren Gesichtsfeldhälfte bedeutet, dass keine Sinnesreize von der oberen Netzhauthälfte verarbeitet werden. Dies spricht von den angegebenen Möglichkeiten am ehesten für eine Netzhautablösung der oberen Netzhauthälfte **(Ablatio retinae).**
Mindestens ebenso wahrscheinlich ist eine, hier als Antwort nicht angebotene, **vordere ischämische Optikusneuropathie,** welche durch einen Verschluss eines nutritiven Gefäßes des Sehnerven auftritt.

Aufgrund der anatomischen Gefäßversorgung tritt hierbei meist ein Gesichtsfeldausfall der unteren, selten der oberen Gesichtsfeldhälfte auf.
Zu (A): Der typische Gesichtsfeldausfall eines **Chiasmasyndroms** (Hypophysentumor) ist die bitemporale Hemianopsie.
Zu (C) und (D): **Gefäßverschlüsse** der unteren Äste der Zentralarterie bzw. der Zentralvene ergeben Gesichtsfeldausfälle der oberen Gesichtsfeldhälfte!
Zu (E): Eine **Stauungspapille** macht typischerweise keine Gesichtsfeldausfälle, allenfalls einen vergrößerten Blinden Fleck.

F99
→ **Frage 6.27:** Lösung A

Angeborene **Farbsinnstörungen sind ein häufiges, geschlechtsgebundenes Erbleiden:** Männer 5–8%, Frauen 0,4%. Den größten Anteil machen die **Deuteranomalen** (Grünschwäche/Dichromasie) mit **4,2%** aus. **Trichromasie** ist normale Farbtüchtigkeit für die Spektralfarben (Rot, Grün, Blau). **Dichromasie** ist die Störung der Wahrnehmung einer Spektralfarbe, meistens im Bereich Rot-Grün, selten im Bereich Blau-Gelb. Dichromaten können wenigstens 2 von 3 Primärfarben sehen und haben in der Regel eine normale Sehschärfe (Deuteranomale 4,2%, Protanomale 1,6%, Deuteranope 1,5%, Protanope 0,7%).
Zu (C): **Monochromasie** ist totale Farbblindheit durch Verlust der Zapfenfunktion. Die Träger werden als **„Achromaten"** bezeichnet und haben nur noch Stäbchensehen und ein Zentralskotom.
Zu (E): **Tritanopie** ist „Blau-Gelb-Blindheit", eine seltene Dichromasie.
Toxisch-medikamentös bedingte Farbsinnstörungen (Tuberkulostatika, Malariamittel) sind selten.

F88
→ **Frage 6.28:** Lösung E

Bei einer **fortgeschrittenen hypertensiven Retinopathie** (entsprechend Stadium IV nach Keith-Wagener) finden sich:

- Papillenödem
- sehr enggestellte „Silberdrahtarterien" mit ausgeprägten Reflexunregelmäßigkeiten
- Gruppenblutungen
- Cotton-wool-Herde
- spritzerförmige weißliche Herde (harte Exsudate-Sternfigur)
- evtl. venöse Gefäßverschlüsse

H97 F90
→ **Frage 6.29:** Lösung B

Bei einer ausgeprägten **Retinopathia hypertensiva** (Stadium III und IV der Einteilung nach Keith-Wagener) sind die Netzhautarteriolen eng gestellt, es zeigen sich sogenannte Silberdrahtarterien. Im Gegensatz dazu sind die Venolen vermehrt gefüllt und geschlängelt.
Zu (A): Strichförmige Netzhautblutungen sind Blutungen, die in der Nervenfaserschicht gelegen sind und dann typisch für venöse Verschlüsse sind, wie sie im Stadium III und IV der Retinopathia hypertensiva vorkommen.
Zu (C): Die harten Exsudate, die das Stadium III und IV der Retinopathia hypertensiva kennzeichnen, bilden häufig im Bereich der Makula eine sogenannte Sternfigur.
Zu (D): Das Papillenödem trennt definitionsgemäß das Stadium III, in dem es noch nicht vorhanden ist, vom Stadium IV, bei dem es deutlich erkennbar ist. Cotton-wool-Herde treten bereits im Stadium II der Retinopathia hypertensiva auf, sie sind im Stadium III und IV häufiger anzutreffen.

F92
→ **Frage 6.30:** Lösung E

Auf der Abbildung ist ein zilioretinales Gefäß zu erkennen, welches bei 4 Uhr spazierstockartig über den Papillenrand zieht und ein parapapilläres Areal versorgt, welches bis fast an die Makula reicht. Das Versorgungsareal dieser Arterie grenzt sich scharf gegen das ischämische Ödem der restlichen Netzhaut ab, welches ebenso wie der kirschrote Fleck in der Makula durch einen **Zentralarterienverschluss** entstanden ist.

H89
→ **Frage 6.31:** Lösung A

Auf dem Fundusausschnitt der Abbildung erkennt man ein Narbenstadium nach Chorioretinitis disseminata. Typisch sind die über den gesamten Fundus verteilten, scharf begrenzten, pigmentierten Areale mit dazwischenliegenden depigmentierten Gebieten, die durch die zum Teil verdünnte Aderhaut weißlich (Sklera!) erscheinen. Arteriolen und Venolen auf dem Bild sind in Verlauf und Kaliber regelrecht. Ursachen einer disseminierten Chorioretinitis können bakterielle, virale oder parasitäre Infektionen sein.
Zu (B): Bei einer trockenen Makulopathie zeigen sich **nur** im Makulabereich zunächst sog. Drusen, im weiteren Verlauf Pigmentunregelmäßigkeiten. In Spätstadien kann ein Makulaschichtforamen entstehen; Ursache sind nicht Durchblutungsstörungen, sondern die Überlastung des retinalen Pigmentepithels (die Drusen bestehen aus abgestoßenen, nicht abgebauten Rezeptoraußengliederscheibchen).
Zu (C): Das typische Bild einer Retinopathia pigmentosa zeigt bevorzugt in der Netzhautperipherie knochenkörperchenartige Pigmentierungen, eine wachsgelbe Papille und fadendünne Gefäße.
Zu (D): Auf der Abbildung sind keine hypertonischen Gefäßzeichen zu erkennen, auch lassen sich

die Pigmentveränderungen nicht durch eine hypertensive Retinopathie erklären.
Zu **(E)**: Bei einer Commotio retinae (nach Contusio bulbi) zeigt sich im betroffenen Areal eine grauweißliche Netzhautschwellung (Berlin-Ödem). Nach der Rückbildung zeigen sich meist nur geringe Veränderungen des Pigmentepithels, in der Netzhautperipherie sowie in der Makula, wo die Netzhaut am dünnsten ist, können atrophische Löcher entstehen.

H99

→ **Frage 6.32:** Lösung B

Die **Retinitis pigmentosa** gehört zu den vererbaren retinalen (tapeto-retinalen) Dystrophien und hat je nach Vererbungsmodus einen milderen oder schwerwiegenderen Verlauf. Erste Sehstörungen sind meist fortschreitende Störungen im Bereich des Dämmerungssehens bis zur **Nachtblindheit**, die bereits im Schulalter auftreten können. Die zentrale Sehschärfe bleibt meist lange normal, im Gesichtsfeld findet sich ein **Ringskotom**, welches nach peripher und zentral fortschreitet und später das typische **Röhrengesichtsfeld** verursacht. Im mittleren Lebensalter kommt es dann zum zunehmenden Verfall der zentralen Sehschärfe bis zur Erblindung (50% bis zum 40. Lebensjahr).
Diagnostisch am wichtigsten ist die Durchführung eines **ERG**'s (Elektroretinographie) und **EOG**'s (Elektrookulogramm). **Im ERG ist die b-Welle frühzeitig reduziert oder fehlt ganz, das EOG zeigt einen flachen Kurvenverlauf.**
Das ERG dient der Darstellung der charakteristischen **Potenzialschwankungen der Netzhaut auf Belichtungsreize:** Die typische Kurve besteht aus einer negativen **a-Welle** (Aktionspotenzial der Photorezeptoren = 1. Neuron) und einer positiven **b-Welle** (Aktionspotenzial der Horizontalzellen und Bipolaren = 2. Neuron), dann erfolgt der Abfall auf oder unter die isoelektrische Linie. **Das ERG dient somit als Nachweis für die Netzhautfunktion.**
Bei den tapeto-retinalen Netzhauterkrankungen wie z.B. der Retinitis pigmentosa ist schon **frühzeitig** vor Auftreten der Netzhautveränderungen **(knochenkörperchenartige pigmentierte Veränderungen) die b-Welle im ERG reduziert oder fehlt!**
Das **EOG** dient der Ruhepotenzialbestimmung der Netzhaut, indem das Auge als Dipol (HH = (+); NH = (–)) gilt. Gemessen wird das Summenpotenzial der Netzhaut. Bewertet wird die Differenz der Potenziale zwischen maximaler Dunkeladaptation (Basispotenzial) und max. Helladaptation (Maximalpotenzial). **Ein verminderter Potenzialanstieg bei Belichtung weist auf Erkrankungen des retinalen Pigmentepithels** hin, wie z.B. Retinitis pigmentosa, vitelliforme Makuladegeneration und Medikamentenschäden der Netzhaut (z.B. durch Chloroquin, Phenothiazin, Indomethazin). Wie beim ERG auch, zeigt das EOG frühzeitig Schädigungen an, ohne dass subjektiv oder ophthalmoskopisch Schäden nachweisbar sind.
Zu **(A)**: Die **Elektromyographie** dient der Funktionsprüfung eines oder mehrerer Muskeln durch Ableitung der Erregung der motorischen Einheit. Der klinische Wert liegt in der **Differenzierung von neurogenen und myogenen Paresen** oder Funktionsschwächen. Das EMG gibt eine diagnostische Hilfe bei den Myopathien und bei der Verlaufsbeobachtung von peripheren Nervenverletzungen.
Zu **(C)** und **(D)**: Das **VEP** dient der Ableitung von *visuell evozierten Potenzialen* über der Sehrinde (Okzipitallappen) über Elektroden, nach vorausgegangener Stimulation der Netzhaut mit optischen Reizen. Form und Latenz der evozierten Potenziale ermöglicht Rückschlüsse auf die **Reizleitungsfunktion** der Ganglienzellen (= 3. Neuron) und damit eine Beurteilung der Funktion des N. opticus und der Sehbahn.
Beurteilt werden Latenzzeit und Amplitude des abgeleiteten Antwortpotenzials. Veränderungen sprechen immer für eine Optikusaffektion!
Eine Verlängerung der Latenzzeit > 100 ms spricht für z.B. vaskuläre, hereditäre oder entzündliche Optikuserkrankungen (MS!), eine Verringerung der Amplitude spricht v.a. auch für eine iatrogene Optikusschädigung, wie z.B. Myambutol-Schädigung oder Tabak-Alkohol-Amblyopie.
Beim VEP kann mittels Blitz-Reizen oder durch alternierende Musterreize (Schachbrettmuster) ein sog. evoziertes Potenzial abgeleitet werden.
Zu **(E)**: Die Nystagmographie dient der Differenzierung pathologischer Nystagmusformen. Zu speziell!

Fallstudie 1

H06

→ **Frage 6.33 F1:** Lösung D

Zu **(D)**: Ein 42-jähriger Patient mit einem seit der Jugend insulinpflichtigen Diabetes mellitus stellt sich wegen zunehmender Sehverschlechterung (Verschwommensehen) insbesondere des linken Auges in der Klinik vor. Er legt die Ergebnisse einer Refraktionsbestimmung vor. Demnach ist eine Korrektur des Refraktionsfehlers mit folgenden Brillengläsern möglich (jeweils als sphärozylindrische Kombination): rechts: –2dpt sph. comb. –0,75 dpt cyl. Achse 120°; links –2,25 dpt sph. comb. –1,0 dpt cyl. Achse 78°. Der bei dem Patienten festgestellte Refraktionsfehler ist als **zusammengesetzter myoper Astigmatismus** zu bezeichnen, da beide Hauptschnitte kurzsichtig (myop) sind und beide Brennlinien vor der Netzhaut liegen. Es gibt die Varianten **Astigmatismus rectus** und **Astigmatismus inversus.** Diese zusätzliche Bezeichnung bezieht sich

auf die Achslage des Zylinders. Beim Astigmatismus rectus ist die Achse bei 180 Grad, beim Astigmatismus inversus ist die Achslage bei 90 Grad.
Zu (A): Eine **Hyper(metr)opie** wird mit Pluswerten in der Refraktionsschreibweise versehen. Im vorliegenden Fall stehen in der angegebenen Refraktion aber Minuswerte.
Zu (B): Eine **maligne Hyperopie** ist eine Sonderform der progressiven Myopie, die stetig fortschreitet und zu extrem hohen Myopiewerten bis zu 30 dpt führt. Ursache ist ein zumeist erblich bedingter Rigiditätsverlust der äußeren Augenhüllen, sodass sich diese immer weiter ausdehnen.
Zu (C): Eine **Anisokorie** bedeutet, dass die Pupillenweite im Seitenvergleich beider Augen ungleich ist.
Zu (E): Ein **irregulärer Astigmatismus** wird hervorgerufen durch Hornhautnarben oder einen Keratokonus, bei dem die Hornhautform sich zentral spitzkegelig vorwölbt und verdünnt. In diesen Fällen herrscht nach den optischen Gesetzen **Brennpunktlosigkeit**, d.h. der Punkt, der abgebildet werden soll, wird durch die unregelmäßige Oberfläche der Hornhaut und die dadurch unregelmäßigen Meridiane nicht wieder im Auge zu einem Punkt vereinigt. Eine Korrektur mit Brillengläsern ist in diesem Fall nicht mehr möglich. Astigmatismus teilt man in zwei Gruppen (regulärer und irregulärer Astigmatismus) ein. Beim regulären Astigmatismus wird ein Punkt als zwei zueinander senkrecht stehende Linien in zwei verschiedenen Ebenen abgebildet. Diese zwei senkrechten Linien bilden die Meridiane des Astigmatismus. Regulärer Astigmatismus kann mit zylindrischen Gläsern ausgeglichen werden. **Irregulärer Astigmatismus** besteht, wenn aufgrund mehrerer Fokussierungslinien **keine Abbildung** stattfinden kann und **kann nicht mit Gläsern** und nur ungenügend mit Kontaktlinsen **ausgeglichen werden.**

H06

→ **Frage 6.34 F1:** Lösung C

Zu (C): Die applanatorisch (mit Hornhautkontakt) gewonnenen **Augeninnendruck-Werte** des beschriebenen Patienten liegen mit 18 mmHg am rechten und 13 mmHg am linken Auge **in der statistischen Norm von 5–21 mmHg.** Die Differenz von 5 mmHg zwischen beiden Augen ist tolerabel, sie sollte jedoch nicht größer als 5 mmHg sein.
Zu (A): Der Patient weist eine **geringgradige Myopie** auf, **unter der falsch niedrige Werte** bei der Druckmessung **normalerweise nicht vorkommen.** Hohe Myopien gehen mit einem Rigiditätsverlust (Gewebespannungsverlust) der äußeren Augenhüllen einher, d.h. die Sklera ist weicher als beim emmetropen oder hyperopen Patienten. Somit lässt sie sich leichter eindellen beispielsweise durch ein Applanations(Kontakt)-Druckmessgerät. Deshalb misst man bei hohen Myopien applanatorisch einen niedrigeren Wert für den Augeninnendruck als er tatsächlich ist.
Zu (B): Der **Druckunterschied von 5 mmHg zwischen beiden Augen** ist tolerabel und **nicht pathologisch.**
Zu (D): Ein **erhöhter Augeninnendruck** beginnt bei Messwerten **ab 21 mmHg.** Werden mehrfach Werte von 21 mmHg oder darüber gemessen, muss ein Glaukom-Screening durchgeführt und vor allem der Kammerwinkel und die Papille auf Exkavationen oder andere Veränderungen untersucht werden sowie eine perimetrische Prüfung des Gesichtsfeldes erfolgen. Zeigen sich dort über einen längeren Zeitraum **trotz erhöhter Augeninnendruckwerte keine pathologischen Veränderungen**, spricht man von einer **okulären Hypertension.** Treten pathologische Veränderungen auf, spricht man von einem Glaukom. Die Diagnose okuläre Hypertension kann erst nach mehrfachen Druckkontrollen und eingehender Diagnostik über einen längeren Zeitraum gestellt werden, eine einmalige Druckmessung reicht hierfür nicht aus. In 10–15% der Fälle geht eine okuläre Hypertension nach Jahren in ein manifestes Glaukom über.
Zu (E): Mit **18 mmHg** liegt der Augeninnendruck des beschriebenen Patienten im Normbereich und es besteht insbesondere ohne weitere diagnostische Untersuchungen **kein Anhalt für ein Glaukom.**

H06

→ **Frage 6.35 F1:** Lösung C

Zu (C): Bei dem 42-jährigen Diabetiker wird aufgrund einer fortschreitenden Sehverschlechterung der Augenhintergrund untersucht. Nach der vorliegenden Abbildung ist am ehesten die Diagnose der **proliferativen diabetischen Retinopathie** zu stellen. Der Fundus des Patienten zeigt in allen Quadranten und zentral **intraretinale Blutungen, Mikroaneurysmen, harte und weiche Exsudate**, sowie perlschnurartige **Venenveränderungen**, die für die Klassifikation einer schweren nichtproliferativen diabetischen Retinopathie bereits ausreichen würden. Hinzu kommen noch papillennahe und papillenferne **Proliferationen** mit zum Teil **wundernetzartiger Struktur**, die für die Klassifizierung proliferative diabetische Retinopathie pathognomonisch sind und somit diese Diagnose sichern. Weiterhin zeigt sich eine schon ausgeprägte **diabetische Makulopathie** mit **Makulaödem**, welches die Hauptursache der Erblindung bei Typ-II-Diabetikern ist. Die diabetische Makulopathie zeigt Mikroaneurysmen (fluoreszenzangiographisch darstellbar), intraretinale Hämorrhagien, harte Exsudate und ev. Cotton-wool-Herde, IRMA's (intraretinale mikrovaskuläre Anomalien), sichtbare Neovaskularisationen, Glaskörperblutungen bis hin zur traktiven Ablatio.
Zu (A): Ein großer **Conus temporalis** ist hier nicht zu erkennen, lediglich ein kleiner eher zirkulärer Conus ohne pathologische Bedeutung. Der Conus

temporalis erscheint sichelförmig am temporalen Rand der Papille aufgrund von Dehnungsveränderungen des hinteren Augenpols, geringer Chorioidalatrophie in diesem Bereich und durchscheinender Sklera, insbesondere bei stärkeren Myopien. In der Gesichtsfelduntersuchung verursacht er eine nasale Vergrößerung des blinden Fleckes.
Zu **(B)**: Bei einer milden **nichtproliferativen diabetischen Retinopathie** finden sich vereinzelte, punktförmige, intraretinale Blutungen und venöse Gefäßkaliberschwankungen. Der vorliegende Fundus zeigt massivere diabetische Netzhautveränderungen, die auch den erheblichen Visusverlust auf 0,3 erklären.
Zu **(D)**: Glaskörper und Netzhaut sind nicht miteinander verwachsen, sodass **Blutungen** der Netzhaut in der Regel hinter dem Glaskörper **(retrohyaloidal)** liegen. Das Blut befindet sich zwischen Netzhaut (präretinal) und Glaskörpergrenzmembran. Solche Blutungen rufen optisch eine **„Spiegelbildung"** hervor. Eine oder gar mehrere solcher Blutungen sind im vorliegenden Fall **nicht zu erkennen.** Sprossen Neovaskularisationen in den Glaskörper ein und reißen durch dessen Bewegung ab, kann es zu Blutungen in den Glaskörper hinein (intrahyaloidal) kommen, die keine Spiegel bilden, sondern diffus erscheinen.
Zu **(E)**: Eine **Netzhautablösung** ist in der vorliegenden Abbildung nirgendwo zu erkennen.

H06
→ **Frage 6.36 F1:** Lösung D

Zu **(D)**: Bei dem 42-jährigen Diabetiker zeigt die Untersuchung des linken Augenhintergrundes diverse Veränderungen. Ein **großer, typisch geformter Hufeisenriss der Netzhaut** ist allerdings **nicht zu sehen.** Zu erkennen ist jedoch eine **diabetische Makulopathie** mit Ödem und epiretinaler Gliose, welche zu einem Makulaschichtforamen führen kann und den schlechten Visus des Patienten auch postoperativ erklären würde. Ein voll ausgebildetes Makulaloch imponiert als rundes, wie ausgestanztes Areal mit multiplen gelblichen Ablagerungen innerhalb des Loches und ist von einem Halo aus Netzhautablösung umgeben. Die Sehschärfe ist < 0,1, was bei dem beschriebenen Patienten gegeben ist. Mit hoher Wahrscheinlichkeit bestehen auch noch subretinale Neovaskularisationen, die fluoreszenzangiographisch dargestellt werden können.
Zu **(A)**: **Multiple Hämorrhagien** sind entlang der großen Gefäßbögen und im Makulabereich sichtbar.
Zu **(B)** und **(C)**: In der Abbildung des linken Augenhintergrundes erkennt man die **von der Papille ausgehenden Bindegewebsproliferationen**, die **entlang der großen Gefäßbögen** in die Peripherie ziehen und auch zentral zu einer fast ringförmigen Segelbildung führen. Diese Bindegewebsproliferationen neigen mit der Zeit zur Schrumpfung, was Risse oder Löcher in der Netzhaut bis hin zu Netzhautablösung nach sich ziehen kann.
Zu **(E)**: Eine **Netzhautablösung** in der weiteren Peripherie (in der Abbildung nicht einsehbar) ist nicht unwahrscheinlich aufgrund der erheblichen Bindegewebsproliferationen, die am Zentralfundus zu sehen sind. Diese verursachen unbehandelt mit hoher Wahrscheinlichkeit eine Riss- oder Lochbildung in der Peripherie der Netzhaut, was in der Folge zu einer Ablösung (Ablatio) führt.

H06
→ **Frage 6.37 F1:** Lösung C

Zu **(C)**: Bei dem 42-jährigen Patienten mit Diabetes mellitus fallen Hautveränderungen über beiden Schienbeinen auf, die keine Beschwerden verursachen. In der Abbildung sind zwei kleine, gelbbräunliche Herde (mit eingesunkenem Zentrum) erkennbar. Obwohl der Befund nicht typisch ausgeprägt ist, passt er am ehesten zu einer **Necrobiosis lipoidica.** Sie kommt bei ca. 0,5% aller Diabetiker vor, ca. 2/3 aller Patienten mit Necrobiosis lipoidica haben einen Diabetes mellitus. Bei der Necrobiosis lipoidica handelt es sich um eine chronische, zu Atrophie führende, **granulomatöse Dermatose.** Charakteristisch sind scharf begrenzte rotbräunliche Plaques, die unter langsamem Größerwerden zentral mit gelblicher Atrophie (Lipoideinlagerungen) und Teleangiektasien abheilen. Histologisch findet sich um **nekrobiotisches Kollagen** herum ein **palisadenförmig gruppiertes Infiltrat**, das aus Lymphozyten, Histiozyten, Plasmazellen und mehrkernigen Riesenzellen vom Fremdkörpertyp zusammengesetzt ist. Letztlich beruht der Untergang kollagenen Bindegewebes auf einer (diabetischen) **Mikroangiopathie** (wandverdickte und okkludierte Blutgefäße). Die feintropfigen Lipoideinlagerungen lassen sich mit einer Fettfärbung (Sudanrot) darstellen.
Zu **(A)**: Es wird der histologische Befund einer **Psoriasis vulgaris** beschrieben: (kolbenförmige) Akanthose, Hyper-Parakeratose, dermale Papillen mit erweiterten Gefäßen und einem gemischtzelligen Infiltrat, besonders über den Papillenspitzen. Nicht erwähnt werden die psoriasis-typischen subkornealen Ansammlungen von neutrophilen Granulozyten, den Munro'schen Mikroabszessen.
Zu **(B)**: Histologische Charakteristika eines **Lichen ruber** sind die (sägezahnartige) Akanthose, die **Hypergranulose (= klinisch Wickham-Zeichnung)**, die vakuolige Degeneration einzelner Basalzellen und das zur Epidermis drängende (epidermotrope), bandförmige Infiltrat im oberen Korium. Die außerdem beschriebene **mächtige Ortho-Hyperkeratose** gehört zu einer klinischen Variante des Lichen ruber, die hauptsächlich an den Tibiae vorkommt, nämlich dem **Lichen ruber verrucosus.**
Zu **(D)**: Die Ausbildung **irregulärer Gefäße** und **schlitzförmiger Spalten**, die mit roten Blutkörper-

chen gefüllt sind, sowie frei im Korium liegende **Erythrozyten** und **Hämosiderinablagerungen** sind Merkmale eines **M. Kaposi (Sarcoma idiopathicum multiplex hämorrhagicum)**. Feingeweblich unterscheiden sich die klassischen Kaposi-Sarkome und die im Rahmen einer fortgeschrittenen HIV-Infektion (AIDS) entstandenen Tumore nicht.
Zu **(E)**: Eine knötchenförmige Entzündung der Gefäße in den Fettgewebssepten ohne Nekrosen bezeichnet eine **septale Pannikulitis**, die ihre klinische Entsprechung in den akut auftretenden, schmerzhaften, roten Knoten des **Erythema nodosum** findet. Das Erythema nodosum ist eine **Immunkomplexvaskulitis** (Typ III-Allergie nach Coombs und Gell). Als mögliche Antigene fungieren mikrobielle Bestandteile, Medikamente, Tumoren und unbekannte Antigene. Häufige Auslöser sind vorausgehende Streptokokkeninfekte (Tonsillitis), infektiöse Durchfallerkrankungen, Tuberkulose, Sarkoidose (Löfgren-Syndrom: Erythema nodosum, bihiläre Lymphadenopathie, Arthralgien, Fieber), M. Crohn und Colitis ulcerosa.

H06

→ **Frage 6.38 F1:** Lösung C

Zu **(C)**: Nachdem bei dem 42-jährigen Patienten eine proliferative diabetische Retinopathie gesichert werden konnte, wird eine internistische Diagnostik angeschlossen. Die durchgeführten Untersuchungen weisen am ehesten auf eine Proteinurie mit Makroalbuminurie hin. Als **Proteinurie** bezeichnet man eine Ausscheidung von >150 mg Eiweiß in 24 Stunden. Eine **Makroalbuminurie** bezeichnet eine Albuminausscheidung von >200 mg/l. Bei dem beschriebenen Patienten sind sowohl die Werte des Gesamtproteins als auch des Albumins im Sammelurin deutlich erhöht.
Zu **(A)**: Eine **glomeruläre Hyperfiltration** tritt im Stadium I der diabetischen Nephropathie nach Mogensen auf (s. Tab.). In der Sonografie fallen in diesem Stadium vergrößerte Nieren auf. Der 42-jährige Patient des Fallbeispiels weist keine sonografische Nierenvergrößerung auf. Er befindet sich in Stadium III.
Zu **(B)**: Unter **Mikroalbuminurie** versteht man eine Ausscheidung von 30–300 g Albumin in 24 Stunden (20–200 mg/l). Sie ist das typische **Früh**symptom einer diabetischen oder hypertensiven Nephropathie.
Zu **(D)**: Das **Nephrotische Syndrom** bezeichnet die Symptomtrias aus Proteinurie (>3,5 g/d), hypalbuminämische Ödeme und Hyperlipoproteinämie. Die häufigsten Ursachen des nephrotischen Syndroms sind membranöse und sklerosierende Glomerulonephritiden.
Zu **(E)**: Als **Azotämie** bezeichnet man die krankhafte Ansammlung von Stickstoff (Endprodukt des Proteinstoffwechsels) im Blut. Sie kann entstehen infolge übermäßiger Stickstoffproduktion oder infolge einer Niereninsuffizienz mit verminderter Stickstoffausscheidung.

Stadium	Bezeichnung	Befund
I	Hypertrophie-Hyperfunktionsstadium	GFR ↑, sonografisch vergrößerte Nieren
II	Latente Nephropathie	Basalmembranverdickung, Mesangiumproliferation
III	Inzipiente Nephropathie	↑ Mikroalbuminurie, ggf. Hypertonus, Hyperlipoproteinämie, proliferative Retinopathie, ggf. Neuropathie
IV	Manifeste Nephropathie	Glomerulosklerose
V	Niereninsuffizienz	GFR (< 40 ml/min), ↑ Serumkreatinin, ↑ Serumharnstoff, ggf. renale Azidose, renale Anämie, sekundärer Hyperparathyreoidismus

Tab. 6.2: Diabetische Nephropathie (Einteilung nach Mogensen)

H06

→ **Frage 6.39 F1:** Lösung E

Zu **(E)**: **Bei** der bestehenden **proliferativen diabetischen Retinopathie** des beschriebenen Patienten dient eine **Laserbehandlung** der Verbesserung und Erhaltung der Netzhautdurchblutung. Damit soll eine **dauerhafte Hemmung der Neovaskularisation** erzielt werden. Obwohl auch gesunde Netzhaut bei einer Laserbehandlung koaguliert wird, verbessert sich die Sauerstoffversorgung der verbleibenden intakten Netzhaut. Ein weiterer positiver Effekt ist, dass durch die Koagulationen punktuelle narbige Verbindungen der Netzhaut mit dem unterliegenden Gewebe geschaffen werden. Diese können im Falle einer drohenden Ablatio retinae durch die fibrösen Traktionskräfte eine Netzhautablösung im gelaserten Bereich verhindern. In ca. 50% der Fälle kann mittels Lasertherapie die Sehschärfe erhalten werden. Die Dauer des Therapieerfolges ist abhängig von der Diabeteseinstellung und weiteren Risikofaktoren des Patienten (z. B. ein Hypertonus, der die Progression der Retinopathie fördert).
Zu **(A)**: Eine **Laserkoagulation der Netzhaut** ist nicht zum Ausgleich des Refraktionsfehlers gedacht. Der Ausgleich eines Refraktionsfehlers ist aber durch eine spezielle Lasertherapie der Hornhaut möglich.
Zu **(B)**: Wenn die Ursache der Sehverschlechterung beispielsweise in einer Trübung der hinteren Linsenkapsel nach Katarakt-Operation liegt, ist es möglich, mit einem Neodym-YAG-Laser (photodisruptiver Laser) die **Sehachse freizumachen**. Im vor-

liegenden Fall mit fibrösen Strängen, die an der zentralen Netzhaut gelöst werden sollen, ist dies aber nicht möglich. Der photodisruptive Laser wird nicht zur Koagulationstherapie der Netzhaut verwendet.
Zu **(C)**: Eine **rasche Beseitigung der auf die Netzhaut wirkenden Traktionskräfte** wird bei dem Patienten durch eine Vitrektomie erreicht.
Zu **(D)**: Man kann eine **bindegewebige Fixierung der Netzhaut** mit einem Argonlaser erreichen. Da die Therapie mit einem erheblichen dauerhaften Visusverlust verbunden ist, wird dieses Verfahren nur in besonders schweren Fällen des Makulaödems eingesetzt. Im vorliegenden Fall besteht bei dem Patienten zwar eine ausgeprägte diabetische Makulopathie mit Ödembildung, aber die Therapie des Makulaödems ist nicht vorrangig, denn nach der Vitrektomie und Laserkoagulation der Netzhaut ist (durch die bessere Netzhautversorgung) auch eine Rückbildung des Makulaödems zu erwarten.

H06
→ **Frage 6.40 F1:** Lösung C

Zu **(C)**: Die **Vitrektomie** bezeichnet eine operative ophthalmologische Therapiemaßnahme zur Entfernung des Glaskörpers ganz oder teilweise (hintere, vordere oder komplette Vitrektomie), je nach Bedarf. Bei dem 42-jährigen Patienten mit einer proliferativen diabetischen Retinopathie ist dieser Eingriff aufgrund der erheblichen Membranbildung und dem Risiko einer Traktionsablatio der Netzhaut schnellstens indiziert, **um möglichst rasch die auf die Netzhaut wirkenden Traktionskräfte zu beseitigen**. Sind die Membranen entfernt, ist die weitere Begutachtung und Lasertherapie der Netzhaut besser möglich. Wird eine Vitrektomie durchgeführt, kann in der gleichen Sitzung mit dem Endolaser die Netzhaut koaguliert und damit die Anti-Neovaskularisationstherapie eingeleitet werden.
Zu **(B)**: Mit der Vitrektomie werden Trübungen und fibröse Wucherungen im und am Glaskörper entfernt. Sitzen diese im Bereich der optischen **Sehachse**, kann man von einem **„freimachen"** derselben sprechen. Das Freimachen der Sehachse steht aber angesichts der Bedrohung durch die Traktionskräfte für die Netzhaut nicht im Vordergrund. Diese Gefahr muss zuerst mittels Vitrektomie beseitigt werden. Im beschriebenen Fall liegen die bindegewebigen Traktionsstränge jedoch nicht in der optischen Achse, sondern um diese herum, sodass man hier nicht vom Freimachen der optischen Achse sprechen kann. Die Visusminderung ist hier nicht durch eine Verlegung der optischen Achse, sondern durch die diabetische Makulopathie bedingt.
Zu **(A)**, **(D)** und **(E)**: Mit der Vitrektomie werden bei dem beschriebenen Patienten in erster Linie **kein Ausgleich des Refraktionsfehlers** (A), **keine bindegewebige Fixierung der Fovea auf der Aderhaut** (D) und auch **keine dauerhafte Hemmung der Neovaskularisation** (E) erzielt.

H06
→ **Frage 6.41 F1:** Lösung D

Zu **(D)**: Nachdem bei dem Patienten neben einer proliferativen diabetischen Retinopathie auch eine diabetische Nephropathie diagnostiziert worden ist, erfolgt die Umstellung von der konventionellen auf die intensivierte Insulintherapie. Unter einer **konventionellen Insulintherapie** versteht man die ein- bis zweimalige Injektion von schnell und lang wirksamem Insulin am Tag. Der Vorteil liegt in der einfachen Handhabung, der Nachteil jedoch in einem starren Tagesablauf mit in Menge und Zeitpunkt festgelegten Mahlzeiten. Dadurch ist es schwierig, den Blutzucker in seinen physiologischen Grenzen zu halten. Die **intensivierte Insulintherapie** gilt als Standard der Therapie des Typ-1-Diabetes mellitus. Sie bezeichnet die Dosisanpassung des schnell wirksamen Insulins an Hunger, aktuellen Blutzucker und Kohlenhydratmenge der Mahlzeit. Für Ruhephasen (z.B. Nacht) wird ein lang wirksames Insulin injiziert. Die **Umstellung von der konventionellen auf eine intensivierte Insulintherapie erfolgt** bei dem Patienten des Fallbeispiels in erster Linie deshalb, **um** weiteren **Komplikationen und Spätfolgen des Diabetes mellitus entgegenzuwirken**. Dies erfolgt durch konsequente Blutzuckerbestimmung im Blut und dem Injizieren von an den Blutzuckerspiegel angepassten Insulinmengen.
Zu **(A)**: Bei der intensivierten Insulintherapie arbeitet man gerade **nicht** mit **einem Insulinanalogon als einzigem Insulintyp**.
Zu **(B)**: Durch das schnell wirksame Insulin ist die **Anpassung an die Kohlenhydratmenge der Mahlzeit** gut möglich.
Zu **(C)**: Nach der Einstellungsphase erfolgt die Stoffwechselkontrolle durch konsequente Blutzuckerbestimmung und **nicht ausschließlich durch Glucose-Bestimmungen im Urin**.
Zu **(E)**: Eine **rasche Senkung des Blutzuckerspiegels** lässt keine kontinuierliche Besserung des linksseitigen Augenbefundes erwarten.

H06
→ **Frage 6.42 F1:** Lösung E

Zu **(E)**: Während der Umstellung von der konventionellen auf die intensivierte Insulintherapie, werden bei dem beschriebenen Patienten mehrfach morgendliche Blutglukose-Konzentrationen von über 200 mg/dL (nüchtern) gemessen. Die nächtlichen Zuckerwerte liegen wie der 22 Uhr-Wert zwischen 110–120 mg/dL. Die hier beschriebene Hyperglykämie-Problematik am Morgen wird am treffendsten als **Dawn-Phänomen** interpretiert. Hierunter versteht man einen **Blutzuckeranstieg in den**

frühen Morgenstunden trotz konstanter Insulinzufuhr. Ursache ist ein erhöhter Insulinbedarf in der zweiten Nachthälfte (bedingt durch eine vermehrte nächtliche Wachstumshormonausschüttung).
Zu **(A)**: Unter dem Begriff **„Brittle-Diabetes"** versteht man stark schwankende Blutzuckerwerte bei Diabetes-mellitus-Typ-1-Patienten. „Brittle" (engl.) bedeutet bröckelig, zerbrechlich, labil und bezieht sich auf die Stoffwechsellage. Es kann entweder zu **Hyper**glykämien kommen (trotz hoher Insulindosierungen) oder zu schweren **Hypo**glykämien (trotz angepasster geringerer Insulindosierungen) oder auch zu Schwankungen zwischen beiden Extremen.
Zu **(B)**: Das **metabolische Syndrom** bezeichnet das gemeinsame Auftreten der vier Risikofaktoren: essentielle Hypertonie, stammbetonte Adipositas, Dyslipoproteinämie und Glukosetoleranzstörung (bei Diabetes mellitus **Typ 2**).
Zu **(C)**: Das **Sekundärversagen** bezieht sich auf den Diabetes mellitus Typ 2. Man versteht unter diesem Begriff das Nachlassen der Inselzellfunktion und folglich das Versagen der alleinigen Sulfonylharnstofftherapie. Im weiteren Verlauf erfolgt zunächst eine kombinierte Therapie aus Sulfonylharnstoffen und Insulininjektionen, die später in eine alleinige Insulintherapie übergeht.
Zu **(D)**: Der **Somogyi-Effekt** führt wie das Dawn-Phänomen zu einer morgendlichen Hyperglykämie. Ursache ist hier jedoch eine **zu hohe abendliche Insulindosis**, die zu einer **nächtlichen Hypoglykämie** mit **reaktiver Hyperglykämie am Morgen** führt. Da im Fallbeispiel die nächtlichen Blutzuckerwerte des Patienten auf dem Niveau der abendlichen Messungen lagen, liegt der Hyperglykämie ein vermehrter nächtlicher Insulinbedarf zugrunde (Dawn-Phänomen).

H06

→ **Frage 6.43 F1:** Lösung A

Zu **(A)**: **ACE-Hemmer** sind Mittel der Wahl bei **diabetischer Nephropathie.** Sie sind besonders geeignet, da sie sowohl durch die systemische Blutdrucksenkung als auch durch den verminderten Angiotensin-2-Effekt (verminderte Aldosteronausschüttung → verminderte Na-Reabsorption) nephroprotektiv wirken. Hypertoniebedingte Nierenschäden (Mikroalbuminämie) werden durch die Senkung des intraglomerulären Druckes vermindert (sog. antiproteinurischer Effekt).
Zu **(B)–(E)**: Alle hier genannten Medikamente (**Alpha 1-Adrenorezeptor-Antagonist, Schleifendiuretikum, Thiazid-Diuretikum, Kalziumantagonist vom Dihydropyridin-Typ**) sind bei arterieller Hypertonie indiziert, aber nicht Mittel der 1. Wahl bei Patienten mit Diabetes mellitus.

H06

→ **Frage 6.44 F1:** Lösung B

Zu **(B)**: Bei bestehender **diabetischer Nephropathie** ist als diätetische Maßnahme bei dem beschriebenen Patienten die **Begrenzung der Proteinzufuhr** am ehesten indiziert. Empfohlen werden 0,6 bis 0,8 g Protein/kg KG/Tag, da sich hierunter in Studien eine Retardierung der Nephropathieentwicklung gezeigt hat. Die Restriktion der Eiweißzufuhr auf das angegebene Maß stellt eine Rückführung der Eiweißzufuhr auf normale Verhältnisse dar (da die derzeit übliche, gesellschaftliche Eiweißzufuhr den Bedarf überschreitet). Bei präterminaler Niereninsuffizienz sollte wegen der Gefahr einer Malnutrition auf eine Proteinrestriktion verzichtet werden.
Zu **(A)**: Eine **Reduktionsdiät** ist in diesem Fall nicht angezeigt, da der Patient normalgewichtig ist (74 kg, 180 cm).
Zu **(C)**: Eine **langdauernde, hochdosierte Vitamin-A-Zufuhr** hat keinen Effekt auf die diabetische Retinopathie. (Cave: Aufgrund seiner mangelnden Wasserlöslichkeit ist Vitamin A in hohen Dosen toxisch.)
Zu **(D)**: Eine **dauerhaft kaliumreiche Ernährung** ist bei ausgeglichenen Elektrolyten nicht indiziert. Bei fortschreitender Nephropathie besteht bei kaliumreicher Kost die Gefahr einer Hyperkaliämie.
Zu **(E)**: Eine **genaue Einhaltung der Essenszeiten** ist im vorliegenden Fall nicht nötig, da der Patient auf die intensivierte Insulintherapie umgestellt worden ist.

H06

→ **Frage 6.45 F1:** Lösung D

Zu **(D)**: Während seines stationären Aufenthaltes erkundigt sich der 42-jährige Patient nach den Rahmenbedingungen für eine rechtliche Anerkennung seiner Sehstörung (proliferative diabetische Retinopathie) als Behinderung. Im Schwerbehindertenrecht gelten diesbezüglich nahezu die Richtlinien der Deutschen Ophthalmologischen Gesellschaft für die Beurteilung der Minderung der Erwerbsfähigkeit (MdE) in der gesetzlichen Unfallversicherung. Unter MdE versteht man eine meist in Prozenten vom Hundert angegebene Verminderung der Erwerbsfähigkeit (z.B. infolge von Krankheiten oder Unfallschäden). Die gesetzliche Rentenversicherung beschreibt die Erwerbsfähigkeit als die Fähigkeit, eine Erwerbstätigkeit in gewisser Regelmäßigkeit auszuüben. Eine Erwerbsunfähigkeit (EU) liegt vor, wenn jemand „infolge Krankheit" (Gebrechen) oder Schwäche seiner körperlichen und geistigen Kräfte auf nicht absehbare Zeit eine Erwerbstätigkeit in gewisser Regelmäßigkeit nicht mehr ausüben oder nur noch geringe Einkünfte durch Erwerbstätigkeit erzielen kann. Die **MdE** im Sinne der gesetzlichen Unfallversicherung liegt im Falle **einseitiger Erblindung bei voll funktionsfähigem Part-**

nerauge bei 25%. Eine Erhöhung auf bis zu 30% ist bei unfallbedingten, starken äußeren Entstellungen im Augenbereich, die den Einsatz auf dem allgemeinen Arbeitsmarkt beeinträchtigen, möglich. Eine Sehbehinderung liegt bei einem Visus < 0,3 und eine hochgradige Sehbehinderung bei einem Visus < 0,075 vor. Nach ophthalmologischer Therapie (panretinale Laserkoagulation, Vitrektomie mit Silikonöltamponade) besteht bei dem beschriebenen Patienten ein Entlassungsvisus von 0,2 am rechten Auge und 0,05 am linken Auge. Damit ist das rechte Auge als sehbehindert und das linke Auge als hochgradig sehbehindert einzuschätzen. Für eine Tätigkeit als freier Fotojournalist ist dieser Visus sicher nicht ausreichend. Für den Patienten trifft deshalb am ehesten zu, dass der „Grad der Behinderung" sich aus der Gesamtauswirkung aller bestehenden Funktionsstörungen unter Berücksichtigung der erforderlichen Behandlungsweise ergibt.

Zu **(A)**: Das Schwerbehindertenrecht bewertet das Ausmaß der Behinderung, wobei der **Ursache nur eine sekundäre Bedeutung** zukommt.

Zu **(B)**: Die **berufliche Tätigkeit** ist nicht Grundlage für die Beurteilung einer Minderung der Erwerbsfähigkeit.

Zu **(C)**: Zur Anerkennung der Behinderung im Sinne des Gesetzes muss die **Sehschärfe < 0,3** betragen.

Zu **(E)**: Ein **Antrag auf Anerkennung einer Schwerbehinderung** wird an das zuständige **Versorgungsamt** gerichtet und ist primär **unabhängig vom Patientenalter.**

H06

→ **Frage 6.46 F1:** Lösung B

Zu **(B)**: Bei dem beschriebenen Patienten mit proliferativer diabetischer Retinopathie sind **bilaterale Skleritiden** als okuläre Komplikation am wenigsten typisch, da diese eher bei Erkrankungen des rheumatischen Formenkreises auftreten und für Diabetes mellitus nicht pathognomonisch sind. Die **Skleritis** ist eine gewebszerstörende Erkrankung, die in 50% der Fälle beidseits auftritt. Frauen erkranken häufiger als Männer. **Bei ca. der Hälfte** der Betroffenen **liegt eine Allgemeinerkrankung** mit Autoantikörpern und Vaskulitis zugrunde (z.B. Kollagenosen, primär chronische Polyarthritis, Sarkoidose, M. Raynaud, M. Wegener).

Zu **(A)**: Zu einer **präsenilen Kataraktentwicklung** kann es mit fortschreitendem Lebensalter immer kommen, auch ohne chronische Grunderkrankung. Sie zeigt sich ab dem 3. Lebensjahrzehnt als multiple kleine Trübungen im Linsenrandbereich, nicht in der optischen Achse. Diabetiker neigen aufgrund des veränderten Stoffwechsels eher zur Kataraktentwicklung als Gesunde. Eine **Cataracta diabetica** imponiert mit beidseitigen „schneeflockenartigen", wolkigen Trübungen unter der vorderen Linsenkapsel, die sich schnell zu einer totalen Cataract entwickeln können.

Zu **(C)**: Langjährige Diabetiker zeigen als häufige Komplikation eine **Rubeosis iridis**, bei der es aufgrund von Ischämien verschiedener Genese zu Gefäßneubildungen (Proliferationen) auf der Iris kommt. Der Beginn der atypischen Gefäßneubildungen lässt sich gut und frühzeitig mittels der Spaltlampe am Pupillarsaum erkennen. Die Proliferationen sind sehr fragil und es kann zu Vorderkammerblutungen kommen. Die Irisgefäße verlaufen im Irisstroma radiär zur Pupille und sind normalerweise nur bei einer Hyperämie zu erkennen. Im Gegensatz zur typischen radiären Anordnung, verlaufen die Gefäße bei einer Rubeosis iridis kreuz und quer. Bei Auftreten einer Rubeosis ist die Laserkoagulation der Netzhaut indiziert.

Zu **(D)**: Eine Komplikation bei behandelten Patienten mit einer diabetischen Retinopathie, bei denen eine Argon-Laser-Koagulation der Netzhaut durchgeführt wurde, ist die **therapiebedingte Gesichtsfeldeinschränkung.** Diese **resultiert aus der Gesamtheit der multiplen Netzhautnarben durch die Laserkoagulation** (gesunde Netzhaut wird gelasert, um die Anzahl der zu versorgenden Photorezeptoren zu vermindern und dadurch die Blutversorgung der verbleibenden Rezeptoren zu verbessern), die in der Regel disseminiert den gesamten Augenhintergrund unter Aussparung des Zentrums betreffen.

Zu **(E)**: Durch die Laserkaogulationstherapie ergibt sich auch eine **Störung der Dunkeladaptation**, da panretinal ca. 2000 Koagulationsherde gesetzt werden (Pro Sitzung ca. 500) und dabei Photorezeptoren untergehen.

H06

→ **Frage 6.47 F1:** Lösung A

Zu **(A)**: Im Rahmen der Behandlung seiner proliferativen diabetischen Retinopathie wurden bei dem beschriebenen Patienten eine panretinale Laserkoagulation und eine Vitrektomie mit Silikontamponade durchgeführt. Eine **zweite stationäre Augenbehandlung** dient indikationsgemäß am ehesten der **Entfernung des Silikonöls** aus dem operierten linken Auge und dessen Ersatz mit wässriger Lösung. Aufgrund einer anderen Dichte und eines anderen Brechungsindex (im Vergleich zum rechten Auge) stört das Silikonöl die Sehschärfe. Eine Visusverbesserung ist deshalb nach Entfernung des Silikonöls (nach ca. 3 Monaten) zu erwarten. Das Silikonöl muss auch entfernt werden, weil es die Bildung einer Katarakt fördert und durch die Versprengung von Öltröpfchen in die Vorderkammer die Gefahr eines sekundären Glaukoms besteht. Letztendlich kann die geringe Toxizität des Öls bei lang dauernder Tamponade zu Optikusatrophie und Ausbildung einer Makula-pucker (Cellophan-Makula durch Gewebsverdichtung) führen.

Zu (**B**): Da bei dem Patienten kein okulärer Tumor vorliegt, ist auch keine **Ruthenium-Plombe** zur lokalen Bestrahlung vonnöten. Schwach radioaktive **Ruthenium-106** Augenapplikatoren werden für die Behandlung von kleinen und mittelgroßen Augentumoren eingesetzt und operativ auf die Sklera aufgenäht.

Zu (**C**): Eine ergänzende **photodynamische Therapie PDT** der nachgewiesenen zentralen Fundusveränderungen am rechten Auge kann auch ambulant durchgeführt werden. Hierbei werden **choroidale Neovaskularisationen** insbesondere der zentralen Netzhaut und im Makulabereich **zerstört**, um ein Fortschreiten der visusbedrohenden Makulopathie zu verhindern. Der Unterschied zur Argon-Lasertherapie besteht in der intravenösen Verabreichung eines nicht-toxischen Photosensibilisators vor der Laseranwendung, welcher sich in den zu behandelnden choroidalen, subretinalen Neovaskularisationen anreichert. Der **Photosensibilisator** wird **durch Licht** einer bestimmten Wellenlänge **aktiviert** und es kommt **durch Oxidationsvorgänge** zur **Endothelschädigung** und **Thrombosierung der pathologischen Neovaskularisationen** und damit zu ihrer Zerstörung. Die Methode ist gewebeschonend und kann auch mehrfach angewendet werden.

Zu (**D**): Ob die Einstellung auf eine **thrombozytenaggregationshemmende Therapie** mit ASS und **Ticlopidin** sinnvoll ist, entscheidet der Internist und kann damit auch ambulant beginnen. Eine stark erhöhte Blutungsneigung kann allerdings im vorliegenden Fall während der chirurgischen Behandlung und der Lasertherapie der Augen nicht erwünscht sein.

Zu (**E**): Die **Einstellung auf eine kapillarabdichtende Behandlung mit Calciumdobesilat zur Ödembekämpfung am Augenhintergrund** kann ambulant geschehen, ist aber hinsichtlich der Wirksamkeit umstritten.

Diabetische Retinopathie

Sowohl beim Erwachsenen als auch beim jugendlichen Diabetiker kann es (besonders bei schlecht eingestelltem Diabetes) zur Ausbildung einer diabetischen Retinopathie kommen, die heute in Mitteleuropa zu den häufigsten Erblindungsursachen gehört. Klinisch hat sich die Unterscheidung zwischen einer nichtproliferativen **Retinopathia diabetica simplex** und der **Retinopathia diabetica proliferans** bewährt. Eine Retinopathia diabetica simplex kann in eine proliferative diabetische Retinopathie übergehen, besonders jugendliche Diabetiker neigen zu den schwereren Verlaufsformen.

Symptome:

- **Retinopathia diabetica simplex:** intraretinale Blutungen, Ödeme, harte Exsudate, intraretinale Mikroangiopathie (IRMA), d.h. einige Kapillaren bleiben ohne Blutzirkulation, andere werden unregelmäßig erweitert, Mikroaneurysmen, Cotton-Wool-Herde (Mikroinfarkte in der Nervenfaserschicht), im Verlauf zunehmende Verengung der Arterien. Die Symptome können individuell sehr unterschiedlich ausgeprägt sein. **Subjektiv** klagen die Patienten manchmal über vermehrtes Blendungsgefühl aufgrund der Lichtstreuung in der ödematösen Netzhaut, eine Sehverschlechterung tritt nur ein, wenn die Makula von Ödemen oder Exsudaten betroffen ist.
- **Retinopathia diabetica proliferans:** Proliferationen von feinen neuen Gefäßen mit begleitendem Bindegewebe aus der Retina oder von der Papille ausgehend. Schrumpft der Glaskörper, so kann es zu den gefürchteten **Komplikationen** kommen: Blutungen (präretinal und in den Glaskörper), Traktionen, Traktionsamotio; weitere Komplikationen sind rhegmatogene Amotio (d.h. auf Netzhautrissen beruhende Amotio retinae), Retinoschisis, Ausbreiten der Proliferationen auf Kammerwinkel und Iris (Rubeosis iridis), als Folge davon ein sekundärer Winkelblock (hämorrhagisches Sekundärglaukom).

Therapie: Eine gute Diabeteseinstellung kann den Beginn der diabetischen Retinopathie hinauszögern. Bei Vorliegen einer proliferativen Retinopathie versucht man deren Voranschreiten durch eine Laser-/Lichtpankoagulation zu verhindern oder zu verlangsamen (es wird vermutet, dass in der hypoxischen Netzhaut ein vasoproliferativer Faktor gebildet wird; dies wird durch narbige Zerstörung von größeren Netzhautarealen verhindert, da die zurückbleibenden Areale besser versorgt sind). Bei Glaskörperblutungen, die sich nicht resorbieren, ist eine Vitrektomie indiziert; bei Vorliegen ausgeprägter Membranen mit Traktionsamotio kann nur noch der Weg ausgedehnter Glaskörperchirurgie (Vitrektomie, Cerclage, Membranepeeling, Endolaser, ggf. Netzhautnagelung von Rissen und Glaskörperersatz durch Silikonöl) gegangen werden. Die Erfolgsaussichten sind hier sehr begrenzt.

Prognose: Bei Vorliegen einer proliferativen Retinopathie ungünstig, da ein progressives Geschehen vorliegt.

Fallstudie 2

→ **Frage 6.48 F2:** Lösung E

Die **rhegmatogene Netzhautablösung** ist eine primäre Ablatio, d.h. sie entsteht **ohne äußere Einwirkung** (Trauma). Ursache sind Netzhautlöcher oder Risse, die spontan zur Ablösung geführt haben. Hierbei sind besonders myope (kurzsichtige) und aphake (linsenlose) Augen gefährdet, da diese schneller zu einer hinteren Glaskörperabhebung neigen, welche wiederum die Loch- oder Rissbildung begünstigt.
Zu **(E)**: Eine **beginnende Ablatio retinae** kann sich durch **Lichtblitzwahrnehmungen** (Phosphene; durch Reizung der Photorezeptoren durch Zug), **„Rußregen"** oder **„Mouches volantes"** (intraokulare Blutungen) ankündigen. Schreitet sie fort, nimmt der Patient zusätzlich **Gesichtsfeldeinschränkungen** wahr („Vorhang" seitlich oder von oben, „Mauer" von unten).
Zu **(A)**: Da zwischen hinterer Glaskörpergrenzmembran und Netzhaut häufig Verbindungen bestehen, kann es im Rahmen der eigentlich harmlosen Abhebung des Glaskörpers zu Traktionen kommen, die Löcher oder Risse entstehen lassen. Also ist es **umgekehrt**: Die Hauptursache für die rhegmatogene Ablatio ist die hintere Glaskörperabhebung!
Zu **(B)**: Eine **Spaltung der Netzhaut** im Niveau der äußeren plexiformen Schicht, also zwischen Sinnesepithel (außen) und Nervenfaserschicht mit Gefäßen (innen) nennt man **Retinoschisis.** Sie ist echographisch und ophthalmoskopisch von einer Ablatio abzugrenzen, weil sie bei Bulbusbewegungen starr ist und nicht wie eine Ablatio wellenartige Bewegungen ausführt. Sie bedarf nicht unbedingt einer Behandlung, wenn sie nicht progredient ist.
Zu **(C)**: Eine **sekundäre Ablatio** ist ein typisches Begleitphänomen intraokularer Tumoren. Die rhegmatogene Ablatio ist aber eine primäre Ablatio, also spontan Loch- oder Riss-bedingt!
Zu **(D)**: Eine Ablatio verursacht keine Schmerzen und kein „Organgefühl", da die Retina nicht sensibel innerviert ist.

→ **Frage 6.49 F2:** Lösung D

Zu **(D)**: **Achsenmyope** haben häufiger periphere Netzhautdegenerationen, die zu einer rhegmatogenen Netzhautablösung prädisponieren. Die Prävalenz einer rhegmatogenen Ablatio retinae ist auch nach Kataraktoperation und nach Contusio bulbi erhöht.
Zu **(A)**: **Synechien** nach Iritis können zu einem Augendruckanstieg prädisponieren.
Zu **(B)**: Beim **Keratokonus** findet man manchmal folgende weitere Anomalien: Retinopathia pigmentosa, Glaukom, Kernkatarakt, Aniridie u.a. Bei Trisomie 21 findet man zu 6% einen Keratokonus.
Zu **(C)**: Durch das Fehlen des Pigments beim **Albinismus** kommt es zu einer Durchleuchtbarkeit der Iris und Minderwertigkeit der Makula, dadurch zu Lichtscheu, Nystagmus und Schwachsichtigkeit.
Zu **(E)**: Eine **Optikusatrophie** kann ein weites Feld an Ursachen haben, dadurch eine Prädisposition abzuleiten, ist nicht möglich.

→ **Frage 6.50 F2:** Lösung C

Zu **(C)**: Die **Skiaskopie** oder Schattenprobe ist ein Verfahren zur objektiven Bestimmung der Gesamtrefraktion des Auges.
Zu **(A)**: Mit dem **Augenspiegel** kann man zum einen im regredienten Licht Glaskörpertrübungen erkennen, zum anderen mit Hilfe einer Lupe bei der indirekten Funduskopie auch den Glaskörper beurteilen.
Zu **(B)**: Mit der **Spaltlampe** kann man bei schmalgestelltem Spalt insbesondere den vorderen Glaskörper untersuchen, bei regredientem Licht Glaskörpertrübungen erkennen und nach Aufsetzen eines Funduskontaktglases den Glaskörper bei der Funduskopie an der Spaltlampe insgesamt untersuchen.
Zu **(D)**: Die **Diaphanoskopie** (Durchleuchtung des Auges bei auf der Sklera aufgesetztem Diaphanoskop) lässt auch Aussagen über Tumoren im Glaskörperraum, Glaskörpertrübungen etc. zu.
Zu **(E)**: Die **Echographie** dient u.a. zur Beurteilung des Glaskörperraumes, wenn z.B. durch Linsentrübungen ein Einblick nicht möglich ist.

→ **Frage 6.51 F2:** Lösung C

Zu **(C)**: Die **Gicht** kann mit folgenden Augenveränderungen in Verbindung gebracht werden: Skleritis, Konjunktivitis, Iritis, glitzernde Einlagerungen in der Hornhaut, Keratitis superficialis punctata. Gichtbedingte Glaskörperblutungen werden nicht beschrieben.

→ **Frage 6.52 F2:** Lösung D

Zu **(D)**: **Indirekte Ophthalmoskopie** bezeichnet die Fundusuntersuchung mittels Bonoskop und einer Lupe (13–16 dpt). Der Untersucher hält die Lupe mit einer Hand ca. 10 cm vor das Patientenauge und erhält dann ein **umgekehrtes, seitenverkehrtes Bild des Augenhintergrundes** in ca. 4-facher Vergrößerung. Vorteil ist die besonders gute Übersichtlichkeit und Einsehbarkeit des Augenhintergrundes bis zur Ora serrata, auch wenn die Pupille nicht ganz weit gestellt ist.
Mittlerweile gibt es auch Spezialaufsätze für die Bonoskope sowie kombinierte Geräte, die dem Untersucher eine binokulare Untersuchung des Augenhintergrundes ermöglichen; Vorteil ist eine bessere Beurteilung der Netzhaut durch Stereopsis.
Bei der **direkten Ophthalmoskopie** mit dem elektrischen Augenspiegel erhält man bei 16-facher Ver-

größerung einen vergleichsweise kleinen Bildausschnitt (monokular) mit **aufrechtem Bild**. Der Einblick ist nur bis zum Äquator möglich. Auch hier ist zur Fundusbeurteilung eine Mydriasis erforderlich, da ohne Pupillenerweiterung nur Papille, zentrale Gefäße und Makula beurteilbar sind. Der Augenspiegel enthält eingebaute, vorschaltbare Linsen (**Recoss-Scheibe**), mit denen während der Untersuchung die **Messung von Niveaudifferenzen** möglich ist. Das Ausmaß der Niveaudifferenz wird durch die zur Scharfeinstellung benötigte Vorschaltlinse angegeben, wobei 3 dpt einer Niveaudifferenz von 1 mm entsprechen. Dies ist eine große Erleichterung bei der Beurteilung von Papillenprominenzen, Papillenexkavationen und der Prominenz von Nävi oder Tumorveränderungen. Will man die ungefähre Refraktion des Auges bestimmen, schaltet man zur Ausschaltung der eigenen Akkommodation Gläser von Plus nach Minus und ggf. die eigene Gläserkorrektur vor (Untersucher ophthalmoskopiert ohne Brille). Nun wird das Fundusbild wiederum durch Vorschalten von Linsen scharf gestellt. Die hierzu benötigte Dioptrien-Einstellung entspricht annähernd der Refraktion des untersuchten Auges.

Zu **(A)**: Bei der direkten Ophthalmoskopie ist der Abstand zwischen Arzt- und Patientenauge sehr gering. Bei der indirekten Ophthalmoskopie beträgt der Abstand ca. eine Armlänge.

Zu **(B)**: Bei der direkten Ophthalmoskopie ist der Bildausschnitt, den der Untersucher sieht, sehr klein. Der Rest der Aussage ist falsch.

Zu **(C)**: Umgekehrt, bei der **direkten Ophthalmoskopie** des sitzenden Patienten sieht der Untersucher ein aufrecht stehendes Bild des Augenhintergrundes.

Zu **(E)**: Bei der **direkten Ophthalmoskopie** kann man durch Drehen der Recoss-Scheibe des Ophthalmoskops (Augenspiegel) die ungefähre Refraktion des Patienten bestimmen.

→ **Frage 6.53 F2:** Lösung A

Zu **(A)**: Die **YAG-Laseriridotomie** ist ein gängiges Verfahren in der Glaukomtherapie, wobei kleine Öffnungen in die Iris gebrannt werden, so dass Kammerwasser ungehindert zwischen hinterer und vorderer Augenkammer zirkulieren kann.

Netzhautablösung (Amotio retinae)

Primäre Amotio retinaeĆUrsache: Ablösung der Netzhaut, ausgehend von einem Netzhautriss oder Netzhautloch.

Prädisponierende Faktoren: periphere Netzhautdegenerationen, Netzhautlöcher, Netzhautrisse, vitreo-retinale Adhärenzen, Glaskörperverflüssigung, Myopie, Aphakie.

Symptome: Warnzeichen einer drohenden Netzhautablösung sind Lichtblitze und Rußregen, sie sollten Anlass zu sofortiger augenärztlicher Kontrolle geben.

Bei der Netzhautablösung selbst beschreiben die Patienten einen Vorhang von oben (Netzhautablösung von unten) oder aus anderer Richtung (je nach Lage der Amotio ist die Makula mit abgehoben) und Sehverschlechterung.

Fundusbild: weißlich-graue Färbung der abgelösten Netzhaut, Faltenbildung, Vorwölbung mit kletternden Netzhautgefäßen, im Bereich des Netzhautrisses scheint die Aderhaut rot durch.

Differenzialdiagnose: Netzhauttumor, Aderhauttumor, Retinoschisis, retrolentale Fibroplasie.

Prophylaxe: regelmäßige Funduskontrolle bei Amotio-Gefährdeten (Myope, Aphake, Patienten mit Amotio am anderen Auge, bei familiärer Anamnese) sowie sofortige Kontrolle beim Auftreten von Warnzeichen einer drohenden Netzhautablösung. Beim Auftreten von Vorstadien (Degenerationen, Löcher, Risse ohne Amotio), Absicherung des Befundes durch Umstellen mit Lasereffekten oder durch Kryokoagulation; hierdurch wird eine Narbenbildung induziert, die eine Abhebung verhindert.

Therapie: Alle Operationsstrategien verfolgen das Ziel, die Netzhaut operativ ihrer Unterlage anzunähern, sie dort zu halten und das Lochareal durch Vernarbung anzuheften (dies erfolgt transskleral durch intraoperative Kryokoagulation oder durch postoperative Licht- oder Laserkoagulation). Bei der Operation muss ggf. der subretinale „Erguss" abpunktiert werden. Die Annäherung von Unterlage und Netzhaut erfolgt durch Eindellung von außen (bei der **Plombenoperation** durch Aufnähen einer Weichplombe oder Silikonplombe bzw. bei der **Cerclage** durch Bulbusumschnürung, meist mit einem Silikonschläuchchen). Führen diese beiden Verfahren nicht zum Erfolg, so kann in Kombination dazu oder bei einer Reoperation zur Annäherung der Netzhaut von innen an die Unterlage, Luft oder ein Gemisch von Luft und expandierendem Gas injiziert werden, oder es kann nach **Vitrektomie** ein Silikonöl eingefüllt werden. Die Entfernung des Glaskörpers (Vitrektomie) mit Durchtrennung von Glaskörpersträngen ist auch bei der sekundären Traktionsamotio die übliche Therapie.

Sekundäre Amotio retinae

Eine sekundäre Amotio kann durch Glaskörperstränge als **Traktionsamotio** (bei proliferativer Retinopathie, nach Blutungen oder Entzündungen, nach perforierenden Verletzungen) entstehen. Ebenso zu den sekundären Netzhautablösungen gehören die aus einer Retinoschisis bei einem Netzhautloch sekundär entstandene Amotio, die Amotio aus einem Oraabriss nach Kontusionstrauma sowie die Begleitamotio bei Tumoren (z. B. Aderhautmelanom).

Therapie: Siehe primäre Amotio; bei Tumorbegleitamotio gilt die Therapie selbstverständlich dem Tumor.

Fallstudie 3

→ **Frage 6.54 F3:** Lösung A

Alle aufgeführten Erkrankungen können zu einer starken Sehverschlechterung führen, die Entwicklungszeit liegt bei der Retinopathia pigmentosa jedoch im Bereich von Jahren bis Jahrzehnten, bei der Papillitis und Retrobulbärneuritis im Bereich von Stunden bis Tagen, beim Glaukomanfall im Stundenbereich und beim Zentralarterienverschluss im Sekundenbereich.

→ **Frage 6.55 F3:** Lösung D

Die **Fovea centralis** oder **Macula lutea (gelber Fleck)** ist die Stelle des schärfsten Sehens. Sie liegt 3–4 mm temporal, also lateral der Papille. Es ist ein querovaler Netzhautbezirk, der nur Zapfen enthält und wegen seines Gehaltes an Karotinoid gelblich gefärbt ist.
Die **Sehnervpapille**, die Stelle des absoluten Sehausfalls, liegt entsprechend nasal bzw. medial der Fovea centralis.

→ **Frage 6.56 F3:** Lösung E

Zu **(D)** und **(E)**: Bei Ausfall der indirekten Lichtreaktion des linken Auges ist entweder das rechte Auge erblindet oder es liegt eine Blockierung des afferenten Schenkels der Pupillenreflexbahn des rechten oder des efferenten Schenkels des linken Auges vor. Da ein Zentralarterienverschluss nur die Afferenz des linken Auges und nicht die Efferenz betrifft, ist die Antwort (E) **falsch**.
Zu **(A)** – **(C)**: Das typische Bild nach einem Zentralarterienverschluss ist ein ischämisches Ödem der Netzhaut, ein kirschroter Fleck der Makula und fadendünne, blutleere Netzhautarterien.

→ **Frage 6.57 F3:** Lösung E

Zu **(E)**: Als **Conus temporalis** wird ein temporal der Papille gelegenes, peripapilläres, weißliches Areal bezeichnet, welches durch Atrophie und Abrücken der Aderhaut von der Papille entsteht. Dieses kann auch die Papille gänzlich umschließen. Da der Conus temporalis durch Langbau des Auges bei Achsenmyopen deutlich häufiger auftritt als bei Normal- und Weitsichtigen, wird er häufig auch als **Conus myopicus** bezeichnet. Eine Beziehung zum Hypertonus hat er nicht.
Zu **(A)** – **(D)**: Die übrigen Antwortmöglichkeiten sind typische, hypertonische Gefäßveränderungen, die den unterschiedlichen Stadien der Einteilung nach Keith-Wagener zugeordnet werden können:
Bei Stadium I und II spricht man von einem **Fundus hypertonicus**, bei den Stadien III und IV spricht man von der schweren **Retinopathia hypertensiva**.
Zum Stadium III gehören eine meist unscharf begrenzte Papille, enge „Silberdraht"-Arterien (D), ausgeprägte Reflexunregelmäßigkeiten, eventuell venöse Verschlüsse mit streifenförmigen Blutungen (B), Cotton-Wool-Herde und harte Exsudate, häufig in Form einer Sternfigur (A).
Beim Stadium IV zeigen sich die Veränderungen des Stadiums III, jedoch ein zunehmendes Ödem von Retina und Papille (C).

→ **Frage 6.58 F3:** Lösung A

Zu **(A)**: Die einzige sinnvolle, wenn auch nicht immer erfolgversprechende Therapie des Zentralarterienverschlusses ist die Gabe von Pentoxifyllin-Infusionen (Trental), die durch Hämodilution die Durchblutung verbessern soll. Eine Verbesserung der Durchblutung kann eventuell auch mit Calciumantagonisten erreicht werden. Als Notfallmaßnahmen wird die Bulbusmassage empfohlen, um den Embolus in die Peripherie zu drücken. Augendrucksenkende Medikamente oder eine Parazentese (Stichinzision) sollen den Augeninnendruck senken, so dass der Embolus in die Peripherie abgeschwemmt werden kann. Diese Maßnahmen sind oft nicht sehr erfolgversprechend, da die Netzhaut schon nach einer Stunde irreversibel geschädigt ist.
Zu **(B)**: Eine spontane Remission ist bei einem Zentralarterienverschluss normalerweise nicht zu erwarten.
Zu **(C)**: Die sofortige Gabe von Cumarinen ist sinnlos, da die Wirkung erst nach einigen Tagen einsetzt. Bis dahin ist die Netzhaut längst irreversibel geschädigt. Auch eine Lysetherapie wird nicht mehr angewandt, da das Risiko lebensbedrohlicher Komplikationen im Verhältnis zum geringen Erfolg zu groß ist.
Zu **(D)**: Die Enukleation des Auges ist keine adäquate Therapie.
Zu **(E)**: Die intravenöse Gabe von Cortison wird zum Teil als Therapie des Zentralarterienverschlusses angewandt, die lokale Applikation ist aber nicht ausreichend.

→ **Frage 6.59 F3:** Lösung B

Die Eckwerte der Richtlinien der Deutschen Ophthalmologischen Gesellschaft sind für eine unkomplizierte einseitige Erblindung 25% MdE und 100% bei beidseitiger Erblindung. Bestehen bei einseitiger Erblindung äußerlich in Erscheinung tretende Veränderungen (Narben, Ptosis etc.), die einen Einsatz auf dem allgemeinen Arbeitsmarkt erschweren, so ist die MdE auf 30% festzusetzen.

Gefäßverschlüsse

Arterieller Gefäßverschluss

Ursachen: Thrombusbildung bei Veränderung der Gefäßinnenwand (Arteriosklerose, Hypertonus), Embolie, spastischer Gefäßverschluss, Arteriitis temporalis u.a.

Symptome: Subjektiv ist ein einseitiger, schmerzloser Visusverlust innerhalb von Sekunden typisch. Zum Teil tritt als Prodrom eine Amaurosis fugax auf.

Fundusbild: Fundus mit milchigweißem, ischämischem Ödem (beim Arterienastverschluss nur im Versorgungsbereich des verschlossenen Gefäßes), kirschroter Fleck in der Makula (da hier die Netzhautinnenschicht fehlt, bildet sich kein Ödem aus und es scheint die Aderhaut durch), fadendünne, blutleere Netzhautarterien. Bei Vorliegen einer zilioretinalen Arterie ist das entsprechende Versorgungsgebiet normal durchblutet.

Therapie: durchblutungsfördernde Maßnahmen (z.B. Pentoxifyllin[Trental®]-Infusionen), Decortin systemisch (vor allem, solange eine Arteriitis temporalis nicht ausgeschlossen ist), Ursachenabklärung, um Maßnahmen zur Prophylaxe weiterer Verschlussereignisse gezielt vornehmen zu können. Bei Patienten ohne Kontraindikationen kann in einem Zeitfenster von 6–12 Stunden eine Thrombolyse mit Streptokinase, Urokinase oder rt-PA (rekombinanter Gewebsplasminaktivator) versucht werden.

Venöser Gefäßverschluss

Ursachen: meist multifaktoriell. Risikofaktoren: Hypertonie, Gefäßsklerose, veränderte Rheologie (z.B. bei hormoneller Therapie, Antikonzeptiva), Nikotinabusus, Prozesse, die den venösen Blutstrom verlangsamen. Ein venöser Verschluss tritt meist an funktionellen Engstellen auf; Prädilektionsstellen sind Lamina cribrosa (Zentralvenenverschluss), Kreuzungsstellen der Gefäße (Venenastverschluss).

Symptome: plötzlich einsetzende, schmerzlose Sehverschlechterung (in Minuten).

Fundusbild: prall gefüllte, geschlängelte Venen, vorwiegend streifige Netzhautblutungen, hämorrhagisches Papillen- und Netzhautödem (bei Venenastverschluss Symptome nur im jeweiligen Einzugsbereich des betroffenen Gefäßes), vereinzelt Cotton-Wool-Herde.

Komplikationen: Ausbildung einer proliferativen Retinopathie mit Traktionen, Glaskörperblutungen, Traktionsamotio, Rubeosis iridis und sekundärer Winkelblock (hämorrhagisches Sekundärglaukom).

Therapie: Ursachen- und Risikofaktorenabklärung und -behandlung bzw. -ausschaltung, Rheologika (Pentoxifyllin-[Trental®]), gefäßabdichtende Medikamente (Carbazochrom-[Adrenoxyl®]), rechtzeitige Laserpankoagulation, um Komplikationen vorzubeugen oder sie hinauszuschieben.

7 Sehnerv und Sehbahn

H94

→ **Frage 7.1:** Lösung C

Zu **(C)**: Unter einer **Exkavation** versteht man anatomisch die Ausbuchtung im Bereich des Sehnerveneintritts in die Netzhaut. Findet man nun bei der direkten Ophthalmoskopie eine Exkavation, die mehr als nur die Eintrittsstelle der Gefäße umfasst, kann dies einmal altersbedingt sein. Als Normvariante kann ein umgebener Papillenanteil unterhalb des Niveaus sinken, wobei die Lamina cribrosa sichtbar wird. Bei einem Glaukom ist die Exkavation immer randständig. Bei diesem etwas unklar angegebenen Befund ist es bestimmt sicherer, den Augeninnendruck zu kontrollieren. Dieser sollte nicht über 20 mmHg liegen.

Zu **(A)** und **(B)**: Zur Beurteilung einer Exkavation ist die medikamentöse Beeinflussung der Papille nicht maßgebend. Als Mydriatika wirken parasympatholytisch Atropin, Skopolamin und Humatropin. Sympathomimetisch wirken Adrenalin, Ephetonin und Kokain.

Zu **(D)**: Eine Lumbalpunktion kann gegebenenfalls zur Abklärung eines erhöhten intrazerebralen Druckes diagnostisch dienen.

Zu **(E)**: Siehe oben.

H07

→ **Frage 7.2:** Lösung E

Zu **(E)**: Der Hinweis auf eine bekannte Multiple Sklerose (MS) in der Anamnese sowie eine **schnelle** und starke **Visusreduktion** eines Auges mit **Repulsions- oder Bewegungsschmerz** sprechen für eine **Retrobulbärneuritis.** Die Retrobulbärneuritis ist die häufigste okuläre Manifestation der MS (60–70%). **Pathognomonisch** für die Retrobulbärneuritis ist das **Zentralskotom bei normalem Papillenbefund** und **normalem Fundusbild** (Patient sieht nichts und der Arzt sieht auch nichts!), wie es in diesem Fall auch beschrieben wird. Immer besteht eine **afferente Pupillenstörung**, sodass in der weiterführenden Diagnostik (z.B. Gesichtsfelduntersuchung, Farbsinn, visuell evozierte Potentiale, CT) die Pupillenreaktion unbedingt getestet werden muss. Je nach Schweregrad der Retrobulbärneuritis und Häufig-

keit der Rezidive ist die teilweise erhebliche Visusreduktion reversibel.
Zu **(A)**: Bei einem **primären Winkelblockglaukom** hätte die Patientin direkte Augenschmerzen, Kopfschmerzen, gastrointestinale Symptome sowie bei der äußeren Inspektion ein deutlich „rotes Auge“. Eine meist mittelgradige Sehverschlechterung würde durch das augendruckbedingte Hornhautödem verursacht (erhöhter Augendruck über 30 mm Hg).
Zu **(B)**: Bei einer **Chorioretinopathia centralis serosa** kündigt sich die schmerzfreie Sehminderung langsam an und ist in dieser Phase begleitet von Metamorphopsien und Mikropsie auf dem betroffenen Auge. Diese temporäre und reversible makuläre Funktionsstörung betrifft in der Regel Männer mittleren Alters, die besonderen Stressfaktoren ausgesetzt sind. Es besteht ein Defekt in der Abdichtung zwischen Choriokapillaris und Retina im Makulabereich mit konsekutivem Makulaödem und Visusminderung.
Zu **(C)**: Eine **Zentralvenenthrombose** der Netzhaut (hämorrhagischer Infarkt durch einen Thrombus in der Zentralvene) ist ein schmerzloses Ereignis (die Netzhaut ist nicht sensibel innerviert). Risikofaktoren sind höheres Lebensalter (> 67 J.), Nikotinabusus, Einnahme von Kontrazeptiva oder Hormontherapie, Diabetes mellitus, Lipidstoffwechselstörungen, Glaukom oder arterieller Hypertonie. Für die Prognose des Krankheitsbildes und die Stärke der Sehverschlechterung ist entscheidend, ob die Thrombose vom ischämischen oder nicht-ischämischen Typ (häufiger) ist.
Zu **(D)**: Eine **Spaltung der Netzhaut (keine Ablösung)** zwischen Sinnesepithel (außen) und Nervenfaserschicht mit Gefäßen (innen) nennt man **Retinoschisis**. Die erworbene Form die bei ca. 3–4% der Bevölkerung in fortgeschrittenem Lebensalter vorkommt, verursacht primär keine Sehverschlechterung und keine Schmerzen und passt daher nicht zum geschilderten Fall. Bei längerem Verlauf kann sich ein zystoides Makulaödem ausbilden, welches den Visus deutlich verschlechtern kann. Die Retinoschisis ist echographisch und ophthalmoskopisch von einer Ablatio abzugrenzen, weil sie bei Bulbusbewegungen starr ist und nicht wie eine Ablatio wellenartige Bewegungen ausführt. Sie bedarf nicht unbedingt einer Behandlung, wenn sie nicht progredient ist.

H05
→ **Frage 7.3:** Lösung B

Richtungweisend ist der Hinweis, dass der Patient Jäger ist. Jäger kommen häufig mit Zecken in Kontakt und haben daher ein erhöhtes Risiko für **Borreliose**-Infektionen. Entwickelt sich eine Neuroborreliose, kann dadurch eine **Neuritis nervi optici** verursacht werden. Diese kann sich in verschiedenen Schweregraden äußern; hier liegt ein Zentralskotom vor. Sinnvoll wären neben der Gesichtsfelduntersuchung auch die Ableitung visuell evozierter Potentiale (Latenzverzögerung im VEP) und die Testung des Farbensehens. Internistische und neurologische Untersuchungen dürfen ebenfalls nicht fehlen, um die Diagnose zu sichern. Allerdings ist der Borrelien-Titer, insbesondere bei der Neuroborreliose, oft falsch negativ und macht eine Liquorpunktion notwendig.
Zu **(A)**: Ein **Augendruckprofil über 24 Stunden** wird in der **Glaukomdiagnostik** erstellt. Hätte der Patient ein Glaukom, welches zu dieser kurzfristigen Sehverschlechterung geführt hat, so hätte man an der Spaltlampe (Hornhautödem, flache Vorderkammer), ophthalmoskopisch (Papillenexkavation/Optikusatrophie) oder im Gesichtsfeld pathognomonische Veränderungen gefunden. Dies ist nicht der Fall gewesen!
Zu **(C)**: Der **Schirmer-Test** dient der Messung der Tränenproduktion und wird insbesondere in der **Diagnostik des trockenen Auges** eingesetzt.
Zu **(D)**: Die **Prüfung auf Binokularsehen** ist in diesem Fall sicher nicht angezeigt, da der Patient am anderen Auge ein gesichertes Makulaforamen hat, welches einen guten Visus und damit die Vorraussetzung für Binokularsehen nicht erfüllt. Der **Lang-Test** wird in der Regel auch nur bei **Kleinkindern** im Rahmen des **Amblyopie-Screenings** eingesetzt.
Zu **(E)**: Die **Diaphanoskopie** ist die diasklerale Durchleuchtung des Bulbus mittels eines direkt skleral aufgesetzten Diaphanoskops. Sie dient in erster Linie der Differenzialdiagnose zwischen einer normalen Netzhautablösung und intraokularen Tumoren.

H04
→ **Frage 7.4:** Lösung C

Zu **(C)**: Der **Pseudotumor cerebri** zeichnet sich durch eine Erhöhung des Hirndrucks ohne intrakranielle Raumforderung oder Ventrikelerweiterung aus. Klinisch handelt es sich überwiegend um adipöse junge Frauen mit langsam zunehmenden **Kopfschmerzen**. Ein Meningismus kann vorkommen. Meistens klagen die Patienten aber über transiente **Sehstörungen** mit **bilateralen Stauungspapillen** in der Fundoskopie. Tinnitus, Abduzens- und Fazialisparesen sind möglich.
Zu **(A)**: Das Lermoyez-Syndrom ist eine besondere Form des M. Menière, bei der es während oder kurz nach dem Schwindelanfall zu einer Hörverbesserung kommt.
Zu **(B)**: Die Symptomtrias des **Normaldruckhydrozephalus** besteht aus einer **Gangstörung, Harninkontinenz** und einer meist gering ausgeprägten subkortikalen **Demenz**. Wie bereits aus dem Namen hervorgeht, ist der Liquordruck normal.

Zu **(D)**: Bei der **Retrobulbärneuritis** (RBN) kommt es frühzeitig zu einem (Zentral-)Skotom mit Visusverfall innerhalb von Tagen. Häufig treten vermindertes Farbsehen, Phosphene, Nebelsehen und retrobulbäre Schmerzen auf. Die Fundoskopie ist initial unauffällig („Patient sieht nix, Arzt sieht nix"), nach etwa 2 Wochen kann sich eine Abblassung des temporo-papillären Bündels finden. Die RBN ist in der Regel einseitig und kann die Erstmanifestation einer Multiplen Sklerose sein.
Zu **(E)**: **Neurofibrome** sind langsam wachsende WHO Grad-I-Tumore aus Schwann'schen Zellen (peripheres Nervensystem). Multiple Neurofibrome sind pathognomonisch für eine Neurofibromatose Typ 1.

H04

→ **Frage 7.5:** Lösung B

Die Anamnese ist relativ typisch für eine stattgehabte **Neuritis nervi optici**, wie sie bei Patienten mit **MS** oder Infektionen mit neurotropen Erregern wie **Borrelia burgdorferi** (Übertragung durch Zecken; Gärtner gehören zur Risikogruppe) vorkommt.
Die logische weitere Vorgehensweise wäre die Durchführung einer Magnetresonanztomographie zum Nachweis einer zentral demyelinisierenden Erkrankung und die Borreliose-Serologie (IgM und IgG) zum Nachweis einer stattgehabten Infektion.
Alle anderen Lösungsmöglichkeiten sind hier unsinnig.

H00

→ **Frage 7.6:** Lösung A

Typischerweise besteht bei einer **frischen, klassischen Stauungspapille (STP) keine Gesichtsfeldveränderung und kein Sehschärfenverlust!** Alle anderen Lösungsmöglichkeiten sind für eine STP je nach Stadium zutreffend. Meist liegen weitere Allgemeinsymptome wie Kopfschmerzen, Übelkeit und Erbrechen vor.
Nur bei einer **chronischen STP**, durch chronische intrakranielle Druckerhöhung, entsteht durch die Atrophie des Sehnerven ein Sehschärfenverlust mit Gesichtsfeldausfällen und Störung der Kontrastempfindlichkeit. Hierbei ist die Papille aber auch nicht mehr prominent und die anderen angeführten Fundusveränderungen finden sich auch nicht mehr.

F95

→ **Frage 7.7:** Lösung B

Bei differenzialdiagnostischen Zweifeln zwischen Papillitis und Stauungspapille lassen sich funktionelle Befunde heranziehen: Bei der Papillitis zeigt sich ein Zentralskotom im Gesichtsfeld und entsprechend eine deutlich herabgesetzte Sehschärfe. Bei der Stauungspapille zeigt sich im Gesichtsfeld zu Beginn allenfalls ein vergrößerter blinder Fleck, die Sehschärfe ist in der akuten Phase unbeeinträchtigt und erst bei langem Verlauf herabgesetzt. Deshalb ist die **Visusprüfung** die sicher schnellste Methode, eine Papillitis von einer Stauungspapille zu unterscheiden. Ergänzend kommt auch noch eine **Gesichtsfelduntersuchung** in Frage.

F97

→ **Frage 7.8:** Lösung A

Ethambutol, welches in der Tuberkulosetherapie bei resistenten Fällen eingesetzt wird, hat als gefürchtete Nebenwirkung eine toxische Optikusneuritis mit nachfolgender Atrophie. Weiterhin treten als Nebenwirkungen **Störungen des Rot-Grün-Sehens** auf, die oftmals einer Optikopathie vorangehen.
Die übrigen Stoffe haben weder im Bereich des Nervus opticus noch im Bereich der Retina spezifische Nebenwirkungen.

F04

→ **Frage 7.9:** Lösung D

Zu **(D)**: Eine **plötzliche hochgradige einseitige Sehminderung** bis hin zur Erblindung ist ein Symptom, welches sowohl durch eine **AION** (anteriore ischämische Optikoneuropathie) als auch durch eine **Zentralarterienembolie** verursacht sein kann. Bei beiden Erkrankungen ist die Perfusion unterbrochen.
Zu **(A)**: Zu einer **akkommodativen Asthenopie** (Beschwerden beim Sehen in der Nähe/Lesen) kommt es bei unkorrigierter Hypermetropie (Weitsichtigkeit) und Presbyopie (Alterssichtigkeit).
Zu **(B)**: Zu einer **Diplopie** (Doppeltsehen), die beim Schließen eines Auges verschwindet, kommt es z. B. durch einen paralytischen Strabismus (Lähmungsschielen) infolge Ausfall eines Hirnnervs.
Zu **(C)**: **Plötzliche Metamorphopsien** eines Auges sprechen für ein Makulaödem oder eine Retinopathia centralis serosa.
Zu **(E)**: Plötzlich auftretende, einseitige Schmerzen bei Augenbewegung können entzündlich (Neuritis, Skleritis) oder Fremdkörper-bedingt sein. In seltenen Fällen auch neural (Cluster-Kopfschmerz, Trigeminus-Neuralgie).

F90 F84

→ **Frage 7.10:** Lösung E

Die Abbildung zeigt den typischen Befund von *markhaltigen* Nervenfasern **(Fibrae medullares)**. Diese weißen, flammig begrenzten, radiär gestreiften Areale finden sich meist papillennah, selten auch peripher. Sie sind angeboren, ohne Krankheitswert und werden meist als Zufallsbefund entdeckt.
Sie sind immer und in typischer Weise sichtbar!

H98 H96

→ **Frage 7.11:** Lösung E

Eine homonyme Hemianopsie nach rechts entsteht, wenn die nervale Versorgung der jeweils linken Netzhauthälfte beider Augen unterbrochen ist. Da die Nervenfasern der nasenwärtigen (linken) Netzhauthälfte des rechten Auges im Chiasma nach links kreuzen und dort zusammen mit den schläfenwärtigen Nervenfasern des linken Auges den linken Tractus opticus bilden, der zur linken Sehrinde führt, kann **sowohl ein Ausfall im Tractus** als **auch** in der **Sehrinde links** zu einer homonymen Hemianopsie nach rechts führen.
Zu **(A)** und **(B)**: Eine Läsion des Nervus opticus (z.B. Abscherung) führt zu einer Erblindung des betroffenen (gleichseitigen) Auges, ohne Beeinträchtigung des Gesichtsfeldes des anderen Auges.
Zu **(C)** und **(D)**: Eine Läsion des rechten Tractus opticus oder der rechten Sehrinde führt zu einer homonymen Hemianopsie nach links.

H99

→ **Frage 7.12:** Lösung A

Bei einer **bitemporalen Hemianopsie** sitzt die Schädigung typischerweise im **Chiasma opticum.**
Ursachen sind:
Hypophysentumoren (meist chromophobe, seltener chromophile Adenome), **Kraniopharyngeome** (sog. Erdheim-Tumor, oft bei Kindern, aus Resten der Rathke-Tasche), **supraselläre Meningeome**, Meningeome des Tuberculum sellae, selten **Chiasmatumoren** (Opticusgliome), **Hydrocephalus internus** mit Hydrops des dritten Ventrikels, **basale Meningitiden** (Arachnoiditis optico-chiasmatica), **Aneurysmen** der A. carotis interna.
Bei Druck auf das Chiasma durch erwähnte Raumforderungen ist es sinnvoll zu wissen, dass die bitemporalen **Gesichtsfeldausfälle anfangs oft inkomplett und nicht immer symmetrisch sind.**
Bei Druck auf das Chiasma von oben (supraselläre Tumoren) fallen erst die beiden temporal unteren Quadranten aus, dann Fortschreiten zur kompletten bitemporalen Hemianopsie.
Bei Druck auf das Chiasma von unten (Hypophysenadenome) zuerst Ausfall der beiden temporal oberen Quadranten (häufiger!).
Bei Druck auf das Chiasma von hinten-oben zeigen sich anfangs nur kleine, parazentrale, hemianoptische Ausfälle, die sich bei zunehmender Raumforderung zur kompletten Hemianopsie entwickeln.
Als **„Chiasma-Syndrom“** bezeichnet man die Trias bitemporale Gesichtsfeldausfälle, Sehschärfenreduktion (ein- oder beidseits) und Optikusatrophie.
Zu **(B)**: Würde eine Störung oberhalb des Chiasmas in der **Gratioletschen Sehstrahlung** auftreten, würde sich eine mehr oder weniger kongruente (seitengleich scharfe) **homonyme Quadrantenanopsie** oder Hemianopsie zeigen, je nachdem ob die Läsion am Beginn der Sehstrahlung oder mehr kortikalwärts liegt. Je kortexnaher die Läsion, desto kongruenter ist der Ausfall!
Zu **(C)**: Typisch für eine Läsion in der **okzipitalen Sehrinde** ist die enorme Kongruenz (= bds. identische Form) der Gesichtsfeldausfälle. Bei Ausfall der beiden unteren Calcarinalippen entsteht eine Hemianopsia superior (beide oberen Gesichtsfeldhälften fallen aus) und umgekehrt (obere Calcarinalippen ⇒ Hemianopsia inferior), bei Ausfall nur der rechten oberen Calcarinaregion folgt ein homonymer Ausfall der beiden linken unteren Gesichtsfeldquadranten.
Zu **(D)**: Bei einer Schädigung der Netzhaut fallen nur diejenigen Bereiche des Gesichtsfeldes aus, welche mit den geschädigten Netzhautbereichen korrespondieren. Entsprechend bei einer Ablatio retinae oben erscheint der Gesichtsfelddefekt wie eine „Mauer von unten“. Weiterhin werden die vertikale und horizontale Trennlinie nicht mehr so respektiert, wie es bei Hemianopsien oder Quadrantenausfällen üblich ist.
Zu **(E)**: Bei einer Schädigung im **Tractus opticus** entsteht eine komplette **homonyme Hemianopsie zur Gegenseite!**

F91 F87

→ **Frage 7.13:** Lösung E

Die temporalen Gesichtsfeldhälften werden auf die nasalen Anteile der Retina projiziert. Die Nervenfasern, die diese Netzhautregion versorgen, kreuzen im Chiasma opticum, sodass ein zentral auf das Chiasma drückender Hypophysentumor eine typische bitemporale Hemianopsie hervorruft.
Zu **(1)** und **(3)**: Eine Läsion dieser Teile ruft eine binasale Hemianopsie hervor. Dieses seltene Bild findet sich, wenn beidseits von außen Druck auf das Chiasma ausgeübt wird, z.B. bei Karotisaneurysmen (doppelseitig), die das Chiasma umwachsen, Hydrops oder Tumoren des 3. Ventrikels.

8 Bulbus und Orbita

H92

→ **Frage 8.1:** Lösung A

In dieser Frage sollte **Pseudo**exophthalmus hervorgehoben sein. Alle Erkrankungen, die aufgeführt sind, können ein Auge weiter aus der Augenhöhle hervorstehen lassen. Nur bei der hohen Myopie liegt die Ursache im Langbau des Auges und nicht an einer orbitalen Raumforderung. Zur Abschätzung: bei der Achsenmyopie ist das Auge je 3 dpt Kurzsichtigkeit ca. 1 mm länger.

F92

→ **Frage 8.2:** Lösung A

Nach einer perforierenden Verletzung sollten vor der augenärztlichen Versorgung alle Maßnahmen unterlassen werden, die zu einer Verlagerung des Fremdkörpers und damit zusätzlicher Schädigung führen können; dazu gehört auch das Einstreichen von Augensalben.
Ein steriler Verband als Schutz (B) ist ebenso sinnvoll wie der Verband des anderen Auges (C), da dadurch auch das verletzte Auge besser ruhig gestellt wird. Die Gabe eines Schmerzmittels (E) ist eine allgemein sinnvolle Maßnahme, sie vermindert auch das Risiko, dass der Patient wegen der Schmerzen am Auge reibt etc. Eine Materialprobe (D) hilft zur Fremdkörpersuche (Schatten gebend beim Röntgen/Echo?) und bei der Planung des Operationszeitpunktes (ist das Material toxisch bzw. ätzend?).

F95

→ **Frage 8.3:** Lösung B

Der pulsierende Exophthalmus ist das Leitsymptom bei einem arteriovenösen Aneurysma. Dieses entsteht meist posttraumatisch, seltener (bei Gefäßsklerose, Lues) spontan. Hierbei besteht nach Ruptur der Arteria carotis interna oder Arteria ophthalmica ein Aneurysma zwischen Arterie und Sinus cavernosus. Die Prognose ist ernst, die Therapie operativ.
Alle anderen Antworten können mehr oder weniger häufig Ursache für einen **nicht** pulsierenden Exophthalmus sein.

H86

→ **Frage 8.4:** Lösung E

Bei einer Sinus-cavernosus-Thrombose, die meist als septische Thrombose bei eitrigen Prozessen in der Nachbarschaft entsteht, zeigt sich unter deutlicher Allgemeinsymptomatik (Benommenheit, Kopfschmerz, Erbrechen) ein ein- oder beidseitiger, schnell zunehmender Exophthalmus. Durch die Stauung zeigt sich eine Hyperämie und ein Ödem von Lidern und Bindehaut. Da der III., IV. und VI. Hirnnerv sowie der 1. Ast des N. trigeminus durch den Sinus cavernosus verlaufen, können entsprechende Augenmuskellähmungen und eine Störung der Hornhautsensibilität auftreten. Durch Schädigung des N. opticus können Sehstörungen auftreten, es kann sich eine Stauungspapille zeigen.
Therapeutisch erfolgt unter stationären Bedingungen hochdosierte, systemische Antibiotikagabe. Als Prophylaxe sollte bei pyogenen Infektionen im Versorgungsgebiet von Venen, die in den Sinus cavernosus münden, eine ausreichende antibiotische Abdeckung erfolgen.
Zu **(E)**: Bei der Pupillotonie handelt es sich um eine harmlose Pupillenbewegungsstörung unklarer Genese. Klinisch findet man hier eine übermittelweite Pupille mit geringer, langsam (tonisch) ablaufender Lichtreaktion und konsensueller Reaktion (oder fehlenden Reaktionen), eventuell auch tonische Akkommodation (Wechsel von der Nähe zur Ferne und umgekehrt dauert mehrere Sekunden).

H93

→ **Frage 8.5:** Lösung D

Bei Verdrängung des Augapfels nach nasal unten kommt am ehesten eine Schwellung einer auf der Gegenseite gelegenen Struktur, d.h. temporal oben, in Frage. Temporal oben liegt die Tränendrüse, sodass am ehesten ein Tumor der Tränendrüse die Ursache sein kann.
Zu **(A)** und **(B)**: Eine endokrine Orbitopathie macht ebenso wie ein retrobulbärer Tumor eine Protrusio bulbi ohne typische Verlagerung des Augapfels.
Zu **(C)** und **(E)**: Entsprechend der anatomischen Lage der Mukozele ist die typische Verlagerung des Augapfels bei einer großen Mukozele der Stirnhöhle nach unten und bei einer großen Mukozele der Kieferhöhle nach oben.

F98

→ **Frage 8.6:** Lösung D

Eine **Blow-out-Fraktur** des Orbitabodens verursacht keine Änderung der Pupillenweite. Da aber oftmals neben einer Contusio orbitae auch gleichzeitig eine Contusio bulbi vorliegt, ist eher mit einer traumatischen Mydriasis durch Sphinkterrisse zu rechnen.
Zu **(A)**: Durch eine Fraktur des Orbitabodens mit dem Jochbogen kann es zu einer Verletzung des N. infraorbitalis mit einer daraus resultierenden Sensibilitätsstörung kommen.
Zu **(B)**: Durch Einklemmung des M. rectus inferior in den Bruchsack des Orbitabodens kommt es oftmals zu einer Motilitätsstörung, meist als Einschränkung der Bulbushebung.
Zu **(C)**: Ein Leitsymptom der Blow-out-Fraktur ist der Enophthalmus, da ein Bruch des Orbitabodens

zu einer Vergrößerung der Orbita und einer Verlagerung von Orbitainhalt in den Bruchsack führt.
Zu **(E)**: Ein diagnostisches Kriterium zur Beurteilung, ob eine Orbitabodenfraktur vorliegt, ist der typische „hängende Tropfen" in der Orbitaspezialaufnahme im Bereich der Kieferhöhle durch prolabierte Orbitainhaltanteile.

Fallstudie 1

→ **Frage 8.7 F1:** Lösung C

Am wenigsten wahrscheinlich als Folge eines stumpfen Augentraumas ist die **Rubeosis iridis**, die sich langsam bei chronischem Sauerstoffmangel ausbildet. Im Rahmen einer **diabetischen Mikroangiopathie** oder nach einer **Zentralvenenthrombose** bilden sich neue Gefäße auf der Iris, die, wenn sie in den Kammerwinkel vorwachsen oder bluten, ein neovaskuläres Sekundärglaukom hervorrufen können.
Alle anderen Veränderungen können durch ein stumpfes Augentrauma hervorgerufen werden: Orbitabodenfraktur (Blow-out-Fraktur (A)), peripapilläre Aderhautruptur (B), Hornhautödem (D) und Hyphäma (Blutung in die Vorderkammer (E)).

→ **Frage 8.8 F1:** Lösung B

Der **Musculus obliquus superior** ist in Hauptzugrichtung ein **Einwärtsroller** und in Nebenzugrichtung ein **Senker und Abduktor**. Bei seinem **Ausfall am rechten Auge** ist der **Doppelbildabstand am größten beim Blick** in seine nicht kompensierte Zugrichtung, nämlich **nach links unten**. Besonders störend ist sein Ausfall bei Blicksenkung in Adduktion, z. B. beim Treppensteigen und Lesen.

→ **Frage 8.9 F1:** Lösung D

Linienförmige Risse in der Lamina elastica der Bruch-Membran, die meist radiär vom Papillenrand ausgehen, werden wegen ihres gefäßähnlichen Aussehens **angioid streaks** genannt. Sie treten im Rahmen verschiedener Allgemeinerkrankungen wie Pseudoxanthoma elasticum (Grönblad-Strandberg-Syndrom), Morbus Paget, Sichelzellanämie, Fibrodysplasia hyperelastica oder idiopathisch auf. Es kann zu einem deutlichen Absinken der zentralen Sehschärfe kommen. Neben den in der Frage beschriebenen Kontusionsfolgen am Augenhintergrund können noch Aderhautrupturen gefunden werden, die peripheren Netzhautabrisse (Oraabriss) oder Netzhauteinrisse können zu einer Amotio retinae führen, neben reinen Netzhautblutungen kann es auch zu Blutungen in den Glaskörper kommen.

→ **Frage 8.10 F1:** Lösung B

Zu **(B)**: Bei einer **Erosio corneae** sind alle Medikamente kontraindiziert, die die Trophik stören können. Hierzu gehören neben Kortikosteroiden auch Lokalanästhetika.
Zu **(A)**: Mydriatisch wirkende Augentropfen können wegen eines selten auftretenden, begleitenden Vorderkammerreizzustandes nötig sein.
Zu **(C)**: Antibakterielle Salben verhindern eine Hornhautinfektion.
Zu **(D)**: Ein Verband trägt zur Ruhigstellung bei.
Zu **(E)**: Vitamin-A-haltige Salben fördern die Reepithelisierung.

→ **Frage 8.11 F1:** Lösung A

Zu **(A)**: Auf der Abbildung ist ein traumatischer Iriswurzelabriss (Iridodialyse) zwischen fünf und acht Uhr zu erkennen. Dadurch entsteht eine zweite Eintrittspupille, wodurch Doppelbilder wahrgenommen werden.
Zu **(B)**: Bei einer so ausgeprägten Kontusionsverletzung ist mit einer Schädigung des Aufhängeapparates der Linse und Iridodonesis (Linsenschlottern) zu rechnen. Eine Linsensubluxation oder -luxation ist möglich. Die genaue Lage der Linse ist auf der Abbildung jedoch nicht beurteilbar!
Zu **(C)**: Ein kongenitales Kolobom liegt meist nach nasal unten (Augenbecherspalte!) und zeigt sich als totales Kolobom (mit Verbindung zur Pupille).
Zu **(D)**: Beim Rieger-Syndrom (Dysgenesis mesodermalis iridis et corneae) liegt eine embryonale Hemmungsmissbildung vor: nicht ausdifferenzierter Kammerwinkel mit vorderen Synechien der peripheren Iris, Embryotoxon posterius, Sekundärglaukom. Die Pupille kann verlagert sein (Korektopie).
Zu **(E)**: Ein Irismelanom ist auf der Abbildung nicht zu erkennen, es würde als bräunlich gefärbter Tumor am Rand der Iris imponieren.

→ **Frage 8.12 F1:** Lösung D

Auf der Abbildung ist im regredienten Licht die für eine **Cataracta traumatica** typische, rosettenförmige Linsentrübung (Kontusionsrosette) zu erkennen.

Contusio bulbi (Augapfelprellung)

Ursache: stumpfe Gewalteinwirkung auf den Augapfel (Faustschlag, Tennisball, Squashball etc.).
Symptome und mögliche Folgen: Sehverschlechterung, gemischte Injektion, Vorderkammerreizzustand (Zellen, Tyndall), Sphinkterrisse, Iridodialyse, Hyphäma, Hyposphagma, Kontusionskatarakt, Subluxatio oder Luxatio lentis, Berlin-Ödem der Netzhaut, Netzhautrisse, Aderhautrisse, Oraabriss, Makulaforamen, Amotio retinae, Netzhautblutungen, Glaskörperblutungen, Sekundärglaukom.

Diagnostik: Visus, Spaltlampenkontrolle, Motilitätskontrolle, Exophthalmometrie, Röntgenaufnahme der Orbita, Fundusuntersuchung zunächst bei spielender Pupille, später in Mydriasis (die Diagnostik berücksichtigt, dass Contusio bulbi und orbitae praktisch nicht zu trennen sind).
Therapie: Ruhigstellung des Auges (Binokulus), Bettruhe, operative Versorgung von Netzhautkomplikationen.
Alle Patienten, die eine Kontusion mit Kammerwinkelveränderungen erlitten haben, müssen darauf hingewiesen werden, dass sich bei ihnen auch noch nach Jahren ein Sekundärglaukom entwickeln kann, und dass sie deshalb regelmäßig (jährlich) den Augendruck kontrollieren lassen sollten.

Fallstudie 2

→ **Frage 8.13 F2:** Lösung E

Zu **(C):** Rhinobasisfrakturen werden auch frontobasale Frakturen genannt.
Zu **(D):** Eine Fraktur der Otobasis bezeichnet man auch als Felsenbeinfraktur.

→ **Frage 8.14 F2:** Lösung C

Bei der **Blow-out-Fraktur** handelt es sich um eine Orbitabodenfraktur. Durch Einklemmung der unteren Augenmuskeln in den Bruchspalt resultiert eine Diplopie.

→ **Frage 8.15 F2:** Lösung A

Zu **(A):** Bei einem plötzlich aufgetretenen **einseitigen Lähmungsschielen** ist der Schielwinkel am größten beim Blick in Zugrichtung des ausgefallenen Muskels. Der Schielwinkel ist also nicht in allen Blickrichtungen gleich groß (inkomitant).
Zu **(B):** Der Doppelbildabstand ist beim paralytischen Schielen nicht in allen Blickrichtungen gleich groß, sondern in Zugrichtung des gelähmten Muskels stehen sie immer am weitesten auseinander.
Zu **(C):** Der sekundäre Schielwinkel ist beim paralytischen Schielen immer größer als der primäre. (Primärer Schielwinkel = Fixation mit dem nicht betroffenen Auge, sekundärer Schielwinkel = Fixation mit dem gelähmten Auge.)
Zu **(D):** Charakteristisch für das Lähmungsschielen ist das Auftreten von Doppelbildern, die nicht wie beim frühkindlichen Begleitschielen supprimiert werden können. Um die Doppelbildwahrnehmung zu vermeiden, wird eine **kompensatorische Kopfzwangshaltung** eingenommen.
Zu **(E):** Die Ursache für einen **akkommodativen Strabismus convergens** liegt in der Refraktion der Augen. Meist besteht eine Hyperopie, die schon durch Akkommodation ausgeglichen wird. Beim Sehen in der Nähe muss dann zusätzlich akkomodiert werden, um scharf zu sehen. Da die **Akkommodation mit einem Konvergenzimpuls gekoppelt** ist, entsteht dann ein konvergenter Strabismus beim Sehen im Nahbereich.

→ **Frage 8.16 F2:** Lösung B

Prinzipiell gilt, dass in der Computertomographie Frakturlinien dann am deutlichsten dargestellt werden können, wenn sie senkrecht zur Schichtebene der CT-Untersuchung verlaufen. Dadurch gelingt es, die Frakturlinie eindeutig über mehrere Schichten darzustellen. Eine Orbitabodenfraktur, die im Allgemeinen in fronto-okzipitaler Richtung entlang des Orbitabodens verläuft, kann daher am besten dargestellt werden, wenn die Schichtrichtung senkrecht dazu, d.h. in koronaren Schichten (= frontale Schichten), durchgeführt wird.

→ **Frage 8.17 F2:** Lösung D

Die mediale Wand der Orbita wird von der Lamina papyracea gebildet. Bei einer Fraktur dieser sehr dünnen Wand kann es zu ventilartigem Eindringen von Luft aus dem vorderen Ethmoidalsinus (= Siebbeinzellen) in die Orbita und die Lider kommen. Die Luft wird zwar schnell resorbiert, es darf aber nicht geschneuzt werden.

→ **Frage 8.18 F2:** Lösung A

Zu **(A):** Eine mögliche Folge der Orbitabodenfraktur ist der Enophthalmus.
Zu **(B):** **Amblyopie** ist eine anlagebedingte, durch optische Hilfsmittel nicht zu behebende Herabsetzung der Sehschärfe ohne pathologischen Befund.
Zu **(C):** Bei Blow-out-Frakturen bricht isoliert der Orbitaboden. Eine Anosmie (Riechverlust) wäre bei Fraktur der Rhinobasis im Bereich der Lamina cribrosa und/oder des Bulbus olfactorius zu erwarten.
Zu **(D):** Durch das Absenken des frakturierten Orbitabodens in die Kieferhöhle kann es nicht zum Sekretstau im Siebbeinbereich kommen.
Zu **(E):** Die Tränenflüssigkeit wird, vom medialen Augenwinkel kommend, über den Tränensack und den Ductus nasolacrimalis abgeleitet, der unter der unteren Nasenmuschel, von einer kleinen Schleimhautfalte (Hasner-Klappe) bedeckt, endet. Er liegt mediofazial in Beziehung zur Kieferhöhle, von welcher der Kanal durch eine dünne Knochenlamelle getrennt ist. Bei Orbitabodenfrakturen ist der Gang daher nicht betroffen.

Blow-out-Fraktur

Ursache: Durch frontalen Aufprall auf den Bulbus kommt es zur **Impression des Orbitabodens** (= Kieferhöhlendach) in die Kieferhöhle. Der Orbitarand bleibt dabei intakt.
Klinik: Klinisch meist durch Läsion oder Einklemmung des N. infraorbitalis bedingte **Sensibilitätsstörungen der Wange**, durch Einklemmung der unteren Augenmuskeln bedingte **Doppelbilder**, sowie **Enophthalmus.**
Diagnostik: Im Röntgenbild (okzipitomentale Projektion) ist ein Einbruch von Orbitaweichteilen in die Kieferhöhle erkennbar.
Therapie: Therapeutisch wird der Orbitaboden chirurgisch aufgerichtet und stabilisiert. Der Zugang wird über einen Schnitt unter der Lidkante oder durch die Konjunktiva geschaffen.

Fallstudie 3

→ **Frage 8.19 F3:** Lösung B

Zu **(B)**: Einen **Exophthalmus (Protrusio bulbi)** erkennt man am besten, indem man sich hinter den sitzenden Kranken stellt und über dessen Stirn- und Augenpartie nach kaudal blickt. Unter einem Exophthalmus versteht man eine ein- oder beidseitige Protrusio des Augapfels aus der Augenhöhle. Sie kann sowohl bei Kindern als auch bei Erwachsenen vorkommen und entsteht entweder endokrin, tumorös, vaskulär, entzündlich, aber auch bei Skelettanomalien, traumatisch, bei einem infantilen Glaukom oder starker Myopie sowie durch eine Oberlidretraktion.
Zu **(B)**: Ein **Schiötz-Tonometer** ist ein Instrument zur Messung des Augeninnendrucks. Nachdem die Hornhaut unempfindlich gemacht wurde, wird ein kleines Stäbchen mit Grammgewichten leicht an die Hornhaut gedrückt, wobei ein Zeiger die Tiefe der so entstandenen Grube nachweist. Je höher der intraokuläre Druck ist, desto geringer ist der Eindruck des Stäbchens. Der normale Augeninnendruck liegt bei ca. 17 mmHg.
Zu **(C)**: Eine **Mydriasis** ist eine Pupillenerweiterung durch Sympathikusreizung oder bei Okulomotoriuslähmungen. Die Mydriasis kann bei allen stärkeren sensiblen, sensorischen und psychischen Reizen (wie Schreck, Angst und Schmerz) vorkommen, aber auch als Zeichen einer extra- oder subduralen Blutung sowie bei einer Hypothyreose. Medikamentös kann eine Mydriasis durch parasympatholytisch wirkende Mittel wie Atropin, Scopolamin und Homatropin oder durch sympathomimetisch wirkende Medikamente wie Kokain, Suprarenin und Ephetonin erzielt werden.
Zu **(D)**: Eine **Aniseikonie** ist eine ungleiche Netzhautbildgröße bei gleicher oder wenig differenter Refraktion. Diese geringen Unterschiede der Netzhautbildgröße stören nicht, die Bilder können im Gehirn fusioniert, d.h. zu einem Bild verchmolzen werden. Die Prüfung der Refraktion erfolgt mit Sehprüfgeräten (Phoropter), indem Testgläser vor das jeweilige Auge geschaltet werden und Sehzeichen erkannt werden sollen.
Zu **(E)**: Die **Heterophorie** ist ein latentes Schielen, das erst dann manifest wird, wenn man die Fusion, also die Verschmelzung der Seheineindrücke beider Augen, aufhebt. Dies lässt sich am besten mit dem **Abdecktest** durchführen. Man lässt hierzu den Patienten einen entfernten Gegenstand fixieren und deckt ihm ein Auge mit der flachen Hand ab. Bei der Heterophorie weicht das abgedeckte Auge nach innen oder außen ab. Diese Abweichung kann man am Besten bemerken, wenn man das Auge nun plötzlich freigibt, wobei das Auge dann eine schnelle Einstellbewegung ausführt, um die Fixation wieder aufzunehmen (Aufdecktest).

→ **Frage 8.20 F3:** Lösung E

Zu **(E)**: Ein Horner-Syndrom ist gekennzeichnet durch die Trias Miosis, Ptosis und Enophthalmus (also eingesunkener Augapfel).
Zu **(A) – (D)**: Bei einem **Exophthalmus** muss neben allen Prozessen, die eine Raumforderung in der Orbita verursachen können (primäre Orbitatumoren, in die Orbita einbrechende Prozesse der Umgebung, entzündliche Vorgänge), immer auch ein endokriner Exophthalmus in Betracht gezogen werden.

→ **Frage 8.21 F3:** Lösung D

Das **Argyll-Robertson-Zeichen** ist typisch für eine reflektorische Pupillenstarre. Hier liegt eine Störung im Schaltneuron der Reflexbahn oberhalb des Edinger-Westphal-Kernes vor. Die Pupille ist hier eng entrundet, bei Dunkelheit zeigt sich kaum Mydriasis, die Naheinstellungsmiosis ist überschießend. Ursache dieser oft beidseitigen Störung ist meist eine Lues.
Alle sonst aufgeführten und erklärten Phänomene sind typische Symptome einer endokrinen Ophthalmopathie.

→ **Frage 8.22 F3:** Lösung E

Zu **(E)**: Eine **endogene Iridozyklitis** entsteht aus vielerlei Gründen: metastatisch, bei Lues, Tuberkulose, Toxoplasmose, bei Virusinfekten, im Rahmen von Allgemeinerkrankungen, z.B. Iritis urica. Eine ätiologische Klärung einer endogenen Iridozyklitis gelingt aber in vielen Fällen nicht. Im Rahmen einer endokrinen Orbitopathie wird eine Iridozyklitis nie beschrieben.

Zu **(A)**: Durch unterschiedliche Mechanismen entstehen bei der endokrinen Orbitopathie **Benetzungsstörungen** der Augen (Hervortreten der Augen mit unvollständigem Lidschluss, seltener Lidschlag und gestörte Tränenfilmzusammensetzung), welche zur Rötung der Augen führen.
Zu **(B)**: Der Exophthalmus ist das Leitsymptom der endokrinen Ophthalmopathie.
Zu **(C)**: Eine Störung der Bulbusmotilität ist *häufig*, man findet typischerweise spindelige Auftreibungen betroffener Muskeln, bevorzugt des Musculus rectus inferior. Entzündung und anschließende Fibrose des Muskels behindern den Aufblick. Die echographische Bestimmung der Muskeldicke kann zur Verlaufskontrolle beitragen.
Zu **(D)**: Die in Antwort zu (A) aufgeführten Faktoren führen neben der Rötung auch zu einer Chemosis (Schwellung der Bindehaut).

→ **Frage 8.23 F3:** Lösung C

Bei mangelhaftem Lidschluss **(Lagophthalmus)** ist bevorzugt das untere Drittel der Hornhaut betroffen, weil die oberen Anteile meist noch durch das **Bell-Phänomen** (Aufwärtsbewegung der Augäpfel bei Lidschluss) geschützt werden.

→ **Frage 8.24 F3:** Lösung D

Therapie der endokrinen Ophthalmopathie:

- **Lokalbehandlung** mit nächtlichem Okklusivverband und Kopfhochlagerung, **Hochvoltbestrahlung** der Orbita, **Immunsuppressiva** und **operative Dekompression** der Orbita bei drohendem Visusverlust
- Eine **euthyreote Schilddrüsenfunktion** wird **angestrebt.**

Endokrine Ophthalmopathie

Ursachen: Die endokrine Ophthalmopathie beruht möglicherweise auf einem autoimmunologischen Geschehen. Sie tritt meist im Zusammenhang mit dem Morbus Basedow auf.
Symptome: Hervortreten des Bulbus, Glanzauge, Bewegungseinschränkung insbesondere beim Blick nach oben, Lidflattern.
Folgende Zeichen charakterisieren das weitere klinische Bild:

- Seltener Lidschlag **(Stellwag)**
- Zurückbleiben des Oberlides bei Blicksenkung **(v. Graefe)**
- Sichtbarwerden der Sklera am oberen Hornhautrand **(Dalrymple)**
- Insuffizienz der Konvergenz **(Möbius)**
- Erschwertes Ektropionieren des Oberlides infolge Levatorspasmus **(Gifford)**.

Der Exophthalmus bei M. Basedow kann in ca. 10% der Fälle auch einseitig auftreten.
Symptome des malignen Exophthalmus: Verstärkung des Exophthalmus mit Lidödem, Chemose, Stauung der Konjunktivalgefäße, Verminderung der Hornhautsensibilität, Störung der Bulbusmotilität, gestörter Lidschluss.
Diagnostik: Inspektion, Motilität, Exophthalometer, Röntgendiagnostik bzw. Ultraschall zum Ausschluss einer orbitalen Raumforderung (bei Motilitätsstörungen sind typischerweise spindelige Auftreibungen der betroffenen Muskeln zu erkennen, bevorzugt betroffen: M. rectus inferior). Außerdem muss eine endokrinologische Abklärung erfolgen.
Therapie: Behandlung der Hyperthyreose, falls vorhanden. In leichten Fällen genügt eine symptomatische Gabe von benetzenden Augentropfen. Bei Zunahme des Exophthalmus kommt eine hochdosierte Kortisonbehandlung und eine Röntgenbestrahlung der Orbitaspitze in Frage, in schwersten Fällen Entdachung der Orbita zur Dekompression.
Komplikationen: Keratitis e lagophthalmo, Ulcus corneae, Spontanperforation der Kornea.

9 Optik und Refraktion, Motilität und Schielen, Blindheit

F07

→ **Frage 9.1:** Lösung A

Zu **(A)**: Bei der **kompletten Okulomotoriusparese** sind äußere und innere Nervenäste betroffen, d.h. es kommt zum Ausfall aller vom N. oculomotorius (III. Hirnnerv) innervierten Muskeln (M. rect. sup., inf. und med., M. obliquus inf., M. levator palpebrae), **wobei das betroffene Auge nach außen-unten steht und durch eine starke Ptosis verdeckt wird.** Die Lähmung der inneren Äste zeigt sich durch die Lähmung des M. sphincter pupillae in einer Mydriasis mit Akkommodationslähmung. Im vorliegenden Fall liegt eine **inkomplette Okulomotoriusparese** vor, **weil die Pupille und Akkommodation nicht betroffen sind.**

Zu den häufigsten **Ursachen von Augenmuskelparesen** zählen ein **Diabetes mellitus**, ein Aneurysma oder Tumor, Schädel-Hirn-Verletzungen und intrakranieller Druckanstieg.

Zu **(B)**: Der N. trochlearis (IV. Hirnnerv) innerviert den **M. obliquus superior**, der nach innen rollt und senkt (Lesemuskel). Bei einer **Trochlearisparese** steht das gelähmte Auge durch das Überwiegen des M. obliquus inferior nach temporal-oben. Der Kopf wird kompensatorisch gesenkt, zur Gegenseite gewendet und zur gegenüberliegenden Schulter geneigt (Torticollis ocularis), um die Doppelbildwahrnehmung zu vermeiden. Wird der Kopf zur Seite des gelähmten Auges geneigt, weicht das gelähmte Auge stark nach oben innen ab, was als **„Bielschowski-Phänomen"** bezeichnet wird.

Zu **(C)**: Ein **Horner-Syndrom** imponiert als typische **Trias: Miosis** (Pupillenverengung, Parese des M. dilitator pupillae), **Ptosis** (Herabhängen des Oberlids, Parese des M. tarsalis), **Enophthalmus** (Auge scheint „eingesunken", Parese des M. orbitalis), verursacht durch den Ausfall der sympathischen Innervation am Auge.

Zu **(D)**: Das **Duane-Syndrom** (auch Retraktions-Syndrom genannt) ist eine angeborene Störung der Augenmotilität durch **unzureichende Muskelinnervation des M. rectus lateralis** (Aplasie des Abduzenskerns) oder mangelnde Ausbildung des Muskels. Dies führt zu einem **Abduktionsdefizit** unterschiedlicher Stärke am betroffenen Auge. Weitere kongenitale Defekte sind möglich, z.B. sensorische Taubheit sowie Fehlbildungen an Gesicht, Zähnen und Wirbelsäule.

Zu **(E)**: Eine **Phorie** ist ein **latentes Schielen**, welches unter normalen Sehbedingungen und beim Gesunden kompensiert ist. Sie beschreibt die Achslage beider Augen in Ruhe zueinander, wenn keine Fixation erfolgt. Diese Ruhelage kann divergent sein (= **Exophorie**) oder konvergent (=Esophorie). Es ist eine Leistung unseres Gehirns, diese nicht parallele Lage der Augachsen zueinander bei Fixation (über Fusion und entsprechende Impulse an die daran beteiligten Augenmuskeln) zu kompensieren. Deshalb wird ein latentes Schielen nur symptomatisch, wenn der Betroffene eine temporär verminderte Fusionsleistung hat, z.B. durch Alkohol, Drogen, Medikamente oder Übermüdung (**dekompensierte Exophorie**).

F06

→ **Frage 9.2:** Lösung B

Zu **(B)**: Eine typische Ursache für einen okulär bedingten Schiefhals (**Torticollis ocularis**) mit Kopfneigung zu einer Schulter ist die **Trochlearisparese.** Der N. trochlearis innerviert den M. obliquus superior, der nach innen rollt und senkt (Lesemuskel). In dieser Blickrichtung (nasal-unten) entsteht eine Diplopie, weil der Doppelbildabstand hier am größten ist.

Charakteristisch für das **Lähmungsschielen** ist das **Auftreten von Doppelbildern**, die nicht wie beim frühkindlichen Begleitschielen supprimiert werden können. Um die Doppelbildwahrnehmung zu vermeiden, wird eine **kompensatorische Kopfzwangshaltung** eingenommen.

Hier steht das gelähmte Auge durch das Überwiegen des M. obliquus inferior nach temporal-oben und der Kopf wird gesenkt, zur Gegenseite gewendet und zur gegenüberliegenden Schulter geneigt. Wird der Kopf zur Seite des gelähmten Auges gedreht und mit dem gesunden Auge fixiert, weicht das gelähmte Auge stark nach oben ab, was als **„Bielschowski-Phänomen"** bezeichnet wird.

Zu **(A)**: Die innere Okulomotoriuslähmung (**Ophthalmoplegia interna)** bezeichnet den Ausfall der vom N. oculomotorius innervierten **inneren Augenmuskeln** (M. sphincter pupillae, Ziliarmuskel) mit konsekutiv weiter Pupille (**Mydriasis**), **absoluter Pupillenstarre** und **Akkommodationslähmung.**

Die besonders empfindlichen parasympathischen Fasern fallen oft zuerst oder isoliert aus. Die Ophthalmoplegia interna kommt bei schneller intrakranieller Drucksteigerung wie z.B. durch ein subdurales Hämatom (Klivuskanten-Syndrom) als wichtiges diagnostisches Zeichen vor.

Zu **(C)**: Der N. ophthalmicus ist der erste Trigeminusast (V1) aus dem Ganglion semilunare, der sich aufteilt in die 3 in die Orbita eintretenden Endäste N. lacrimalis, N. frontalis, N. nasociliaris. Sie versorgen die Dura der vorderen Schädelgrube, mittlere und äußere Sklera, Schleimhäute von oberer und vorderer Nasen-, Stirn- und Keilbeinhöhle und Siebbeinzellen, die Haut an Stirn und Nasenrücken sowie die Haut und Schleimhaut von Oberlid und des inneren Augenwinkels. Der N. ophthalmicus ist also ein sensibler und kein motorischer Nerv!

Zu (**D**): Der **N. abducens** innerviert den M. rectus lateralis, der das Auge nach außen abduziert. Ist er ausgefallen (Abduzensparese), ist eine Abduktion über die Mittellinie nicht möglich und es wird wegen der Doppelbilder eine Kopfzwangshaltung zur Seite der Lähmung eingenommen: Es kommt jedoch nur zur Drehung und es entsteht kein Schiefhals.

Zu (**E**): Bei einer **peripheren Fazialisparese** kommt es durch den Ausfall des Stirnastes mit Parese des M. orbicularis oculi zu insuffizientem Lidschluss mit **Bell'schem Phänomen** (Aufwärtsdrehung des Bulbus bei Lidschlussversuch). Die Folge ist ein **Lagophthalmus** und **Ectropium paralyticum**, wobei die Benetzungs- und Schutzfunktion der Lider für das Auge wegfallen. Austrocknungserscheinungen (**Expositionskeratopathie**) und häufige Infektionen sind die Folge. Weiterhin zeigt sich eine **verstrichene Nasolabialfalte** und ein **hängender Mundwinkel** durch Ausfall des 2. und 3. Fazialisastes.

H05

→ **Frage 9.3:** Lösung E

Die **internukleäre Ophthalmoplegie** ist eine mit Doppelbildern einhergehende Augenmuskellähmung aufgrund einer Schädigung der Verbindungen zwischen den Augenmuskelkernen im Hirnstamm; in diesem Fall durch eine **Läsion des medialen Längsbündels,** welches auch als **horizontales Blickzentrum** fungiert.

In diesem Bündel verlaufen Fasern vom Abduzenskern in der Brücke zum kontralateralen Rectus medialis-Kern des Okulomotorius, wodurch es bei einer Schädigung des Bündels zu einer **isolierten Adduktionsschwäche des kontralateralen Auges** kommt.

Beim Seitwärtsblick kommt es auf dem nach außen schauenden Auge (Abduktion erhalten) zu einem **Nystagmus**, während sich das nach innen schauende Auge (Adduktion inkomplett) nicht vollständig nach innen bewegen kann (**dissoziierter Nystagmus**, (E)). So auch bei einer kalorischen Vestibularisreizung. Die Konvergenzbewegung beider Augen ist erhalten. Dies wird als **vordere** internukleäre Ophthalmoplegie bezeichnet (häufiger).

Bei der selteneren **hinteren** internukleären Ophthalmoplegie besteht bei versuchter Abduktion (Seitblick) eine Abduzensparese auf der erkrankten Seite, bei kalorischer Vestibularisreizung jedoch nicht! D. h. es besteht **keine komplette** Abduzenslähmung! Die Adduktion auf der gesunden Seite funktioniert normal. Ursächlich sind bei jungen Patienten meist eine Multiple Sklerose (MS) und bei älteren Patienten vaskuläre Prozesse.

Zu (**A**): Nukleäre Störungen betreffen im Mittelhirn den **Okulomotoriuskern**, welcher aus Subnuklei für die vier entsprechenden Augenmuskeln und dem Lidheber besteht. Alle vier Augenmuskeln, die vom N. okulomotorius innerviert werden, erhalten ihre **Innervation von ipsilateral** – einzige **Ausnahme** sind die **Fasern für den Musculus rectus superior**, welche die Mittellinie nach kontralateral **kreuzen.** So kann z.B. eine reine Mittellinienläsion des Mittelhirns zu einer Blickhebeschwäche der Gegenseite führen, es kann aber auch nur eine **inkomplette äußere Okulomotoriusparese** ipsilateral entstehen!

Zu (**B**): Eine ausgeprägte **Mydriasis** würde sich nur bei einer Ophthalmoplegia interna oder einer Ophthalmoplegia totalis (= Ophthalmoplegia externa (Nn. III, IV, V, VI) plus Lähmung von Pupille und Ziliarkörper) zeigen.

Zu (**C**): Eine komplette isolierte Abduzenslähmung ist niemals nukleärer Herkunft. Auf nukleärer Ebene tritt sie eigentlich nur in Verbindung mit anderen Hirnnervenlähmungen (N. facialis) auf.

Zu (**D**): **Zyklophorie** ist ein latentes Schielen im Sinne der Rotation eines Auges, welches nur temporär (Erschöpfung, Krankheit, Alkoholgenuss) auftritt und sonst kompensiert ist.

H05

→ **Frage 9.4:** Lösung D

Die **Sehschärfe** ist eine wesentliche Größe zur Beurteilung des Sehvermögens. Sie definiert, wie gut das Auge zwei getrennte Punkte auseinander halten kann. Ein normales Auge kann (unter guten Lichtverhältnissen) in einem Abstand von 5 Metern 2 Punkte unterscheiden, die 1,5 mm entfernt sind. Dies wird als Sehschärfe (Visus) von 1 definiert.

Die **Sehschärfenprüfung** erfolgt normalerweise mit Leseprobetafeln, welche Zahlen, Buchstaben, **Landolt-Ringe** oder Snellen-Haken zeigen und in einem Abstand von 5 m dargeboten werden.

Es wird ein **standardisierter Ring mit einer exakt definierten Lücke** verwendet (das entspricht in etwa dem Buchstaben „C"). Der Proband muss nun erkennen, in welche Richtung die Lücke zeigt. Der Ring hat hierbei einen Außendurchmesser von exakt 5 Bogenminuten, die noch zu erkennende Lücke sowie die Strichstärke entspricht genau 1 Bogenminute. Wird die Richtung der Lücke aus 5 Meter Entfernung richtig erkannt (diese ist in diesem Fall 1,5 mm groß), ist daher der Visus 1.

Landolt-Ringe und Snellen-Haken (sieht aus wie ein großes „E") haben den Vorteil, dass Kinder oder Personen, die unsere Buchstaben nicht lesen können, auch verwertbare Angaben machen können. Außerdem können diese nicht von Dissimulanten auswendig gelernt werden.

H91

→ **Frage 9.5:** Lösung B

Ein **Gonioskop** ist ein Kontaktglas mit einem schräg eingesetzten Spiegel, welches direkt auf das Auge gesetzt werden kann. Mit Hilfe des Gonioskops

kann an der Spaltlampe über den Spiegel der Kammerwinkel angeschaut werden.
Alle übrigen Antworten sind Sehhilfen, die durch Vergrößerung Schwachsichtigen eine Lesefähigkeit geben können.
Die Art der vergrößernden Sehhilfe richtet sich nach den Anforderungen an die benötigte Vergrößerung und an die Handhabung.

F99

→ **Frage 9.6:** Lösung A

Zu **(A)**: Beim **Strabismus concomitans (Begleitschielen)** infolge einer Fusionsschwäche begleitet das Schielauge das andere gesunde Auge nach allen Richtungen. Über die Stellung der Augen kann man sich leicht mit dem einseitigen Abdecktest orientieren. Hierzu lässt man den Patienten auf eine Lichtquelle entweder in der Nähe (40 cm) oder in der Ferne (5 m) blicken. Normalerweise liegt dann der Lichtreflex auf beiden Hornhäuten des Patienten annähernd zentral. Deckt man nun ein Auge des Patienten ab, kann man anhand des Lichtreflexes auf der Hornhaut prüfen, ob das andere Auge eine Einstellbewegung macht. Eine Einstellbewegung ist nur dann sichtbar, wenn das nicht abgedeckte Auge zuvor nicht die Lichtquelle fixiert hat, nun aber die Fixation übernehmen muss. Eine Einstellbewegung weist also auf einen Strabismus hin.
Zu **(B)**: Die **Perimetrie (Prüfung des Gesichtsfeldes)** kann entweder im Parallelversuch oder mit dem Perimeter durchgeführt werden. Der Parallelversuch ist die einfachste Methode zur Orientierung, wobei sich Arzt und Patient gegenübersitzen und ihre Augen jeweils fixieren. Ein Auge des Patienten wird abgedeckt, während das Gesichtsfeld des anderen überprüft wird. Hierzu führt der Arzt seinen Zeigefinger oder ein Wattestäbchen von horizontal, vertikal und schräg jeweils von außen nach innen in das Gesichtsfeld herein. Der Patient soll angeben, wann er den Finger des Arztes zum ersten Mal erkennt. Dieser kann den Befund mit seinem eigenen, normalen Gesichtsfeld vergleichen.
Zu **(C)**: Die **indirekte Ophthalmoskopie** ist das Spiegeln des Augenhintergrundes im umgekehrten Bild. Hierzu hält der Arzt den Augenspiegel an sein Auge und mit seiner anderen Hand bei ausgestrecktem Arm eine Sammellinse von 12 dpt in etwa 7 cm Abstand vor das Patientenauge. Es entsteht ein seitenvertauschtes, virtuelles Bild mit 4-facher Vergrößerung, das einen Überblick über den gesamten Augenhintergrund ermöglicht.
Zu **(D)**: Eine **Papillenatrophie** bei der Funduskopie (Ophthalmoskopie) zeigt sich als blasse und scharf begrenzte Papille. Sie kann entweder durch eine Papillitis, einen ischämischen Infarkt, eine Stauungspapille durch Verletzung des Sehnerves oder durch ein Neoplasma und anderes mehr verursacht sein.
Zu **(E)**: Die Untersuchung auf **unterschiedliche Pupillenweite** kann durch die Überprüfung der Pupillenreaktion erfolgen. Man prüft dabei die direkte und indirekte Lichtreaktion sowie die Naheinstellungsreaktion. Bei der direkten Lichtreaktion verengen sich die Pupillen bei zuvor abgedeckten Augen nach Freigabe mit einer Latenz von 0,18 Sek., die maximale Miosis ist nach 1 Sek. erreicht. Bei der indirekten (konsensuellen) Pupillenreaktion zeigt sich eine Pupillenverengung des nicht beleuchteten Auges, wenn das andere Auge beleuchtet wird. Auch bei der Nahstellungsreaktion kommt es neben der Konvergenzeinstellung zu einer Miosis der Pupillen.

H90

→ **Frage 9.7:** Lösung C

Für die Lidhebung sind der sympathisch innervierte M. tarsalis und der durch den N. oculomotorius innervierte M. levator palpebrae zuständig. So kann eine **Ptosis** als angeborene oder erworbene Grenzstrangschädigung meist als Teilsymptom eines Horner-Syndroms auftreten. Außerdem tritt sie als Teilsymptom einer Okulomotoriuslähmung auf. (Auch der meist dominant vererbten Ptosis congenita liegt ein Ausfall im Kerngebiet des N. oculomotorius zugrunde.)

H03

→ **Frage 9.8:** Lösung C

Eine **Hyperopie** (Weitsichtigkeit) wird bei Indikation zur Brillenkorrektur mit **Pluslinsen** (Sammellinsen) ausgeglichen, da die **sagittale Achse** des hyperopen Auges **kürzer** als die des normalsichtigen Auges ist und der **Brennpunkt** parallel einfallender Strahlen in Zykloplegie (d.h. unter Ausschaltung der Akkommodation) **hinter der Netzhaut** liegt.
Das **Risiko** beim Hyperopen, ein **Winkelblockglaukom** zu entwickeln, **ist größer** als beim Normalsichtigen (Emmetropen), weil durch den Kurzbau des Auges die Vorderkammer flacher ist und es eher zur Verlegung des Kammerwinkels durch Irisanteile kommen kann.
Bei der Hyperopie besteht **kein erhöhtes Risiko**, eine rhegmatogene **Netzhautablösung** zu erleiden. Dies trifft auf Myope zu, deren Bulbuslänge größer ist.

F98 H83

→ **Frage 9.9:** Lösung D

In der menschlichen Augenlinse werden lebenslang fortlaufend neue Linsenfasern aus Epithelzellen am Linsenäquator gebildet. Die daraus resultierende Größenzunahme wird teilweise durch Verdichtung der Fasern und Ausbildung des Alterskerns kompensiert. Aufgrund dieser „Sklerosierung" erhöht die Linse ihr spezifisches und absolutes Gewicht. Dies führt zu Elastizitätsverlust und vermindert mit zunehmendem Alter die Akkommodationsfähigkeit und ist damit die Hauptursache für die **Presbyopie.**

F91

→ **Frage 9.10:** Lösung A

Der Ausdruck der **Heterophorie** ist ein Sammelbegriff für **Esophorie** (latentes Innenschielen), **Exophorie** (latentes Außenschielen), **Hyper-/Hypophorie** (latentes Höhenschielen) und **Zyklophorie** (latentes Verrollen der Augen).
Heterophorie bezeichnet eine angeborene oder erworbene abnorme Ruhelage der Augen mit gestörtem Augenmuskelgleichgewicht, die unter normalen Sehbedingungen durch den Fusionszwang nicht auffällt. Sie kann durch verschiedene Tests nachgewiesen werden (z.B. Ab-Aufdecktest). Eine Heterophorie kann Ursache für Asthenopie und Kopfschmerzen sein.
Zu **(B)**: Der entsprechende Fachausdruck für manifestes Schielen ist Hetero**tropie**; Esotropie für Innenschielen, Exotropie für Außenschielen.
Zu **(C)**: Der Fachausdruck für ungleiche Pupillenweite ist Anisokorie.
Zu **(D)**: Der Fachausdruck für unvollständigen Lidschluss ist Lagophthalmus (= „Kaninchenauge", da man früher davon ausging, diese würden beim Schlafen die Augen nicht schließen).
Zu **(E)**: Farbsinnstörungen sind:
Protanomalie (Rotschwäche), Protanopie (Rotblindheit),
Deuteranomalie (Grünschwäche), Deuteranopie (Grünblindheit),
Tritanomalie (Blaugelbschwäche), Tritanopie (Blaugelbblindheit),
Monochromasie (totale Farbenblindheit).
Die Nomenklatur rührt von einer Sortierung nach Häufigkeit: Prot- = 1. Art, Deuter- = 2. Art, Trit- = 3. Art. Später zeigte sich aber, dass die „zweite Art" deutlich häufiger als die „erste Art" vorkommt.

F92

→ **Frage 9.11:** Lösung C

Im beschriebenen **Dunkelrotglastest** wird der Fusionszwang durch Trennung der Bildeindrücke aufgehoben, sodass eine latente Fehlstellung manifest wird. Bei Vorhalten des Rotglases vor das rechte Auge bedeutet ein Abwandern des roten Punktes nach rechts eine Esophorie, nach links eine Exophorie, nach oben/unten Hyper-/Hypophorie.
Der Dunkelrotglastest funktioniert bei Phorien auf Grund von Bildtrennung und Konfusion: Durch die Trennung der Bildeindrücke beider Augen kann eine latente Fehlstellung erst manifest werden. Am rechten, fixierenden Auge kann nur das rote Licht wahrgenommen werden. Die Lage des Lichtpunktes im Raum kann aber nur über das Bild des linken Auges definiert werden, dies ist nur durch Überlagerung nach dem Prinzip der Konfusion möglich: verschiedene Sehdinge, die auf sehrichtungsgleichen Netzhautstellen abgebildet werden, müssen im Sehraum um identische Lokalisationen miteinander streiten (Voraussetzung: normale Sehrichtungsgemeinschaft und zentrale Fixation). Die Foveola des linken, freien Auges sieht aber aufgrund der nach Bildtrennung eingenommenen Innenschielstellung auf einen Raumpunkt rechts des Fixierlichtes, sodass hier auch der rote Lichtpunkt in der Foveola des rechten Auges vom Gehirn im Raum lokalisiert wird.

F90

→ **Frage 9.12:** Lösung A

Bei einem **Lähmungsschielen** fallen ein oder mehrere Augenmuskeln aus. Die so entstehenden Doppelbilder können beim Erwachsenen nicht wie beim frühkindlichen Begleitschielen supprimiert werden, sodass diese Doppelbilder wahrgenommen werden. Zur Vermeidung von Doppelbildern wird der Kopf in Zugrichtung des ausgefallenen Muskels gedreht. Durch diese **kompensatorische Kopfzwangshaltung** wird binokulares Einfachsehen erreicht, da hier keine Aktion des gelähmten Muskels erforderlich ist, um das Auge in dieser Blickrichtung zu halten.
Der Schielwinkel wird normalerweise bei Geradeausblick gemessen, der primäre Schielwinkel, wenn das gesunde Auge fixiert, der sekundäre Schielwinkel, wenn das gelähmte Auge fixiert. Nach dem Hering-Gesetz findet immer eine seitengleiche Innervation statt. Bei dem gelähmten Auge ist aber ein vermehrter Innervationsimpuls nötig, um es geradeaus nach vorne zu richten. Dadurch kommt es zu einer überschießenden Synergistenkontraktion und einer vermehrten Antagonistenhemmung am gesunden Auge.
Merksatz 9.1: Der sekundäre Schielwinkel beim Lähmungsschielen ist immer größer als der primäre Schielwinkel.

H95

→ **Frage 9.13:** Lösung A

Die Unterscheidung von primärem und sekundärem Schielwinkel bei Lähmungsschielen ist eine willkürliche Definition. Da die meisten Patienten mit Augenmuskellähmungen spontan mit dem frei beweglichen Auge fixieren, bezeichnet man den dabei ermittelten Abweichungswinkel des paretischen Auges als den primären Schielwinkel (1).
In der Frage wurde nach dem sekundären Schielwinkel gefragt. Dieser wird ermittelt, wenn der Patient mit dem gelähmten Auge fixiert (2).
Zu **(3)**: Der Schielwinkel ist am **größten** beim Blick in die Richtung, in die der gelähmte Muskel seine Hauptzugwirkung hat.
Zu **(4)**: Wenn bei einer Okulomotoriusläsion eine Mydriasis vorliegt, ist dies ein Hinweis auf eine

Mitbeteiligung der inneren Äste. Dies ist besonders häufig bei einem Aneurysma der Arteria communicans posterior oder bei einer Subarachnoidalblutung (umgehend CT!). Eine isolierte innere Okulomotoriusparese mit weiter Pupille und Akkommodationslähmung ist hierauf nicht verdächtig.
Zu **(5)**: Zu ungekreuzten Doppelbildern kann es beim Einwärtsschielen kommen: das Trugbild ist nach außen verschoben.

F97
→ **Frage 9.14:** Lösung C

Beim Lähmungsschielen ist der Doppelbildabstand in der Blickrichtung am größten, in der der ausgefallene Muskel seine Hauptwirkung entfaltet. Bei Rechtsblick wäre dies der M. rectus medialis links bzw. der M. rectus lateralis rechts. Da der M. rectus medialis vom N. oculomotorius innerviert wird, der noch mehrere andere Muskeln innerviert, ist eine isolierte Parese eher unwahrscheinlich, sodass eine Abduzensparese am rechten Auge die wahrscheinlichste Ursache der geschilderten Symptomatik ist.
Zu **(A)**: Bei einer Blow-out-Fraktur der Orbita zeigt sich neben einem Enophthalmus oftmals eine vertikale Bewegungseinschränkung des betroffenen Auges: durch eine Einklemmung des M. rectus inferior ist die Blickhebung eingeschränkt.
Zu **(B)**: Eine partielle Okulomotoriusparese des **linken** Auges könnte dieses Bild hervorrufen, wenn nur der M. rectus medialis betroffen wäre. Gefragt wurde aber nach dem rechten Auge!
Zu **(D)**: Eine internukleäre Blickparese könnte das beschriebene Bild hervorrufen. Klinisch würde man dabei eine fehlende Adduktion des linken Auges beim Blick zur Seite finden, auf Konvergenz wäre die Adduktion aber möglich. Als Ursache käme eine Läsion des Fasciculus longitudinalis medialis auf der Seite des eingeschränkten M. rectus medialis in Frage. Dieses Bild entsteht am häufigsten auf Grund von Durchblutungsstörungen oder im Rahmen einer Encephalomyelitis disseminata. Insgesamt ist jedoch eine Abduzensparese ein vielfach häufigeres Krankheitsbild.
Zu **(E)**: Bei der Exophorie (latentes Außenschielen) ist die Gesichtslinie beider Augen auf ein Fixierobjekt gerichtet. Beim Abdecken eines Auges weicht dieses nach außen ab.

H98
→ **Frage 9.15:** Lösung C

Der typische Ausgleichsmechanismus im frühen Kindesalter beim Auftreten von Doppelbildern ist die **Suppression**. Deshalb kann man normalerweise ein Zukneifen des Auges zur Vermeidung von Doppelbildern bei Kindern nicht sehen. Lediglich für sehr kurze Zeit kann es zu Beginn eines normosensorischen Spätschielens auffallen. Im Gegensatz zum frühen Kindesalter funktioniert der Suppressionsmechanismus im Erwachsenenalter in der Regel nicht ausreichend, sodass hier, z.B. bei Lähmungsschielen, ein Auge zugekniffen oder abgedeckt wird.
Zu **(A)**: Beim **frühkindlichen Schielsyndrom** findet man zum weitaus überwiegenden Teil einen Strabismus convergens.
Zu **(B)**: Aufgrund der Schielstellung kann sich die Binokularfunktion nicht entwickeln, auch bei prismatischem Ausgleich des Schielwinkels zeigt sich kein normales Binokularsehen.
Zu **(D)**: Bei bis zu 90% der Kinder mit frühkindlichem Schielsyndrom findet man einen **Nystagmus latens**, einen Rucknystagmus folgender Ausprägung: bei Vernebelung des rechten Auges und Fixation mit dem linken Auge zeigt sich ein Rucken nach links, bei Vernebelung des linken Auges und Fixation mit dem rechten Auge zeigt sich ein Rucken nach rechts. Der Nystagmus nimmt zu bei Abduktion in Richtung des fixierenden Auges.
Zu **(E)**: Beim frühkindlichen Schielsyndrom kann die Fixation beidseits zentral sein, sie muss es aber nicht. Die retinale Korrespondenz ist immer gestört, man findet oft eine anomale Korrespondenz oder keine feste Korrespondenzbeziehung.

H00
→ **Frage 9.16:** Lösung B

Bei der **Okulomotoriusparese** unterscheidet man zwischen einer primären und sekundären, einer nukleären und einer peripheren, einer kompletten und einer inkompletten Läsion.
Die **primäre Läsion** ist die kongenitale Parese, die das Kerngebiet betrifft, alle anderen Läsionen sind sekundär. Eine **inkomplette Läsion** ist eine Ophthalmoplegia externa (Ptosis, Ausfall aller Okulomotorius-innervierten Augenmuskeln mit Außenschielstellung).
Die **komplette Läsion** ist die Verbindung der externen mit einer internen Ophthalmoplegie (Mydriasis, Akkommodationslähmung).
Eine **nukleäre Parese** führt zu einer ipsilateralen Augenmuskelparese mit kontralateraler Lähmung des M. rectus superior, weil die Neurone für die Mm. recti supp. im Kerngebiet kreuzen. Meist tritt aber auch die nukleäre Läsion beidseits auf, da die Kerngebiete von M. rectus sup. und des M. levator palpebrae so dicht beieinander liegen; dann kommt eine beidseitige Ptosis und Pupillenstörung hinzu.
Ursachen: Infarkt, Tumor, Demyelinisierung.
Periphere Läsionen können sein:

1. Läsionen im **intrakraniellen Verlauf** des III. Hirnnerven
   Ursachen: Aneurysmata, Schädel-Hirn-Trauma, Kompression durch Tumor oder Hämatom, Meningitis, Myasthenia gravis, Botulismus, Diphterie.
   Symptome: Die Parese ist ipsilateral und häufig mit Pupillenstörungen verbunden. Weiterhin andere Allgemeinsymptomatik.

2. Läsionen nahe der **Schädelbasis**
   Ursachen: Sinus-Cavernosus-Fistel oder -Thrombose, Orbitaspitzensyndrom, Tumoren, Mukor-Mykose.
   Symptome: häufig nur partielle Okulomotoriusparese und weitere Hirnnervenlähmungen (ipsilateral).
3. **Orbitale Läsionen** (selten)
   Ursachen: Verletzungen, entzündlicher Pseudotumor orbitae
   Symptome: Selten komplette, meistens inkomplette Okulomotoriusparese, wegen der Aufteilung des Nerven in einen oberen und unteren Ast (ipsilateral).
4. **Andere Ursachen**
   Diabetes mellitus, ophthalmoplegische Migräne, Arteriitis temporalis, Lupus erythematodes, Herpes zoster, Borreliose, Sarkoidose, M. Hodgkin, toxische Schädigung durch Arsen, Blei, Thallium etc..
   Symptome: häufig externe Ophthalmoplegie mit Lähmung der äußeren Augenmuskeln, bei diabetischer Ursache häufig mit Schmerzen verbunden (ipsi- oder bilateral).

Bei der Okulomotoriusparese sind, je nach Sitz der Läsion, folgende Muskeln betroffen:
M. rectus medialis, M. rectus superior, M. rectus inferior, M. obliquus inferior, Ziliarmuskel, M. sphinkter pupillae, M. levator palpebrae.
Beim Vollbild der Parese (komplett) steht das betroffene Auge nach unten außen. Weitere Symptome sind Ptosis, Mydriasis und Akkommodationsdefizit.
Ein plötzliches Auftreten mit akutem, einseitigem Okulomotoriusausfall weist auf ein Aneurysma der A. communicans posterior hin. Oft bestehen dabei Kopfschmerzen, eine Pupillenbeteiligung ist meist nicht vorhanden. Durch die Ptosis wird der Seheindruck des betroffenen Auges okkludiert, deshalb werden **keine Doppelbilder** wahrgenommen. Öffnet man das Lid passiv, werden höhendistante Doppelbilder beim Auf- und Abblick und gekreuzte Doppelbilder beim Blick zur Gegenseite des gelähmten Auges wahrgenommen.
Zu **(A)**: Das Auge erblindet nur bei Ausfall des N. opticus. Eine Okulomotoriusparese hat damit nichts zu tun.
Zu **(C)**: Es würden, wie oben beschrieben, Doppelbilder gesehen werden, wenn die Ptosis dies nicht verhindern würde. Damit ist ein normales binokulares Einfachsehen nicht möglich.
Zu **(D)**: Bei einer Pupillenparese ist der M. sphincter pupillae betroffen, nicht aber unbedingt der Ziliarmuskel. Der Seheindruck wird weder durch den Wegfall der Blendenfunktion der Pupille noch durch den eventuellen Ausfall der Akkommodation supprimiert.
Zu **(E)**: Eine Cataracta complicata entsteht durch Traumen, Operationen oder intraokulare Entzündungen, nicht aber bei einer Parese.

Fallstudie 1

→ **Frage 9.17 F1:** Lösung A

Die Brechkraft einer optisch wirksamen Grenzfläche ist abhängig von der Krümmung der Fläche und von der Differenz des Brechungsindex der aneinander grenzenden Medien. Wegen des hohen Unterschiedes Luft/Hornhaut ist die Brechkraft an der Vorderfläche der Hornhaut am höchsten. Von den insgesamt etwa 58 dpt entfallen ca. 43 dpt auf die Hornhaut und nur ca. 15 dpt auf die Linse.

→ **Frage 9.18 F1:** Lösung E

Zu **(E)**: Das im Fragentext geschilderte Phänomen „dunkler Punkte, die beim Sehen auftauchen, die sich bei Blickveränderungen mitbewegen und besonders deutlich beim Lesen hervortreten" ist wahrscheinlich auch vielen Studierenden nicht unbekannt; es handelt sich um ein weit verbreitetes und harmloses Phänomen, das auch als „**Mouches volantes**" oder „**Fliegende Mücken**" bezeichnet wird. Ein Grund für ein medizinisches Eingreifen besteht bei diesen Erscheinungen nicht. Vorkommen bei Myopie.
Zu **(A)**: Eine altersbedingte **Makuladegeneration** infolge Sklerose der Lamina choroidocapillaris der Netzhaut ist eine häufige Erblindungsursache in Deutschland. Die Symptome der Veränderung bestehen in einer zunehmenden zentralen Gesichtsfeldeinschränkung mit zunehmender Unschärfe des zentralen Sehfeldes und **verzerrter** sowie teilweise auch farblich **verfälschter Wahrnehmung** von Gegenständen (Metamorphopsie).
Zu **(B)**: Unter **Diplopie** versteht man eine Form des **Doppeltsehens**, bei der neben- oder übereinander liegende Bilder wahrgenommen werden. Es existieren binokulare und monokulare Formen, letztere z.B. hervorgerufen durch Brechungsstörungen innerhalb der Linse.
Zu **(C)**: Cataracta coerulea oder „Blauer Katarakt" ist eine antiquierte Bezeichnung, die in keiner Beziehung mit dem im Fragentext beschriebenen Phänomen steht.
Zu **(D)**: Die Arteria hyaloidea ist eine embryonale Arterie. Mit Augenproblemen hat sie nichts zu tun.

→ **Frage 9.19 F1:** Lösung D

Zu **(D)**: Die Sehprüfung mit genormten Optotypen (z.B. Landoltringe) dient der Sehschärfenbestimmung. Optotypen können einen konstanten Punktabstand haben (Öffnungsgröße des Landoltringes) und werden dann in unterschiedlichen Entfernungen abgeprüft, oder man hält die Prüfentfernung konstant und benutzt Optotypen mit verschieden großen Punktabständen. Ziel ist, das „Minimum separabile", der kleinste Winkel (in Minuten), unter dem 2 Punkte gerade noch getrennt erkannt werden, zu bestimmen.

Zu **(A)**: Das Anomaloskop dient der Beurteilung von Farbsehstörungen im Rot-Grün-Bereich. Mit den Ergebnissen wird der Anomaliequotient errechnet.

Zu **(B)**: Der wechselseitige Aufdecktest, sowie der wechselseitige Abdecktest (Cover-/Uncover-Test) dienen der Untersuchung des Binokularsehens. Latentes Schielen (Heterophorien) und besondere Schielformen können damit diagnostiziert werden.

Zu **(C)**: Bei der **statischen Perimetrie** wird eine Prüfmarke bestimmter Größe und unterschiedlicher Intensität auf einen Netzhautort projiziert bis die Wahrnehmungsschwelle erreicht ist. Der Unterschied zur kinetischen Perimetrie ist, dass die Prüfmarke nicht bewegt wird. Intensität und Darbietung der Testmarken werden von einem Computer gesteuert und es gibt verschiedene Testprogramme. Bei der **Schwellenwertperimetrie** werden die zu testenden Netzhautorte nicht nur mit maximalen oder überschwelligen Stimuli gereizt, sondern auch mit unterschwelligen, damit der jeweils aktuelle Schwellenwert für jeden getesteten Netzhautort angegeben, rechnerisch und graphisch dargestellt werden kann. Dadurch kann auch eine Aussage über die Defekttiefe einer Gesichtsfeldveränderung gemacht werden. Die Schwellenleuchtdichte entspricht der retinalen Sensitivitätsschwelle.

Zu **(E)**: Die **Skiaskopie** dient der objektiven, von der Mitarbeit des Patienten unabhängigen Bestimmung des Refraktionszustandes des Auges. Sie ist die einzige Möglichkeit, Säuglinge, Kleinkinder und Behinderte zu refraktionieren. Die Messung hat die gleiche Genauigkeit wie der Autorefraktometer. Weiterhin können dabei Trübungen der optischen Medien erkannt werden.

→ **Frage 9.20 F1:** Lösung A

Zu **(A)**: Die **Skiaskopie** (Schattenprobe) ist ein objektives Untersuchungsverfahren zum Messen der Brechkraft des Auges, insbesondere bei Kindern. Mittels eines Skiaskops wird im abgedunkelten Raum und bei erweiterter Pupille ein Licht in die Pupille des Untersuchten geworfen. Diese Licht- bzw. Schattenwanderung wird unter Vorschalten von Plus- und Minuslinsen beobachtet. Wird nach dem Ausgleich des Untersuchungsabstandes von ca. 50 cm mit Vorschaltung von +2 dpt eine Lichtwanderung mit der Bewegungsrichtung (**Mitläufigkeit**) festgestellt, so liegt eine **Hypermetropie** vor und man gibt so lange Plusgläser, bis der Neutralisationspunkt (Flackerlicht) erreicht ist. Die Dioptrienzahl des vorgeschalteten oder vorgehaltenen Glases entspricht nun der Brechkraft bzw. Refraktion des Auges. Tritt nach dem Abstandsausgleich eine Lichtwanderung gegen die Bewegungsrichtung (**Gegenläufigkeit**) auf, so liegt eine **Myopie** vor und man schaltet nur Minuslinsen vor, bis der Neutralisationspunkt erreicht ist. Am Ende der Untersuchung muss man die +2 dpt Abstandsausgleich natürlich wieder abziehen, um die genaue Refraktionsstärke zu erhalten. Dies ist jedoch nur die Ermittlung des **sphärischen Wertes**. Den Astigmatismus kann man ebenfalls mit dem Skiaskop ermitteln, indem man die Lichtquelle strichförmig einstellt und beide Hauptschnitte skiaskopiert. Die Differenz zwischen dem stärker hyperopen und dem schwächer hyperopen Wert entspricht der **Zylinderstärke** (in dpt).

Zu **(B)**: Die **binokulare Zusammenarbeit** (Stereosehen) ist mit verschiedenen Testverfahren messbar, die altersentsprechend ausgewählt werden müssen. Sie wird mit dem **Lang-Test**, **Titmus-Test** oder dem **TNO-Test** bestimmt.

Zu **(C)**: Der Untersuchung des **Gesichtsfeldes** dienen manuelle oder computergestützte **Perimeter**, die das Gesichtsfeld je nach Fragestellung mit statischen und/oder kinetischen Verfahren testen.

Zu **(D)**: Die Skiaskopie wird mit einem **Skiaskop** durchgeführt, welches – ähnlich dem direkten Ophthalmoskop – eine bewegliche Lichtquelle darstellt, mit der punkt-, strich- und zylinderförmiges Licht in die Pupille geworfen werden kann.

Zu **(E)**: Wird die Pupille zur Untersuchung mittels Skiaskopie nicht oder nicht ausreichend erweitert, wird auch diese Untersuchung durch die Akkommodation beeinflusst.

→ **Frage 9.21 F1:** Lösung D

Bei der **direkten Ophthalmoskopie** lassen sich zum Ausgleich von Refraktionsfehlern beim Untersucher oder Patienten Linsen in den Strahlengang des Augenspiegels einschalten (D). Man unterscheidet bei der Ophthalmoskopie das Spiegeln im aufrechten Bild und das Spiegeln im umgekehrten Bild.

Die direkte Ophthalmoskopie – oder das Spiegeln im aufrechten Bild – liefert ein aufrechtes, seitengleiches, reelles Bild mit 16-facher Vergrößerung. Hierbei betrachtet der Arzt das Patientenauge mit Hilfe des Ophthalmoskops aus unmittelbarer Nähe. Der Strahl der Lichtquelle, die Sehstrahlen des Patienten und die des Untersuchers müssen in eine Achse gebracht werden. Sowohl der Arzt als auch der Patient dürfen nicht akkomodieren, sondern sie müssen in die Ferne sehen (B). Die Applikation eines Mydriatikums erleichtert dem Untersucher die Befundung (C).

→ **Frage 9.22 F1:** Lösung D

Die häufigste Ursache einer Kurzsichtigkeit bzw. einer **Myopie** ist die überdurchschnittliche Länge des Augapfels (Achsenmyopie). Seltener findet man eine zu starke Brechkraft von Hornhaut oder Linse (Brechungsmyopie). Beides bewirkt, dass der Brennpunkt des optischen Apparates – nicht wie in (D) beschrieben hinter – sondern *vor* der Netzhaut liegt. Gegenstände in der Nähe kann ein Kurzsichtiger in Abhängigkeit seiner Fehlsichtigkeit erkennen, wobei Gegenstände, die weiter entfernt liegen, nicht scharf erkannt werden. Eine Verbesserung des Fernscharfsehens kann durch eine Verengung der Lidspalte auf einen schmalen Spalt erzielt werden. In der Regel ist jedoch eine Korrektur mit Minusgläsern (Konkavgläsern) erforderlich.

→ **Frage 9.23 F1:** Lösung B

Zu **(B)**: Unter einer **Presbyopie** versteht man eine altersbedingte Weitsichtigkeit mit Reduktion der Akkommodationsfähigkeit, wobei das Nahsehen durch Elastizitätsverlust der Linse und Nachlassen der Akkommodation erschwert ist. Der Nahpunkt rückt immer mehr in die Ferne. Zur optischen Korrektur werden Sammelgläser eingesetzt.
Zu **(A)**: Eine **Heterophorie** ist eine Neigung zum Schielen durch Augenmuskelgleichgewichtsstörungen, also ein latentes Schielen. Normalerweise wird die Heterophorie durch das binokulare Sehen kompensiert und tritt erst bei stärkerer Ermüdung oder stärkerer Konvergenz als gelegentliches Schielen auf.
Zu **(C)**: Als **Achsenametropie** bezeichnet man die Fehlsichtigkeit, die durch eine abnormale axiale Länge bzw. Kürze des Augapfels bedingt ist. Sie ist die häufigste Ursache von Fehlsichtigkeit.
Zu **(D)**: Bei der **Kurzsichtigkeit (Myopie)** ist der Bulbus für die Brechkraft von Linse und Hornhaut zu lang, sodass das Bild vor der Retina abgebildet wird. Dinge, die in der Ferne liegen, können nicht mehr scharf erkannt werden. Zur optischen Korrektur werden Konkavgläser eingesetzt.
Zu **(E)**: Als **Anisometropie** wird die ungleiche Brechkraft beider Augen bezeichnet.

→ **Frage 9.24 F1:** Lösung D

Myopie entsteht meist aufgrund eines zu langen Bulbus (Achsenmyopie) oder wegen zu starker Brechkraft der Medien (Brechungsmyopie). **Myope** sind kurzsichtig, da sich aus der Ferne von einem Punkt eintreffende Lichtstrahlen bereits im Glaskörper überschneiden, sodass auf der Retina ein divergierendes, unscharfes Bild entsteht. Die Korrektur dieser Refraktionsanomalie erfolgt durch Konkav-Gläser (**Minus-Gläser**).
Die **Presbyopie**, eine **Hyperopie** für das Nahesehen, tritt mit zunehmendem Alter auf und ist das Ergebnis einer physiologischen Veränderung des Akkommodationsmechanismus, der eine scharfe optische Abbildung von Gegenständen in verschiedenen Entfernungen ermöglicht. Dabei wird die Linse mit zunehmendem Alter weniger elastisch und kann schließlich nicht mehr ihre Form verändern, wenn der Ziliarmuskel sich kontrahiert. Eine scharfe Abbildung bei geringen Bildabständen vom Auge wird immer weniger möglich. Die Korrektur dieser Refraktionsanomalie erfolgt durch Konvex-Gläser (**Plus-Gläser**).
Dioptrie (Brechkrafteinheit) ist eine Maßeinheit (dpt) für die brechende Kraft optischer Systeme. Sie ist als der Kehrwert der in Metern gemessenen Brennweite (dpt = 1/Brennweite [m]) definiert. Nach dieser Formel erfordert ein scharfes Sehen im Abstand von 20 cm einen Akkommodationsaufwand von + 5 dpt. Kurzsichtigkeit bringt im Nahbereich (20 cm) eine Verringerung des Akkommodationsaufwandes um 1 dpt. Die vorhandene Akkommodationsbreite beträgt + 2 dpt. Demzufolge benötigt dieser Patient eine Korrekturlinse mit + 2 dpt.

→ **Frage 9.25 F1:** Lösung E

Die optische Korrektur von Fehlsichtigkeiten durch Kontaktlinsen ist immer dann günstig, wenn zu allen Zeiten die gleiche Korrektur gebraucht wird. Dies ist jedoch bei der **Nachtmyopie** nicht der Fall. Bei der Nachtmyopie wird bei Dämmerung anspannungsbedingt eine stärkere Myopiekorrektur zum scharfen Sehen verlangt als bei normaler Beleuchtung. Dies zwingt zum Wechseln der Korrekturstärken, was bei Brillen gut möglich, bei Kontaktlinsen dagegen sehr aufwendig ist.
Kontaktlinsen haben gegenüber Brillen bei einigen Brechungszuständen verbesserte Abbildungseigenschaften: Bei **hochgradiger Myopie (A)** aufgrund der wegfallenden Bildverkleinerung der Brille; bei **irregulärem Astigmatismus** (B) ist mit der Brille keine befriedigend scharfe Abbildung zu erreichen, sondern ausschließlich mit formstabilen Kontaktlinsen. Eine beidäugige Korrektur ist bei hoher **Anisometropie** (hoher Brechkraftunterschied beider Augen, welcher auch bei **einseitiger Aphakie** entsteht) ((C) und (D)) überhaupt nur durch Korrektur mit Kontaktlinsen möglich, da aufgrund der durch den Brillenabstand zum Auge ansonsten entstehenden Bildgrößendifferenz zwischen den Augen (**Aniseikonie**) eine Unverträglichkeit der Brillenkorrektur entstehen würde.

Myopie (Kurzsichtigkeit)

Ursache: Parallel einfallende Strahlen werden vor der Netzhaut vereinigt, meist weil die Achse des Auges verlängert ist:
- **Achsenmyopie** (Faustregel: 1 mm Verlängerung des Auges entspricht 3 dpt Brillenkorrektur).
- Seltener ist eine **Linsenmyopie** mit erhöhter Brechkraft der Linse (z. B. Kugellinse bei Marfan-Syndrom, myopisierende Kernkatarakt).

Symptome: Gegenstände in der Ferne werden nicht mehr scharf erkannt, bei guter Sehschärfe in der Nähe ist der Fernpunkt des Auges im Endlichen. Durch Zusammenkneifen der Lider versucht der Myope eine Sehverbesserung in der Ferne zu erreichen.
Verlauf und Prognose: Die **einfache Myopie** neigt ungefähr bis zum 25. Lebensjahr zur Zunahme; das Fortschreiten ist nicht durch Brillengläser oder „Augenübungen" zu beeinflussen. Bei der **malignen (degenerativen) Myopie**, die meist mit einer stärkeren Kurzsichtigkeit vergesellschaftet ist, aber auch bei geringer Kurzsichtigkeit auftritt, hängt die Prognose von den degenerativen Netzhautveränderungen ab. In jedem Fall sollte beim myopen Auge regelmäßig der Fundus kontrolliert werden!
Therapie: Nach Ausschluss einer „Pseudomyopie" durch Akkommodationsspasmus (Bestimmung der objektiven Refraktion in Zykloplegie) sollte der Myopie durch die schwächsten Minusgläser, die optimale Sehschärfe ergeben, ausgeglichen werden. Bei höherer Myopie bieten Kontaktlinsen den Vorteil, dass sie zu keiner Bildverkleinerung führen und dass bei ihnen das Gesichtsfeld nicht behindert wird (brillenbedingtes Ringskotom).
Alle zur Zeit angewendeten operativen Verfahren manipulieren an der Brechkraft der Hornhaut und beheben die Komplikationen des Langbaus des Auges **nicht**. Heute gebräuchlich in der refraktiven Chirurgie ist die LASIK (Laser-in-situ-Keratomileusis). Hierbei wird durch Abflachen der Hornhaut eine Verbesserung der Sehschärfe des myopen Auges erreicht.

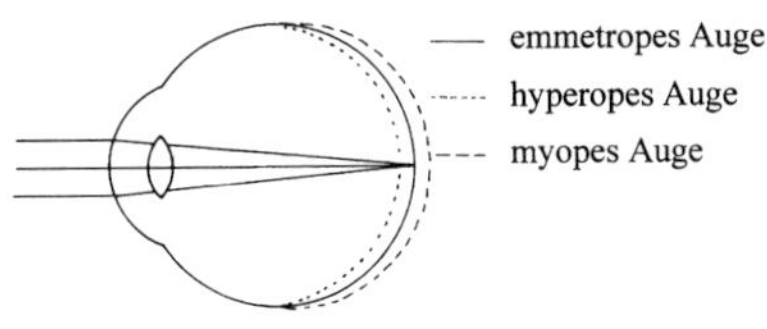

Myopes Auge und die Korrektur mit Konkavgläsern

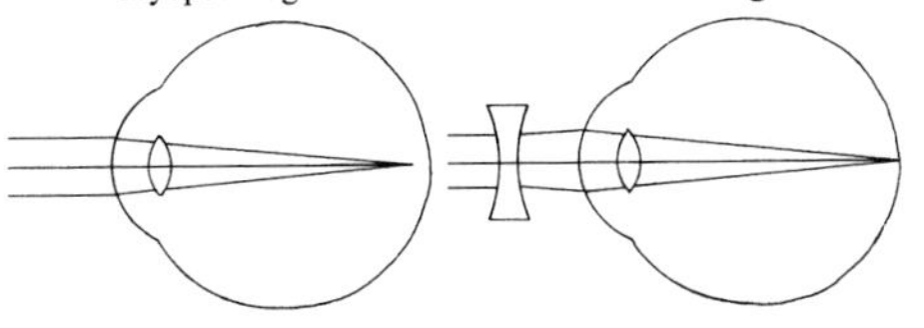

Hyperopes Auge und die Korrektur mit Konvexgläsern

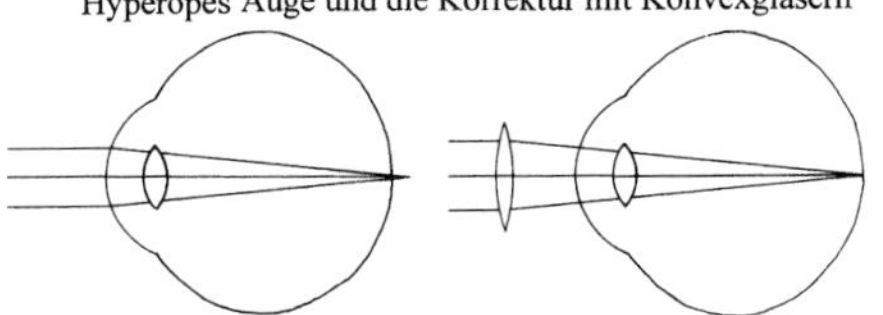

Abb. 9.1 Achsenmyopie und Achsenhyperopie mit Gläserkorrektur

Fallstudie 2

→ **Frage 9.26 F2:** Lösung E

Der **Epikanthus** ist eine bogenförmige, senkrechte Hautfalte im inneren Lidwinkel. Er tritt als Rassemerkmal mongolischer Völker, bei Trisomie 21 oder als harmlose Anomalie auf (z. B. bei Kindern in den ersten Lebensjahren, die sich später meist wieder verliert). Dadurch, dass dieser Bogen bei schrägem Blick auf das Gesicht oft den nasalen Teil der in der Lidspalte normalerweise sichtbaren weißen Sklera des abgewandten Auges verdeckt, entsteht so der falsche Eindruck, dieses Auge schiele nach innen. Durch Beobachten der Hornhautreflexe und Abdecktest lässt sich der Verdacht meist leicht entkräften und die dadurch häufig besorgten Eltern können beruhigt werden.

→ **Frage 9.27 F2:** Lösung A

Zu **(A):** Die **Landolt-Ringe** dienen zur Prüfung der Sehschärfe. Es sind Ringe von verschiedener Dicke und Größe mit Aussparungen, deren Stelle der Patient näher zu bezeichnen hat. Im Gegensatz zum Erkennen von Buchstaben oder Zahlen zur Prüfung der Sehschärfe setzen die Landolt-Ringe keine Intelligenz oder Bildung voraus. Die E-Haken werden ebenfalls für Kinder oder Personen, die unsere Zahlen und Buchstaben nicht lesen können, zur Prüfung der Sehschärfe eingesetzt. Hierbei zeigen die Balken des „E"s in unterschiedliche Richtungen, die benannt werden müssen.
Zu **(B):** Als **evozierte Potenziale** bezeichnet man die nach sensorischen z. B. visuellen oder auch akustischen und elektrischen Reizen peripherer Nerven an der Schädeloberfläche ableitbaren Antwortpotenziale des Gehirns. Im Seitenvergleich kann auf Störungen im Leitungssystem oder der entsprechenden Hirnareale zurückgeschlossen werden.
Zu **(C):** Die **Isopterenbestimmung** durch Führungsbewegungen mit Sehzeichen ist eine kinetische Perimetrie mittels einer Hohlkugel, auf die Lichtmarken projiziert werden.
Zu **(D):** Der Farbensinn wird mit **pseudoisochromatischen Farbtafeln**, z. B. nach Ishihara, untersucht. Diese Tafeln zeigen Zahlen, die aus vielen verschiedenen Farbtupfen so bedruckt sind, dass der Farbtüchtige die richtige Zahl erkennt, der Farbuntüchtige keine oder falsche Zahlen benennt.
Zu **(E):** Ein **Anomaloskop** dient der Prüfung von Farbsinnstörungen, wobei der Patient eine Mischung von Rot und Grün mit einem in der Helligkeit variablen Gelb vergleicht. Farbentüchtige stellen Rot und Grün zu Gelb entsprechend einer Normalgleichung ein.

→ **Frage 9.28 F2:** Lösung A

Zu **(A)**: Beim **alternierenden Prismenabdecktest** wird vor das Auge, dessen Abweichung gemessen werden soll, ein Prisma gehalten. Dann werden beide Augen abwechselnd abgedeckt, wobei das Auge hinter dem Prisma beobachtet wird. Die Prismen werden solange verstärkt oder abgeschwächt, bis die Einstellbewegungen neutralisiert sind. Durch das wechselseitige Abdecken kann keine Fusion aufgenommen werden, sodass als Ergebnis der Schielwinkel ohne Fusion resultiert.
Zu **(B)**: Die **Akkomodationsbreite** kann über den Akkomodationsnahpunkt erfasst werden: Hierzu werden unter optimaler Fernkorrektur kleine Optotypen langsam soweit angenähert, bis Unschärfe eintritt. Der Kehrwert des Abstandes zum Auge in Metern entspricht dem Maximum der Akkomodation (z.B.: Annäherung bis auf 0,4 m entspricht 2,5 dpt Akkomodation).
Zu **(C)**: Bei der **Prüfung auf Korrespondenz** wird untersucht, ob Sehdinge, die in beiden Augen auf physiologisch identisch lokalisierten Netzhautstellen abgebildet werden, an gleicher Stelle des Sehraumes wahrgenommen werden und damit überlagert erscheinen (normale retinale Korrespondenz) oder nicht (anormale retinale Korrespondenz). Dies kann mit unterschiedlichen Verfahren gemacht werden, z.B. Eutyskopnachbild oder Haidinger-Büschel.
Zu **(D)**: Die Untersuchung des räumlichen Sehens ist nur möglich, wenn beiden Augen getrennte Bilder angeboten werden, aus deren Kombination eine räumliche Wahrnehmung erfolgt. Hierbei kommen unterschiedliche Trennverfahren zur Anwendung. Einfache Trennverfahren sind Farbfilter wie beim TNO-Test oder Polarisationsfilter wie Titmus-Test.
Zu **(E)**: Das räumliche Vorstellungsvermögen ist kein ophthalmologisch bzw. strabologisch definierter Begriff.

→ **Frage 9.29 F2:** Lösung A

Begleitschielen (Strabismus concomitans) tritt meist schon in den ersten beiden Lebensjahren auf (A) und führt zu einer **Störung der räumlichen Wahrnehmung** (D). Das Blickfeld wird allerdings nicht eingeschränkt (C). Infolge der Entwicklung einer anomalen Netzhautkorrespondenz (Fusion der Netzhautbilder) fehlt im Gegensatz zum Lähmungsschielen die Wahrnehmung von Doppelbildern. Darum braucht auch keine Zwangshaltung des Kopfes (E) eingenommen zu werden.

→ **Frage 9.30 F2:** Lösung D

Hypermetropie (Weitsichtigkeit) besteht meistens bei Kurzbau des Auges und geht bei normaler Akkommodationsfähigkeit mit normaler Sehschärfe für die Ferne einher. Beim Nahsehen muss aber zusätzlicher Akkommodationsaufwand geleistet werden. Die **Akkommodation** oder Fähigkeit zur Naheinstellung **ist mit einer Konvergenzbewegung gekoppelt**. Diese Koppelung ist, ab einem bestimmten Akkommodationsaufwand (abhängig von der bestehenden Stärke der Hypermetropie), für den konsekutiven **esotropen** (nach innen gerichteten) **Strabismus** verantwortlich.

→ **Frage 9.31 F2:** Lösung E

Die Vorgehensweise beim Begleitschielen **(Strabismus concomitans)** ist zunächst, den Refraktionsfehler des Auges auszugleichen. Dabei kann sowohl eine Brille mit Konvex- als auch eine Brille mit Konkavgläsern indiziert sein (je nach Refraktion des Auges). Konvexgläser (Plusgläser) sind aber aufgrund des Überwiegens weitsichtiger Augen bei schielenden Kindern häufiger. Eine Okklusion des Auges mit der besseren Sehschärfe dient der Verhinderung bzw. Verminderung einer Amblyopie (Schwachsichtigkeit). Schließlich kann ein nach Refraktionsausgleich bestehender Stellungsfehler durch eine Operation korrigiert werden. Zeitpunkt und Aussichten der Operation sind sehr von den individuellen Gegebenheiten abhängig.

Begleitschielen (Strabismus concomitans)

Auf Grund einer Störung des Augenmuskelgleichgewichts tritt eine Schielstellung auf, die wegen eines anlagebedingten, mangelhaften Fusionsvermögens nicht überwunden werden kann. Dies tritt bei etwa 4% der Bevölkerung in Europa auf. Wesentlich häufiger kann die Fusionskraft das Augenmuskelungleichgewicht überwinden, eine Schielstellung tritt nur unter besonderen Bedingungen auf **(latentes Schielen bzw. Heterophorie).**
Da das Kind bei Geburt weder scharf noch binokular sieht, sind alle Kinder zu Beginn potenziell gefährdet; bis zum 5. Lebensjahr haben sich dann die für das Binokularsehen wichtigen Bahnen stabilisiert. In 80% der Fälle findet die Erstmanifestation des Schielens vor Abschluss des 2. Lebensjahres statt (eine vorübergehende Schielstellung in den ersten Lebensmonaten ist altersgemäß und nicht beunruhigend). Neben der vererblichen Fusionsschwäche können folgende Faktoren zur Auslösung eines Begleitschielens beitragen: unkorrigierte Refraktionsfehler (Hyperopie, Anisometropie), perinatale Schädigungen, schwere Allgemeinerkrankungen. Ein Strabismus convergens kann das erste Symptom eines Retinoblastoms sein!
Zur Unterdrückung der durch die Schielstellung entstehenden Doppelbilder kann das Kind die Eindrücke eines Auges supprimieren. Wird immer nur ein Auge supprimiert, so kommt es zur **Amblyopie** (Schwachsichtigkeit). Andere Kompensationsmechanismen sind exzentrische

Einstellung, exzentrische Fixation, anomale retinale Korrespondenz.
Man unterscheidet unilaterales Schielen von alternierendem Schielen:
Unilaterales Schielen: Nur ein Auge schielt und bewegt sich begleitend in alle Richtungen mit (der Schielwinkel ist konstant). Um Doppelbilder zu vermeiden, unterdrückt das schielende Auge permanent sein Bild. Das betroffene Auge wird deshalb bleibend sehschwach (amblyop). Auf Abdecken des sehtüchtigen Auges reagiert das Kind meist mit Unruhe und Abwehrbewegungen.
Alternierendes Schielen: Beide Augen schielen abwechselnd, so dass beide Maculae ihre volle Sehtüchtigkeit behalten. Im Gegensatz zum unilateralen Schielen liegt hier eine alternierende Suppression vor. Beim Blick mit beiden Augen wird jeweils ein Bild des nicht fixierenden, schielenden Auges aktiv ausgeschaltet („unterdrückt").
Therapie: Bei der Heterophorie ist eine Therapie meist nicht nötig. Ansonsten sollte die Therapie so früh wie möglich beginnen: Zunächst müssen die „organischen Voraussetzungen" durch Anpassung einer optimalen Brille optimiert werden. Die weitere konservative Behandlung soll einer Amblyopie vorbeugen und möglichst Parallelstand mit Binokularsehen erreichen. Mögliche Elemente dieser Behandlung sind: Okklusion (vorwiegend des Führungsauges), Penalisation (Einstellung des Führungsauges für die Ferne; Atropingabe, damit ist ein Nahsehen nur mit dem hierfür überkorrigierten, amblyopen Auge möglich), Prismenausgleich des Schielwinkels, pleoptische Schulung.
Die operative Behandlung erfolgt durch Rückverlagerung oder Kürzung entsprechender Muskeln; hierbei ist die Dosierung besonders wichtig. Zeitpunkt und Indikationsstellung zur Operation sind sehr im Fluss, eine detaillierte Darstellung würde den gegebenen Rahmen sprengen. Die meisten Operationen werden zwischen dem 3. und 6. Lebensjahr durchgeführt. Eine Operation ist nur mit entsprechender begleitender, konservativer Therapie erfolgversprechend. ■

Abbildungen

Abbildungsverzeichnis

Bildanhang

Bildanhang

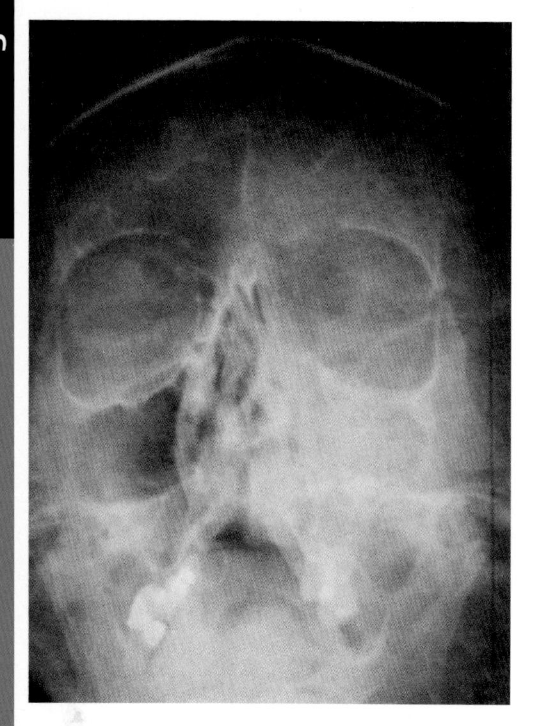

Abb. 2.1 zu Frage 2.9

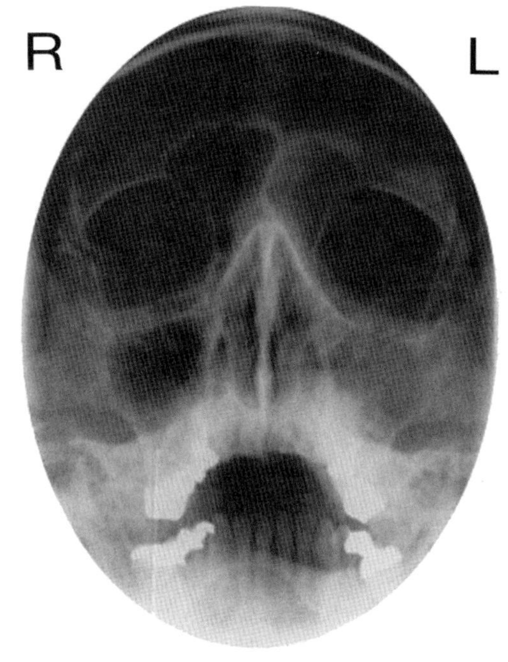

Abb. 2.2 zu Frage 2.18

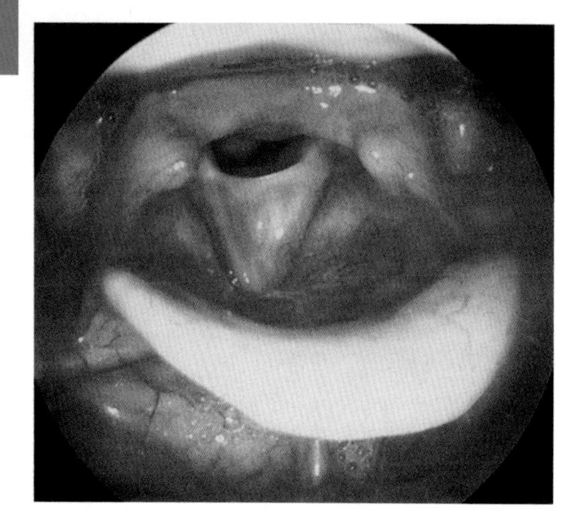

Abb. 2.3 zu Frage 2.21

Kapitel 3 Hals-Nasen-Ohren-Heilkunde

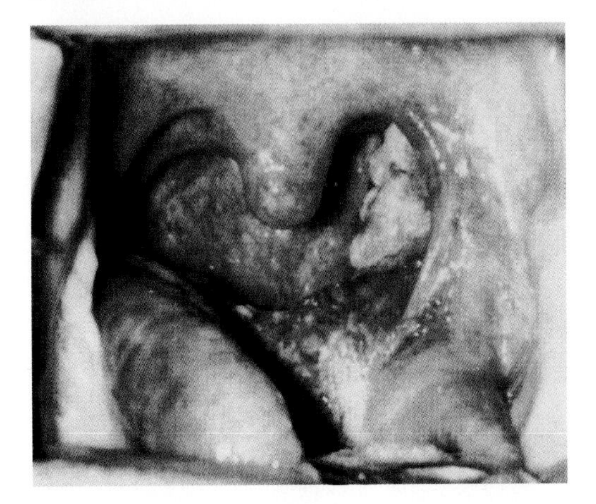

Abb. 3.1 zu Frage 3.27

Kapitel 4 Hals-Nasen-Ohren-Heilkunde

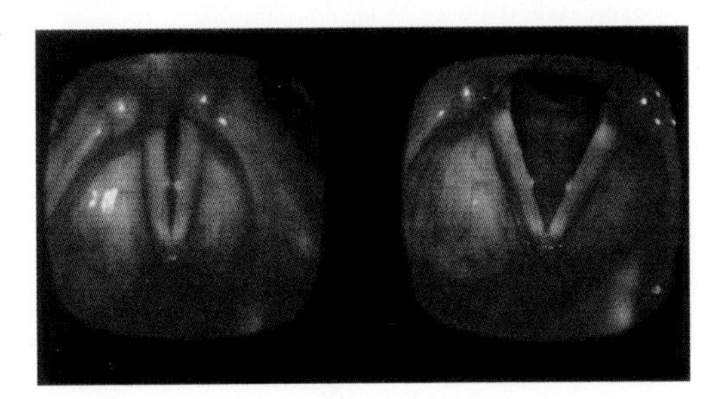

Abb. 4.1 zu Frage 4.4

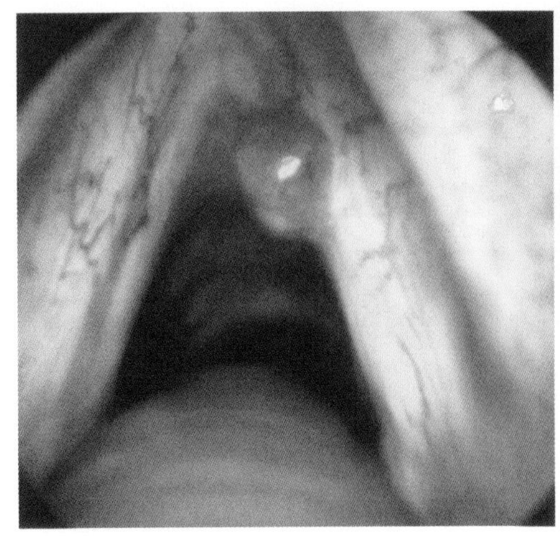

Abb. 4.2 zu Frage 4.5

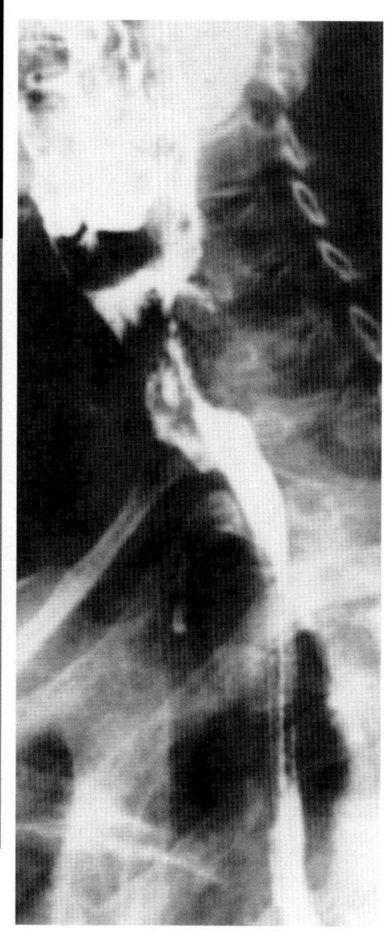

Abb. 5.1 zu Frage 5.19

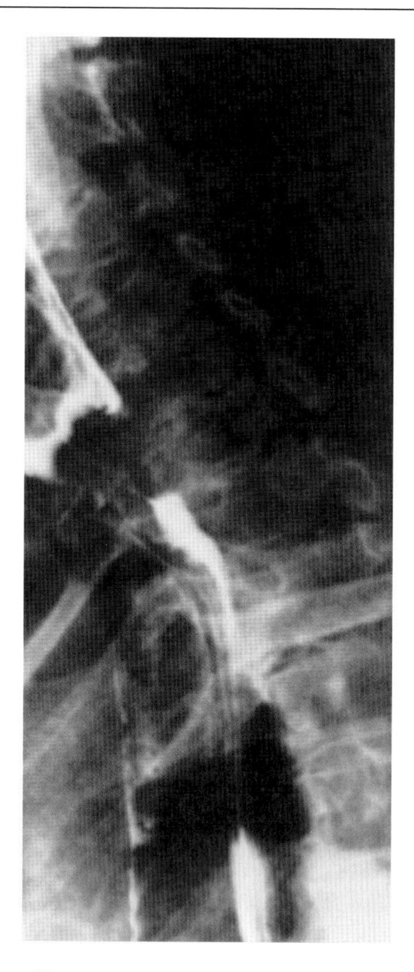

Abb. 5.2 zu Frage 5.19

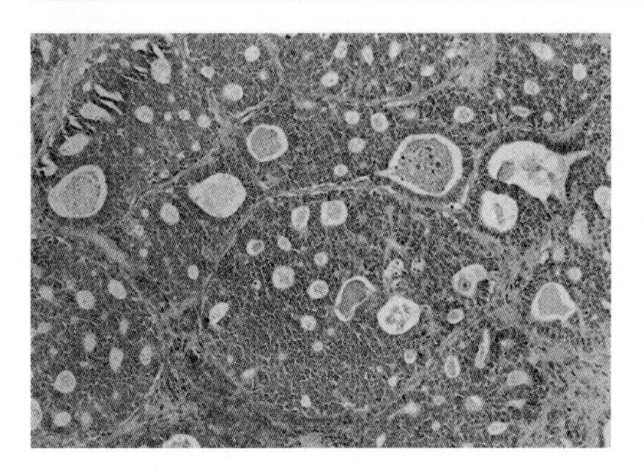

Abb. 7.1 zu Frage 7.6

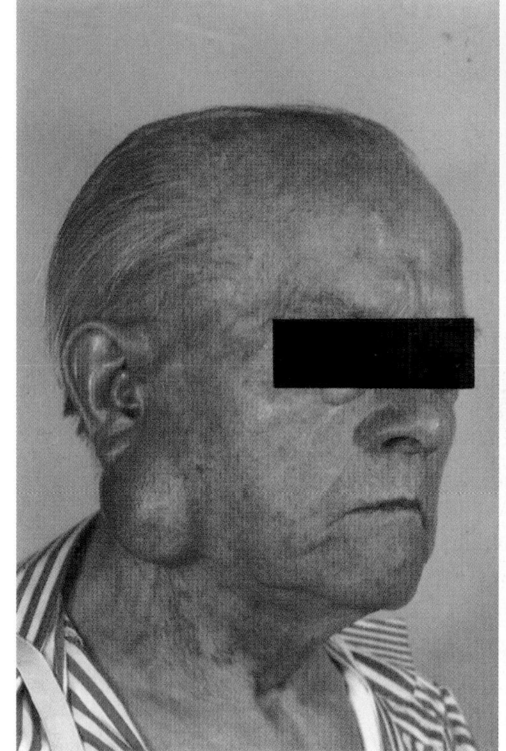

Abb. 7.2 zu Frage 7.18–7.20

Kapitel 1 Ophthalmologie

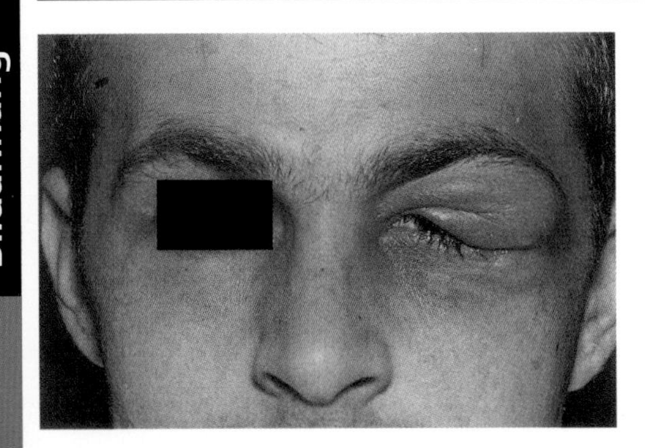

Abb. 1.1 zu Frage 1.2

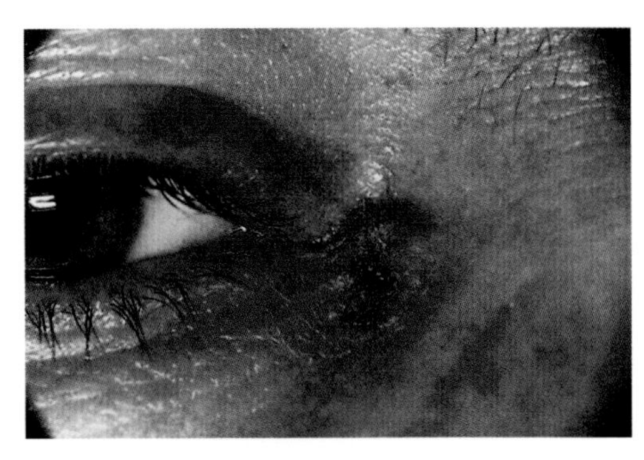

Abb. 1.3 zu Frage 1.16

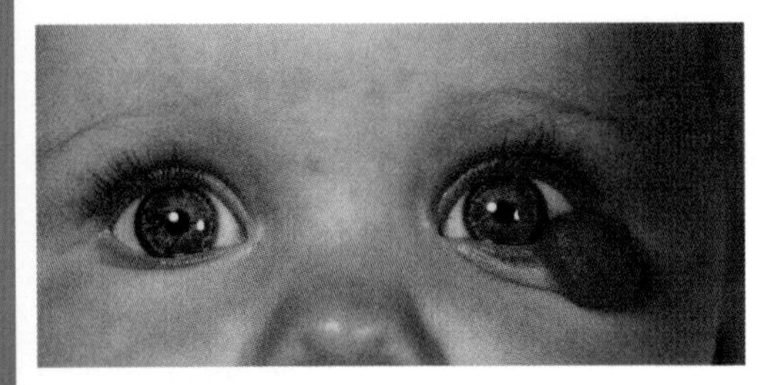

Abb. 1.2 zu Frage 1.15

Kapitel 2 Ophthalmologie

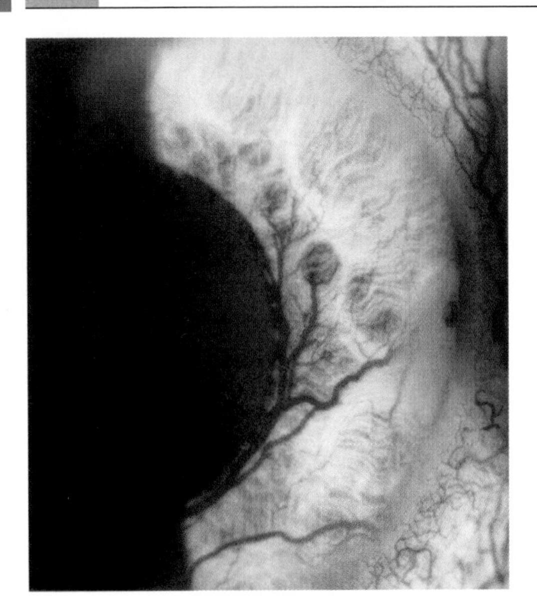

Abb. 2.1 zu Frage 2.2

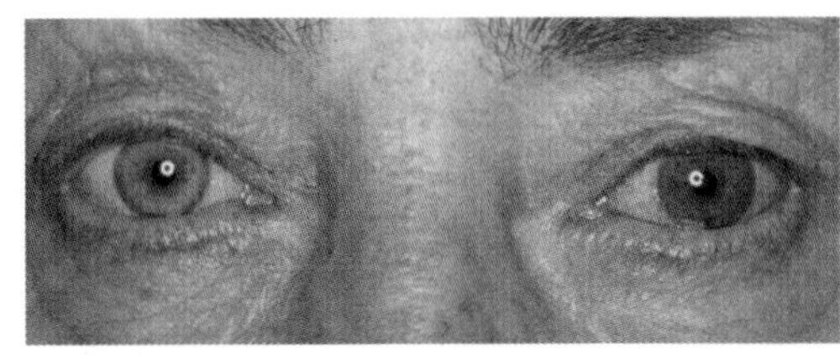

Abb. 2.2 zu Frage 2.8

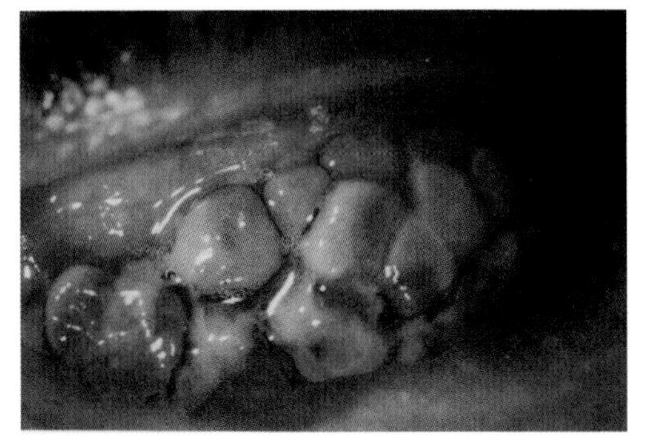

Abb. 2.3 zu Frage 2.11

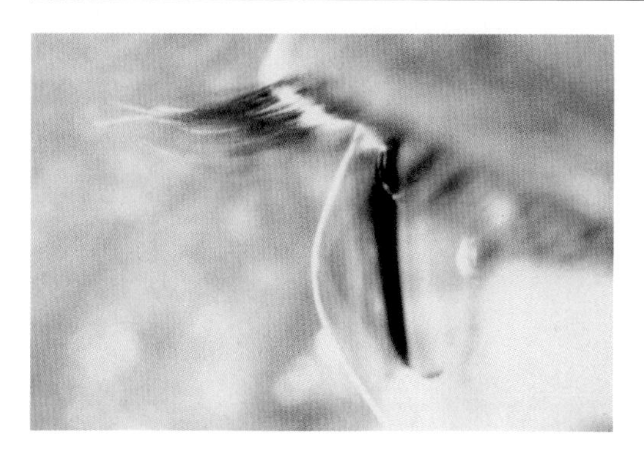

Abb. 2.4 zu Frage 2.16

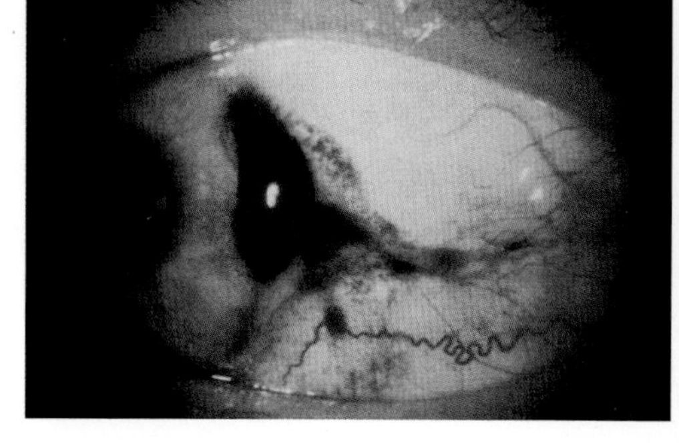

Abb. 2.7 zu Frage 2.23

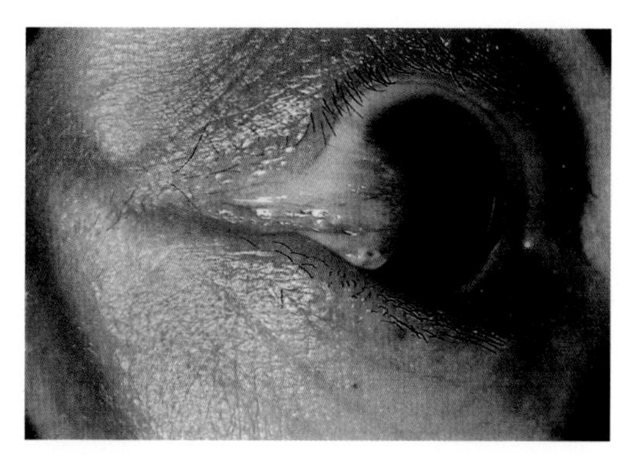

Abb. 2.5 zu Frage 2.19

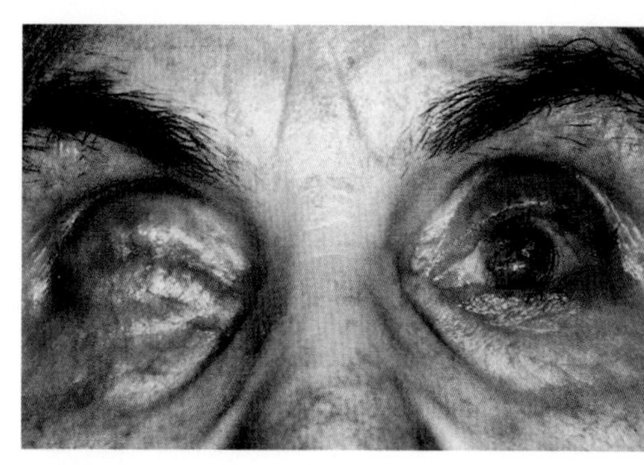

Abb. 2.8 zu Frage 2.24

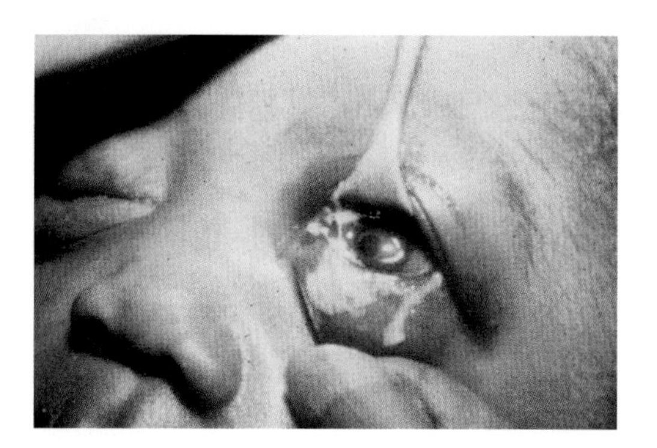

Abb. 2.6 zu Frage 2.22

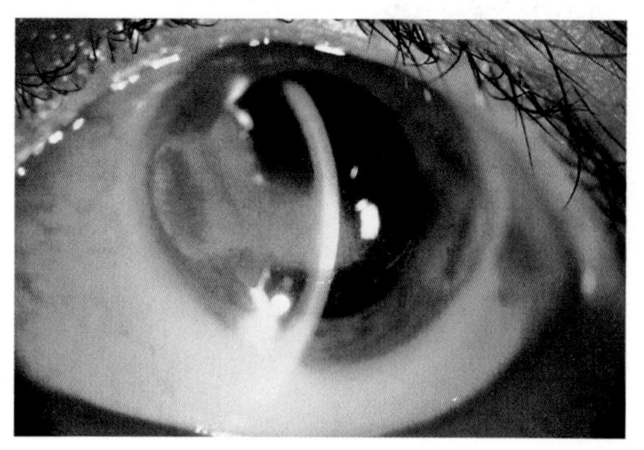

Abb. 2.9 zu Frage 2.25

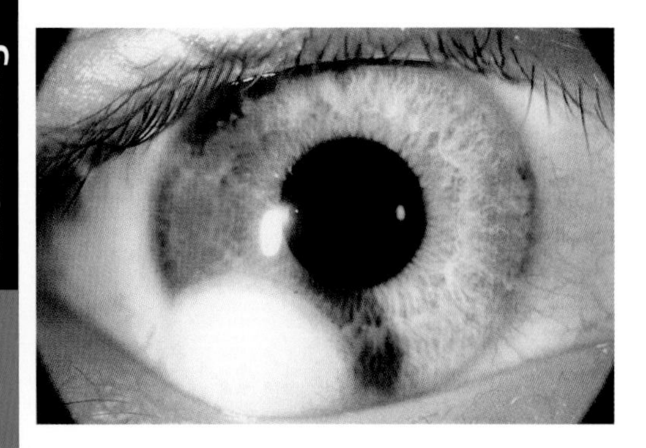

Abb. 2.10 zu Frage 2.26

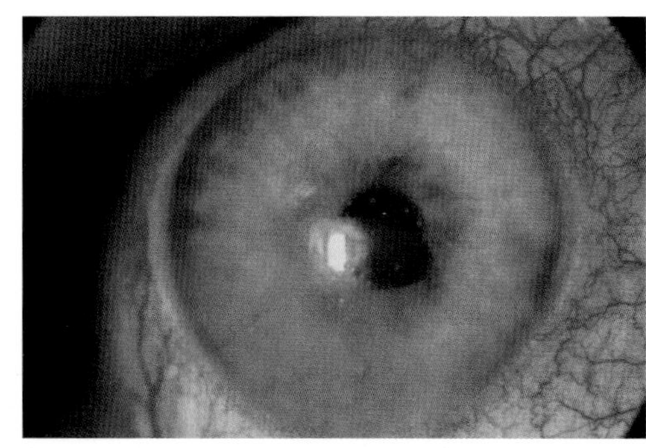

Abb. 2.12 zu Frage 2.33

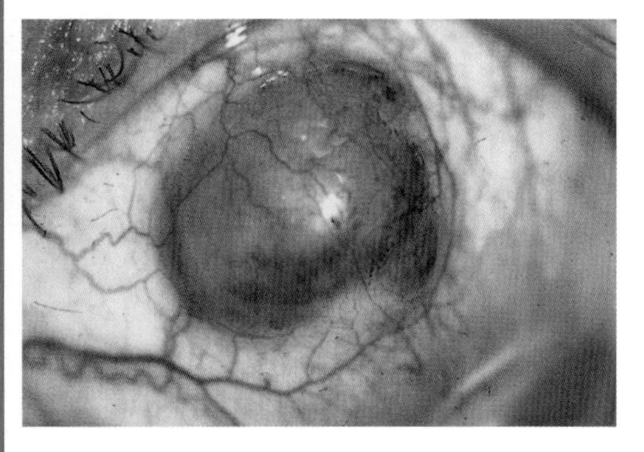

Abb. 2.11 zu Frage 2.31

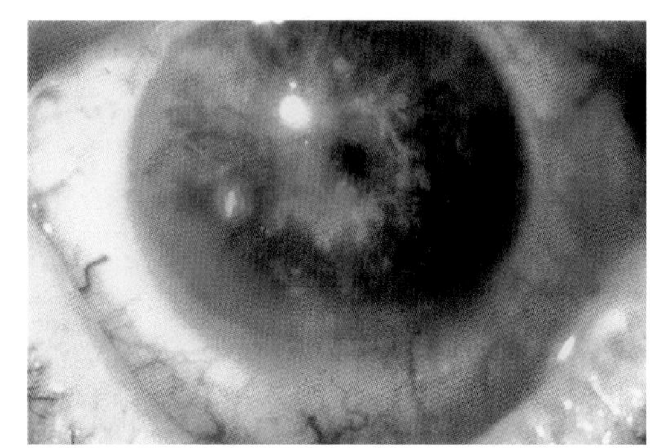

Abb. 2.13 zu Fallstudie 2

Kapitel 3 Ophthalmologie

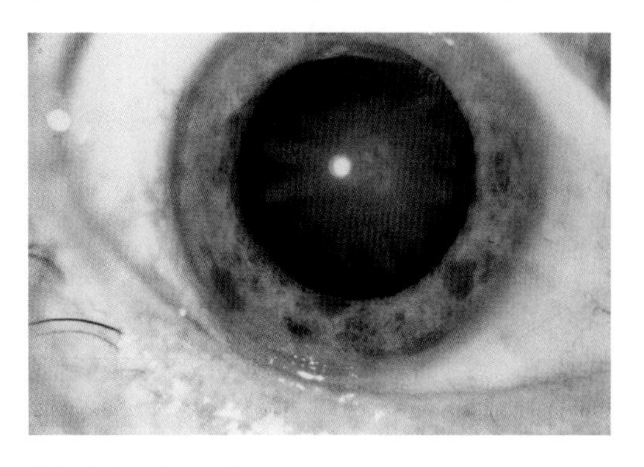

Abb. 3.1 zu Frage 3.4

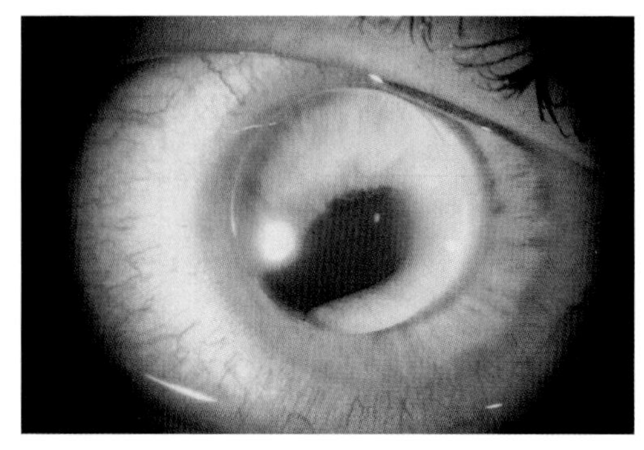

Abb. 3.2 zu Frage 3.5

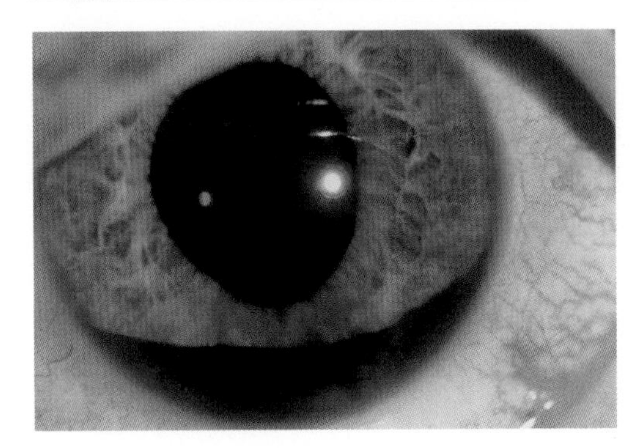

Abb. 4.1 zu Frage 4.2

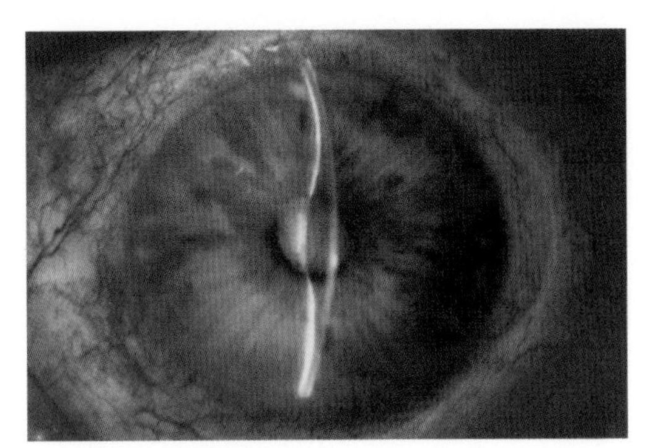

Abb. 4.2 zu Frage 4.8

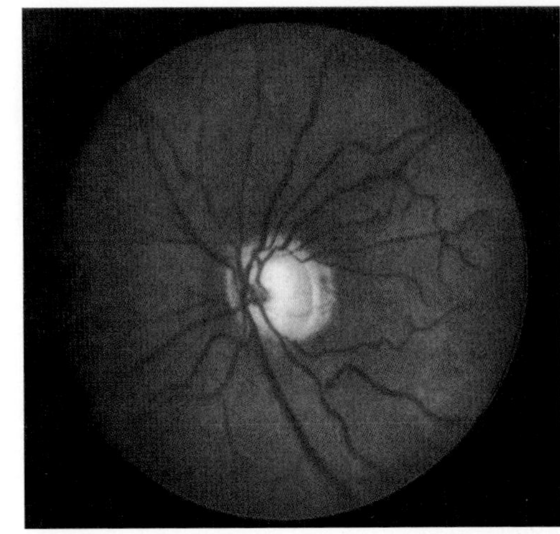

Abb. 4.3 zu Fallstudie 1

Kapitel 5 Ophthalmologie

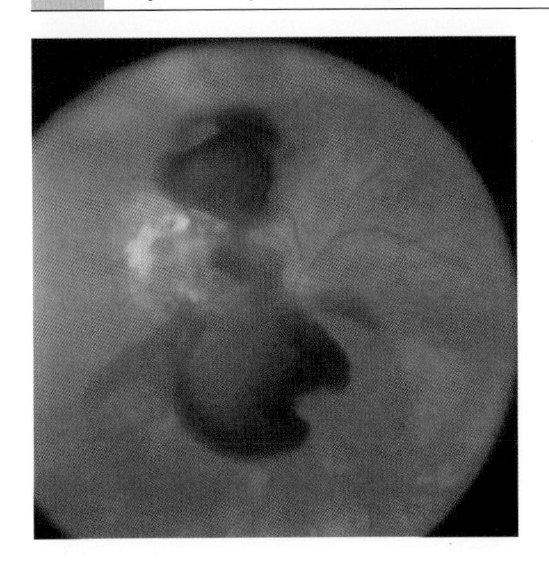

Abb. 5.1 zu Frage 5.1

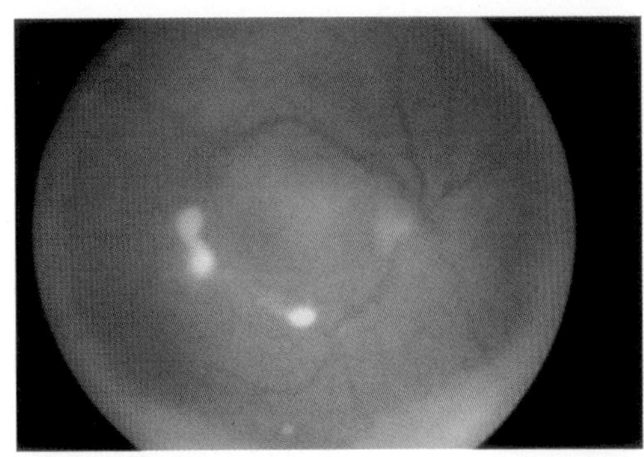

Abb. 5.2 zu Frage 5.2

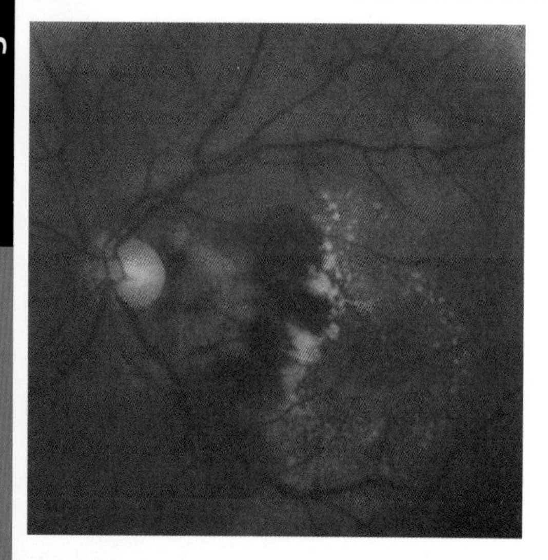

Abb. 6.1 zu Frage 6.3

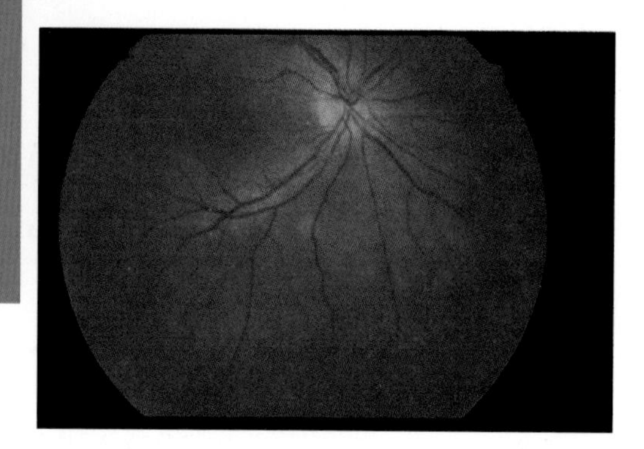

Abb. 6.2 zu Frage 6.5

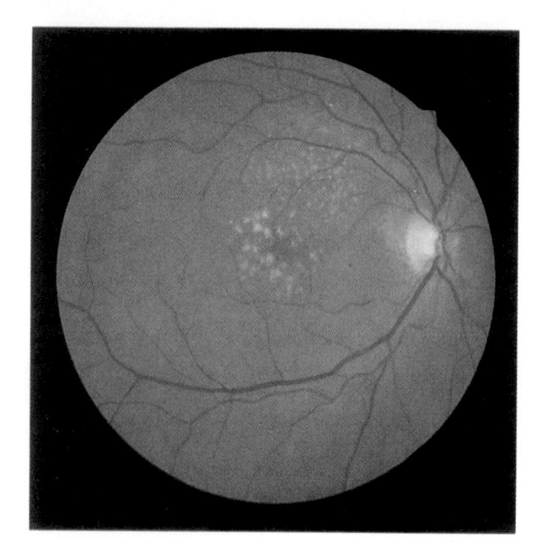

Abb. 6.3 zu Frage 6.8

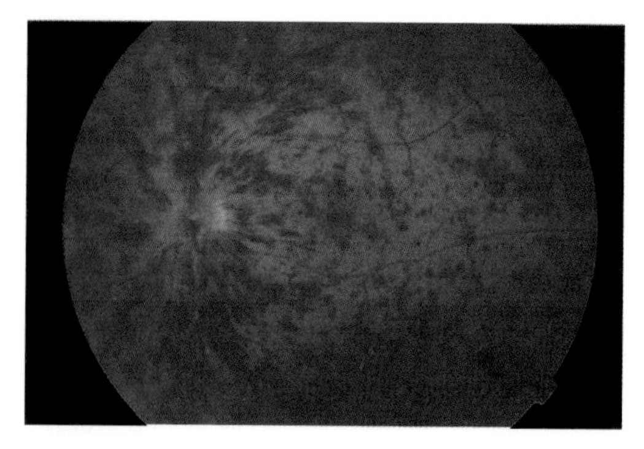

Abb. 6.4 zu Frage 6.17

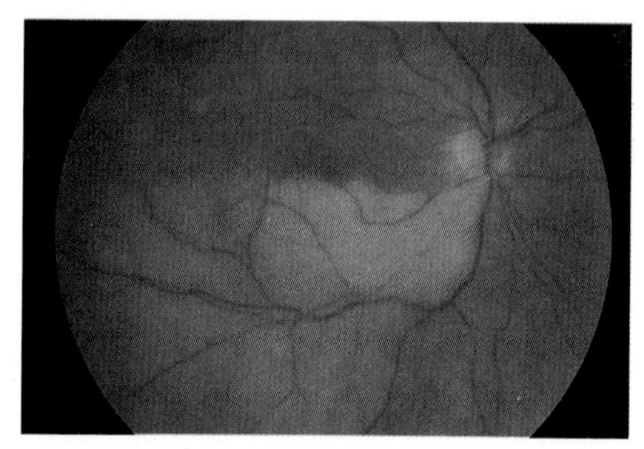

Abb. 6.5 zu Frage 6.18

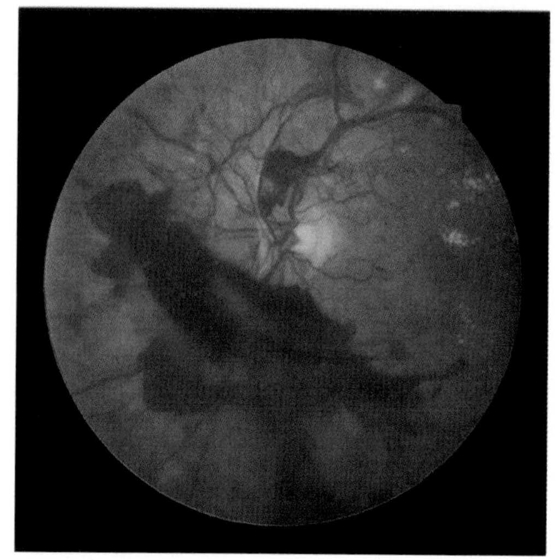

Abb. 6.6 zu Frage 6.20

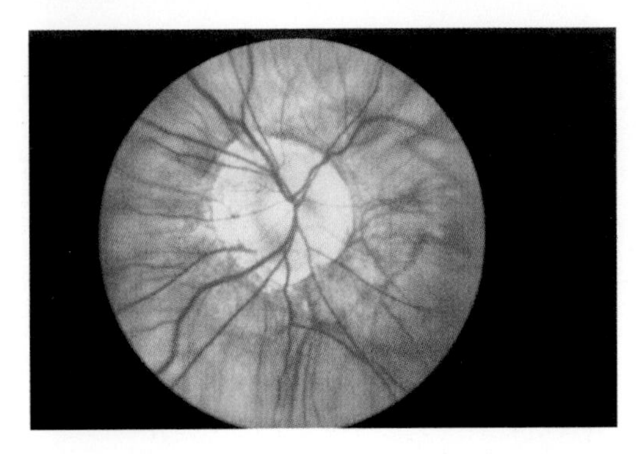

Abb. 6.7 zu Frage 6.24

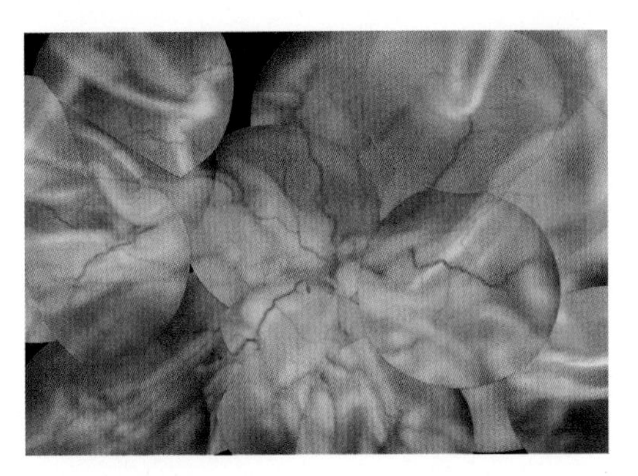

Abb. 6.8 zu Frage 6.25

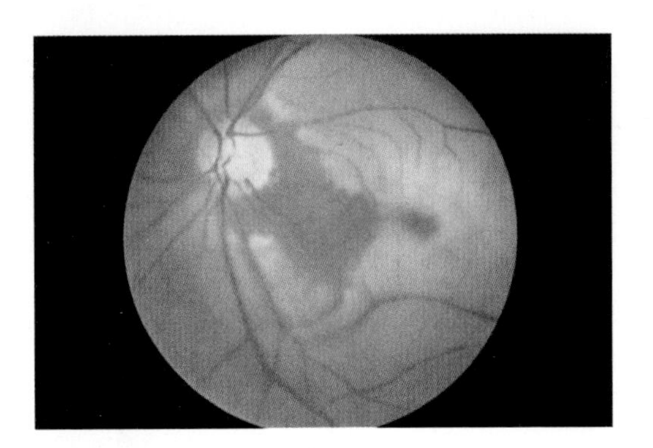

Abb. 6.9 zu Frage 6.30

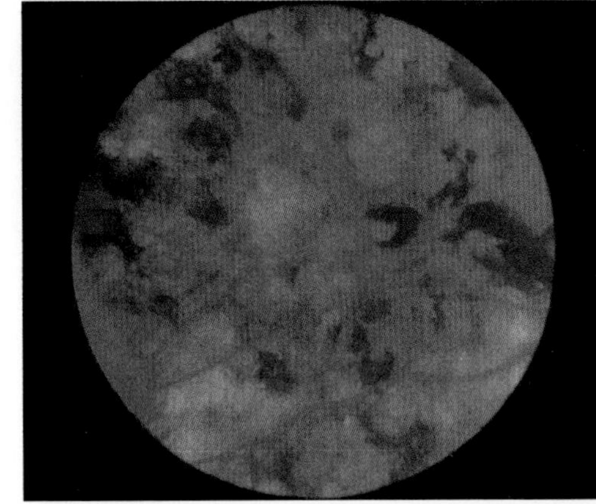

Abb. 6.10 zu Frage 6.31

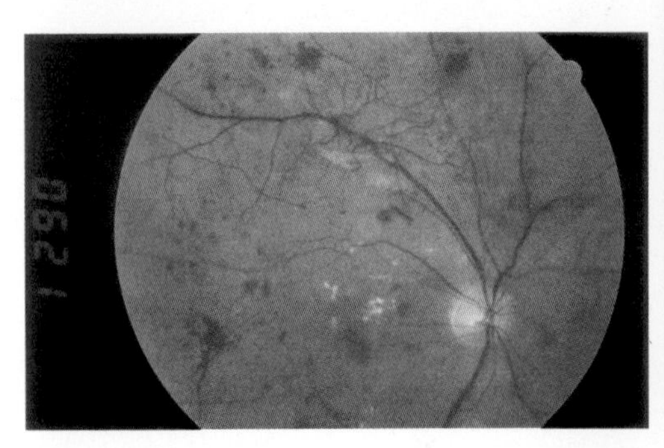

Abb. 6.11 zu Fallstudie 1

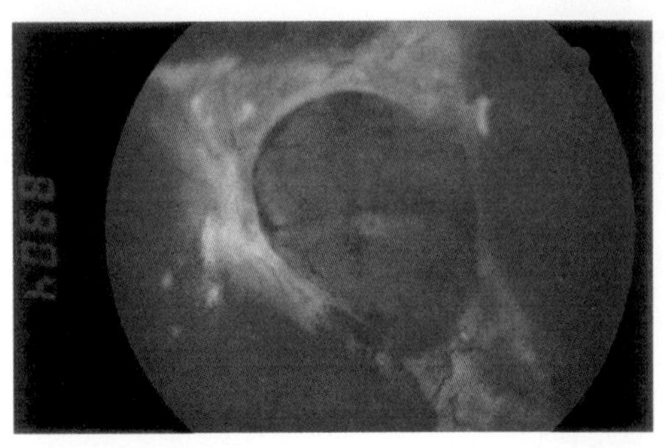

Abb. 6.12 zu Fallstudie 1

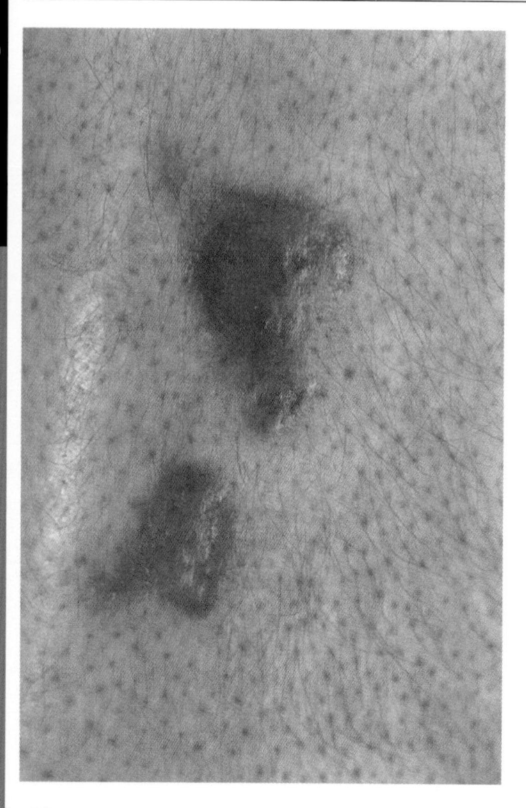

Abb. 6.13 zu Fallstudie 1

Kapitel 7 Ophthalmologie

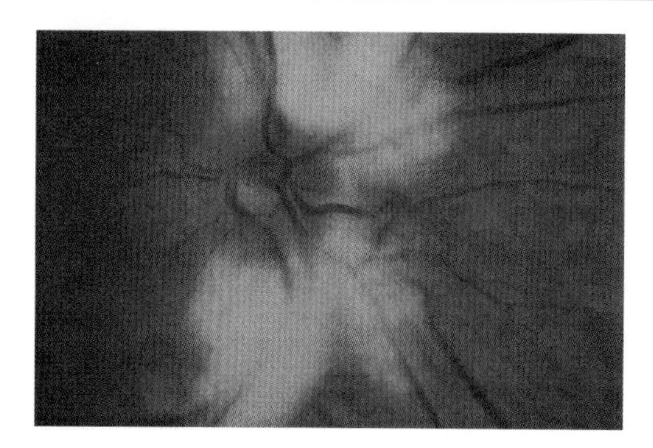

Abb. 7.1 zu Frage 7.10

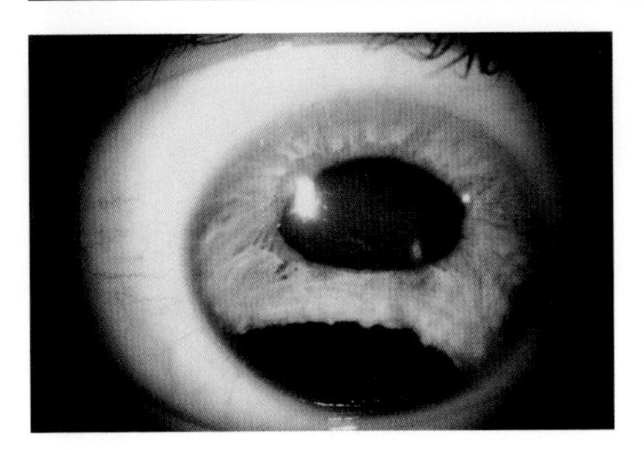

Abb. 8.1 zu Fallstudie 1

traumat. Iridodialyse

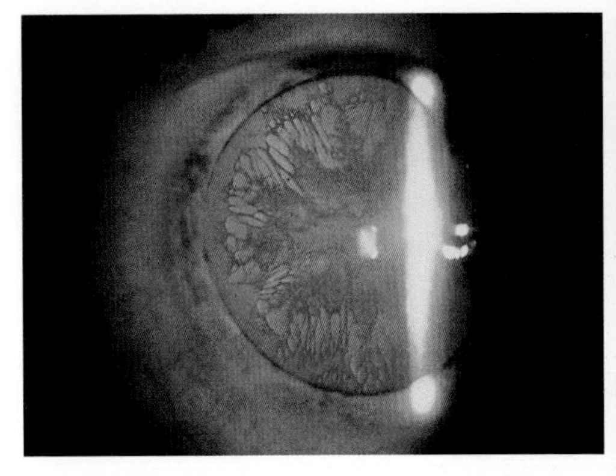

Abb. 8.2 zu Fallstudie 1

Katarakt (Kontusionsrosette)

Examen Frühjahr 2008

Examen Frühjahr 2008

Hals-Nasen-Ohren-Heilkunde

9 Fragen Examen Frühjahr 2008

F08

→ 9.1 Ein 20-jähriger Jurastudent stellte sich an einem Montag wegen linksseitiger Ohrenschmerzen bei seinem Hausarzt vor. Otoskopisch findet sich links ein gerötetes und getrübtes Trommelfell. Rechts ist der Trommelfellbefund regelrecht. Beim Stimmgabelversuch nach Weber lateralisierte der Patient eindeutig nach links. Es wurde die Diagnose einer akuten Otitis media links gestellt und Amoxicillin, Xylometazolin und Ibuprofen verordnet.
Bei der Befundkontrolle am Folgetag sind die Schmerzen deutlich besser, der Student fühlt sich aber etwas „komisch im Kopf". Der Trommelfellbefund ist praktisch unverändert, beim Weber-Versuch findet sich nun eine Lateralisation nach rechts.
Welchem Verdacht ist am ehesten nachzugehen?

(A) Trommelfellperforation links
(B) beginnende Labyrinthitis links
(C) Adaptation
(D) Hörsturz links
(E) beginnende Otitis media rechts

F08

→ 9.2 Eine 25-jährige Mutter einer sechs Monte alten Tochter klagt über eine seit Mitte der Schwangerschaft bemerkte, im Verlauf progrediente Hörminderung rechts. Seit zwei Wochen besteht zudem ein inkonstanter Tinnitus rechts. Die Eigenanamnese ist bis auf eine Adenotomie und Paukendrainageeinlage im Alter von 3 Jahren leer. Bei der Otoskopie sind beide Trommelfelle reizlos und intakt. In der Tonschwellenaudiometrie ergibt sich folgender Befund:

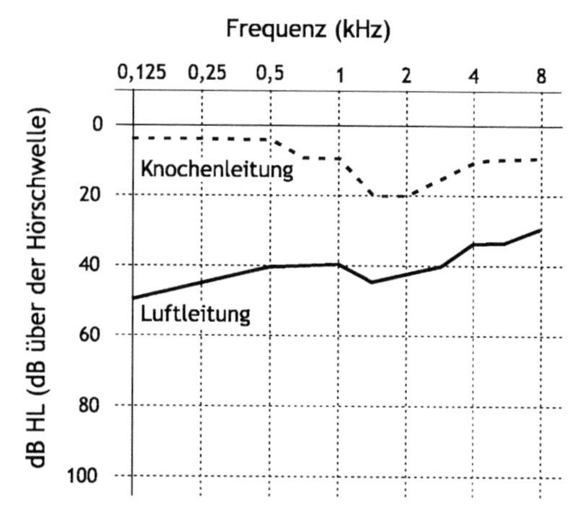

Tonschwellenaudiogramm rechts

Welche Therapie kommt bei diesem Krankheitsbild in erster Linie in Betracht?

(A) intratympanale Instillation von Gentamicin
(B) Saccotomie
(C) Stapedotomie
(D) Fensterung des lateralen Bogengangs
(E) systemische Therapie mit Betahistin

F08

→ 9.3 Bei der Verfolgung eines flüchtigen Räubers kommt es zu einem Schusswechsel mit der Polizei. Unmittelbar nach dem Einsatz bemerkt eine 25-jährige Polizeiobermeisterin eine rechtsseitige Hörminderung und ein Ohrgeräusch. Bei der Untersuchung findet sich otoskopisch ein unauffälliges Trommelfell.
Welcher Befund ist in der Tonschwellenaudiometrie am wahrscheinlichsten zu erwarten?

(A) kombinierte Schwerhörigkeit mit Carhart-Senke
(B) Hochtonsenke in der Knochenleitung bei 4000 Hz
(C) Tieftonsenke in der Knochenleitung
(D) Mitteltonsenke in der Knochenleitung
(E) hochbetonte Schallleitungsschwerhörigkeit

9.1 (B) 9.2 (C) 9.3 (B)

F08

→ 9.4 Ein 48-jähriger Energieanlagenelektroniker bemerkte beim Rasieren rechts am Hals einen indolenten Knoten, der innerhalb von vier Wochen leicht an Volumen zunahm. Palpatorisch besteht eine etwa 3 cm große, gegenüber der Haut verschiebliche, derbe Raumforderung. Sonographisch ist diese Raumforderung in der Gl. submandibularis gelegen und gegenüber dieser teilweise nur unscharf abgrenzbar. Mit dem Patienten wird die Notwendigkeit einer Exstirpation der Gl. submandibularis besprochen.
Über die Verletzung welcher Leitungsbahn muss hierbei in jedem Fall aufgeklärt werden?

(A) N. vagus
(B) N. glossopharyngeus
(C) Ansa cervicalis profunda
(D) Ramus marginalis mandibularis n. facialis
(E) N. laryngeus superior

F08

→ 9.5 Ein 40-jähriger Fernfahrer stellte sich wegen seit 10 Wochen bestehender Heiserkeit vor. Bei der Lupenlaryngoskopie zeigte sich auf der linken Stimmlippe ein weißlicher, exophytischer Prozess, der die Beweglichkeit der Stimmlippe nicht einschränkte. Anhand einer in Lokalanästhesie entnommenen Gewebeprobe wurde die Diagnose eines mäßig differenzierten Plattenepithelkarzinoms gestellt, sodann wurde der Tumor laserchirurgisch entfernt.
Ein metachrones Zweitkarzinom ist bei diesem Patienten im zeitlichen Verlauf am wahrscheinlichsten zu erwarten im Bereich von:

(A) Nasennebenhöhlen
(B) Glandula parotidea
(C) Lunge/Bronchialsystem
(D) Niere
(E) Prostata

Ophthalmologie

10 Fragen Examen Frühjahr 2008

F08

→ **10.1** Eine 17-jährige Schülerin sucht die Augenklinik wegen einer lästigen, seit mindestens 4 Wochen nicht heilenden Konjunktivitis auf, die sich allmählich entwickelte und vom Augenarzt schon mit Gentamicinsalbe und einem Steroidexternum behandelt wurde. Gravierende Augenschmerzen bestehen nicht. Die Lidspalten sind leicht verengt. Bei der Untersuchung sieht man auf der tarsalen Bindehaut beider Unterlider eine vorwiegend follikuläre Konjunktivitis mit großen Follikeln in den Fornices. Am ektropionierten Oberlid fällt eine starke follikuläre Konjunktivitis mit Lidschwellung auf. Die Limbusgefäße wachsen oben ca. 2 mm auf die Hornhaut über.
Refraktionsfehler oder sonstige Augen- bzw. Allgemeinerkrankungen werden von der Patientin verneint. Auf Befragen nach Augenentzündungen in der Umgebung gibt die Schülerin an, dass ihr Freund auch ein rotes Auge habe.
Welche der folgenden Diagnosen trifft am wahrscheinlichsten zu?

(A) Keratoconjunctivitis epidemica
(B) Chlamydienkonjunktivitis
(C) Sicca-Syndrom bei Einnahme eines Kontrazeptivums
(D) Akanthamöbenkeratitis
(E) Zoster ophthalmicus

F08

→ **10.2** Bei einem 64-jährigen Schlosser wird eine ophthalmologische Routineuntersuchung durchgeführt: Der Augenarzt sieht dabei ophthalmoskopisch als Zufallsbefund die auf Abb. 10.1 des Bildanhangs dargestellte ovaläre, deutlich prominente Veränderung am linken Sehnervenkopf des Patienten. Dieser gibt zu seiner Krankengeschichte an, dass er ein starker Raucher sei und eine vergrößerte Prostata habe.
Es handelt sich bei der Augenveränderung am ehesten (unter den folgenden Optionen) um

(A) eine Drusenpapille
(B) ein (Netzhaut-)Aderhautkolobom
(C) ein Aderhautmelanom
(D) die Metastase eines Prostatakarzinoms
(E) die Folge eines retinalen Arterienastverschlusses

F08

→ **10.3** Ein 58-jähriger Patient, der seit kurzer Zeit mit mehreren Glaukommedikamenten lokal behandelt wird, klagt über Sehstörungen beim Autofahren in der Nacht: Er erkenne Schilder manchmal sehr viel langsamer als seine Beifahrer, und das Bild sei dunkler als er es von früher kenne. Auf Befragen gibt er an, dass sich sein Sehvermögen bei hellem Licht durch die Augenbehandlung nicht verändert habe.
Die geschilderten Beschwerden sind als unerwünschte Arzneimittelwirkung am ehesten typisch für welches der folgenden Pharmaka?

(A) Apraclonidin
(B) Dorzolamid
(C) Latanoprost
(D) Pilocarpin
(E) Timolol

F08

→ **10.4** Ein 40-jähriger Patient mit schwer einstellbarer essentieller arterieller Hypertonie wird vom Allgemeinmediziner zur augenärztlichen Diagnostik überwiesen. Der Patient hat keine Seheinbuße bemerkt. Bei der ophthalmologischen Untersuchung wird beidseits eine Sehschärfe (Visus cum correctione) von 1,0 festgestellt; die Gesichtsfelder zeigen eine leichte diffuse Herabsetzung ihrer Lichtempfindlichkeit. Der Augeninnendruck beträgt rechts 16 mmHg, links 18 mmHg. Die Bindehäute sind reizfrei. Der vordere Augenabschnitt stellt sich spaltlampenmikroskopisch beidseits regelrecht dar.
An dem auf Abb. 10.2 des Bildanhangs dargestellten rechten Augenhintergrund des Patienten ist am wenigsten wahrscheinlich welcher der folgenden Befunde zu erheben?

(A) fortgeschrittene (einfache) Optikusatrophie
(B) nasale Randunschärfe der Papille
(C) Engstellung arterieller Gefäße
(D) Blutung im Netzhautparenchym
(E) sog. Exsudate im Netzhautparenchym

10.1 (B) 10.2 (C) 10.3 (D) 10.4 (A)

F08

→ 10.5 Ein 63-jähriger Patient sucht den Augenarzt auf, da er vor einigen Tagen erstmals eine Sehstörung des rechten Auges bemerkt habe. Schmerzen habe er nicht wahrgenommen. Den genauen Zeitpunkt des Eintretens der Sehstörung kann er nicht angeben, sagt aber, dass er mit diesem Auge nur im oberen Bereich noch etwas sehen, nicht jedoch Zeitungstext lesen könne. Der Augenarzt untersucht die Sehschärfe und findet mit der vorhandenen Brille des Patienten eine Sehschärfe von 0,05. Die Gesichtsfeldprüfung ergibt eine inferiore Hemianopie. Am Augenhintergrund findet sich eine blasse, sektoriell betonte Schwellung der Papille von etwa zwei Dioptrien Prominenz mit wenigen streifigen Blutungen am Papillenrand. Die Arterien zeigen verbreiterte Reflexe und Kaliberunregelmäßigkeiten, die Venen sind im Vergleich zum anderen Auge etwas stärker gefüllt.
Wahrscheinlichste Ursache der Sehstörungen ist in diesem Fall:

(A) Zentralarterienverschluss
(B) anteriore ischämische Optikusneuropathie
(C) Neuritis n. optici aufgrund einer multiplen Sklerose
(D) Fundus hypertonicus Stadium II (Grad 2)
(E) Zentralvenenverschluss

F08

→ 10.6 Eine 56-jährige Patientin stellt sich bei ihrem Augenarzt wegen eines schmerzhaften, geröteten Auges rechts vor. Es wird eine Konjunktivitis diagnostiziert und mit Augentropfen behandelt. Im Verlauf von 6 Tagen entwickelt die Patientin Doppelbilder sowie ein Taubheitsgefühl im Gesicht. Bei der neurologisch-klinischen Untersuchung zeigt sich eine inkomplette Parese des N. oculomotorius, wobei die Mm. rectus medialis, rectus superior und obliquus inferior betroffen sind. Es liegen eine inkomplette Ptose und Anisokorie mit rechts weiterer Pupille vor. Darüber hinaus findet sich auch eine Abduktionsschwäche des rechten Auges. Die Sensibilitätsprüfung im Gesicht ergibt eine Hypästhesie und Hypalgesie im Versorgungsbereich des ersten Trigeminusastes rechts.
Wie ist das vorliegende Hirnnervensyndrom am ehesten einzuordnen?

(A) Syndrom der Felsenbeinspitze (Gradenigo-Syndrom)
(B) Miller-Fisher-Syndrom
(C) Sinus-cavernosus-Syndrom
(D) Syndrom der Orbitaspitze
(E) Foramen-jugulare-Syndrom

F08

→ 10.7 Bei einem 1-jährigen Jungen wurde ein beidseitiges Retinoblastom diagnostiziert. Die gezielte molekulargenetische Untersuchung ergab bei ihm eine konstitutionelle intragenische Frameshift-Mutation des RB1-Gens. Bei beiden Eltern ließ sich die Mutation nicht nachweisen. Der Junge konnte nach frühzeitiger Diagnose des Retinoblastoms unter Erhaltung der Sehfähigkeit erfolgreich behandelt werden.
Für welche(n) Tumor(en) hat der Junge in seinem weiteren Leben das höchste Erkrankungsrisiko?

(A) Magenkarzinom
(B) Irishamartome
(C) Dünndarmpolypen
(D) Osteosarkom
(E) Desmoid

10.5 (B) 10.6 (C) 10.7 (D)

Hals-Nasen-Ohren-Heilkunde

9 Kommentare Examen Frühjahr 2008

F08

→ **Frage 9.1:** Lösung B

Zu **(B)**: **Im Rahmen akuter und chronischer Mittelohrentzündungen** (aber auch nach Traumata mit Innenohrbeteiligung) kann als **Komplikation** eine **Labyrinthitis** entstehen, die sich durch Schwindel, Erbrechen und eine rasch zunehmende Schwerhörigkeit bis Taubheit äußert. Dennoch kann es auch vorkommen, dass Patienten lediglich angeben, dass „sie sich etwas komisch im Kopf fühlen". Die drohende bzw. **beginnende Labyrinthitis** kann durch einen **Wechsel der Lateralisation beim Weberversuch zum gesunden Ohr** nachgewiesen werden. Während bei einer akuten Otitis media ohne Innenohrbeteiligung der Stimmgabelton beim Weberversuch (aufgrund der begleitenden Schallleitungsschwerhörigkeit) ins erkrankte Ohr lateralisiert wird, wechselt die Lateralisation bei Auftreten einer Labyrinthitis ins gesunde Ohr (aufgrund der abnehmenden bzw. erlöschenden **Innenohrfunktion der erkrankten Seite** und nur noch verbleibenden Höreindrücken auf der gesunden Seite).

Zu **(A)**: Die **linksseitige Trommelfellperforation** wäre otoskopisch zu erkennen.

Zu **(C)**: Der Begriff der **Adaptation** wird bei der überschwelligen Audiometrie verwendet. Während das normalhörige Ohr nur eine geringe, physiologische Adaptation an einen akustischen Reiz zeigt, ist die pathologische Adaptation Ausdruck einer gestörten Sinneszellfunktion. Die Hörermüdung gilt als Hinweis auf eine Funktionsstörung im Bereich des Hörnerven oder der zentralen Bahnen (diesbezügliche Testverfahren sind z. B. der Tonschwellenschwund- oder Carhart-Test und der Reflex-Dekay-Test). Im geschilderten Fall werden jedoch weder tonschwellenaudiometrische Untersuchungen noch überschwellige audiometrische Untersuchungsverfahren erwähnt.

Zu **(D)**: Bei einem **Hörsturz** links ist ein **unauffälliger Trommelfellbefund** links zu erwarten. Im geschilderten Fall wird jedoch auf ein otoskopisch gerötetes und getrübtes Trommelfell hingewiesen.

Zu **(E)**: Eine **beginnende Otitis media rechts** würde sich durch einen pathologischen **Trommelfellbefund rechts** zeigen, z. B. durch eine Hyperämie bzw. Rötung und beginnende schollige Trübung des Trommelfells.

F08

→ **Frage 9.2:** Lösung C

Zu **(C)**: Der geschilderte Fall und das abgebildete Tonschwellenaudiogramm weisen auf das Vorliegen einer **Otosklerose** hin, die durch Umbauprozesse der knöchernen Labyrinthkapsel und Bildung von atypischen Knochen im Bereich des ovalen Fensters gekennzeichnet ist. Dies führt zu einer **Fixierung der Steigbügelfußplatte** und einer **Schallleitungsschwerhörigkeit**. Sie ist bei Frauen häufiger und tritt besonders zwischen dem 2. und 4. Lebensjahrzehnt (in bis zu 30 % bds.) auf. Als typisch gilt eine **schubartige Verschlechterung in der Schwangerschaft**. Im Audiogramm besteht meist eine deutliche (im geschilderten Fall von 35 dB im Tieftonbereich und 20 dB im Hochtonbereich), alle Frequenzen betreffende Schallleitungsstörung oder eine kombinierte Schwerhörigkeit mit zusätzlicher **wannenförmiger Senke der Knochenleitungskurve bei etwa 2 kHz (Carhart-Senke)**. Selten kommt auch eine reine Schallempfindungsstörung (mit positivem Recruitment) vor. Sie ist aber für die Otosklerose nicht eben typisch (Kapselotosklerose). Die **Therapie** der Wahl zur Behandlung der Schallleitungsstörung besteht in einer **Stapesplastik** bzw. **Stapedotomie.**

Zu **(A)**: Die **intratympanale Installation von Gentamycin** ist eine Therapiemöglichkeit bei M. Menière.

Zu **(B)**: Die **Saccotomie** (Drainage des Saccus endolymphaticus) ist ein Eingriff, der zur Behandlung des M. Menière vorgeschlagen wurde. Die theoretischen Grundlagen für die Operation und ihr Erfolg bei der Menière-Erkrankung werden jedoch kontrovers diskutiert.

Zu **(D)**: Die **Fensterung des lateralen** bzw. horizontalen **Bogengangs** ist eine früher viel angewendete Technik zur Hörverbesserung bei Otosklerose. Sie kommt heute nur noch ausnahmsweise bei besonders ungünstigen anatomischen Verhältnissen oder extrem schweren Befunden der Otosklerose in Betracht, wenn die Stapesplastik nicht durchführbar ist.

Zu **(E)**: Die **systemische medikamentöse Therapie mit Betahistin** ist ein konservativer Therapieansatz bei M. Menière.

F08

→ **Frage 9.3:** Lösung B

Zu **(B)**: Die **Hochtonsenke in der Knochenleitung bei 4000 Hz** ist die typische **Folge eines** Mündungsknalls im Rahmen des geschilderten Schusswechsels. Es handelt sich um ein **Knalltrauma**. Dieses beruht auf einer einmaligen oder wiederholten sehr kurzen Schalldruckwelle von über 150 dB. Die Schallimpulse betragen weniger als 1,5 msec. Dies führt zu einer **Haarzellschädigung** (deshalb Innenohrsenke) mit typischer **C^5-Senke** (bei ca. 4000 Hz) im Tonaudiogramm und zu **Tinnitus** (Ohrgeräusch).
Zu **(A)**: Die **kombinierte Schwerhörigkeit mit einer Carhart-Senke** ist typisch für die Otosklerose.
Zu **(C)**: Eine **Tieftonsenke in der Knochenleitung** ist typisch für einen M. Menière.
Zu **(D)**: Eine **Mitteltonsenke** kommt z. B. bei hereditärer Schwerhörigkeit vor.
Zu **(E)**: Die **hochtonbetonte Schallleitungsschwerhörigkeit** ist z. B. typisch für einen Mittelohrerguss.

F08

→ **Frage 9.4:** Lösung D

Zu **(D)**: Die etwa 10–15 g schwere Gl. submandibularis füllt eine vom oberflächlichen Blatt der Halsfaszie gebildete Faszienloge im Trigonum submandibulare zwischen Unterkieferkörper, M. digastricus und M. mylohyoideus. Ein Teil der Drüse schlägt sich mit dem Ausführungsgang um den Hinterrand des M. mylohyoideus hakenförmig in das obere Stockwerk des Mundbodens um. **Bei operativer Exstirpation der Gl. submandibularis** ist der zwischen dem oberen Drüsenpol und Unterkieferrand verlaufende, sehr dünne **Ramus marginalis mandibularis des N. facialis gefährdet**. Daher muss ein Patient bei jeder operativen Intervention im Bereich der Gl. submandibularis darüber aufgeklärt werden.
Zu **(A)** und **(B)**: Der **N. glossopharyngeus**, der **N. vagus** und der **N. accessorius** verlassen die Schädelhöhle gemeinsam mit der V. jugularis interna durch das Foramen jugulare. Ihnen schließt sich, von rückwärts aus dem Canalis hypoglossus kommend, der N. hypoglossus an. Diese vier Nerven liegen im Spatium lateropharyngeum in enger Nachbarschaft zueinander, aber auch zur A. carotis interna und zum oberen Halsganglion des Sympatikus. Der räumliche Abstand zur Gl. submandibularis ist jedoch so groß, dass bei einer isolierten Exstirpation keine erhöhte Verletzungsgefahr besteht.
Zu **(C)**: Die **Ansa cervicalis profunda** ist eine Nervenschlinge des Plexus cervicalis, die von den motorischen Fasern aus C1 bis C3 gebildet wird. Die Ansa cervicalis profunda liegt dorso-kaudal der Gl. submandibularis. Diesbezüglich besteht keine erhöhte Verletzungsgefahr bei Drüsenoperationen.
Zu **(E)**: Der **N. laryngeus superior** liegt unterhalb (kaudal) des Zungenbeins, die Gl. submandibularis hingegen oberhalb (kranial) des Zungenbeins. In Anbetracht dieser Entfernung ist eine Verletzung bei operativen Interventionen im Bereich der Gl. submandibularis unwahrscheinlich.

F08

→ **Frage 9.5:** Lösung C

Zu **(C)**: Das **bei** dem 40-jährigen Fernfahrer laserchirurgisch entfernte **Plattenepithelkarzinom der Glottis** (nach der Fallschilderung als T1 einzustufen) hat mit einer Fünfjahresüberlebensrate von über 90 % eine günstige Prognose. Dennoch ist aufgrund der Berufsanamnese mit möglicherweise starkem Nikotin- und/oder Alkoholkonsum daran zu denken, dass sog. metachrone Zweitkarzinome auftreten können. Bei einem Primärtumor im Bereich der oberen Luft- und Speisewege entwickeln etwa 15–20 % der Patienten neben dem Primärkarzinom ein syn- oder **metachrones Zweitkarzinom im Bereich der Schleimhäute der oberen Luft- und Speisewege**, da durch die lange Noxeneinwirkung die gesamte Schleimhaut des oberen Aerodigestivtraktes (sog. **„condemned mucosa"**) geschädigt wird.
Zu **(A)**, **(B)**, **(D)** und **(E)**: Wegen der anderen Schleimhautauskleidung bzw. der andersartigen Gewebestruktur der aufgeführten Organe (**Nasennebenhöhlen, Glandula parotidea, Niere, Prostata**) ist die Entwicklung eines metachronen Zweitkarzinoms hier weniger wahrscheinlich.

Ophthalmologie

10 Kommentare Examen Frühjahr 2008

F08

→ **Frage 10.1:** Lösung B

Zu **(B)**: Bei der 17-jährigen Schülerin mit (trotz durchgeführter lokaler Therapie) über Wochen protrahiert verlaufender, **groß-follikulärer Konjunktivitis** beidseits **mit beginnender Pannusbildung** am oberen Hornhautlimbus liegt am ehesten eine **Chlamydienkonjunktivitis** vor. Das jugendliche Alter der Patientin, die **Miterkrankung des Partners** und fehlende Begleitsymptome lassen in erster Linie an die durch Chlamydia trachomatis **Serotyp D-K** verursachte **„Schwimmbad-Konjunktivitis"** denken. (Die „okulo-genitale" Chlamydieninfektion macht beim Erwachsenen einen Durchseuchungsanteil von 40–70 % aus!) Die Therapie besteht aus lokaler (wie in diesem Fall) und ggf. systemischer Tetrazyklingabe über mehrere Wochen. Alternativ können Makrolid-Antibiotika eingesetzt werden. (Immer an Partnerbehandlung denken!) Chlamydien sind unbewegliche, **gramnegative**, obligat intrazelluläre **Bakterien.** Von **Chlamydia trachomatis** existieren verschiedene Serotypen:

- Chlamydia trachomatis **Serotyp A–C → endemisches Trachom**
- Chlamydia trachomatis **Serotyp D–K** → okulogenitale Infektionen (Schwimmbadkonjunktivitis, auch **Paratrachom** genannt, und **Einschlussblennorrhoe** beim Neugeborenen)
- Chlamydia trachomatis **Serotyp L1–L3 → Lymphogranuloma venerum.**

Zu **(A)**: Die Ausbildung von Follikeln an der tarsalen Bindehaut im Rahmen einer akuten Augenentzündung beim Erwachsenen ohne Hornhautbeteiligung spricht in Verbindung mit Karunkel- und Plica semilunaris-Rötung, Schwellung mit präaurikulärer Lymphadenopathie, Lichtscheu und Epiphora am ehesten für eine virale Konjunktivitis wie z. B. die **Keratoconjunctivitis epidemica.** Im weiteren Verlauf nach ca. 10–14 Tagen sind münzartige, subepitheliale Trübungen der Hornhaut, sog. Nummuli, erkennbar und beweisen die Diagnose.

Zu **(C)**: Durch die **Einnahme eines Kontrazeptivums** kann es in einzelnen Fällen zu einer **Sicca-Symptomatik** (Brennen, Rötung, Fremdkörpergefühl, selten Schmerzen) kommen. Im Rahmen der Konjunctivitis sicca kommt es in der Regel nicht zur Ausbildung von Follikeln.

Zu **(D)**: Die **Akanthamöbenkeratitis** verursacht im Rahmen einer massiven Entzündung vor allem ein schwerwiegendes Hornhautulkus mit Perforationsgefahr (kommt häufig bei Kontaktlinsenträgern vor!). Selbsthergestellte Lösungen zur Kontaktlinsenreinigung, Leitungswasser, sogar destilliertes Wasser dienen als Reservoir. Die Diagnose ist schwierig, wichtig ist jedoch, dass der Patient oft starke Schmerzen angibt, die nicht im Verhältnis zum klinischen Befund stehen und dies bei Kontaktlinsenträgern, deren Hornhautsensibilität meist deutlich geringer ist als bei Normalpersonen. Die beschriebene Patientin ist aber keine Kontaktlinsenträgerin und klagt auch nicht über starke Schmerzen.

Zu **(E)**: Ein **Herpes zoster ophthalmicus** ist das Rezidiv einer früheren Infektion mit dem Varizella-Zoster-Virus im Bereich des N. ophthalmicus (V1). Der ophthalmologische Befund zeigt den typischen unilateralen Lidhautbefall, herabgesetzte Haut- und Hornhautsensibilität, Konjunktivitis, Keratitis (in 40 %), weiterhin evtl. Uveitis, Retinitis, Optikusneuritis und Glaukom. Ein Herpes zoster führt nicht zu einer follikulären Konjunktivitis.

F08

→ **Frage 10.2:** Lösung C

Zu **(C)**: Der in der Abbildung dargestellte ophthalmoskopische Zufallsbefund entspricht am ehesten einem Aderhautmelanom. Zu sehen ist eine **deutlich pigmentierte,** unscharf begrenzte und prominente **Veränderung papillennah am hinteren Augenpol.** Am Verlauf der Gefäße im Makulabereich kann man eine Fältelung und ein Ödem der Netzhaut durch subretinale Flüssigkeit vermuten, was zur Diagnose passen würde. Das **Aderhautmelanom** ist der **häufigste, primär intraokulare Tumor des Erwachsenen** mit einer Inzidenz von 6:1 000 000. Ausgehend von der Aderhaut kann er die Bruch'sche Membran durchbrechen und sein Wachstum intrabulbär fortsetzen. Dabei wird die Netzhaut im Tumorrandbereich abgehoben, es kommt zu einer sog. **Begleitamotio.** Einige Patienten sind bei Diagnosestellung symptomfrei, bei anderen verursacht der Tumor je nach Größe, Ausdehnung und Lokalisation eine herabgesetzte Sehschärfe und einen Gesichtsfelddefekt.

Zu **(A)**: Bei der **Drusenpapille** erscheint die Oberfläche der Papille höckerig-prominent durch kalkhaltige Einlagerungen. Die Veränderung ist meistens harmlos und verursacht keine Beschwerden.

Zu **(B)**: Ein **Netzhaut-Aderhautkolobom** resultiert aus dem unvollständigen Schluss der Augenbecherspalte beim Embryo ca. in der 5. Woche. Der Defekt liegt typischerweise nasal-unten! Da die normale Netzhautentwicklung von einem intakten retinalen Pigmentepithel abhängt, ist die Netzhaut über einem Aderhautkolobom zwar vorhanden, aber nicht funktionsfähig. Es besteht ein absoluter Ge-

sichtsfeldausfall trotz gutem zentralen Visus, wenn die Makula nicht betroffen ist. Außerdem besteht am Rand dieses Defektes die Gefahr einer Netzhautrissbildung, d. h. eine erhöhte Ablatiogefahr.
Zu **(D)**: **Okuläre Metastasen** eines extraokularen Primärtumors (z. B. Mamma-, Prostata-, Lungenkarzinom) manifestieren sich immer in der Aderhaut (einzige Ausnahme in seltenen Fällen sind die Metastasen eines Hautmelanoms). Eine differenzialdiagnostische Abklärung gelingt am schnellsten durch eine okuläre Ultraschalluntersuchung (A-Bild), in der das Aderhautmelanom ein sehr typisches Reflexionsmuster zeigt und sich hierdurch gut von Tumoren anderer Struktur und Herkunft abgrenzen lässt. Weiterhin sind Metastasen meist nicht so stark pigmentiert wie das hier gezeigte Aderhautmelanom.
Zu **(E)**: Bei einem **retinalen Arterienastverschluss** kommt es zu einer schmerzlosen Minderperfusion mit ischämischem Netzhautödem im betroffenen Gebiet und entsprechendem Gesichtsfeldausfall.

F08
→ **Frage 10.3**: Lösung D

Zu **(D)**: Die geschilderten Sehstörungen entsprechen am ehesten der Wirkung von **Pilocarpin**. Dieses stark **parasympathomimetisch** wirkende Alkaloid führt zum einen zu einer erheblichen Pupillenverengung (**Miosis**) mit konsekutiv vermindertem Lichteinfall in das Auge, was sich besonders **beim Dämmerungssehen und nachts nachteilig** auswirkt. Zum anderen führt die Miosis zu einer **Myopisierung** des Patienten, sodass dieser **temporär** einen deutlich **verminderten Fernvisus** aufweist („Schilder später erkennt als andere"). Eine weitere Nebenwirkung kann ein schmerzhafter Ziliarkörperspasmus mit Akkommodationskrampf (dauerhafte Naheinstellung) sein.
Zu **(A)**: Direkte Sympathomimetika wie **Apraclonidin** haben ebenfalls okuläre Nebenwirkungen wie z. B. Vasokonstriktion (verminderte Perfusion), Juckreiz, Epiphora, Sicca-Symptomatik, Oberlidretraktion, Lidödeme, Allergien und eine mäßige Mydriasis, welche z. B. bei der Therapie des Engwinkelglaukoms ungünstig wäre.
Zu **(B)**: **Dorzolamid** ist ein lokaler Carboanhydrasehemmer, der durch die Kornea penetrieren kann, um am Ziliarmuskel die Kammerwasserproduktion zu reduzieren. Damit wird der intraokulare Druck gesenkt ohne Einflussnahme auf die Pupille. Die Applikation am Auge führt zu geringfügigen Nebenwirkungen wie Missempfindung, Brennen, Rötung, jedoch auch häufig zu Geschmacksstörungen (bitterer Geschmack). Dorzolamid ist bei Sulfonamidallergie kontraindiziert!
Zu **(C)**: **Latanoprost** ist ein Prostaglandin-Analogon, das den Augeninnendruck durch Verbesserung des Kammerwasserabflusses senkt. Appliziert wird der Isopropylester am Auge als inaktive Vorstufe, die erst nach der Penetration durch die Kornea durch Hydrolyse aktiviert und wirksam wird. Die Nebenwirkungen am Auge sind extrem gering! Allerdings kann es bei Langzeitanwendung zu einer Farbveränderung (Pigmentierungsverstärkung) an der Iris führen.
Zu **(E)**: **Timolol** ist ein nicht-selektiver Betablocker, der die Bildung von cAMP vermindert und damit die Kammerwasserproduktion drosselt. Neben den Nebenwirkungen am Auge (wie Brennen, Rötung, Sicca-Symptomatik und Allergien) stehen hier besonders die systemischen Nebenwirkungen im Vordergrund (z. B. Entstehung oder Verstärkung von Reizleitungsstörungen am Herzen).

F08
→ **Frage 10.4**: Lösung A

Zu **(A)**: Bei dem relativ jungen **Patienten mit arterieller Hypertonie** wurde volle Sehschärfe und ein normaler Augeninnendruck festgestellt. Lediglich die Gesichtsfelduntersuchung zeigte eine leichte Herabsetzung der Lichtempfindlichkeit beidseits, welche typisch für eine Perfusionsstörung der Netzhaut ist. Eine Hypertonie-bedingte Gefäßengstellung kann dies ebenso verursachen wie z. B. ein erhöhter Augeninnendruck. **Am wenigsten wahrscheinlich** ist hier der **Befund einer fortgeschrittenen Optikusatrophie**, denn dann würde man eine **seitendifferente Visusverminderung** erwarten. Typisch wären zudem **drastischere Gesichtsfelddefekte** sowie eine ophthalmoskopisch **atrophisch** und **blass imponierende Papille**. In der gezeigten Abbildung erkennt man eine temporal randunscharfe, sogar etwas prominente Papille (**beginnendes Papillenödem**) mit einer kleinen, streifigen Blutung nasal-oben am Papillenrand, weiche Exsudate (**Cotton-wool-Herde**) am temporal oberen Makularandbereich und ein **hartes Exsudat** am temporal unteren Gefäßbogen. Die Arteriolen sind sehr eng gestellt, die Vene sehr prall gefüllt und geschlängelt und es bestehen deutliche **arteriovenöse Kreuzungszeichen**. Der Befund entspricht einer **Retinopathia hypertensiva Stadium 3–4**. Es besteht ein erhöhtes Risiko für arterio-venöse Gefäßverschlüsse an der Netzhaut und auch an der Papille, die sog. AION (anteriore ischämische Optikusneuropathie). Diese kann dann eine **Optikusatrophie** zur Folge haben, z. Zt. besteht allerdings noch keine.
Zu **(B)**: Man erkennt bereits eine **nasale Randunschärfe der Papille**, die am ehesten im Sinne eines beginnenden Papillenödems zu deuten ist.
Zu **(C)**: Die **Engstellung der Arterien** ist deutlich sichtbar. Durch die Engstellung, die hyaline Wandverdickung und geringe Transparenz der Gefäßwände entstehen die „Silberdraht-Reflexe".

Zu **(D)**: Am Papillenrand kann man eine kleine **intraretinale**, typischerweise streifige **Blutung** erkennen.
Zu **(E)**: Zu einer **hypertensiven Retinopathie** ab Stadium 3 gehören auch immer Exsudatbildungen im Netzhautparenchym. **Weiche Exsudate** (Cotton-wool-Herde) erkennt man in der Abbildung am temporal-oberen Makulabereich und papillo-makularen Bündel. Es sind Mikroinfarkte der Netzhaut mit ödematöser Quellung der Nervenfasern in diesem Bereich. **Harte Exsudate** imponieren als weißliche, spritzerförmige Exsudationen in der Netzhaut durch Lipid- und Eiweißdegeneration aus undichten Kapillaren. (Beides ist in der Abbildung zu sehen.)

F08
→ **Frage 10.5:** Lösung B

Zu **(B)**: Die wahrscheinlichste **Diagnose** bei dem älteren **Patienten mit plötzlicher, starker Visusreduktion einseitig** auf 0,05, **inferiorer Hemianopsie** im Gesichtsfeld, **Papillenschwellung** von 2 dpt Prominenz, streifigen **Papillenrandblutungen** und **Kaliberschwankungen der Gefäße** am betroffenen Auge ist eine **anteriore ischämische Optikusneuropathie** (AION, Papilleninfarkt) aufgrund einer arteriellen Hypertonie oder/und Arteriosklerose. Ein reines Papillenödem macht per se keine so drastische Sehverschlechterung wie in diesem Fall und zeigt im Gesichtsfeld nur eine Vergrößerung des blinden Fleckes. Papillenschwellungen in diesem Ausmaß werden jedoch auch durch intrakraniale Drucksteigerungen, besonders durch Tumoren verursacht.
Zu **(A)**: Beim **Zentralarterienverschluss** (ZAV) würde man ein Netzhautödem und den „kirschroten Fleck" in der Makula erwarten.
Zu **(C)**: Bei einer **Neuritis n. optici** im Rahmen einer Multiplen Sklerose würde man am Augenhintergrund gar nichts erkennen! Hier wären Schmerzen (Repulsions- und Bewegungsschmerz) und ein Ausfall des zentralen Gesichtsfeldes (Zentralskotom) richtungweisend.
Zu **(D)**: Zum **Fundus hypertonicus Stadium II** gehört keine Papillenschwellung, sondern lediglich eine Gefäßengstellung und arteriovenöse Kreuzungszeichen. (Erst das Stadium IV weist ein Papillenödem auf.)
Zu **(E)**: Bei einem **Zentralvenenverschluss** (ZVT) kommt es zu massiven intraretinalen Blutungen (streifig), die im vorliegenden Fall nicht beschrieben werden.

F08
→ **Frage 10.6:** Lösung C

Zu **(C)**: **Unilaterale Okulomotoriusparesen** (in diesem Fall inkomplett, M. rectus inf. nicht betroffen, inkomplette Ptosis) **in Kombination** mit **Abduzenzparese** und **Sensibilitätsstörungen** im Trigeminusbereich (vorzugsweise N. ophthalmicus) weisen auf einen pathologischen Prozess im Bereich des Sinus cavernosus hin. Da die Ursache z. Zt. nicht bekannt ist, wird es als **„Sinus-cavernosus-Syndrom"** bezeichnet. **Häufig** tritt in der Folge ein **Exophthalmus** auf. Zu einer **Anisokorie** (ungleiche Pupillenweite) mit Mydriasis auf der betroffenen Seite kommt es durch die Mitschädigung der parasympathischen Fasern, die mit dem 3. Hirnnerv intrakranial durch den Sinus cavernosus zum Auge ziehen. Am betroffenen Auge überwiegt dann der sympathische M. dilatator pupillae.
Zu **(A)**: Das **Gradenigo-Syndrom** bezeichnet eine chronisch entzündliche Infektion (Osteomyelitis) im Bereich der Schädelbasis, genauer an der Felsenbeinspitze (auch Pyramide genannt). Die Pannusbildung und Knochenverdickung komprimiert in der Folge Hirnnerven, was zu einer Symptomtrias (Abduzenz- und Okulomotoriusparese, Trigeminusneuralgie im oberen Gesichtsdrittel) führt. Oft besteht zusätzlich eine Otitis media und eine Mastoiditis. Im vorliegenden Fall wird jedoch keine Trigeminusneuralgie mit starken Schmerzen im Gesichtsbereich beschrieben, sondern eine Hypästhesie und Hypalgesie (herabgesetzte Schmerzempfindung!).
Zu **(B)**: Das **Miller-Fischer-Syndrom** ist eine Unterform des (schon seltenen) Guillain-Barré-Syndroms und manifestiert sich primär an den Hirnnerven mit Augen-, Schlund- und Fazialisparesen, die bei einem großen Teil mit Schmerzen verbunden sind. Ursächlich liegt eine postinfektiöse Polyneuritis vor, die im weiteren Verlauf zu einer Demyelinisierung im peripheren Nervensystem führt. Eine autoimmune Kreuzreaktion wird diskutiert.
Zu **(D)**: Das **Syndrom der Orbitaspitze** (Tolosa-Hunt-Syndrom) bezeichnet die Kompression des N. opticus (Erblindungsgefahr) und des 3., 4. und 6. Hirnnerven mit Lähmungserscheinungen und starken Schmerzen durch entzündlich-pathologische Veränderungen (z. B. endokrine Orbitopathie, Tumoren, Orbitaphlegmone, fortgeleitete Sinusitis) im anatomischen Bereich der Orbitaspitze.
Zu **(E)**: Das **Foramen-jugulare-Syndrom** bezeichnet die Läsion der durch das Foramen austretenden Nerven: N. vagus, N. hypoglossus und N. accessorius. Es kommt zu Stimm-, Sprach-, und Schluckstörungen.

F08

→ **Frage 10.7:** Lösung D

Zu **(D)**: Das **RB1-Gen** auf den beiden Chromosomen 13 ist ein **„Stabilitätsgen"**. Wird es durch Mutationen auf nur einem Locus **inaktiviert**, **steigt** das **Risiko für** embryonale blastische Tumore wie das **Retinoblastom** und das **Osteosarkom**, weil die Tumorauslösung nicht supprimiert wird. Das Retinoblastom ist der Prototyp einer Neoplasie, die auf dem Boden einer autosomal-dominant vererbten Veranlagung entstehen kann. Es geht aus dem embryonalen Epithel der Retina, aus den Retinoblasten, hervor.

Zu **(A)**: Ein **Magenkarzinom** entsteht in 60 % auf der Basis einer chronischen Gastritis durch Helicobacter-pylori-Infektion. Ein 2–4-fach erhöhtes Risiko haben Menschen, deren Verwandte 1. Grades betroffen sind, und Menschen mit der Blutgruppe A.

Zu **(B)**: **Irishamartome** (auch Lisch-Knötchen genannt) kommen bei der Neurofibromatose Typ1 (NF1) vor (Café-au-lait-Flecken, Neurofibrome, Tumoren der Sehbahn, Pseudarthrose). Es gibt eine erbliche und eine Mutationsform für das NF1-Gen auf dem Chromosom Nr. 17.

Zu **(C)**: Beim **Peutz-Jeghers-Syndrom** (Präkanzerose), das autosomal-dominant vererbt wird, entwickeln sich bis zur Adoleszenz neben charakteristischen Pigmentflecken der Haut und Schleimhäute **multiple Polypen** im gesamten Gastrointestinaltrakt, jedoch > 60 % im **Dünndarmbereich.** Diese können maligne entarten. Auch hier liegt eine Mutation der Serin-Threonin-Kinase (STK) auf dem Chromosom 19 vor. Es ist ebenfalls ein Tumorsuppressionsgen, das durch Mutation inaktiviert wird.

Zu **(E)**: **Desmoide** sind Weichteilgewebetumoren, die auch als aggressive Fibromatose oder Desmoidfibrom bezeichnet werden. Sie befinden sich in Muskeln oder muskulären Membranen und sind primär nicht bösartig, wachsen jedoch lokal-destruierend. In manchen Fällen besteht ein Zusammenhang zwischen ihnen und der genetischen familiären adenomatösen Polyposis coli. Diese seltene Erkrankung weist ein hohes Entartungsrisiko auf.

Examen Frühjahr 2008

Bildanhang

Examen Frühjahr 2008

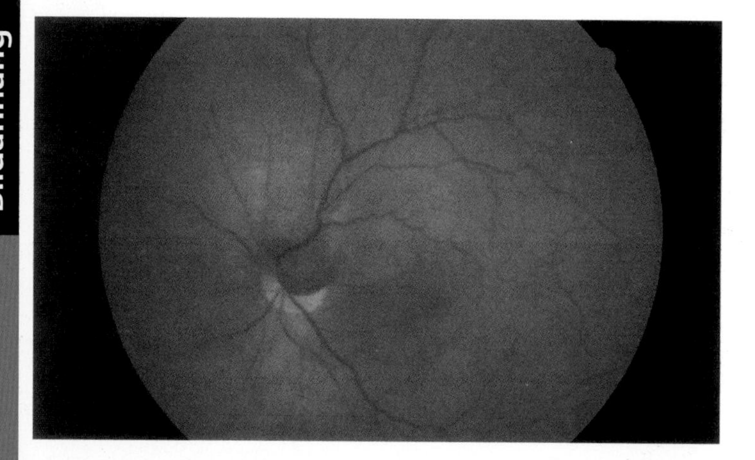

Abb. 10.1 zu Frage 10.2

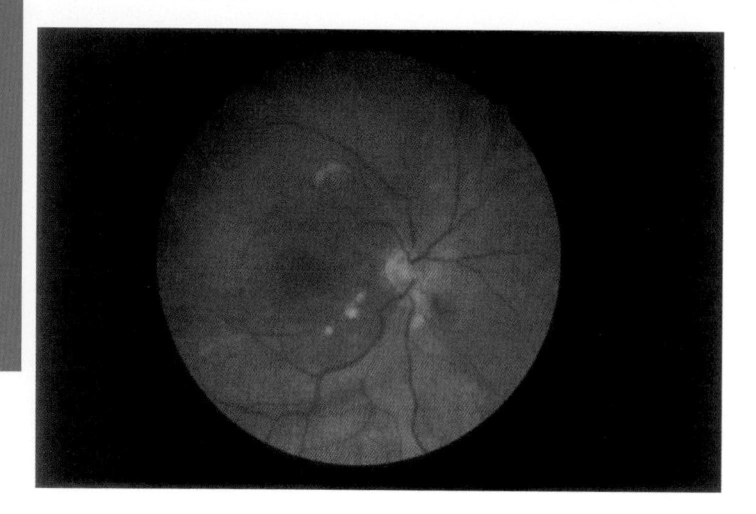

Abb. 10.2 zu Frage 10.4

Sachverzeichnis

Sachverzeichnis

A

B

C

D

E

I

J

K

L

M

Ihre Meinung ist gefragt!

Sehr geehrte Leserin, sehr geehrter Leser,

ein gutes Buch sollte in Inhalt und Gestaltung den Bedürfnissen seiner Leser gerecht werden. Um dies zu erreichen, sind wir auf Ihre Hilfe angewiesen. Deshalb: Schreiben Sie uns, was Ihnen an diesem Buch gefällt, vor allem aber, was wir daran ändern sollen.
Für Ihre Mühe möchten wir uns mit einer **Verlosung** bedanken, an der jeder Fragebogen teilnimmt. Die Verlosung findet 1 × jährlich statt. Zu gewinnen sind 10 Büchergutscheine à € 50,–. Der Rechtsweg ist ausgeschlossen. Wir freuen uns auf Ihre Antwort, die wir selbstverständlich vertraulich behandeln.

Bitte schicken Sie diesen Fragebogen an:

Georg Thieme Verlag KG
Programmplanung Medizin
Dr. med. P. Fode
Postfach 30 11 20
70451 Stuttgart

Wie beurteilen Sie die inhaltliche Qualität der Kommentare? Welche sind besonders gut, welche sind nicht ausreichend?

___

___

___

___

___

Zu folgenden Themen wünsche ich mir ausführlichere Erklärungen:

___

___

___

___

___

Wie beurteilen Sie den Schreibstil und die Lesbarkeit des Bandes?

___

___

___

___

___

2. ÄP Schwerpunkt Hals-Nasen-Ohrenheilkunde, Ophthalmologie, 2. Auflage

Ist die Schwarze Reihe für den schriftlichen Teil der 2. Ärztlichen Prüfung als Vorbereitung ausreichend?

Wie beurteilen Sie die Auswahl und Zusammenstellung der Fragen?

Weitere Vorschläge und Verbesserungsmöglichkeiten?

Absender (bitte unbedingt ausfüllen)